CASOS CLÍNICOS EM ODONTOLOGIA

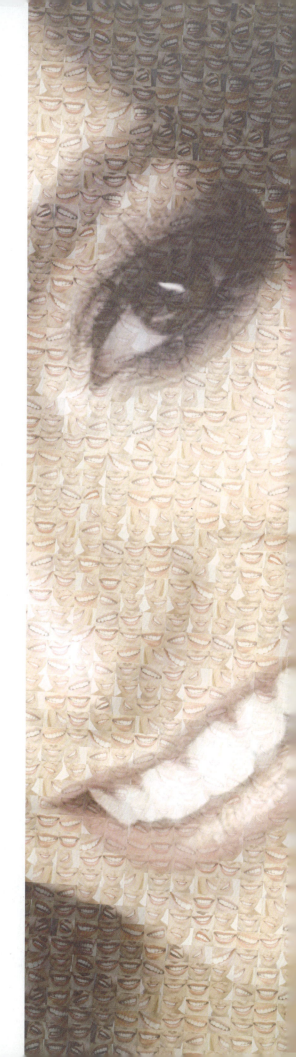

CASOS CLÍNICOS EM ODONTOLOGIA

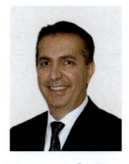

Ronaldo Rettore Júnior

Cirurgião-Dentista – UFMG.

Especialista em Cirurgia e Traumatologia Bucomaxilofacial – PUC-RS.

Mestre em Cirurgia e Traumatologia Bucomaxilofacial – PUC-RS.

Especialista em Implantodontia – Campinas SLM – SP.

Doutor em Implantodontia – Campinas SLM – SP.

Professor e Coordenador do Curso de Especialização em Implantodontia – Centro de Estudos Odontológicos do IPSEMG.

Membro do Colégio Brasileiro de Cirurgia e Traumatologia Bucomaxilofacial.

Cirurgião Bucomaxilofacial do Hospital Socor e do Hospital LifeCenter em Belo Horizonte.

Cirurgião Efetivo do Serviço de Cirurgia e Traumatologia Bucomaxilofacial do Pronto-Socorro do Hospital Público Regional de Betim – MG.

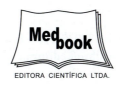

EDITORA CIENTÍFICA LTDA.

Casos Clínicos em Odontologia
Direitos exclusivos para a língua portuguesa
Copyright © 2018 by MEDBOOK – Editora Científica Ltda.

Nota da editora: Os autores desta obra verificaram cuidadosamente os nomes genéricos e comerciais dos medicamentos mencionados, assim como conferiram os dados referentes à posologia, objetivando fornecer informações acuradas e de acordo com os padrões atualmente aceitos. Entretanto, em virtude do dinamismo da área da saúde, os leitores devem prestar atenção às informações fornecidas pelos fabricantes para que possam se certificar de que as doses preconizadas ou as contraindicações não sofreram modificações, principalmente em relação a substâncias novas ou prescritas com pouca frequência. Os autores e a editora não podem ser responsabilizados pelo uso impróprio nem pela aplicação incorreta de produto apresentado nesta obra. Apesar de terem envidado esforço máximo para localizar os detentores dos direitos autorais de qualquer material utilizado, os autores e a editora estão dispostos a acertos posteriores caso, inadvertidamente, a identificação de algum deles tenha sido omitida

Editoração Eletrônica: Adielson Anselme

Capa: Ivan de Oliveira Bruno

Reservados todos os direitos. É proibida a duplicação ou reprodução deste volume, no todo ou em parte, sob quaisquer formas ou por quaisquer meios (eletrônico, mecânico, gravação, fotocópia, distribuição na Web ou outros), sem permissão expressa da Editora.

CIP-BRASIL. CATALOGAÇÃO NA PUBLICAÇÃO
SINDICATO NACIONAL DOS EDITORES DE LIVROS, RJ

R345c

   Rettore Júnior, Ronaldo
      Casos clínicos em odontologia / Ronaldo Rettore Júnior. -
1. ed. - Rio de Janeiro : MedBook, 2018.
      400 p. : il. ; 28 cm.

   ISBN 9788583690238

   1. Odontologia. I. Título.

18-47948   CDD: 617.643
                                      CDU: 616.314

Leandra Felix da Cruz - Bibliotecária - CRB-7/6135
23/02/2018   26/02/2018

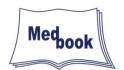

MEDBOOK – Editora Científica Ltda.
Rua Professora Ester de Melo, 178 – Benfica – CEP 20930-010 – Rio de Janeiro – RJ
Telefones: (21) 2502-4438 e 2569-2524 – **www.medbookeditora.com.br**
contato@medbookeditora.com.br – vendasrj@medbookeditora.com.br

Dedicatória

À Andréa, minha esposa, que sempre soube, com seu jeito carinhoso e paciente, compreender as horas em que não pude estar presente, dando-lhe a atenção e o amor que merecia.

Aos meus filhos, Vinícius e Nathália, tesouros preciosos que Deus me concedeu nesta vida e que, com a alegria dos seus sorrisos e a forma tranquila de conviver com os problemas, me ensinaram a difícil tarefa de educar.

Obrigado a Deus, que me proporcionou esta família.

Agradecimentos

A Deus e aos meus pais, que me concederam o dom da vida.

Aos pacientes que sempre souberam entender nossas dificuldades e nossas limitações na trajetória em busca da excelência nos trabalhos executados.

A todos os funcionários e auxiliares que proporcionaram condições ideais para os tratamentos clínicos apresentados.

Aos colegas colaboradores de cada capítulo desta obra que, com sua experiência clínica profissional, contribuíram com maestria para a realização deste trabalho científico.

Colaboradores

Alexandre Camisassa Diniz Leite Greco
Mestre em Clínica Odontológica – Radiologia e Imaginologia Odontológica – PUC-MG. Especialista em Periodontia, Radiologia e Imaginologia Odontológica. Professor Titular de Cirurgia FO-FEAD.

Alexandre Mio Pos
Médico. Anestesiologista Especialista – Sociedade Brasileira de Anestesiologia – SBA. Especialização em Dor pelo Instituto Sírio Libanês – ISL. Mestrando em Oncologia/Dor pela Faculdade de Ciências Médicas de Minas Gerais – Fundação Educacional Lucas Machado – FELUMA.

Aline de Freitas Fernandes
Mestre em Clínica Odontológica – Radiologia e Imaginologia Odontológica – PUC-MG. Especialista em Radiologia e Imaginologia Odontológica – CEO-IPSEMG. Especializando em Prótese Dentária – ABO-MG.

Aloísio Araújo
Especialista em Prótese Odontológica. Mestre em Clínicas Odontológicas-Prótese. Professor do Curso de Aperfeiçoamento em Odontologia Estética da ABO/MG.

Amaurílio Sodré
Cirurgião-Dentista. Especialista em Ortodontia – UFMG. Especialista em Radiologia – UFMG. Mestre em Ciências da Saúde – UNIFESP.

Ana Gonçalves
Médica-Dentista. Graduação na Faculdade de Medicina da Universidade de Coimbra – Portugal.

André Antônio Pelegrine
Cirurgião-Dentista. Professor Coordenador do Curso de Mestrado em Implantodontia e Especialização em Reabilitação Oral da Faculdade de Odontologia São Leopoldo Mandic/Campinas-SP. Doutorado em Clínica Médica – UNICAMP. Pós-Doutorado pela Universidade Federal de São Paulo – UNIFESP.

André Luciano Pasinato da Costa
Cirurgião-Dentista. Mestre em Biologia Celular. Professor do Curso de Especialização em Implantodontia IGPGO/Avantis – Caxias do Sul-RS.

André Webber Rosa
Cirurgião-Dentista. Especialista em Cirurgia e Traumatologia Bucomaxilofacial – RS. Mestre em Cirurgia e Traumatologia Bucomaxilofacial – RS. Doutor em Implantodontia – Campinas – SLM-SP. Coordenador do Curso de Especialização em Implantodontia IGPGO/Avantis – Caxias do Sul-RS.

Artur Napoleão Araújo
Cirurgião-Dentista. Especialista em Dentística Restauradora – UFMG. Mestre em Dentística Restauradora – UFMG. Professor de Dentística Restauradora da ABO-MG. Professor de Dentística Restauradora da FEAD-BH.

Augusto César Sette Dias
Cirurgião-Dentista. Professor Adjunto da Faculdade de Odontologia do Instituto Universitário Newton Paiva em Belo Horizonte-MG. Mestre em Estomatologia – FO-UFMG. Mestre em Microbiologia – FO-UFMG. Doutor em Microbiologia pelo Instituto de Ciências Biológicas – UFMG.

Betânia Maria Soares
Cirurgiã-Dentista. Mestre em Ciências Biológicas – Microbiologia/UFMG. Doutora em Ciências Biológicas – Microbiologia/UFMG. Pós-Doutorado em Bioengenharia – UFMG.

Carlos Augusto Ramos de Carvalho
Cirurgião-Dentista. Pós-Doutorado em Biomateriais – Universidade de Siena – Itália. Doutor em Odontologia – FOB-USP. Master of Science em Biomateriais – Universidade de Siena – Itália.

Carlos Henrique Carvalho
Cirurgião-Dentista. Especialista em Ortodontia pela ABO – Juiz de Fora-MG. Mestre em Ortodontia pelo Centro de Pesquisas Odontológicas São Leopoldo Mandic – SP. Professor de Ortodontia do Centro de Pesquisas Odontológicas São Leopoldo Mandic – SP.

Cassiano Scapini
Médico-Dentista. Pós-Graduação no European School of Oral Reabilitation Implantology Biomaterials – ESORIB – Porto – Portugal. Especialista em Implantodontia – Université Paris X11 – Val de Marne.

David Morita da Silva
Técnico em Prótese Dental. Especialista em Cerâmicas LOF – Laboratório de Prótese.

Dhébora Bonfante
Médica-Dentista. Especialista em Ortodontia – CEOSA – Madrid – Espanha.

Diego Isola Caminha
Cirurgião-Dentista. Especialista em Implantodontia – IGPGO/Avantis – Caxias do Sul-RS.

Edson Chaves Júnior
Cirurgião-Dentista. Especialista em Prótese Dentária – CEO-IPSEMG. Mestre em Prótese Dentária – PUC/MG. Diretor Científico do Instituto de Estudos Odontológicos de Belo Horizonte – IEOBH. Coordenador da Especialização em Prótese – ABO – Ipatinga-MG.

Evandro Neves Abdo
Cirurgião-Dentista. Professor Associado da FO-UFMG. Doutor em Estomatologia – FO-UFMG. Especialista em Radiologia Odontológica e Imaginologia – FO-UFMG.

Fernando Bonfante
Médico-Dentista. Especialista em Implantodontia – CEOSA – Madrid – Espanha.

Frederico J. N. Laperriere
Cirurgião-Dentista. Especialista em Endodontia – CEOIPSEMG. Mestre em Endodontia – SLM – Campinas-SP.

Gerdal Roberto de Sousa
Cirurgião-Dentista. Especialista em Periodontia – FO-Itaúna – MG. Mestre em *Lasers* em Odontologia – IPEN/FOUSP. Doutor em Bioengenharia – Engenharia Mecânica do DEMEC/UFMG. Pós-Doutorado em Bioengenharia – UFMG.

Guilherme Antônio de Lima e Silva
Médico. Anestesiologista Especialista – Sociedade Brasileira de Anestesiologia – SBA. Especializando em Dor pelo Instituto Sírio Libanês – ISL. Membro da International Association for Study of Pain – IASP.

Gustavo Diniz Greco
Cirurgião-Dentista. Doutor em Odontologia – Clínica Odontológica – UFMG. Mestre e Especialista em Prótese Dentária – PUC-Minas. Professor Titular de Prótese Dentária e Odontologia Estética – FO-FEAD. Coordenador do Curso de Especialização em Prótese Dentária – ABO-MG.

Ivan de Oliveira Bruno
Cirurgião-Dentista. Especialista em Dentística Restauradora. Mestre em Prótese Dentária. Professor do Curso de Especialização em Implantodontia – CEO-IPSEMG. Professor do Curso de Especialização em Implantodontia – ABO – Montes Claros-MG.

José Aloízio de Carvalho
Cirurgião-Dentista. Especialista em Ortodontia – PUC-RJ. Professor do Centro de Pesquisas Odontológicas – São Leopoldo Mandic – SP.

Lívio de Barros Silveira
Cirurgião-Dentista. Especialista em Periodontia – PUC-MG. Mestre em *Lasers* em Odontologia – IPEN/FOUSP. Doutor em Bioengenharia – Engenharia Mecânica do DEMEC/UFMG.

Luís Guilherme Scavone Macedo
Cirurgião-Dentista. Mestre em Implantodontia – UNISA-SP. Doutor em Prótese – UNESP – São José dos Campos-SP. Professor dos Cursos de Especialização em Reabilitação Oral e de Mestrado em Implantodontia da Faculdade SLM – Campinas-SP.

Marcelo Drummond Naves
Cirurgião-Dentista. Professor Associado da FO-UFMG. Doutor em Estomatologia – FO-PUC-RS. Coordenador do Projeto de Extensão em Estomatologia no Hospital Municipal Odilon Behrens em parceria com a FO-UFMG.

Marcelo Henrique Mascarenhas
Cirurgião-Dentista. Fisioterapeuta. Especialista em Cirurgia Bucomaxilofacial – UFMG. Especialista em Disfunção Temporomandibular e Dor Orofacial – CFO.

Marcelo Manguelli Decnop
Cirurgião-Dentista. Especialista em Odontopediatria – UFRJ. Especialista em Dentística – Núcleo de Estudos Odontológicos – NEO. Mestre em Endodontia – UERJ. Doutor em Endodontia – UERJ.

Marco Antônio de Oliveira Monteiro
Cirurgião-Dentista. Especialista em Cirurgia e Traumatologia Bucomaxilofacial – ABO-MG. Especialista em Implantodontia – PUC-MG. Mestre em Implantodontia – PUC-MG. Habilitado em Analgesia Inalatória e Professor – ABO-MG. Professor de Cirurgia da Faculdade de Odontologia – FEAD. Professor de Anestesiologia da Faculdade de Odontologia – FEAD

Marcus Vinícius Lucas Ferreira
Cirurgião-Dentista. Especialista em Prótese – UFMG. Mestre em *Lasers* em Odontologia – IPEN/FOUSP. Doutor em Bioengenharia – Engenharia Mecânica do DEMEC/UFMG.

Marlon Santos
Cirurgião-Dentista. Especialista em Implantodontia – IGPGO/Avantis – Caxias do Sul-RS.

Mauro Henrique Chagas e Silva
Cirurgião-Dentista. Especialista em Endodontia – CEOIPSEMG. Mestre em Clínica Odontológica – Universidade Federal de Juíz de Fora.

Patrícia Valério
Cirurgiã-Dentista. Especialista em Ortopedia Funcional dos Maxilares – CRO-MG. Doutora em Ciências com Ênfase em Fisiologia de Órgãos e Sistemas. Pós-Doutorado em Fisiologia Óssea – UFMG. Pesquisadora do Instituto de Ciências Biológicas da UFMG. Professora do Curso de Ortodontia da Universidade de Itaúna. Professora do Wilma Simoes European Institute – Portugal – e da Biofokus – Turquia. Pesquisadora convidada da Universidade de Aveiro (Portugal), Universidade de Marmara (Turquia) e Universidade de Ioannina (Grécia).

Robertson Wagner Carvalho Batista
Cirurgião-Dentista. Especialista em Periodontia – UNESP – Araraquara-SP. Mestre em Periodontia – UNESP – Araraquara-SP. Doutorando em Implantodontia – SLM – Campinas-SP. Professor Coordenador de Periodontia – UNIMONTES-MG. Professor dos Cursos de Especialização em Implantodontia – ABO – Montes Claros-MG.

Rodrigo Estêvão Teixeira
Cirurgião-Dentista. Mestre em Ciências Biológicas – UFMG. Doutor em Ciências Biológicas – UFMG. Especialista em Disfunção Temporomandibular e Dor Orofacial – ABO-MG.

Stephano Zerlottini Isaac
Cirurgião-Dentista. Especialista em Dentística Restauradora – UFMG. Mestre em Dentística Restauradora – UFMG. Especialista em DTM e Dor Orofacial – ABO-MG.

Prefácio

O bom momento da Odontologia passa por uma importante repaginação com profissionais eminentemente clínicos capazes de expressar sua opinião e mostrar seu trabalho independentemente de vínculos diretos com grandes centros universitários. Esta obra certamente representa a materialização de um projeto pessoal e profissional que envolveu muitos anos de dedicação, doação e, por que não, certas privações durante todas as etapas de planejamento e execução. Também representa um ato de coragem e confiança do amigo Ronaldo Rettore Júnior para se expor sem constrangimento e medo de errar, buscando compartilhar o acúmulo de suas experiências ao longo da competente carreira.

Casos Clínicos em Odontologia – Excelência e Sucesso compila a participação de inúmeros autores e colaboradores e apresenta diferentes pontos de vista sobre assuntos diversos. Trata-se de uma obra enxuta e objetiva com dicas acessíveis que podem ser úteis no dia a dia da clínica. Os capítulos se dividem em temas atuais e relevantes, oferecendo ao leitor a possibilidade de consultas diretas mediante o acompanhamento de inúmeros casos clínicos muito bem documentados. Realmente, é um longo e divertido passeio pelo melhor da Odontologia contemporânea.

Trabalhos em equipe exigem muita humildade, paciência e jogo de cintura e só geram bons frutos quando são coordenados com energia e maestria. Tenho a certeza de que todos os envolvidos no projeto fizeram o seu melhor e certamente a satisfação dos leitores recompensará os esforços.

Julio Cesar Joly
Mestre e Doutor em Periodontia – FOP/SP
Autor do livro "Reconstrução Tecidual Estética"

Apresentação

Toda construção exige trabalho e planejamento. Em qualquer área do conhecimento é possível perceber que o sucesso surge quando estão presentes dedicação, empenho, força de vontade e determinação na busca dos objetivos. Os obstáculos sempre existirão e serão os motivadores e incentivadores para que continuemos perseguindo a concretização do sonho.

Objetivos e metas claras são os principais dispositivos para quem deseja obter seus resultados. É o que chamamos de determinação, a certeza íntima de direcionamento. Aquele que é determinado tem uma vontade incomensurável de atingir seus objetivos e obtém sua motivação dessa fonte inesgotável de energia. Determinação não é esperança ou vontade desejosa. Esperança é uma vontade fraca, uma vontade passiva de quem apenas espera, mas não age em prol do que quer. Considerar que sua meta se baseia em ser feliz ou ser um sucesso não representa determinação de fato. A ausência de metas e objetivos estabelecidos poderá contribuir para a incerteza na realização de um trabalho. Portanto, para ser determinado é necessário definir metas muito objetivas e claras de modo que elas possam ser explicadas em detalhes e mensuradas, de preferência, quantitativamente. Depois das metas vêm a força interior e a certeza de que aquilo que se deseja será alcançado. Essas duas coisas, juntas, formam a determinação. Metas sem força e certeza jamais são concretizadas; força sem metas é apenas intenção, esperança.

Foi com base nesses princípios que há exatos 18 anos finalizei minha primeira obra científica, intitulada *Emergências Odontológicas*. Naquele momento minha satisfação foi enorme, pois havia conciliado dois grandes prazeres pessoais, o desenvolvimento de minha carreira docente e a elaboração de uma obra científica com a proposta de abordagem de um tema de grande aplicação prática para o dentista clínico. Em meados do ano 2000 tive o prazer e a satisfação de ser o primeiro escritor brasileiro a publicar uma obra científica com esse tema. Minha honra foi completada pela publicação da obra no local que originou a semente daquela ideia: o Conselho Regional de Minas Gerais.

Os anos se passaram e recebi diversos convites para participar na elaboração de vários capítulos de livros de colegas da Odontologia e da Medicina. Foram momentos muito gratificantes participar de obras de profissionais de tão grande reconhecimento no cenário nacional. E foi exatamente em uma dessas ocasiões que surgiu um convite para a elaboração desta obra. Além de receber o convite para colaborar no livro *Dermatologia Estética* (Sandra Lyon – MedBook, 2016), sendo o único dentista convidado a participar dessa obra, tive a honra de proferir uma palestra que marcou o lançamento do referido livro. Após a apresentação naquele evento, a ideia e a proposta deste livro assumiram uma identidade.

A princípio pareceu ser uma ideia difícil de concretizar por ser, naquele momento, uma proposta bastante ousada. Decidi encarar a empreitada como mais um desafio em minha vida. Obviamente contei com a adesão de colegas de profissão qualificados, cada um em sua especialidade, com experiência e competência para caminhar comigo nessa jornada. Assim, os convites aos colaboradores foram feitos e a aceitação foi um impulso a animar ainda mais este projeto.

Os esforços para não me perder durante a caminhada eram um desafio a mais, pois em projetos de tamanha envergadura os atalhos podem, muitas vezes, desconfigurar a ideia original. Com isso em mente, os principais temas da Odontologia foram escolhidos e distribuídos aos colaboradores. A semente estava lançada em solo fértil, bastava apenas aguardar os resultados.

A cada chegada de material enviado pelos colaboradores, mais o projeto se mostrava estruturado. A qualidade apresentada confirmava o compromisso de todos os colegas com a excelência deste trabalho. A ideia inicial de produzir uma obra que nem fosse entediante e prolixa, com longos textos informativos e complexos, nem superficial, contendo apenas ilustrações, estava se confirmando. Diante da iminente finalização, acredito que conseguimos dosar essa medida. Posso considerar, sem qualquer dúvida, que os conhecimentos dos autores de cada capítulo encontram-se expressos nas imagens clínicas e nas informações textuais cientificamente balizadas.

Paralelamente aos fatos científicos, desde então muitas turbulências surgiram no cenário político e econômico do Brasil. Isto, é claro, teve inúmeras consequências na elaboração e concretização deste projeto. E quando tudo parecia caminhar para a interrupção e/ou a paralisação dos trabalhos, a determinação ressurgiu e mostrou que sem ela não é possível alcançar os objetivos. Precisamos entender sempre que a vida não é feita de pessoas de sucesso ou fracassadas, mas de seres que lutam para que seus sonhos se tornem realidade.

Casos Clínicos em Odontologia é constituído de 22 capítulos que envolvem as principais especialidades odontológicas. A escolha dos temas foi sempre pontuada pela grande preocupação em abordar assuntos de interesse atual com enfoque na aplicabilidade clínica de cada área de trabalho. Assuntos atuais com enfoque clínico nas etapas de cada caso com sinergia e a interação entre os capítulos e os temas, sem deixar de lado autonomia e opinião e a experiência clínica de cada colaborador.

Este livro é dedicado à Odontologia, sobretudo aos colegas que trabalham com a difícil missão de buscar a excelência a cada novo atendimento. Constituído a partir de um material simples e de fácil compreensão, não tem a intenção de abranger todas as possíveis situações enfrentadas pelo cirurgião-dentista ao longo de sua vida profissional, mas enfatizar aquelas frequentes e prevalentes na rotina odontológica.

Finalizando, como é destinada à informação e consulta, esta obra procura incluir a experiência de vários profissionais com suas técnicas de tratamento e resultados atingidos. Entretanto, por manter a fidelidade à proposta original, ou seja, oferecer total autonomia aos autores, este livro poderá, em algum momento, apresentar técnicas e resultados controversos. Quando isso ocorrer, cabe ao leitor apreciar, avaliar e considerar sempre a melhor escolha.

Espero, juntamente com cada participante deste livro, que tenhamos contribuído para a nossa classe profissional por meio desta parcela de conhecimento que está sendo compartilhada com nossos colegas e leitores.

Tenham todos uma ótima leitura.

Ronaldo Rettore Júnior

Sumário

Capítulo 1
Odontologia Baseada em Evidências (OBE), 1
Ronaldo Rettore Júnior

Capítulo 2
Odontologia e Estética Facial, 9
Ronaldo Rettore Júnior

Capítulo 3
Ortodontia em Crianças – Prevenção e Interceptação, 35
Amaurílio Sodré

Capítulo 4
Ortopedia Funcional dos Maxilares, 53
Patrícia Valério

Capítulo 5
Preparação Ortodôntica para Cirurgia Ortognática, 63
José Aloízio de Carvalho
Carlos Henrique Carvalho

Capítulo 6
Laminados Cerâmicos Ultraconservadores, 83
Gustavo Diniz Greco
David Morita da Silva
Carlos Augusto Ramos de Carvalho
Aline de Freitas Fernandes
Alexandre Camisassa Diniz Leite Greco

Capítulo 7
Previsibilidade Estética da Restauração Adesiva Cerâmica Utilizando o Planejamento Digital do Sorriso, 93
Artur Napoleão Araújo
Stephano Zerlottini Isaac
Aloísio Araújo

Capítulo 8
Oclusão em Implantodontia, 103
Edson Chaves Júnior

Capítulo 9
Estética em Implantes Unitários Anteriores, 113
Ivan de Oliveira Bruno

Capítulo 10
Cirurgia e Traumatologia Bucomaxilofacial e Implantodontia – Interdisciplinaridade como Chave para o Sucesso, 143
Ronaldo Rettore Júnior

Capítulo 11
Terapia Fotodinâmica em Resposta às Agressões Microbianas dos Tecidos Peri-Implantares, 175
Lívio de Barros Silveira
Gerdal Roberto de Sousa
Betânia Maria Soares
Marcus Vinícius Lucas Ferreira

Capítulo 12
Biomateriais em Implantodontia, 187

Parte A
Enxertos Xenógenos e Aloplásticos e Proteínas Ósseas Morfogenéticas, 187
Robertson Wagner Carvalho Batista

Parte B
Enxertos Homólogos ou Alógenos e Terapia Celular Aplicada à Regeneração Óssea, 202
Luís Guilherme Scavone Macedo
André Antônio Pelegrine

Capítulo 13
Transplante Ósseo Homógeno na Reconstrução de Rebordos Alveolares Atróficos, 211

André Webber Rosa
André Luciano Pasinato da Costa
Diego Isola Caminha
Marlon Santos

Capítulo 14
Traumatismos Dentários, 223
Ronaldo Rettore Júnior

Capítulo 15
Disfunções Temporomandibulares e Dores Orofaciais, 247
Rodrigo Estêvão Teixeira
Marcelo Henrique Mascarenhas

Capítulo 16
Analgesia Inalatória, 259
Marco Antônio de Oliveira Monteiro

Capítulo 17
Retratamento Endodôntico, 271
Frederico J. N. Laperriere
Mauro Henrique Chagas e Silva
Marcelo Manguelli Decnop

Capítulo 18
Infecções Odontogênicas, 281
Augusto César Sette Dias
Evandro Neves Abdo
Marcelo Drummond Naves

Capítulo 19
Estomatologia – Bases do Diagnóstico Integral, 293
Marcelo Drummond Naves
Evandro Neves Abdo
Augusto César Sette Dias

Capítulo 20
Laserterapia na Odontologia, 319
Lívio de Barros Silveira
Gerdal Roberto de Sousa
Betânia Maria Soares
Marcus Vinícius Lucas Ferreira

Capítulo 21
Odontologia Brasileira em Portugal, 337
Dhébora Bonfante
Fernando Bonfante
Ana Gonçalves
Cassiano Scapini

Capítulo 22
Anestesia Endovenosa em Procedimentos Odontológicos Ambulatoriais, 357
Alexandre Mio Pos
Guilherme Antônio de Lima e Silva
Ronaldo Rettore Júnior

Índice Remissivo, 379

CASOS CLÍNICOS EM ODONTOLOGIA

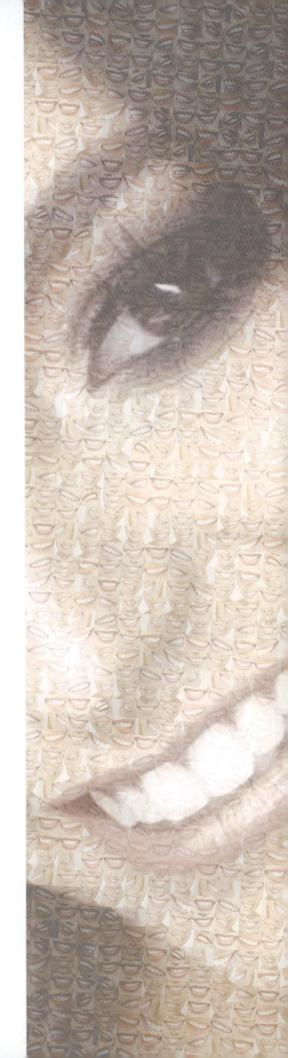

Odontologia Baseada em Evidências (OBE)

Ronaldo Rettore Júnior

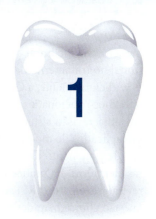

INTRODUÇÃO

Este livro é fundamentado em relatos de casos clínicos nas diversas especialidades da odontologia. As descrições clínicas detalhadas, apoiadas nas experiências dos profissionais colaboradores, foram exaustivamente revisadas com validação científica.

A evidência científica é um tema ainda pouco explorado na literatura odontológica. Neste primeiro capítulo, eminentemente teórico-descritivo, o objetivo é orientar o leitor quanto à filosofia que encontrará nos demais capítulos: experiência clínica com validação científica.

Com frequência, as decisões clínicas em odontologia se baseiam nos ensinamentos adquiridos na graduação, na experiência clínica, na troca de conhecimentos com colegas e professores, em livros, seminários, congressos e cursos de educação continuada. No entanto, é necessário saber se a informação obtida é derivada de pesquisas validadas cientificamente. Contudo, o enorme número de informações científicas dificulta esse processamento. Preocupado com essa situação, o médico Archie Cochrane escreveu em 1979: "Uma crítica à nossa profissão é que não temos sumários clínicos que descrevam de maneira periódica, organizada por especialidades e subespecialidades, todos os ensaios clínicos que existem no momento."

COLABORAÇÃO COCHRANE

A Colaboração Cochrane, fundada em 1993, é uma entidade sem fins lucrativos, cujo objetivo é preparar, manter e promover o acesso a informações de alta qualidade e a revisões sistemáticas (metanálises) sobre efeitos de intervenções em saúde. Trata-se de uma organização independente da qual fazem parte mais de 28 mil voluntários em mais de 100 países.[1]

A entidade foi criada para responder à necessidade de organizar de maneira sistemática os resultados de investigação em medicina e saúde, de modo a facilitar a tomada de decisões médicas e odontológicas e a ajudar a compreender em que campo é necessária maior investigação.[2] As revisões são publicadas na Biblioteca Cochrane. Em janeiro de 2011, a organização tornou-se parceira oficial da Organização Mundial da Saúde, contribuindo assim em suas resoluções.

Inicialmente na área de medicina e posteriormente em outras áreas relativas à saúde, foi desenvolvido pela Colaboração Cochrane um método que possibilita a avaliação crítica dos trabalhos científicos relacionados com um assunto específico e, quando possível, a avaliação dos resultados mediante uma metanálise, o que possibilita a redução de viés nos resultados.

Com tantas informações científicas disponíveis para o estudante, pesquisador e/ou profissional, torna-se cada vez mais difícil acompanhar os avanços na área médica e na saúde em geral. Até outubro de 2015 estavam disponíveis mais de 35 mil títulos de periódicos na literatura médica e 2.000 títulos de periódicos gerais em odontologia. Desse modo, é necessário avaliar cuidadosamente os estudos publicados.

CARACTERÍSTICAS DA OBE

A Odontologia Baseada em Evidência (OBE) tem como objetivo encorajar o clínico geral em suas atividades de cuidado primário em saúde a procurar e dar sentido à evidência disponível com o intuito de aplicá-la no dia a dia dos problemas clínicos. Sua prática se baseia na conversão de necessidade de determinada informação (como prevenção, diagnóstico, prognóstico, terapia ou causa) em uma questão que possa ser respondida. Além disso, consiste também na procura pela melhor evidência com a qual será possível responder essa questão. A validade, o impacto e a aplicabilidade dessa evidência devem ser avaliados e integrados à experiência clínica do profissional e às características biológicas e às expectativas do paciente, buscando maneiras de melhorar a efetividade e a eficiência do profissional no tratamento de seu paciente.

Adicionalmente, a OBE consiste na avaliação crítica dos trabalhos relacionados com determinado assunto com base em uma revisão sistemática da literatura. Esses resultados são aplicados de modo a oferecer ao paciente a melhor opção de tratamento disponível e são embasados nas pesquisas científicas, na prática clínica e na opção do paciente. A revisão sistemática (RS) se inicia com a formulação de uma questão clínica bem definida e com a busca de artigos válidos cientificamente que possam responder aquela questão. Em seguida, é realizada uma análise crítica da literatura com base em um padrão metodológico rígido.[3]

Todas as condutas relacionadas com os cuidados à saúde devem ser adequadamente fundamentadas em um uso racional do conhecimento. Em um modelo tradicional de ensino-aprendizado, as decisões sobre as condutas têm sido fundamentadas em princípios fisiopatogênicos e raciocínio lógico, observação pessoal e intuição que, em conjunto, constituem o que se convencionou chamar de experiência do clínico. Se porventura um tratamento parece funcionar, ele pode ser repetido. Se seus resultados são desapontadores, ele deve ser descartado. No entanto, essa avaliação é totalmente imprevisível, pois o profissional desconhece os fatores que contribuíram para o sucesso e os que determinaram a falha terapêutica.[4]

O modelo tradicional de transmissão de conhecimentos está em crise. Ele é totalmente dependente da adesão das instituições de ensino. Nem sempre as opiniões se fundamentam em regras de evidências emanadas de epidemiologia, propedêutica e dos tratamentos clínicos.[5]

A busca por evidências científicas que pudessem orientar as condutas clínicas constituiu um movimento cujo pioneirismo foi atribuído a David L. Sackett, que, a partir de 1992, passou a se preocupar em difundir uma nova maneira de atuar e ensinar a prática na área de saúde. Sackett conceitua esse modelo como o uso consciente, explícito e judicioso da melhor evidência disponível para a tomada de decisões em prol do cuidado aos pacientes.[6]

Essas decisões são fundamentadas em métodos de avaliação mais vigorosos e otimizam os benefícios e os riscos, pois podem ser tomadas mediante um novo paradigma. As observações desse modelo levam ao consenso de que a atenção à saúde deva embasar-se nas mais sólidas pesquisas disponíveis a um custo que a sociedade consiga suportar. Nessa perspectiva, ainda é comum que profissionais, diante de problemas clínicos de soluções difíceis, consultem especialistas ou orientações consensuais, privilegiando a experiência profissional em vez de realizar uma busca ativa e crítica da melhor literatura científica disponível. Conservadorismo e comodismo fazem perdurar práticas estabelecidas, mesmo que provem ser ineficazes ou prejudiciais. Raríssimas são as decisões tomadas em serviços de saúde que se pautem por boas evidências, mesmo que essas existam para fundamentar uma particular intervenção ou terapêutica.[7]

Entretanto, há diversos fatores que reforçam o interesse suscitado pelo novo paradigma: heterogeneidade de tratamentos utilizados na prática, difundindo conhecimento sobre o que funciona ou não, além do controle de custos que encoraja esforços para assegurar a adoção de terapias eficazes. O atual modelo possibilita aos estudantes de odontologia não somente a substituição do mimetismo pela compreensão, mas evita o dispêndio de anos de experiência como única fonte de adequado julgamento clínico.[6]

Desse modo, a Odontologia baseada em evidências científicas parte de observações clínicas criteriosas, com os relatos de casos constituindo uma primeira fonte de hipóteses a respeito da eficácia dos tratamentos. No entanto, é essencial conhecer suas limitações e, portanto, não aplicá-las a todas as situações relativas às condições dos pacientes. Como não são situações controladas, é impossível saber se o sucesso terapêutico proveio de efeito placebo, regressão à média, remissão espontânea ou variabilidade individual de sinais e sintomas. Já a falha da terapia pode dever-se a erro de diagnóstico, falta de adesão do paciente, variações individuais ou outros fatores determinantes da manutenção da doença.[5]

Estudos clínicos são realizados em populações homogêneas que normalmente excluem idosos, mulheres e pacientes com morbidades. Seus resultados não podem ser indiscriminadamente generalizados a todos os segmentos de uma sociedade. Reconhecendo as limitações, valorizam-se os estudos bem conduzidos, sem ignorar a necessidade de adaptabilidade à realidade clínica.[8]

Os principais aspectos em que os profissionais devem pautar a busca do conhecimento podem ser assim relacionados a partir de seu grau de importância:

1. Ter noção sobre o problema a ser solucionado.
2. Conseguir encontrar uma maneira de fazer a busca seletiva.
3. Minimizar o tempo de procura.
4. Realizar um treinamento sobre o raciocínio no aprendizado.

Diversos periódicos disponíveis com corpo editorial qualificado e revistas indexadas, bancos de dados informatizados e redes eletrônicas internacionais têm disseminado e democratizado a informação com velocidade inimaginável. Entretanto, é essencial diferenciar a informação útil daquela sem validade científica. Para selecionar a informação, Slawson e Shaughnessy[9] sugerem a elaboração de algumas perguntas:

1. Seria a informação capaz de estar voltada para a solução de um problema específico?
2. A intervenção proposta pelos resultados da investigação seria factível na realidade vigente?

3. Se a investigação for verdadeira, acarretará mudanças significativas na prática clínica?

Se as respostas a esses questionamentos forem afirmativas, a informação terá aplicabilidade e relevância clínica e será capaz de melhorar a vida dos pacientes. Entende-se por relevância a avaliação de desfechos importantes para a qualidade da saúde dos pacientes derivados de fatos em vez de "autoridade" ou impressões da experiência clínica. É essencial diferenciar fontes fidedignas, éticas e isentas, o que exclui qualquer informação proveniente do fabricante de produtos odontológicos que tem apenas interesses comerciais com o intuito de suplantar aqueles que têm como único objetivo divulgar as informações de cunho científico. Periódicos com padrão de excelência exigem que os autores assinalem se há conflitos de interesses, o que oferece ao leitor avisado um ajuizamento crítico sobre o que se dispõe a ler e, por consequência, assimilar e instituir como modelo a ser utilizado em seus pacientes.[10]

A avaliação crítica da literatura disponível é imprescindível. Mesmo quando se incorporam todos os cuidados às pesquisas que fundamentam o raciocínio científico, persiste a incerteza que permeia os melhores estudos. O método de investigação não oferece acurácia total na predição clínica, uma vez que os procedimentos incidem em sistemas biológicos complexos e mutáveis. Isso leva a conceitos e condutas errôneos, gerando controvérsias e motivando a retomada de condutas de tempos em tempos.

O conflito de evidências dificulta a tomada de decisão e dimensiona a falibilidade do método. Essa discordância permeia inclusive as revisões sistemáticas direcionadas a uma mesma questão terapêutica, apesar da expectativa de que resolveriam as controvérsias dos estudos primários. Esse fato deve gerar humildade na manipulação da "verdade" científica, não como sinônimo de ignorância, fraqueza ou falha, mas fruto da mutabilidade do saber e da ciência. Assim, todo o empenho deve ser voltado para selecionar a melhor medida ora disponível, capaz de melhorar o nível de saúde de pacientes e populações. A leitura crítica da informação científica consome tempo e esforço pessoal, mas é a habilidade a ser perseguida por estudantes e profissionais desejosos de fundamentar adequadamente o cuidado ao paciente.[11]

As revisões sistemáticas diferem das revisões narrativas porque seguem um padrão e uma metodologia científica rigorosa com o objetivo de avaliar criticamente todas as fontes de informação disponíveis.[12]

REVISÃO SISTEMÁTICA

Define-se revisão sistemática como a aplicação de estratégias científicas que limitam o viés na seleção sistemática, na avaliação crítica e na síntese de todos os estudos relevantes em um tópico específico. A revisão sistemática é uma revisão planejada para responder uma pergunta específica e que se utiliza de métodos explícitos e sistemáticos para identificar, selecionar e avaliar criticamente os estudos publicados na literatura científica, evitando o viés em cada uma de suas etapas. Os métodos estatísticos – como a metanálise, utilizada na revisão sistemática para integrar os resultados dos estudos incluídos – podem ou não ser utilizados na análise e na síntese dos resultados dos trabalhos.

A grande disponibilidade de pesquisas exige uma avaliação criteriosa da qualidade de sua evidência científica.[13] Com o intuito de contribuir para a análise da qualidade dos trabalhos publicados, os níveis de evidência foram classificados de acordo com o desenho e as características dos estudos.[14] O padrão-ouro para a melhor evidência pode ser descrito em revisões sistemáticas e estudos experimentais randomizados, seguidos por estudos longitudinais controlados e de caso-controle. Os estudos laboratoriais e as opiniões de especialistas são considerados o nível de evidência mais baixo. A Figura 1.1 apresenta graficamente a escala de evidência desses estudos.

O pensamento racional depende do raciocínio dedutivo ou de experimentos sistemáticos, dentre os quais se destacam hoje como rotineiros na pesquisa clínica os estudos de caso-controle e os ensaios clínicos randomizados. Ao contrário do pensamento dedutivo, cujas associações são sempre verdadeiras ou falsas, essas verdades absolutas não podem ser totalmente alcançadas com experimentos sistemáticos, pois as conclusões com base nesses estudos controlados estão sempre cercadas de um certo grau de incerteza, uma limitação frustrante no universo dos clínicos que rotineiramente devem fazer escolhas decisivas.[15]

A estruturação das evidências científicas ganhou mais força após a fundação da Colaboração Cochrane em 1993.[16] Essa organização internacional independente, sem fins lucrativos, não aceita financiamentos conflitantes e é constituída por mais de 28 mil voluntários com 25 centros dedicados a produzir e disseminar informação acurada sobre os efeitos

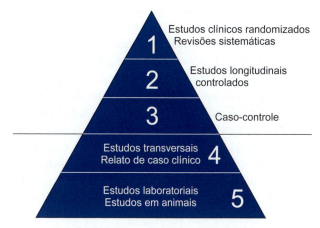

Figura 1.1 Escala de evidência científica.

dos cuidados em saúde. Um desses centros está localizado no Brasil junto à Escola Paulista de Medicina (Unifesp).

A Colaboração Cochrane inovou em muitos aspectos, notadamente em sua estrutura. Em vez de se organizar da maneira tradicional por profissões como medicina, odontologia e enfermagem ou por especialidade, organiza-se por problemas, agrupados em 15 grandes áreas do conhecimento em ciências da saúde, nas quais participam 51 grupos temáticos que propõem e executam revisões sistemáticas da literatura para responder questões clínicas agrupadas em temas que podem reunir várias profissões e especialidades tradicionais. Uma revisão Cochrane é sempre executada por uma equipe interdisciplinar constituída por, no mínimo, dois ou três especialistas no assunto revisado, além de um metodologista e um estatístico.[17]

A metodologia Cochrane foi desenvolvida em razão da necessidade de critérios para a avaliação das evidências científicas e para suprir a necessidade de controlar riscos de vieses em itens como geração da sequência de alocação, sigilo da alocação, cegamento, controle de dados incompletos dos grupos participantes dos estudos e relato seletivo de desfechos, incluindo o de publicação (publicação do mesmo estudo em dois periódicos diferentes). Essa metodologia completa se encontra disponível em um manual chamado *Handbook* e é atualizada periodicamente.[17]

A estrutura organizacional da Colaboração Cochrane é composta de 52 grupos temáticos que abrangem grandes áreas do conhecimento em ciências da saúde. A odontologia se estabeleceu logo nos primórdios do movimento da evidência com a fundação do Cochrane Oral Health Group (COHG), registrado apenas 1 ano depois da fundação da Colaboração Cochrane, em junho de 1994. Desde então, o COHG produziu 100 revisões sistemáticas da literatura e 74 protocolos de revisão e registrou 42 novos títulos para revisões futuras. No momento participam do COHG mais de 650 membros em 40 países, que executam diversas tarefas, incluindo o registro da "ciência perdida", que consiste em estudos que não foram publicados em periódicos dos países desenvolvidos e, portanto, podem não se encontrar indexados nas grandes bases de dados internacionais.[18]

A importância da odontologia para o movimento da evidência é inegável. O Medline, da National Library of Medicine dos EUA, a maior base de dados do mundo em ciências da saúde, introduziu a expressão *Evidence-Based Dentistry* junto com a medicina, a odontologia e a enfermagem como *Major Topics* em sua base de dados. Uma consulta ao Medline mostra que existem hoje indexados mais de 11 mil artigos científicos associados à OBE. Atualmente, na internet podem ser recuperados mais de um milhão e quatrocentos mil *sites* dedicados à OBE. Grupos editoriais mais importantes em ciências, como o Nature Publishing Group, publicam desde 1998 periódicos regulares totalmente dedicados à OBE, como o periódico *Evidence-Based Dentistry*.[16]

Uma revisão sistemática é composta por várias fases e tem como objetivo final sintetizar os dados resultantes de cada estudo para fornecer uma estimativa da eficácia da intervenção investigada. Essa síntese permite ao revisor investigar se o efeito é aproximadamente o mesmo nos diferentes estudos, locais e participantes. Caso o efeito não seja o mesmo, é necessário pesquisar as diferenças evidenciadas. A síntese dos dados pode ser realizada por meio de uma análise descritiva ou metanálise. Quando os dados dos estudos selecionados são sintetizados, mas não podem ser estatisticamente combinados em razão da falta de homogeneidade entre os estudos, a revisão pode ser denominada *revisão sistemática qualitativa*. Se for possível a utilização de métodos estatísticos para combinar os resultados de dois ou mais estudos, denomina-se revisão sistemática quantitativa ou metanálise.[19]

Metanálise é um procedimento no qual métodos estatísticos são empregados para combinar e resumir os resultados de vários estudos. Esse procedimento é utilizado na abordagem quantitativa quando os estudos apresentam a mesma questão de investigação, usam a mesma população, administram a intervenção de maneira semelhante, mensuram os resultados da mesma forma e empregam a mesma metodologia em sua elaboração (delineamento de pesquisa). Quando os estudos diferem em um ou mais desses aspectos, a metanálise não é apropriada.[20]

A síntese dos resultados pela metanálise propicia a diminuição dos erros sistemáticos ao estabelecer critérios mínimos de risco de viés para a inclusão dos estudos. Isso possibilita a redução dos erros do tipo I (aumenta as chances de produzir conclusões válidas).[21]

Os erros amostrais (tipo II) também são reduzidos, pois na síntese quantitativa são combinadas as amostras de vários estudos. Desse modo, uma revisão sistemática apresenta maior acurácia se comparada aos estudos individuais, pois a variação e a incerteza sobre o tamanho dos efeitos de uma intervenção são reduzidas, oferecendo melhor suporte a processos de decisão sobre recomendações futuras das intervenções avaliadas.[22]

Em 2001, a American Dental Associaton (ADA) adotou a política da OBE, que incluía três elementos: evidência científica, experiência clínica e necessidades e preferências do paciente.[23]

Entre as vantagens da utilização da OBE na prática clínica estão:

1. Melhora na satisfação do paciente, da equipe e do dentista.
2. Maior orgulho entre pacientes, equipe e dentista em razão dos cuidados de alta qualidade.
3. Capacidade de tomada de decisões clínicas melhorada.
4. Maior confiança no planejamento do tratamento.

5. Mais oportunidade para prover escolhas selecionadas de tratamento para minimizar riscos de danos e maximizar a segurança do tratamento.
6. Maior satisfação derivada da criação de planos de tratamento customizados com base na combinação poderosa de evidência científica mais forte, julgamento clínico e experiência, bem como nas preferências e valores dos pacientes.
7. Melhora na produção, economizando tempo e dinheiro, além da adoção de técnicas e materiais efetivos e eficientes.

A OBE é compreendida como uma abordagem para o serviço de saúde odontológico que requer a integração da evidência científica com a experiência do profissional e as necessidades da população. Como contribuição, a OBE introduziu métodos que geram evidência de qualidade, ferramentas estatísticas utilizadas para sintetizar e analisar a evidência (revisões sistemáticas e metanálise) e modos de acessar (bancos de dados eletrônicos) e aplicar a evidência (decisões em saúde fundamentadas em evidências).

Na primeira conferência internacional sobre OBE, realizada nos EUA, discutiu-se sobre o fato de se tratar de uma nova expressão para um velho conceito e chegou-se à conclusão de que a OBE é um novo conceito que, pela primeira vez, tenta sintetizar objetivamente todas as evidências científicas disponíveis para otimizar a eficácia e a eficiência da prática clínica.[23]

Nessa conferência também foi introduzida uma escala de evidência clínica para que os clínicos pudessem ser capazes de interpretar a significância estatística (Figura 1.2).[24]

1	Existe um benefício tangível com um grande efeito do tratamento. A significância estatística é irrelevante porque o benefício (ou dano) é tão óbvio quanto os resultados. Exemplo: os achados clínicos da osseointegração em mandíbulas humanas. A taxa de sucesso de 90% é óbvia e não necessita de análise estatística.
2	Existe um benefício tangível com um pequeno efeito do tratamento. A análise estatística é necessária para suportar qualquer diferença sutil mensurada. Exemplo: o benefício do *splint* oclusal na DTM.
3	Um efeito terapêutico significante. Exemplo: verniz que diminui drasticamente os níveis de bactérias cariogênicas, mas sem evidência questionável de um benefício tangível. Exemplo: diminuição dos níveis de cárie.
4	Um efeito terapêutico de pequeno a moderado em relação ao desfecho final. Exemplo: Listerine reduz o índice de gengivite com evidência questionável de benefício clínico tangível, isto é, a diminuição da futura perda de dentes.

Figura 1.2 Níveis de evidência clínica com base na significância estatística.

INTERVENÇÕES TERAPÊUTICAS E PREVENTIVAS BASEADAS EM EVIDÊNCIAS

Revisões sistemáticas da literatura se utilizam de uma metodologia sistemática para produzir a melhor evidência científica e, por essa razão, podem chegar frequentemente a conclusões contrárias àquelas obtidas por revisões da literatura científica tradicionais, capítulos de livros-textos ou a opinião de especialistas fornecidas em cursos e conferências.[25] Com o aumento da produção de revisões sistemáticas da literatura foram evidenciadas algumas intervenções em saúde que são rotineiramente utilizadas, acreditando-se que produziriam efeitos benéficos, mas que, na verdade, produzem mais efeitos indesejáveis do que desejáveis, enquanto outras são totalmente inefetivas e, por essa razão, desperdiçam recursos públicos ou das pessoas e, pior, algumas intervenções sobre as quais existem boas evidências confiáveis de efetividade não são adotadas na prática clínica.[26]

A seguir, são descritos alguns exemplos dessas revisões:

Bochechos para controle da halitose

A halitose é um odor desagradável proveniente da cavidade bucal. Os bochechos, comumente usados para lidar com o odor bucal, podem ser divididos entre aqueles que neutralizam e os que mascaram o odor. Revisão sistemática Cochrane (RSC) realizada por Fedorowicz et al. (2008)[27] examinou se os bochechos tinham efeito no controle da halitose. Os autores concluíram que bochechos bucais contendo agentes antibacterianos, como cloreto de cetilpiridínio ou clorexidina, podem desempenhar um papel importante na redução dos níveis de bactérias produtoras de halitose na língua, enquanto bochechos contendo dióxido de cloro e zinco podem ser efetivos na neutralização de odores de compostos de enxofre. Como essas evidências são fundamentadas em poucos estudos, devem ser interpretadas com cautela.

Escovação motorizada *versus* manual para limpeza dos dentes

A remoção regular da placa bacteriana que recobre os dentes representa uma das principais medidas preventivas contra as principais doenças bucais: a cárie dentária e a doença periodontal. Entre os muitos meios sugeridos para a remoção da placa bacteriana, os mais usuais são os meios mecânicos: escova dental e fio dental. Encontra-se disponível no mercado uma infinidade de modelos de escovas dentais, incluindo algumas motorizadas (elétricas). Entretanto, as evidências sobre o melhor tipo de escova dental, bem como a respeito da superioridade das escovas motorizadas sobre as manuais, são conflitantes. Na tentativa de resolver essa questão, Robinson et al. (2009)[28] realizaram

RSC para comparar as escovas de dentes manuais e motorizadas em relação a remoção da placa dentária, saúde da gengiva, remoção de manchas e cálculo dental, confiabilidade, efeitos adversos e custos. Após exaustiva busca na literatura, 42 ensaios controlados randomizados foram incluídos e sintetizados por metanálise para obtenção de evidência científica. O resultado da melhor evidência científica disponível indica que escovas motorizadas com movimentos combinados de oscilação e rotação, comparadas às escovas manuais tradicionais, reduzem a placa em 11% e a gengivite em 6%, em avaliações por curto período de tempo, e gengivite em 17%, em avaliações com a duração de mais de 3 meses. Não foi possível estabelecer a importância clínica desses achados. Não existem evidências disponíveis para avaliar se esse efeito se mantém ao longo do tempo e se previne cárie dentária ou doença periodontal. De acordo com a melhor evidência disponível atualmente, está recomendada a utilização de escovas motorizadas que fazem movimentos de rotação e oscilação, mas, em virtude das limitações da evidência disponível, sua utilização deve ser avaliada caso a caso.

Uso de pasta dental com fluoreto e manchas nos dentes

O efeito preventivo das pastas dentais com fluoreto sobre a cárie dentária é hoje muito bem documentado. Pasta dental fluoretada é a intervenção em saúde bucal que apresenta a mais alta força de evidência de efeitos benéficos tanto para crianças como para adultos. Ainda que o efeito preventivo esteja claramente definido, tem sido sugerido um possível efeito adverso associado ao uso de pasta dental com fluoreto. Crianças com dentes em desenvolvimento que inadvertidamente fazem ingestão continuada e excessiva de pasta dental com fluoreto podem apresentar manchas nos dentes permanentes. Essas manchas, quando provocadas pelo uso excessivo de fluoreto, são denominadas fluorose dentária e podem variar, apresentando-se como manchas brancas pouco perceptíveis até manchas marrons nos dentes com fluorose severa. Diante dessa possibilidade, muitos pais indagam ao odontopediatra, ou mesmo ao médico pediatra, como proceder. Para evitar esse problema, muitas recomendações têm sido feitas, como uso de pasta dental sem fluoreto, pasta dental com baixa concentração de fluoreto etc.

Recente RSC avaliou se o uso de pasta dental com fluoreto por crianças está associado a risco aumentado de desenvolvimento de fluorose dentária. A revisão incluiu 25 estudos com diferentes delineamentos de pesquisa, alguns fornecendo uma evidência mais forte do que outros. Os desfechos da RSC indicaram existir alguma evidência de que escovar os dentes de uma criança com pasta dental com fluoreto antes de 12 meses de idade pode estar associado a risco aumentado de desenvolvimento de manchas nos dentes (fluorose).

Há fortes evidências de que níveis mais elevados de fluoreto (1.000 partes por milhão [ppm] ou mais) ou maior quantidade de pasta dental colocada na escova de dentes estão associados a aumento do risco de fluorose em crianças com menos de 5 a 6 anos de idade. Entretanto, a decisão de utilizar uma pasta dental sem fluoretos ou com baixa concentração de fluoretos não deve ser automática nem generalizada para todas as crianças. Existem evidências de efetividade para prevenção de cárie dentária apenas para pastas dentais com concentração de fluoreto acima de 1.000ppm. Não existem evidências que demonstrem a superioridade sobre um placebo de pastas dentais contendo concentrações iguais a 440, 500 ou 550ppm de fluoreto.[29]

Por essa razão, a decisão deve ser ponderada diante do risco de cárie da criança. Crianças com alto risco de cárie dentária que utilizam pastas com aproximadamente 1.000ppm de fluoreto podem ter benefício maior para a saúde que compensa os possíveis efeitos indesejáveis do fluoreto. Nessas circunstâncias, um especialista deve ser consultado para auxiliar o processo de decisão. Para compensar o aumento do risco, os pais devem controlar a quantidade de pasta dental a ser colocada na escova e executar a escovação na criança até que esta tenha desenvolvido plenamente o reflexo faríngeo.[30]

Ácido hialurônico e seus derivados em odontologia

- **Antecedentes:** disfunções da articulação temporomandibular (DTM) referem-se a um grupo heterogêneo de dor e de disfunção que são condições que envolvem o sistema mastigatório, reduzindo a qualidade de vida dos doentes. A injeção intra-articular de hialuronato para DTM tem sido usada por quase duas décadas, mas a efetividade clínica do agente não foi sintetizada na forma de uma revisão sistemática.
- **Objetivo:** avaliar a efetividade de injeção intra-articular de hialuronato sozinho ou em combinação com outros remédios em DTM.
- **Principais resultados:** sete estudos foram incluídos na revisão. Três estudos, incluindo 109 pacientes com DTM, compararam hialuronato com placebo. Em dois estudos (n = 71), efeitos de longo prazo (3 meses ou mais) favoreceram significativamente o hialuronato contra o placebo para melhora dos sinais clínicos e dos sintomas globais da DTM. No entanto, essa conclusão não foi suficientemente estável na análise de sensibilidade.
- **Conclusões dos autores:** as evidências são insuficientes e inconsistentes tanto para recomendar como para refutar o uso de hialuronato para tratamento de pacientes com DTM. Ensaios clínicos com mais qualidade sobre o uso do hialuronato precisam ser realizados antes que se estabeleçam conclusões firmes sobre sua efetividade.[31]

CONSIDERAÇÕES FINAIS

No Canadá, a OBE participou de experiências no currículo da graduação em odontologia. Como a OBE não é uma prática comumente ensinada nas universidades, o clínico pode ter dificuldades em avaliar e encontrar as evidências, colocar os trabalhos na ordem preestabelecida, entender e avaliar clinicamente os resultados e, finalmente, sumariá-los. Três perguntas simples poderão auxiliar o clínico nesse direcionamento:[32]

1. Quais são os resultados do estudo?
2. Esses resultados são válidos?
3. Os resultados são relevantes para meus pacientes?

Além disso, as metodologias propostas muitas vezes são complexas e confusas, dificultando seu uso rotineiro pelo clínico. Também é importante frisar que muitas questões clínicas poderão ser respondidas com níveis baixos de evidência e somente algumas serão respondidas com revisões sistemáticas ou metanálises. É importante verificar periodicamente se existem novas evidências para aquele assunto, pois mais pesquisas clínicas são desenvolvidas e novos conceitos são solidificados.[32]

O conhecimento da metodologia de análise científica nos permite avaliar a qualidade de um estudo e também produzir ensinamentos de melhor qualidade. As evidências científicas possibilitam ao cirurgião dentista tomar decisões clínicas subsidiadas, porém na decisão do tratamento a ser instituído devem ser ponderadas a experiência clínica do profissional e as individualidades e os desejos do paciente.

As obras textuais (livros-textos), com base nesses princípios e propostas científicas, têm a intenção de poder colaborar, acrescentando e sendo mais uma ferramenta no arsenal de opções para que o clínico e o pesquisador possam utilizar nessa busca pelas informações aquelas mais fidedignas e com maior acurácia da verdade.

A adoção da prática clínica com base em resultados comprovados cientificamente quanto à sua eficácia utiliza modelos de estudos epidemiológicos com a finalidade de aplicar o conhecimento científico nas decisões em saúde. Com a procura crescente pela eficiência e uma relação adequada entre custo-benefício há a necessidade de expandir o processo da OBE para todos os aspectos do cuidado odontológico. Isso é particularmente importante em vista do papel destacado que têm recebido os processos de planejamento e avaliação de ações em saúde. Tanto os pacientes como os serviços de saúde e os profissionais sentir-se-ão muito mais seguros ao promover ações e oferecer procedimentos odontológicos que são embasados por evidência, podendo produzir resultados positivos a longo prazo.[32]

Em síntese, a abordagem baseada em evidência torna possível avaliar o conhecimento científico por sua validade, impacto e aplicabilidade, eliminando a lacuna entre pesquisa e realidade dos serviços de saúde. É necessário que esforços continuem sendo empregados no sentido de estimular avanços qualitativos na pesquisa epidemiológica, fazendo com que a OBE alcance cada vez mais seu espaço concreto nos processos de planejamento e execução das ações em saúde.

Referências

1. The Cochrane Collaboration: International activity within Cochrane Review Groups in the first decade of the twenty-first century. J Evid Based Med 27 de janeiro de 2011.
2. Archie Cochrane and his legacy: an internal challenge to physicians autonomy. Journal of Clinical Epidemiology 2001.
3. Healey D, Lyons K. Evidence-based practice in dentistry. New Zealand Dental Journal 2002; 98:32-5.
4. Jeffcoat.MK, McGuire M, Newmann MG. Evidence-based periodontal treatment. JADA 1997; 128:713-24.
5. Raphael K, Marbach JJ. Evidence-based care fo musculoskeletal facial pain: implications for the clinical science of dentistry. JADA 1997; 128:73-9.
6. Sackett DI. Evidence-based medicine. Semin Perinatol 1997; 21:3-5.
7. Fletcher RH, Fletcher SW, Wagner EK. Epidemiologia clínica. 3. ed. Porto Alegre: Artes Médicas, 1996: 11-28.
8. Pirmohamed M, Breckenridge M, Kitteringham NR, Park BK. Adverse drug reactions. BMJ 1998; 316:1295-8.
9. Slawson, DC, Shaughessy AF. Obtaining useful information from expert based sources. BMJ 1997; 314:947-9.
10. Taylor R, Giles J. Cash interests taint drug advice. Nature 2005; 437:1070-1.
11. Logan RL, Scott PJ. Uncertainty in clinical practice: implications for quality and costs of health care. Lancet 1996; 347:595-8.
12. Balevi, B. Reports from recent evidence-based conferences. Evidence-Based Dentistry 2004; 5:18-9.
13. Richards D. Which journals should you read to keep up to date. Evid Based Dent 1998; 1:22-5.
14. Straus SE, Richardson WS, Glasziou P, Haynes RB. Evidence-based medicine: how to practice and teach EBM. 3. ed. Philadelphia: Elsevier Churchill Livingstone, 2005.
15. Hujoel PP. Assessing evidence. In: Newman MG, Takei HH, Klokkevold PR, Carranza FA (eds.) Carranza's clinical periodontology. 10. ed. Philadelphia: Saunders Elsevier, 2006:22-35.
16. Hill AB. Medical Research Council. Streptomycin treatment of pulmonary tuberculosis. BMJ 1948; 2:769-82.
17. Marinho VCC, Richards D, Niederman R. Variation, certainty, evidence, and change in dental education: Employing Evidence-Based Dentistry in Dental Education. Journal of Dental Education 2005; 65(5):449-55.
18. Chalmers I, Hedges LV, Cooper H. A brief history of research synthesis. Eval Health Prof 2002; 25(1):12-37.
19. Higgins JPT, Green S (eds.). Cochrane handbook for systematic reviews of interventions – Version 5.0.2 [updated September 2009]. The Cochrane Collaboration, 2009. Disponível em URL: <http://www.cochrane-handbook.org>. Acesso em 13 Nov 2011.
20. Galvão CM, Sawada NO, Trevizan MA. Revisão sistemática: recurso que proporciona a incorporação das evidências na prática da enfermagem. Rev Latino-am Enfermagem 2004; 12(3): 549-56.
21. Mazin SC, Martinez EZ. Métodos estatísticos em metanálise: modelos de regressão. Ver Bras Biom 2009; 27(2):161-78.
22. Susin C, Rösing CK. Praticando odontologia baseada em evidências. Canoas: ULBRA, 1999:109-13.

23. Oxman AD, Guyatt GH. The science of reviewing research. Annals of the New York Academy of Sciences 1993; 703:125-34.
24. Gillette J, Mattgews JD, Frantsve-Hawley J, Weyant RJ. The benefits of evidence-based dentistry for the private dental office. Dent Clin N Am 2009; 53(1):33-45.
25. Antman EM, Lau J, Kupelnick B, Mosteller F, Chalmers TC. A comparison of results of meta-analysis of randomized control trials and recommendations of clinical experts. JAMA 1992; 268(2):240-8.
26. Sutton AJ, Abrams KR, Jones DR, Sheldon DR, Song F. Methods for meta-analysis in medical research. John Wiley & Sons Ltd, 2000:317.
27. Fedorowicz Z, Aljufairi H, Nasser M, Outhouse TL, Pedrazzi V. Mouthrinses for the treatment of halitosis. Cochrane Database of Systematic Reviews 2008.
28. Robinson P, Deacon SA et al. Manual versus powered toothbrushing for oral health. Cochrane Database of Systematic Reviews. In: The Cochrane Library, Issue 3.
29. Walsh T, Worthington HV, Glenny AM, Appelbe P, Marinho VCC, Shi X. Fluoride toothpastes of different concentrations for preventing dental caries in children and adolescents. Cochrane Database of Systematic Reviews 2010.
30. Wong MCM, Glenny AM, Tsang BWK, Lo ECM, Worthington HV, Marinho VCC. Topical fluoride as a cause of dental fluorosis in children. Cochrane Database of Systematic Reviews 2010.
31. Shi Zongdao, Guo Chunlan, Awad Manal. Hyaluronate for temporomandibular joint disorders. Cochrane Database of Systematic Reviews. In: The Cochrane Library, Issue 09.
32. Abt E. Complexities of an evidence-based clinical practice. J Evid Base Dent Pract 2004; 4(3):200-9.

Odontologia e Estética Facial

2

Ronaldo Rettore Júnior

INTRODUÇÃO

A odontologia atual visa contribuir para a recuperação e/ou a manutenção da saúde oral, fornecendo recursos e soluções viáveis para reconstrução da estética, associando-a aos aspectos funcional e biológico. Para o sucesso do tratamento se fazem necessários correto diagnóstico, planejamento ordenado e racional e tática operatória precisa. Desse modo, um sorriso é considerado esteticamente agradável quando os dentes estão adequadamente posicionados e alinhados em suas bases ósseas, as quais devem estar também corretamente relacionadas. As anomalias dentais mais comuns que podem interferir na harmonia do sorriso estão relacionadas com alterações na forma, no tamanho, na posição, na cor e na textura dos dentes anterossuperiores. Por outro lado, as anomalias ósseas mais comuns que podem proporcionar desequilíbrio estético facial estão relacionadas com o hipo e o hipercrescimento das maxilas e da mandíbula no sentido anteroposterior, assim como no sentido vertical e transversal (Figuras 2.1 e 2.2).

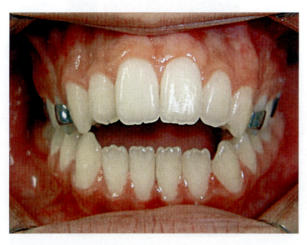

Figura 2.1 Atresia transversal da maxila com mordida aberta anterior.

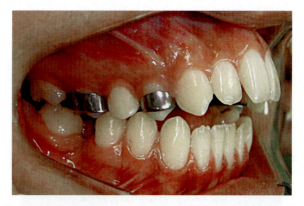

Figura 2.2 Retrognatismo mandibular e mordida aberta anterior.

A odontologia estética vem merecendo cada vez mais destaque no contexto da odontologia. Uma das mais importantes tarefas da cosmética dentária é criar harmoniosa proporção em função da largura dos dentes maxilares anteriores restaurados ou substituídos.[1]

Os modernos conceitos de estética estão voltados para o equilíbrio entre a beleza e a harmonia e se referem à restauração da forma e da função dos dentes, tendo capacidade de criar novo sorriso que se adapte ao estilo de vida do paciente, ao seu trabalho e à sua posição social. A busca pelos padrões de beleza e perfeição das formas e dimensões tem levado à supervalorização da aparência de cada indivíduo na sociedade. Felizmente, o aspecto técnico e o bom senso profissional têm prevalecido nessa busca incessante da beleza e da estética (Figuras 2.3 e 2.4).

A estética dos dentes está relacionada com a cor, a textura e a forma (Figuras 2.5 e 2.6). Esta última talvez envolva a parte mais crítica no trabalho, pois não depende das propriedades dos materiais e sim do bom senso de harmonia do profissional. Um método bastante citado pelos autores e aplicado por muitos clínicos para realizar esse trabalho se baseia na teoria da proporção áurea.[2]

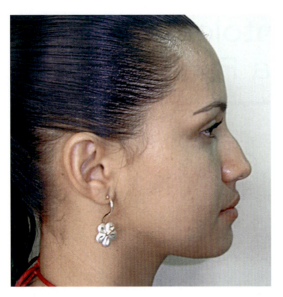

Figura 2.3 Perfil harmonioso da face.

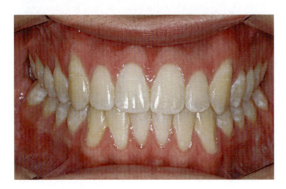

Figura 2.4 Estabilidade dentária estética e funcional.

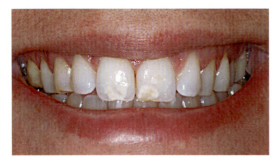

Figura 2.5 Hipoplasia de esmalte alterando a cor, a textura e o formato dos dentes.

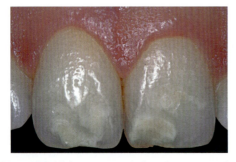

Figura 2.6 Maior aumento da foto do caso anterior.

PROPORÇÃO ÁUREA

A proporção áurea consiste em uma fórmula matemática descrita na natureza, também encontrada nas artes e no corpo humano, que expressa a proporcionalidade entre as partes. Essa relação faz com que partes desiguais pareçam proporcionais e harmônicas.

A proporção áurea, número de ouro, número áureo ou proporção de ouro é uma constante real algébrica irracional denotada pela letra grega φ (*Phi*), em homenagem ao escultor Phideas *(Fídias)*, que a teria utilizado para conceber o Parthenon, e com o valor arredondado de três casas decimais de 1,618. Também é chamada de seção áurea (do latim *sectio aurea*), razão áurea, razão de ouro, média e extrema razão *(Euclides)*, divina proporção, divina seção (do latim *sectio divina*), proporção em extrema razão, divisão de extrema razão ou áurea excelência. O número de ouro é ainda frequentemente chamado de razão de Fídias.[3-5]

Esse número (1,618) está relacionado com a natureza do crescimento. *Phi* (não confundir com o número Pi), como é chamado o número de ouro, pode ser encontrado na proporção das conchas (o *nautilus*, por exemplo), dos seres humanos (o tamanho das falanges, ossos dos dedos, por exemplo) e nas colmeias, entre inúmeros outros exemplos que envolvem a ordem do crescimento (Figura 2.7).

Justamente por estar envolvido no crescimento é que esse número se torna tão frequente. E justamente por haver essa frequência é que o número de ouro ganhou *status* de "quase mágico", sendo alvo de pesquisadores, artistas e escritores. Apesar desse *status*, o número de ouro é apenas aquele relativo aos contextos em que se insere: está envolvido em crescimentos biológicos, por exemplo. O fato de ser encontrado por meio de desenvolvimento matemático é que o torna fascinante.

Desde a Antiguidade, vários filósofos, artistas, arquitetos e outros estudiosos se interessaram pelo estudo das relações entre as proporções e a natureza.[6] O filósofo Pitágoras des-

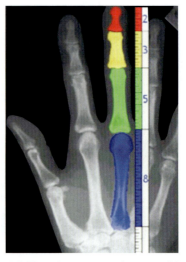

Figura 2.7 Vista da proporção áurea nas falanges.

creveu a proporção áurea para explicar a essência da beleza na natureza e sua relação com as proporções matemáticas,[7] proporção esta usada na arquitetura da Grécia, na construção do Parthenon, no qual foi seguida em todos os seus aspectos, destacando-se a proporção entre os retângulos que constituem a face central e a lateral, assim como a profundidade dividida pela respectiva altura (Figura 2.8). E também nos desenhos clássicos de Leonardo da Vinci, em 1509, na representação da Mona Lisa e do Homem Vitruviano (Figuras 2.9A e B).

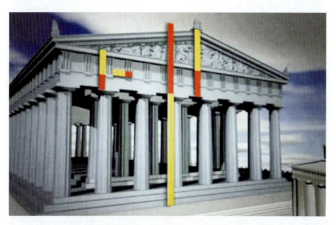

Figura 2.8 Proporções áureas no Parthenon (Grécia).

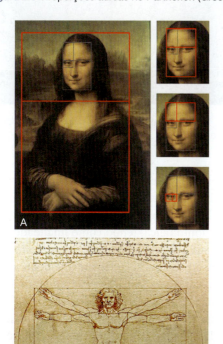

Figuras 2.9A Mona Lisa. **B** Homem Vitruviano.

Proporção áurea e sequência de Fibonacci

Uma série de números que têm característica especial de regressão foi exposta em 1202 no livro denominado *Líber Abacci* (o Livro do Ábaco), nele constando também grande quantidade de assuntos relacionados com a aritmética e a álgebra da época, abordados por Leonardo de Pisa (1175-1250), posteriormente identificado como Leonardo Fibonacci (filho de Guiliermo Bonacci) e mais recentemente identificado em suas obras apenas por Fibonacci. Com esse e outros trabalhos, como *Practica Geometriae* (1220), *Líber Quadratorum* (1225) e *Flos* (1225), ele cooperou de maneira importante para o desenvolvimento matemático na Europa nos séculos seguintes. Posteriormente, esses números em série ficaram conhecidos como Sequência de Fibonacci e deles foram extraídas conclusões até então inimagináveis.[8]

Nessa sucessão matemática, cada número é obtido pela soma dos dois últimos dígitos, ou seja, 1, (1+1) 2, (2+1) 3, (3+2) 5, (5+3) 8, (8+5) 13, (13+8) 21..., continuando em uma sequência infinita.

Em todo o Universo está presente "a marca" ou a presença de Deus, responsável pelo fenômeno simétrico da natureza. Essa "marca" é constatada pela proporção áurea proveniente da Sequência de Fibonacci, que se mostra presente como "o sinal divino" em toda a natureza,[9] como nas flores, nas árvores, nas ondas, nas conchas, nos furacões, no rosto simétrico do ser humano, em suas articulações, batimentos cardíacos e DNA, assim como na refração da luz proporcionada pelos elétrons dos átomos, nas vibrações e em outras manifestações da Criação, como nas galáxias do Universo imensurável. A relação da Sequência de Fibonacci com o Número de Ouro em sequência numérica e geométrica parece de modo significativo ser "a marca" de um *Designer* – a "impressão digital" de sua Criação. Construindo esse quadrado e desenhando um arco, esse padrão começa a constituir formas como a Espiral de Fibonacci (Figura 2.10).

Utilizando-se desse sistema numérico para construir um retângulo com dois números interligados dessa sequência, forma-se o chamado Retângulo de Ouro, considerado o

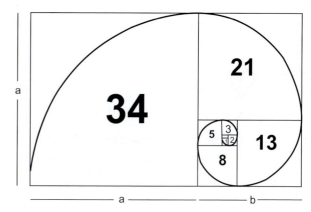

Figura 2.10 Espiral de Fibonacci.

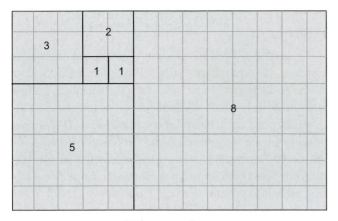

Figura 2.11 Retângulo de Ouro de Fibonacci.

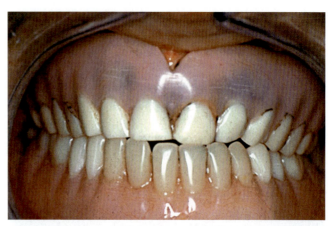

Figura 2.13 Ausência da proporção áurea na construção da prótese total removível. Prejuízo estético e funcional.

formato retangular mais belo e apropriado de todos. Esse retângulo, quando dividido por quadrados proporcionais à Sequência de Fibonacci, amplia seu conjunto consoante a sucessão de Fibonacci (Figura 2.11).

Proporção áurea e odontologia

A aplicação da proporção áurea na estética dental foi descrita inicialmente por Lombardi[10] em 1973 e depois por Levin[11] em 1978, que usou essa proporção para relatar as sucessivas larguras dos dentes anteriores com o objetivo de auxiliar a seleção e a montagem desses dentes.

A aplicação dessa proporção se baseia na largura mesiodistal aparente dos dentes anteriores quando analisados em visão frontal. A proporção divina ocorre quando a largura do incisivo central está em proporção áurea com a largura do incisivo lateral, e este em proporção com a largura do canino. Para se encontrar a razão ideal, a largura do incisivo central deve ser multiplicada pelo valor definido como proporção áurea, que é 0,61803 ou aproximadamente 62%. Portanto, a proporção divina ocorrerá se o incisivo central for 62% maior do que o lateral e este 62% maior do que a visão mesial do canino. Desse modo, a proporção entre os dentes será notada a partir dos incisivos centrais em direção aos elementos dentários posteriores.[12] Existe algo na proporção áurea que age poderosamente de maneira subliminar no senso estético do apreciador, o que faz com que seja empregada em diversos campos[13] (Figuras 2.12 a 2.14).

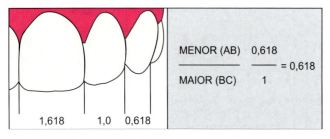

Figura 2.12 Análise matemática da proporção áurea. (Extraída de Soares GP e cols., 2006.)

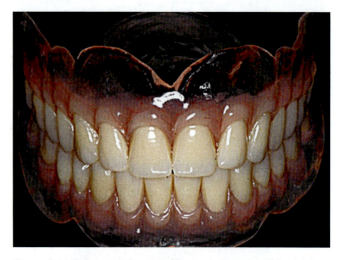

Figura 2.14 Prótese total construída seguindo os princípios básicos de estética e função.

Mondelli[14] apresentou um capítulo sobre proporção áurea no livro *Estética & Cosmética em Clínica Integrada* que, sem dúvida, é o relato mais completo disponível na literatura odontológica, tendo como finalidade seu entendimento e sua aplicação nas reabilitações estéticas, desde as unitárias até as totais, independentemente do material ou das técnicas adotadas. Descreve ainda, de forma pormenorizada, algumas regras elaboradas por diversos autores relacionando a proporção áurea encontrada nos dentes e como aplicá-las nos procedimentos. O próprio Mondelli descreve de maneira explicativa suas regras e fórmulas não só para encontrar a proporcionalidade que deve existir entre os dentes naturais anteriores superiores, como também para poder aplicá-las nas reabilitações dentárias. Por meio da medida da largura e do comprimento dos incisivos centrais superiores, e aplicando sobre esses incisivos duas fórmulas elaboradas por ele, podem ser encontradas a largura e a altura dos incisivos laterais e dos caninos superiores em proporção áurea com os incisivos centrais.

Na odontologia, a estética deve também seguir certos parâmetros matemáticos e geométricos que, quando empregados pelo clínico ou técnico de laboratório, possam proporcionar restaurações com aparência agradável e harmônica. Mas essas leis não devem ser vistas como imutáveis e sim como auxílio aos profissionais. A análise científica cuidadosa de sorrisos harmônicos mostrou que essa proporção regressiva de aparecimento, juntamente com a simetria, a gradação e a dominância, pode ser sistematicamente aplicada para avaliar e melhorar a estética dentária de modo previsível.[12,15]

AUSÊNCIA DENTÁRIA E SUA RELAÇÃO COM A ESTÉTICA

A perda de elementos dentais provoca alterações significativas nos maxilares, e essas mudanças acontecem tanto no plano vertical como no horizontal. Esse processo é contínuo, manifestando-se pelas mudanças anatômicas e funcionais do paciente. Milhões de pessoas em todo o mundo sofrem com a perda parcial ou total de dentes, apesar do grande progresso científico e tecnológico da odontologia (Figuras 2.15 a 2.17).

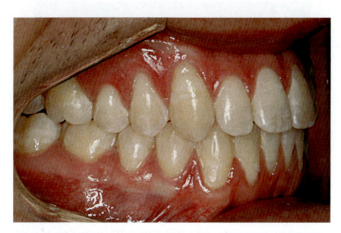

Figura 2.15 Vista de perfil intraoral direito com todos os elementos dentários em condição de oclusão estável. Estética e função preservadas.

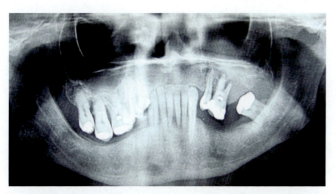

Figura 2.16 Radiografia panorâmica apresentando as severas repercussões das ausências dentárias tanto no arco inferior como no superior.

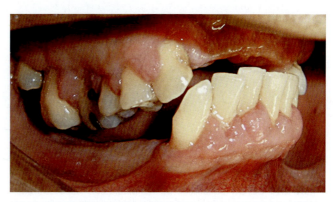

Figura 2.17 Vista de perfil intraoral do caso que se refere à radiografia mostrada na Figura 2.16, confirmando as severas repercussões das ausências dentárias em ambas as arcadas dentárias.

Após a perda dos dentes permanentes, observa-se o rápido início de alterações ósseas nos maxilares, uma vez que o osso alveolar não recebe mais os estímulos locais fornecidos pelos dentes e ligamentos periodontais, iniciando-se a reabsorção óssea. O padrão específico de reabsorção é imprevisível para cada paciente, ocorrendo grande variação entre os indivíduos.[16]

Fatores sistêmicos gerais e locais são os responsáveis pela grande variação na quantidade e no padrão de reabsorção do osso alveolar. Fatores gerais incluem a presença de anormalidades nutricionais e doenças ósseas sistêmicas que afetam o metabolismo ósseo, como osteoporose ou disfunção endócrina. Os fatores locais que podem afetar a reabsorção óssea incluem técnicas de alveoloplastia usadas na época das extrações e traumatismo localizado ou associado à perda da crista óssea alveolar.[17]

Em muitos pacientes essa reabsorção tende a se estabilizar após certo período, enquanto em outros há continuação ininterrupta do processo, podendo resultar na perda total do osso alveolar e do osso basal subjacente. Os resultados dessa reabsorção são acelerados pelo uso de próteses totais removíveis (dentaduras) desadaptadas ou pela distribuição imprópria das forças oclusais, afetando a mandíbula mais gravemente do que a maxila em virtude da diminuída área de suporte e das distribuições menos favoráveis das forças oclusais[16,17] (Figuras 2.18 e 2.19).

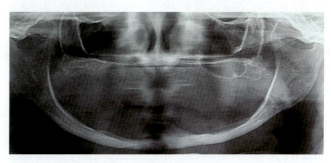

Figura 2.18 Radiografia panorâmica de paciente edêntulo total. Note a severa reabsorção óssea alveolar tanto das maxilas como da mandíbula.

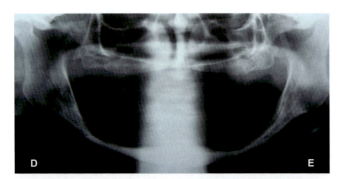

Figura 2.19 Severa reabsorção de mandíbula com risco de fratura espontânea em região de corpo mandibular bilateral, visualizada em radiografia panorâmica.

Processo de reabsorção óssea alveolar pós-exodontia

A perda dos elementos dentais se dá em decorrência de:

- Traumatismos alveolodentais (Figuras 2.20 e 2.21).
- Processos patológicos decorrentes de alterações infecciosas.
- Utilização de substâncias tóxicas que podem acelerar a eliminação do dente do interior do seu alvéolo.

Os fatores constitucionais e ambientais podem influenciar o aumento ou a diminuição da permanência dos dentes em suas arcadas. Essas perdas dentárias podem variar segundo o indivíduo e a raça.[18]

O osso alveolar apresenta comportamento de total independência em relação aos ossos maxilares (maxilas e mandíbula), uma característica ímpar que se relaciona com o fato de que o osso alveolar se forma às expensas do desenvolvimento do germe dentário. Entretanto, após a perda do elemento dental, inicia-se o processo de cicatrização primária do alvéolo. Em primeiro lugar, fibras colágenas se organizam em uma matriz reticular, gradualmente mineralizada por afluxo de cálcio e fosfato, surgindo assim pequena espícula que cresce pela deposição óssea em uma superfície.

Progressivamente, espículas adjacentes irão se fundindo e formando as trabéculas ósseas. Esse osso, denominado esponjoso, pode se tornar osso compacto em razão da maior deposição óssea no rebordo alveolar residual. No entanto, ao mesmo tempo que ocorre esse processo de reparação óssea, paralelamente ocorre a reabsorção das paredes do alvéolo em razão da perda da função mastigatória. O resultado é a reparação com perda óssea[19] (Figuras 2.22 e 2.23).

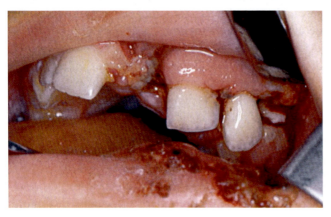

Figura 2.20 Traumatismo alveolodental com grande deslocamento da tábua óssea vestibular.

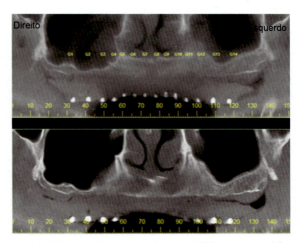

Figura 2.22 Tomografia computadorizada (TC) apresentando reparação óssea insuficiente em quantidade e qualidade após longo período das exodontias no arco superior.

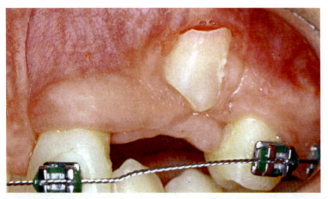

Figura 2.21 As consequências destrutivas aparecem 6 meses após o traumatismo alveolodental descrito no caso anterior: perda dentária e óssea do elemento 22 associada à anquilose e à reabsorção externa do elemento 23.

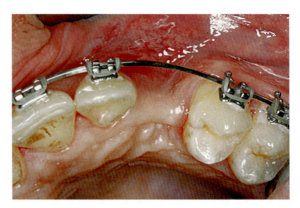

Figura 2.23 Ausência do reparo ósseo horizontal (em espessura) após a exodontia do elemento 23.

Tallgren[20] realizou detalhado estudo longitudinal, no qual verificou que, embora a maior proporção do osso perdido ocorra no primeiro ano após a perda do dente, o processo continua lentamente, tendo sido observado esse fato após o controle de 25 anos. Pela interpretação do gráfico mostrado na Figura 2.24, nota-se que, em geral, a quantidade de osso reabsorvido na mandíbula é quatro vezes maior do que na maxila.[16,20]

Alterações ósseas e musculares da face após extrações dentárias

Conforme a crista alveolar da mandíbula inicia seu processo de reabsorção, a crista residual leva para si muitos dos músculos que se originam ou se inserem na mandíbula para uma posição inferior, acompanhando a reabsorção. Ao mesmo tempo, as estruturas neuromusculares ficam mais superficiais.[16,21]

As principais alterações nos músculos mastigadores e faciais ocorrem no seu posicionamento e também na ação, tornando-se mais flácidos em razão da diminuição do tônus muscular, o que traz consequências desagradáveis ao paciente do ponto de vista estético e funcional, sobretudo na estabilidade das próteses (Figuras 2.25A a D).

O sulco vestibular e lingual tem sua profundidade determinada pelas fixações dos músculos da mímica e do soalho bucal. Com a contínua perda do osso alveolar, após a perda dentária os músculos vão progressivamente se tornando mais superficiais[22] (Figura 2.26).

Essas modificações observadas na mandíbula também acontecem na maxila, afetando sobretudo a estética facial em decorrência das alterações nas inserções musculares dos músculos da mímica facial. A mucosa oral também sofre

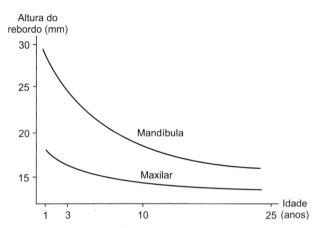

Figura 2.24 Gráfico demonstrando a variação da altura da crista alveolar 25 anos após extração dentária. (Extraída de Talgren.[20])

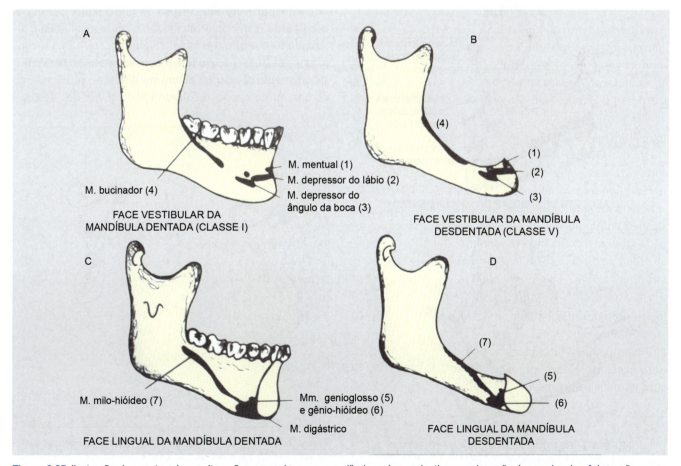

Figura 2.25 Ilustração demonstrando as alterações musculares na mandíbula após exodontias e reabsorção óssea alveolar. **A** Inserções musculares em mandíbula dentada na face vestibular. **B** Alterações nas posições das inserções musculares na face vestibular. **C** Inserções musculares em mandíbula dentada na face lingual. **D** Alterações nas posições das inserções musculares na face lingual. (Extraída de Rettore.[16])

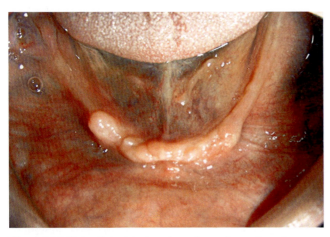

Figura 2.26 Vista clínica intrabucal, confirmando as alterações musculares na mandíbula após exodontias e reabsorção óssea alveolar.

Figura 2.28 Vista clínica frontal intrabucal demonstrando as alterações ósseas e musculares nas maxilas (direita e esquerda) após exodontias e reabsorção óssea alveolar.

modificações, tornando-se mais delgada, mais tensa e de cicatrização mais difícil. Já o tecido que cobre o rebordo residual é estruturalmente idêntico ao da gengiva. Entretanto, existem mudanças quantitativas e qualitativas no tecido mole de suporte (Figuras 2.27A e B e 2.28).

Alterações estéticas da face após extrações dentárias

As alterações intrabucais provocadas pelas perdas dos dentes são refletidas também na morfologia facial. Watt e MacGregor[23] compararam a musculatura peribucal e facial a uma cortina sobre a maxila e a mandíbula.

A perda dos dentes anteriores remove a sustentação dessa cortina, provocando colapso da musculatura peribucal, encurtando o músculo bucinador e consequentemente alterando o contorno dos lábios (Figuras 2.29A e B). Os contornos dos lábios podem fornecer boa orientação para o posicionamento dos dentes anteriores durante o planejamento de uma prótese, pois o colapso após a perda dos dentes é

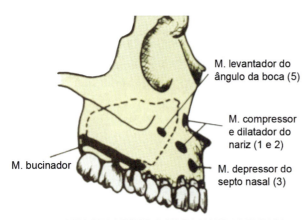

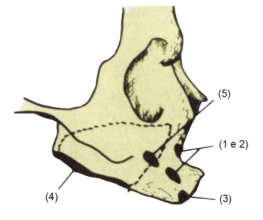

Figura 2.27 Ilustração demonstrando as alterações musculares na maxila após exodontias e reabsorção óssea alveolar. A Maxila dentada. B Maxila desdentada. (Extraída de Rettore.[16])

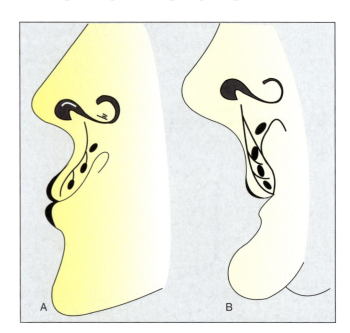

Figura 2.29 Ilustração demonstrando as alterações estéticas da face após exodontias e reabsorção óssea alveolar. A Postura da musculatura do lábio superior com dentes e processo alveolar íntegro. B Depressão da musculatura do lábio superior após exodontias e reabsorção do processo alveolar.

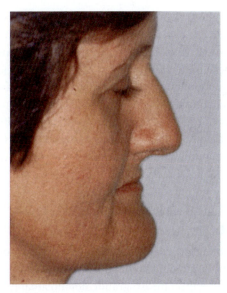

Figura 2.30 Vista clínica de perfil demonstrando as alterações estéticas da face após exodontias e reabsorção óssea alveolar. Note a depressão do lábio superior e do ângulo nasolabial.

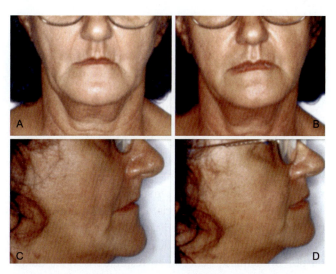

Figura 2.32 Vistas frontal (**A** e **B**) e de perfil (**C** e **D**) da face. Note em **A** e **C** (pré-tratamento) as alterações estéticas negativas decorrentes das perdas dentárias e das atrofias ósseas tanto na vista frontal como na de perfil. Em **B** e **D** (pós-tratamento), as repercussões positivas decorrentes dos tratamentos: enxertos ósseos, implantes dentários e próteses fixas.

facilmente reconhecido. Os principais contornos de valor são o ângulo nasolabial e a relação de contato entre os lábios superior e inferior (Figura 2.30).

As próteses totais removíveis planejadas adequadamente e confeccionadas corretamente são importantes ferramentas na tentativa de compensar os danos causados pelas perdas dentárias associadas a perdas ósseas que culminam com alterações musculares importantes tanto dos músculos da mastigação como da mímica facial (Figuras 2.31A e B).

Em muitos casos, em vez de realizar as compensações possíveis por meio das próteses totais removíveis, outra excelente opção pode ser executar a recomposição das perdas ósseas (mediante enxertos ósseos) e as perdas dentárias (pelos implantes dentários), recriando as condições anatômicas mínimas necessárias para as novas inserções dos músculos da mímica facial. Desse modo, ficam solucionados de maneira concreta e definitiva os danos iniciais das perdas dentárias (Figuras 2.32A a D).

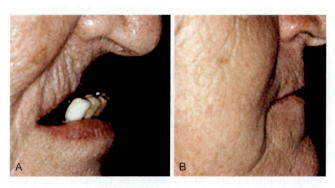

Figura 2.31 Vista de perfil demonstrando as alterações estéticas da face com as perdas dentárias e atrofias ósseas (**A**) e após as compensações que podem ser realizadas pelas próteses totais removíveis (**B**).

Efeitos psicológicos da perda total dos dentes

Os efeitos psicológicos da perda total dos dentes são complexos e variados, em uma gama que vai da condição de mínima alteração ao estado neurótico. As necessidades psicológicas dos pacientes desdentados são expressas de várias maneiras. Um dos exemplos é que, nos Estados Unidos, milhões de dólares são gastos com adesivos para dentaduras no intuito de aumentar a retenção das próteses removíveis. Claramente, essa falta de retenção e o risco psicológico de embaraço social para o portador de prótese total removível são as preocupações que devem nortear as decisões terapêuticas de todos os profissionais da classe odontológica.[16]

O objetivo da odontologia moderna é devolver a saúde bucal aos pacientes de maneira previsível. O paciente total ou parcialmente desdentado pode revelar-se impossibilitado de recuperar suas funções mastigatórias normais ao usar uma prótese convencional, assim como podem estar comprometidos a fonação, a estética e o conforto produzidos por essas próteses. As funções mastigatórias do paciente portador de prótese removível convencional podem estar diminuídas em até 60% com relação à dentição normal. No entanto, a prótese sustentada por implantes pode devolver as funções mastigatórias aos limites quase normais.[24]

IMPLANTODONTIA: ALTERNATIVA TERAPÊUTICA

A odontologia precisava empregar consideráveis esforços e habilidades clínicas para ajudar com sucesso os pacientes que sofriam dos efeitos da perda, parcial ou total, dos elementos dentais. Os implantes dentais tiveram início por volta da metade do século XX. O uso dos primeiros tipos de implantes foi relativamente comum durante os anos 1960 em virtude da grande demanda dos pacientes desdentados.

Em maio de 1982, na Conferência de Toronto, a odontologia tomou conhecimento dos trabalhos científicos desenvolvidos na Suécia sobre a interface osso-implante, a qual se denominou osseointegração.

Esse novo conceito se fundamentou na inserção atraumática do implante no osso remanescente e no retardo da sobrecarga funcional sobre ele. Esses dois fatores contribuíram para um grau de predição muito maior do que era possível imaginar. A equipe de pesquisa da Suécia, liderada por Branemark,[24] chegou ao resultado de 91% de sucesso dos implantes colocados na mandíbula em um período de 15 anos. Em 1985, o Conselho de Terapêutica em Odontologia da American Dental Association (ADA), que ainda não havia aprovado nenhum implante, deu sua aceitação provisória ao Sistema Branemark (Figura 2.33), o que possibilitou o desenvolvimento de outros sistemas disponíveis no mercado a partir desse fato.[24]

A reabilitação com implantes osseointegrados oferece aos pacientes, além da recomposição estética (restaurando contorno ósseo, gengival e muscular), a devolução da função mastigatória, mantendo todo o sistema estomatognático estável e com altas previsibilidade e longevidade, diferentemente de outras técnicas reabilitadoras.

A presença e a integridade das paredes ósseas alveolares são aspectos indispensáveis para que seja adotada a opção de reabilitação por meio dos implantes dentários. Principalmente com o advento das técnicas de implantes imediatos (aqueles instalados imediatamente após as extrações dentárias), além das próteses imediatas (aquelas confeccionadas em caráter provisório em até 72 horas após a instalação dos implantes), promoveu-se uma importante contribuição para o arsenal terapêutico odontológico. Essas técnicas proporcionam boa expectativa para a manutenção do arcabouço ósseo e gengival, minimizando as perdas de estruturas nobres. Entretanto, é importante ressaltar a correta indicação e o bom planejamento dessas opções para que se tenha boa previsibilidade de resultados, tanto funcionais como estéticos[25] (Caso clínico 1 – Figuras A a G).

ENXERTOS ÓSSEOS E ESTÉTICA FACIAL

A reabilitação com implantes osseointegrados é uma realidade odontológica com alto índice de sucesso e previsibilidade. Entretanto, o grande desafio atual dessa especialidade odontológica é tratar dos pacientes que, além da perda dos dentes, também tiveram perdas ósseas associadas e consequentes alterações estéticas do contorno facial. Existe, desse modo, a necessidade de cirurgias reconstrutivas do arcabouço ósseo que foi reabsorvido para que a área das arcadas dentárias envolvidas possa ser reabilitada com implantes e próteses fixas.[26]

A reparação e a reconstrução de defeitos ósseos têm uma longa história. Os cirurgiões do período pré-incaico, em 3.000 a.C., já usavam conchas e placas de ouro e prata para o fechamento de orifícios de trepanação craniana. A trepanação – remoção de uma secção óssea circular da calota craniana – é a intervenção cirúrgica mais antiga de que se tem conhecimento. Em 1821, Philip Walter utilizou enxertos ósseos autógenos (do próprio paciente) para reconstrução de defeitos ósseos, sendo considerado o primeiro cirurgião a empregar essa técnica. O termo *autoenxerto* define transplante de tecido ósseo de determinada área para outra em um mesmo indivíduo.

O transplante ósseo é procedimento cirúrgico de rotina desde o início da década de 1920. Na concepção moderna, os implantes dentários são inseridos juntos no osso alveolar, na chamada osseointegração. Dessa maneira, é importante que haja osso para a instalação do implante. Na maioria das perdas dentárias ocorre algum tipo de perda óssea associada.[27] Para repor essa perda existem as cirurgias de reposição óssea ou cirurgias dos enxertos ósseos, reposição que poderá ocorrer tanto no sentido horizontal quanto no vertical, pois a atrofia (perda) óssea ocorre em ambos os sentidos.

Os procedimentos reconstrutivos ósseos são realizados com o objetivo de restaurar a anatomia da maxila e da mandíbula, devolvendo o contorno tanto no sentido horizontal quanto no vertical da crista óssea alveolar. Esses enxertos ósseos têm diversas origens: autógeno (do próprio paciente), homógeno (de indivíduo da mesma espécie) e heterógeno (oriundo de outra espécie).

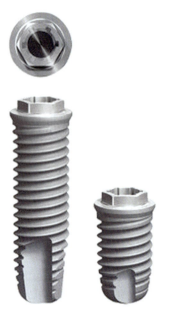

Figura 2.33 Modelos de implantes Branemark.

CASO CLÍNICO 1

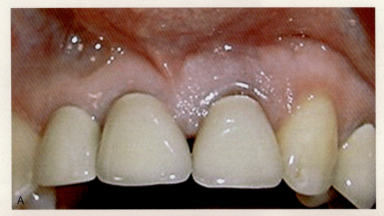
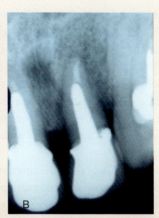
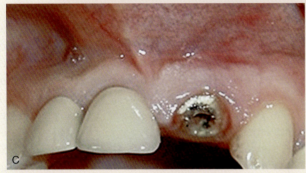
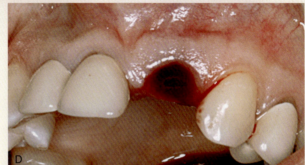
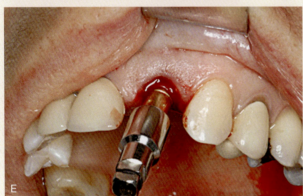
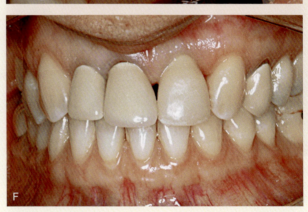
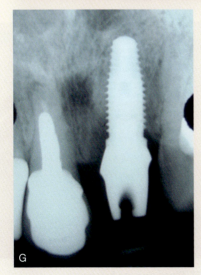

Caso clínico 1A Vista clínica frontal intraoral. Dente 21 com fratura radicular. **B** Radiografia periapical do dente 21 apresentando rarefação óssea mesial decorrente da fratura radicular. **C** Vista clínica frontal intraoral após remoção da coroa e confirmação da fratura radicular. **D** Vista clínica frontal intraoral. Integridade das paredes alveolares após a extração atraumática do dente 21. **E** Implante imediato instalado no alvéolo dental com travamento primário. **F** Vista clínica frontal intraoral. Estética e função restauradas. Todos os procedimentos foram realizados em uma sessão: extração dentária + enxerto ósseo + implante + prótese provisória imediata. **G** Radiografia periapical logo após os procedimentos descritos nas figuras anteriores.

Existem basicamente três origens diferentes de osso a ser enxertado:

- **Osso autógeno** (autólogo): origina-se do osso do próprio paciente, o que quer dizer que será retirado de outras partes do organismo, chamadas de áreas doadoras. Existem áreas doadoras intrabucais e extrabucais, e o que irá definir se o osso será retirado da boca ou de uma outra área é a quantidade exigida para reposição óssea. Uma área com até quatro dentes ausentes pode ser recomposta com osso autógeno de área doadora intrabucal (Figura 2.34).

Áreas com mais de quatro elementos dentários ausentes exigem zonas de doação em outra parte do organismo do paciente. Geralmente, as áreas de eleição são a crista ilíaca (Figura 2.35) e a calota craniana (Figura 2.36). Outras áreas também podem ser usadas, apesar de não terem tanta quantidade óssea disponível quanto as citadas.

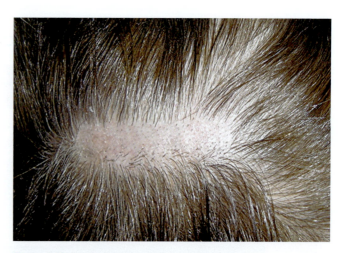

Figura 2.36 Região da calota craniana como área doadora extrabucal.

- **Osso homógeno** (homólogo): origina-se do osso de outra pessoa (Figura 2.37), o que quer dizer que o osso é de um doador não vivo (cadáver). Geralmente os bancos de ossos (osso homógeno) devem ser credenciados junto à Agência Nacional de Vigilância Sanitária (ANVISA) e não podem comercializar, ou seja, os ossos não podem ser vendidos, pois é proibida a venda de órgãos no Brasil. A aprovação pelo Ministério da Saúde e pela ANVISA, por meio da RDC 220, de 27 de dezembro de 2006, regulamenta a utilização do Banco de Tecidos pelo cirurgião-dentista. Devem ser realizados testes imunológicos para definir a ausência de contaminação bacteriana, virótica ou de qualquer outro microrganismo.
- **Osso heterógeno** (heterólogo): origina-se do osso de doador de outra espécie (não humana). Normalmente, a origem é animal (bovina). Vários fragmentos de osso bovino, tanto na área externa quanto na interna (cortical e medular), são esterilizados e processados para uso odontológico, além de comercializados tanto como blocos porosos quanto particulados (Figura 2.38).

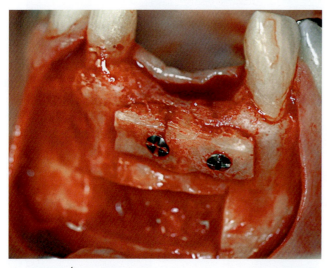

Figura 2.34 Área doadora intrabucal (mento) abaixo da área receptora (região de incisivos inferiores). Note a perfeita adaptação e fixação desse bloco autógeno.

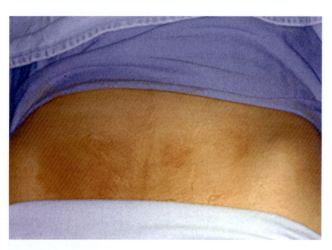

Figura 2.35 Região pélvica como área doadora extrabucal (crista ilíaca).

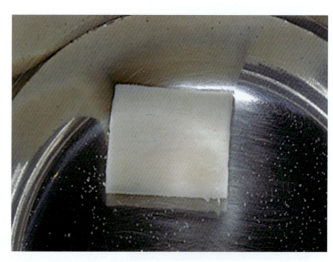

Figura 2.37 Bloco de osso homógeno.

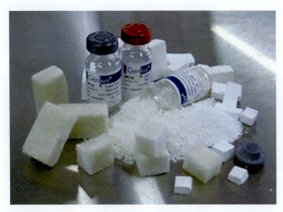

Figura 2.38 Osso heterógeno em blocos ou particulados.

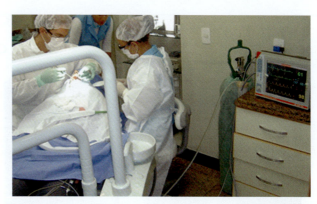

Figura 2.39 Procedimento cirúrgico de enxerto ósseo realizado em ambiente ambulatorial com anestesia local e sedação endovenosa.

Os três modelos disponíveis apresentam vantagens e desvantagens. Entretanto, com base em revisão da literatura recente, as pesquisas são unânimes em afirmar que o osso autógeno é considerado o padrão-ouro, não sendo superado por nenhum outro tipo de biomaterial (material usado no organismo).

Dessa maneira, apesar de apresentar como única desvantagem a necessidade de se ter outra área cirúrgica, chamada de área doadora, o osso autógeno é o melhor material para recomposição das perdas ósseas alveolares, principalmente se a intenção é preparar o leito para recebimento de implantes dentários. Por acreditar que a melhor estratégia para recomposição óssea seja o osso autógeno, a cirurgia envolve duas áreas operatórias: a receptora e a doadora. Desse modo, quando a quantidade de reposição óssea sugere a escolha por uma área doadora intrabucal, a orientação é para realizar esse procedimento sob anestesia local associada à sedação endovenosa.

Essa modalidade proporciona conforto ao paciente e promove ausência completa da sensação de dor. Caso a escolha seja pela área doadora extrabucal, a cirurgia será realizada em ambiente hospitalar e sob anestesia geral. Em casos especiais poderá ser utilizada apenas a anestesia local, que tem toda a capacidade de evitar a sensação dolorosa. Além da revisão da saúde geral, será importante avaliar a saúde bucal. A recomposição óssea alveolar pela cirurgia de enxerto ósseo somente deverá ser realizada nos casos em que houver ausência de cáries, dentes fraturados, inflamações ou infecções gengivais, ou seja, o paciente precisa estar em boas condições de saúde geral e bucal (Figura 2.39).

Reabilitação estética e funcional com enxertos e implantes

Por meio de um bom planejamento é possível realizar a reconstrução completa das arcadas superior e inferior dos pacientes, utilizando-se de enxertos ósseos associados aos implantes dentários. Todo esse planejamento se inicia pelo perfil de prótese que o paciente deseja ou possa utilizar. A partir do estudo protético, será necessário definir o número de implantes e em qual distribuição geométrica na arcada devem ser instalados. De posse do modelo protético, realizam-se tomadas radiográficas e tomográficas para avaliação da arquitetura óssea alveolar com o objetivo de verificar a existência de remanescente ósseo nas áreas onde se deseja instalar os futuros implantes.

Reabilitação com enxerto e implantes – área doadora intrabucal

Caso não exista quantidade óssea suficiente, deve-se realizar o planejamento prévio de enxertos ósseos nas áreas de interesse. Considerando o osso autógeno como padrão-ouro, ou seja, o melhor biomaterial para recomposição da atrofia óssea, pode-se programar a cirurgia com área doadora intra ou extrabucal. Para pequenas áreas edêntulas que sofrem com atrofia óssea, o planejamento passa pela escolha da área intrabucal: maxila (espinha nasal anterior ou túber) e mandíbula (ramo, mento ou corpo) para reconstrução dos rebordos atróficos (Caso clínico 2 – Figuras *A* a *L*).

Para grandes áreas edêntulas que sofrem com atrofia óssea, o planejamento passa pela escolha da área extrabucal: crista ilíaca ou calota craniana para reconstrução do rebordo atrófico total superior ou inferior (Caso clínico 3 – Figuras *A* a *D*). Esse caso demonstra a qualidade e a quantidade da recomposição óssea utilizando enxerto ósseo autólogo que apresenta ausência de reabsorção quando realizada a reabertura cirúrgica 9 meses depois do enxerto.

Uma boa opção para os casos de enxerto ósseo total no arco superior consiste no uso de implantes temporários ou provisórios, que auxiliam a retenção da prótese total removível durante a fase de consolidação óssea dos enxertos sem que haja prejuízo com sua sobrecarga. Grande área receptora exige uma área doadora extrabucal (crista ilíaca ou calota craniana). Após o período de remodelação óssea dos enxertos realizados, procede-se à instalação dos implantes nos locais previamente planejados e, após novo período de repouso para remodelação óssea, realiza-se a confecção das próteses finais, que poderão ser removíveis ou fixas, dependendo do planejamento inicial (Caso clínico 4 – Figuras *A* a *T*).

CASO CLÍNICO 2

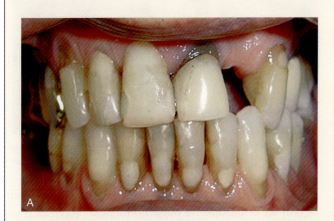
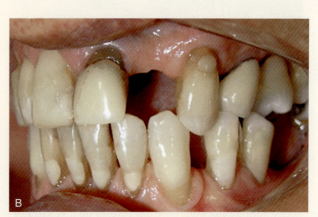
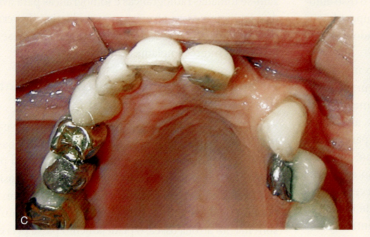
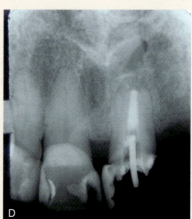
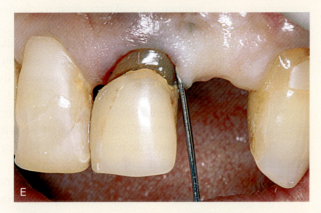
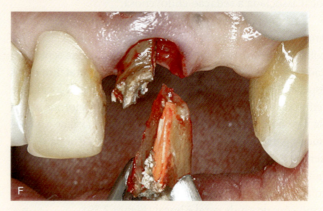

Caso clínico 2A Vista frontal intrabucal. Ausência do elemento 22 e fratura radicular longitudinal e infecção periapical que levaram à indicação de eutanásia dentária. **B** Vista do perfil esquerdo intrabucal. Ausência do elemento 22 e fratura radicular longitudinal e infecção periapical que levaram à indicação de eutanásia dentária. **C** Vista oclusal intrabucal. Atrofia óssea horizontal na área do elemento 22. **D** Radiografia periapical da área dos elementos 11, 21 e 22. **E** Início do ato cirúrgico com exodontia atraumática do elemento 21. **F** Exodontia da raiz fraturada do elemento 21, confirmando a indicação inicial de prognóstico desfavorável (*continua*).

CASO CLÍNICO 2 (*Continuação*)

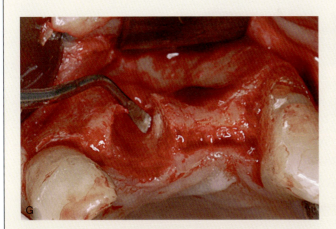
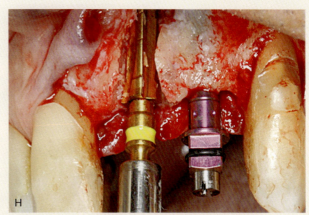
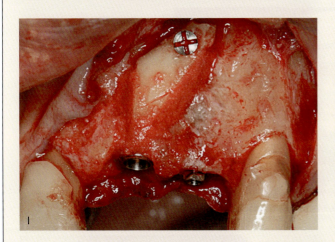
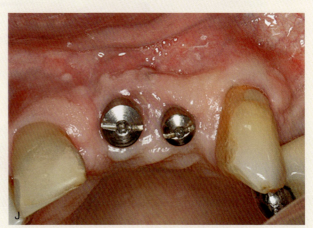
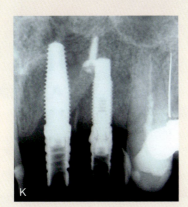
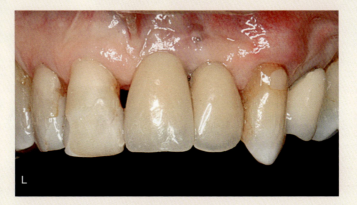

Caso clínico 2 (*continuação*) **G** Após exodontia e retalho da área, pode-se observar o defeito ósseo. **H** Implante na área do elemento 22 e preparo do leito da área do elemento 21 com perda de toda a parede vestibular. **I** Implante na área do elemento 21 e enxerto ósseo autógeno em bloco fixado na área apical sem interferir com as roscas dos implantes. Preenchimento dos espaços vazios com enxerto ósseo autógeno particulado. **J** Cicatrizadores instalados. Note a correção do defeito ósseo horizontal. **K** Radiografia periapical. Parafuso de fixação do bloco do enxerto e componentes protéticos provisórios parafusados sobre os implantes. **L** Coroas provisórias parafusadas e isoladas, restaurando a estética e a função.

CASO CLÍNICO 3

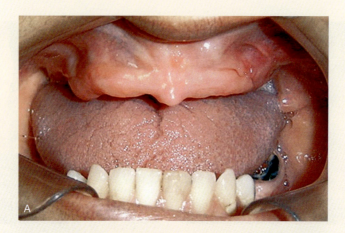

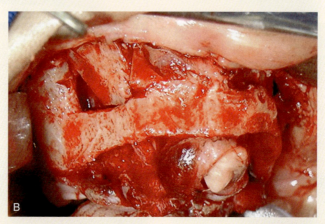

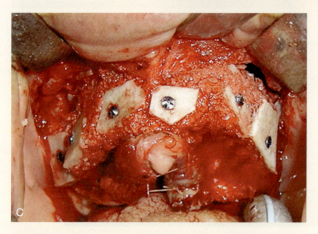
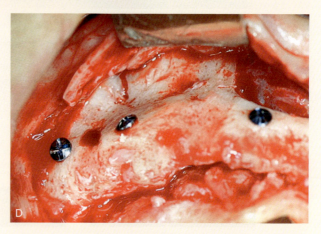

Caso clínico 3A Maxila edêntula há mais de 20 anos com o uso de prótese total removível. **B** Retalho total do arco superior com visualização da atrofia do rebordo e janelas ósseas dos seios maxilares expostas. Preparado para receber o enxerto ósseo autógeno. **C** Enxerto ósseo autógeno (oriundo da crista ilíaca) com blocos parafusados e osso particulado posicionado nas áreas dos seios maxilares e entre os blocos. **D** Retalho total no momento da instalação dos implantes, demonstrando a completa consolidação dos enxertos ósseos. Note a ausência de reabsorção do enxerto.

CASO CLÍNICO 4

Caso clínico 4A Radiografia panorâmica. Edentulismo total superior acompanhado de severa atrofia óssea maxilar. **B** Radiografia de teleperfil. **C** Vista clínica oclusal intraoral com implantes temporários instalados. **D** Radiografia panorâmica após a instalação dos implantes provisórios. **E** Acesso cirúrgico para enxertia óssea. Severa atrofia horizontal (pouca espessura) do arcabouço alveolar. Note a perda do implante provisório do lado direito. **F** Blocos ósseos autógenos oriundos da crista ilíaca fixados com parafusos no rebordo maxilar. Osso autógeno particulado preenchendo os espaços vazios. Note que o implante provisório do lado direito foi refeito nesse tempo operatório. **G** Radiografia panorâmica com os enxertos posicionados e os implantes provisórios instalados para apoio da prótese total removível. **H** TC durante a fase de consolidação dos enxertos (*continua*).

CASO CLÍNICO 4 (*Continuação*)

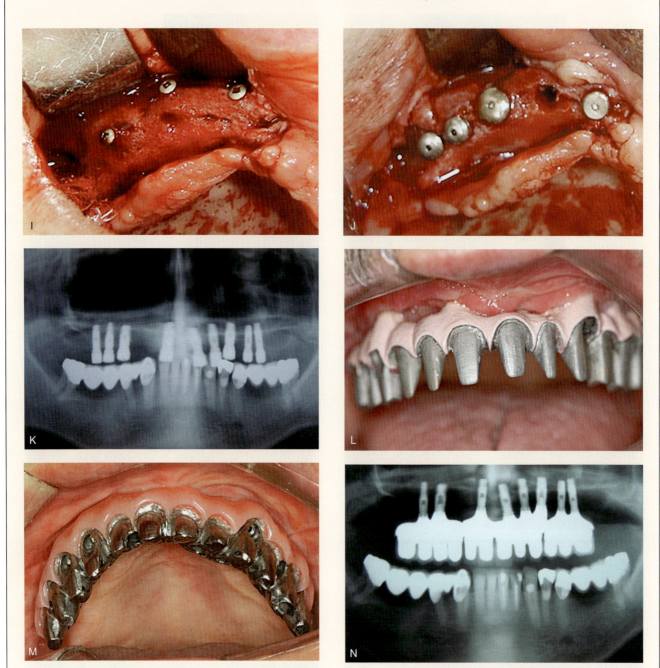

Caso clínico 4 (*continuação*) **I** Enxerto ósseo completamente consolidado no ato da instalação dos implantes. **J** Implantes instalados. Note a área de perda de um implante na mesma área em que houve a perda do implante provisório. O lado direito foi finalizado com quatro implantes. **K** Radiografia panorâmica após a instalação de nove implantes. Note a área da perda de um implante durante a cirurgia do lado direito no mesmo local da perda do implante provisório. **L** Prova da supraestrutura metálica ferulizada e com coroas individualizadas com definição da área de gengiva artificial. **M** Prova da supraestrutura metálica com gengiva artificial aplicada. **N** Radiografia panorâmica após a finalização do caso (*continua*).

CASO CLÍNICO 4 (*Continuação*)

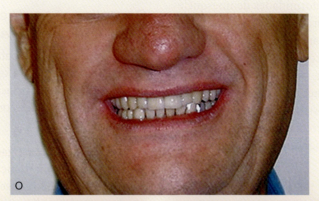

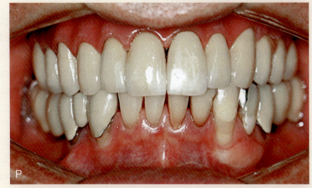
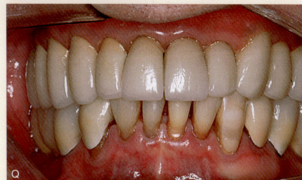
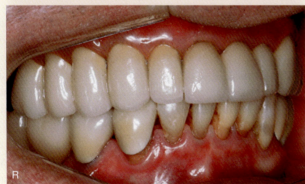
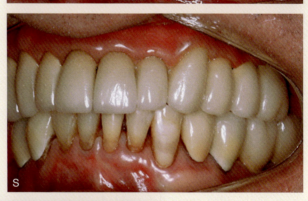

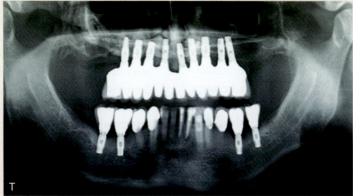

Caso clínico 4 (*continuação*) **O** Vista frontal da prova da ponte em porcelana. **P** Instalação da prótese final em porcelana, sendo as coroas individualizadas cimentadas sobre a estrutura metálica parafusada no arco superior reconstruído com enxerto ósseo e implantes osseointegrados. **Q** Vista clínica intraoral frontal em controle de 12 anos após tratamento. Integridade da reabilitação oclusal mantida. **R** Vista clínica intraoral, perfil direito, em controle de 12 anos. **S** Vista clínica intraoral, perfil esquerdo, em controle de 12 anos. **T** Radiografia panorâmica em controle de 12 anos após tratamento do arco superior. Integridade óssea peri-implantar.

DEFORMIDADE DENTOESQUELÉTICA E ESTÉTICA FACIAL

Deformidades faciais ou deformidades dentoesqueléticas são alterações nas proporções dos ossos da face – maxila e mandíbula – acarretando desoclusão. Quando o crescimento dos ossos da face ocorre fora dos padrões anatômicos ideais em razão de fatores etiológicos diversos, em que prepondera o genético, haverá desarmonia do sistema mastigatório e da estética facial. Essa desproporção maxilomandibular acarreta danos estéticos e funcionais, devendo sua correção ser fundamentada no diagnóstico correto.[28]

Classificação das deformidades esqueléticas da face

As deformidades dentofaciais são representadas por dois tipos principais de classe descritos na literatura científica:

- **Retrognatismo mandibular ou prognatismo maxilar:** a mandíbula é *menor* do que a maxila. Nesse caso, tanto pode ter havido um pequeno crescimento horizontal da mandíbula (sentido anteroposterior) quanto um grande crescimento da maxila no mesmo sentido. Ambas as situações geram a deformidade classificada como classe II de Angle.
- **Prognatismo mandibular ou retrognatismo maxilar:** a mandíbula é *maior* do que a maxila. Nesse caso, tanto pode ter havido um grande crescimento horizontal da mandíbula (sentido anteroposterior) quanto um pequeno crescimento da maxila no mesmo sentido. Ambas as situações geram a deformidade classificada como classe III de Angle.

Esses defeitos de crescimento dos ossos da face são também conhecidos como deformidades dentoesqueléticas ou dentofaciais e apresentam características fundamentalmente hereditárias. Entretanto, componentes ligados ao comportamento, como hábitos de chupar o bico ou o dedo na infância, podem contribuir para o agravamento da deformidade naqueles pacientes com herança genética. No momento em que começa a ocorrer a definição da dentição permanente (entre 11 e 13 anos de idade) é possível realizar uma avaliação detalhada, juntamente com uma investigação clínica eficiente, para saber se o paciente é candidato a se submeter à cirurgia ortognática no futuro.[29]

Após o final do crescimento ósseo (por volta dos 17 anos de idade), a deformidade está completamente instalada, e somente uma proposta de tratamento que envolva a correção ortodôntica associada à correção cirúrgica será capaz de solucionar a causa da deformidade, solução esta que não pode ser propiciada apenas pelo tratamento ortodôntico.[30]

Complicações das deformidades esqueléticas da face

O paciente que apresenta deformidade esquelética da face não consegue articular os dentes corretamente. Portanto, ocorre deficiência da oclusão, alterando a função mastigatória e todo o sistema estomatognático, nas seguintes condições:

- **Deficiência na mastigação:** a falta de oclusão proporciona grande diminuição do potencial mastigatório, pois os dentes não conseguem triturar os alimentos corretamente (complicação direta).
- **Problemas no sistema digestivo:** como não consegue triturar bem os alimentos, o paciente transmite o bolo alimentar para o estômago e o intestino em condições inadequadas, o que ocasiona dores de estômago e incapacidade de absorver as proteínas e as vitaminas dos alimentos (complicação indireta).
- **Dores musculares:** essa deformidade provoca alterações nas bases ósseas; entretanto, os músculos inseridos nesses ossos também sofrem danos, resultando em dores musculares (mialgias) e em estiramento ou contração de toda a musculatura da face.
- **Dores de cabeça:** a articulação da mandíbula como parte integrante desse conjunto (dentes, ossos e músculos) também irá se apresentar deslocada, causando complicações como os famosos *clicks* e estalidos na articulação. A principal consequência dessa má posição da articulação da mandíbula são as dores de cabeça, distribuídas pelas partes frontal e lateral da cabeça.
- **Perda dos dentes:** essa deformidade óssea provoca a alteração de posicionamento dos dentes e, como consequência, a falta de oclusão dentária. Os dentes começam a se movimentar (inclinações dentárias para compensar o defeito ósseo) e com isso as inflamações gengivais e as perdas ósseas aparecem como resultado dessas inclinações que podem culminar com mobilidade dentária intensa e até mesmo com a perda daqueles elementos dentários mais afetados. É óbvio que essas complicações ocorrem com o tempo; entretanto, o paciente deve ser informado de que o bom relacionamento entre os dentes superiores e os inferiores pode proporcionar sua manutenção.
- **Defeito estético:** quando não existe bom relacionamento entre as bases ósseas maxilares (maxila e mandíbula), espera-se também que o resultado dessa desarmonia repercuta no lado externo da face, trazendo como complicação um dano estético que será tão mais evidente quanto mais grave for a deformidade (Figuras 2.40*A* a *C*).

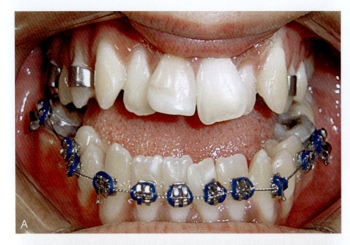
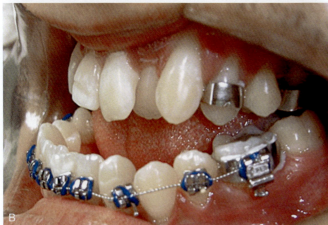
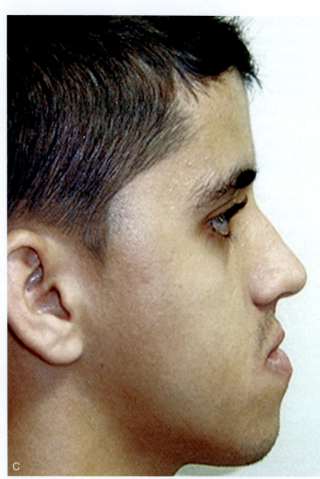

Figura 2.40A Apinhamento dentário severo nos arcos superior e inferior associado à deformidade dentoesquelética caracterizada por prognatismo mandibular e retrognatismo maxilar. **B** Discrepância anteroposterior acentuada. **C** Vista de perfil da face demonstrando o prejuízo estético da deformidade esquelética.

Planejamento da cirurgia ortognática

Pode-se dizer que não existe uma idade máxima, porém há uma idade mínima para que o paciente venha a se submeter à cirurgia ortognática. A idade mínima é determinada pela fase que coincide com a época do final do crescimento de cada indivíduo. Poderíamos dizer, generalizando, que essa época seria em torno dos 16 anos nas mulheres e dos 17 anos nos homens.

Devem ser ponderados os procedimentos cirúrgicos nos pacientes muito idosos, levando em consideração cada caso. De maneira ideal, os procedimentos cirúrgicos devem ser realizados tão logo o paciente atinja a idade mínima para que sua recuperação seja a mais rápida possível.

Um dos pré-requisitos para a realização dessa cirurgia, após o correto diagnóstico ortodôntico-cirúrgico, é programar a remoção da "camuflagem" que o corpo naturalmente realizou. Como mencionado, os dentes sofrem inclinações compensatórias com a finalidade de mascarar o defeito ósseo. Desse modo, torna-se imperativo o emprego de medidas que visem remover essa "camuflagem dentária" por meio das técnicas ortodônticas.[31] Depois, a sequência dos passos descritos irá definir o sucesso de todo o procedimento cirúrgico e também a qualidade dos resultados obtidos:

- **Aparelho ortodôntico:** a montagem do aparelho ortodôntico fixo é imprescindível para o preparo dessa cirurgia. Essa montagem deve ser precedida de um planejamento conjunto entre ortodontista e cirurgião para que possam propor um plano de metas. Então, o ortodontista inicia a montagem da aparelhagem ortodôntica, o que se denomina ortodontia pré-operatória.
- **Planejamento cirúrgico:** o cirurgião deve estar de posse da documentação do paciente, devendo também acompanhar de perto essa fase da ortodontia pré-operatória para discutir com o ortodontista os movimentos dentários que podem proporcionar melhor posição dos dentes nos arcos maxilares e, consequentemente, a técnica cirúrgica adequada e com menor margem de riscos para o paciente.
- **Dentes sisos:** os terceiros molares, quando presentes e não aproveitados pela ortodontia, devem ser removidos

no mínimo, com 4 meses, de antecedência. Não se deve realizar sua remoção junto com a cirurgia ortognática, por poder aumentar os riscos da técnica e causar complicações durante a cirurgia ortognática. Essas exodontias devem, preferencialmente, ser realizadas pelo cirurgião que irá fazer a cirurgia ortognática. A área da remoção dos dentes sisos é a mesma desse tipo de cirurgia. Portanto, o compromisso de manter a região adequadamente preparada deve ser do mesmo profissional.

- **Encaminhamento do ortodontista para o cirurgião:** quando o ortodontista define que o preparo ortodôntico está em condições ideais, uma nova moldagem dos dentes superiores e inferiores deve ser realizada e encaminhada para o cirurgião juntamente com o paciente. Essa avaliação dos modelos pelo cirurgião é fundamental para a definição final da cirurgia.
- **Harmonia entre os profissionais:** essa cirurgia depende de muitas etapas preparatórias, além de envolver diretamente dois profissionais no processo. Desse modo, é imperativo que exista harmonia entre esses profissionais para o bem do paciente, que irá obter um resultado dentro desse planejamento conjunto.
- **Preparo psicológico:** esse aspecto é um dos passos preparatórios que, somado aos anteriores, pode definir o sucesso da cirurgia. O sistema orgânico sofre grande influência do sistema emocional. O paciente candidato a se submeter a essa cirurgia deve estar preparado também sob o ponto de vista psicológico, ciente de todas as mudanças que irão ocorrer em sua vida durante o período preparatório e também durante a fase cirúrgica propriamente dita, não devendo sofrer pressões de familiares ou amigos.

Tratamento das deformidades esqueléticas da face

Uma vez diagnosticadas corretamente pelos profissionais das áreas envolvidas (ortodontista e cirurgião bucomaxilofacial), as deformidades são tratadas mediante intervenção ortodôntica prévia para promover o alinhamento dos dentes nas arcadas, removendo a "camuflagem" do organismo. Esse preparo ortodôntico oferece ao cirurgião a noção exata da discrepância óssea das arcadas[32] (Figuras 2.41A e B).

A cirurgia ortognática está indicada naqueles pacientes que apresentam alterações nas proporções do esqueleto facial. Sempre que ocorrer muito ou pouco crescimento dos ossos maxilares, a harmonia desejada entre maxila e mandíbula não será a ideal, sendo, portanto, indicada a cirurgia ortognática.

É fácil entender o motivo: os ossos maxilares são aqueles que alojam os dentes superiores e inferiores. Caso o cresci-

mento do osso maxilar seja intenso ou ele não se desenvolva o suficiente, será inevitável a ocorrência de desoclusão. Desse modo, o paciente não poderá mastigar adequadamente (alteração funcional) e também ocorrerá desarmonia na aparência da face (alteração estética).

Pode haver a decisão de alongar a mandíbula ou encurtar a maxila ou de realizar ambos os procedimentos simultaneamente, dependendo da gravidade do caso. Cabe ressaltar que, independentemente da decisão do profissional, a abordagem cirúrgica será sempre intraoral, a qual não irá provocar cicatrizes na pele.

Na análise e no planejamento do tratamento estético-funcional, segundo as necessidades e os anseios individuais, é importante uma boa comunicação entre o cirurgião-dentista e o paciente. Graças a essa comunicação, o profissional perceberá as expectativas do paciente em relação aos resultados estéticos do tratamento e poderá esclarecê-lo até mesmo sobre as limitações da intervenção. Os efeitos psicológicos positivos da melhora da aparência frequentemente contribuem para aguçar a autoestima do paciente, tornando os procedimentos estéticos conservadores particularmente recompensadores.[33]

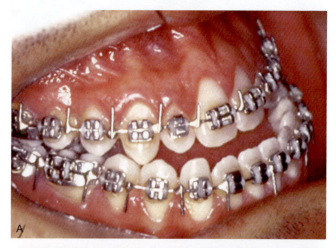

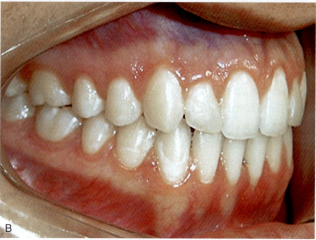

Figura 2.41A Deformidade esquelética no pré-operatório. **B** Finalização após a correção ortocirúrgica.

Retrognatismo mandibular – avanço de mandíbula (Caso clínico 5 – Figuras *A* a *F*)

CASO CLÍNICO 5

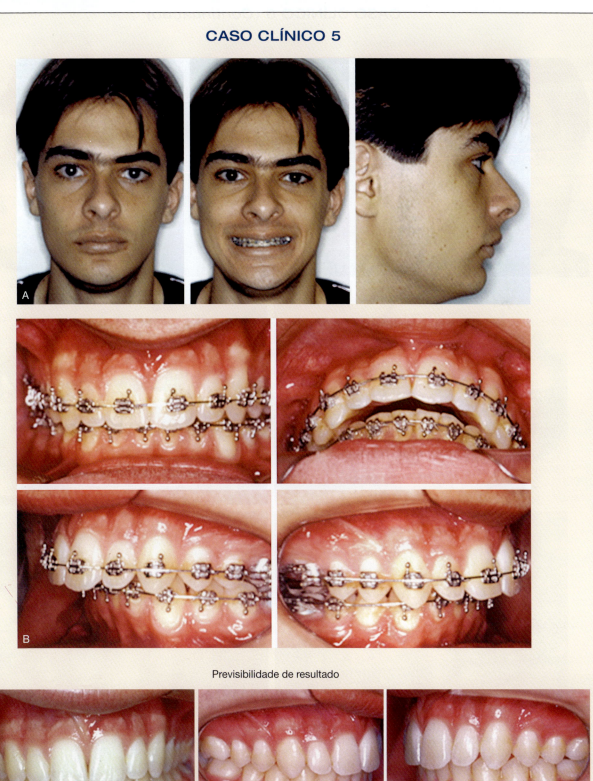

Previsibilidade de resultado

Caso clínico 5A Fotos frontais e de perfil da face no pré-operatório. **B** Documentação intrabucal frontal e de perfil no pré-operatório. Note os trespasses horizontal e vertical alterados, além da desproporção esquelética. **C** Documentação final após correção ortocirúrgica (*continua*).

CASO CLÍNICO 5 (*Continuação*)

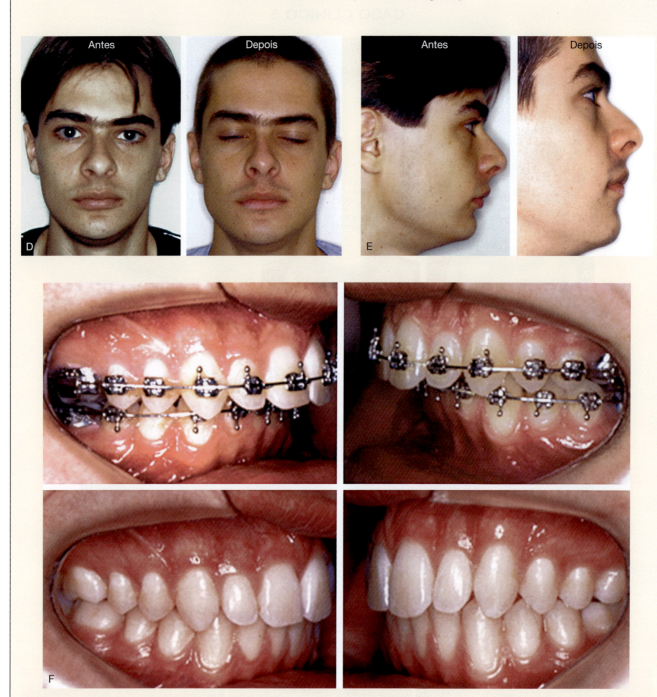

Caso clínico 5 (*continuação*) **D** Documentação final comparando a estética antes e depois do tratamento. **E** Documentação final comparando a estética antes e depois do tratamento. **F** Documentação final comparando a estética e a função antes (acima) e depois do tratamento (abaixo).

Prognatismo mandibular – recuo de mandíbula (Caso clínico 6 – Figuras *A* a *D*)

CASO CLÍNICO 6

Caso clínico 6A Vista frontal da face antes e depois da correção ortocirúrgica. **B** Vista de perfil da face antes e depois da correção ortocirúrgica. **C** Vista de perfil intraoral antes da correção ortocirúrgica. Note a discrepância anteroposterior com trespasse horizontal negativo. **D** Vista de perfil intraoral após a correção ortocirúrgica. Note a harmonia da relação anteroposterior com trespasse horizontal positivo e estabilidade oclusal.

CONSIDERAÇÕES FINAIS

A estética em odontologia é definida como a arte de criar, reproduzir, copiar e harmonizar restaurações com estruturas dentais e anatômicas circunvizinhas, de modo que o trabalho se torne belo, expressivo e imperceptível. Entretanto, as expectativas do paciente devem ser consideradas, já que o conceito de estética é bastante pessoal e varia de acordo com a região, a época e a cultura em que as pessoas vivem.[34]

Considerações específicas devem ser destacadas ao se tratar de um paciente que apresenta necessidades e características particulares, e os fatores observados devem ser relacionados com o dente restaurado, os dentes vizinhos, o esqueleto facial, os músculos da mastigação e da mímica facial, além de fatores genéricos, como formato e espessura do lábio, linha de sorriso e a relação entre a linha média da face e os lábios.[35]

O conceito de estética é subjetivo e varia de acordo com a cultura. Assim, o que é considerado bonito para determinado grupo de pessoas pode não ser para outro. Em nossa sociedade, dentes brancos, bem contornados e bem alinhados estabelecem o padrão estético.[36]

Alguns pacientes, apesar de se encontrarem saudáveis do ponto de vista biológico, podem apresentar comprometimento da aparência do sorriso, o que, muitas vezes, acarreta variações em seu comportamento psicológico, desde uma leve timidez até a introversão completa. Portanto, qualquer fator estético que interfira em suas relações pessoais ou sociais deve, sempre que possível, ser corrigido.[37]

As alterações estéticas podem ser solucionadas por meio de clareamento dental, microabrasão, procedimentos adesivos, tratamento ortodôntico, tratamento periodontal, remodelação cosmética, enxertos ósseos alveolares e maxilares, implantes dentários, reabilitações protéticas (fixas ou removíveis), além das corrreções cirúrgicas (cirurgia ortognática) das deformidades dentoesqueléticas. Na busca pela boa impressão, todos os recursos são válidos. No entanto, devem ser consideradas a opinião e a vontade do paciente.

No entanto, cabe ao profissional fazer a indicação precisa de cada caso. O conhecimento científico adequado, aliado a uma boa noção de harmonia estética, confere ao profissional boas possibilidades de devolver ao paciente sua estética facial associada à adequada função mastigatória.

Existem normas, princípios ou parâmetros necessários para auxiliar os profissionais a tornar mais agradável e harmonioso o sorriso dos pacientes, os quais devem ser fundamentados em investigações científicas. A odontologia busca recursos que visam recuperar as alterações dentárias, ósseas e musculares com o objetivo de devolver uma relação mais adequada dos dentes com as arcadas dentárias e com o perfil facial do paciente, além de melhorar o aspecto social.

Referências

1. Mahshid M et al. Evaluation of "golden proportion" in individuals with an esthetic smile. J Esthet Rest Dent 2004; 16(3):185-92.
2. Faria IR et al. Prevalência da proporção áurea na dentição natural. 2003; 11(4):239-42.
3. Hambidge J. Dynamic symmetry: The Greek Vase. New Haven CT: Yale University Press, 1920.
4. Lidwell W, Holden K, Butler J. Universal principles of design: a cross-disciplinary reference. Gloucester MA: Rockport Publishers, 2003.
5. Pacioli L. De divina proportione. Luca Paganinem de Paganinus de Brescia (Antonio Capella) 1509, Venice.
6. Mendes WB, Bonfante G. Fundamentos de estética em odontologia. 6. ed. São Paulo: Santos; 1994:3 e 6.
7. Huntley HE. The divine proportion: a study in mathematical beauty. New York, Dover Publication, Inc., 1970.
8. Rufenacht C. Fundamentos de estética. São Paulo: Ed. Santos, 1998.
9. Gil CTLA. Proporção áurea em craniofacial. São Paulo: Ed. Santos, 2001.
10. Lombardi RE. The principles of visual perception and their clinical application to denture esthetics. J Prosthet Dent 1973; 29:358-81.
11. Levin EI. Dental esthetics and the golden proportion. J Prosthet Dent 1978; 40(3):244-52.
12. Mondelli J. Estética e cosmética em clínica integrada restauradora. São Paulo: Quintessence Editora, 2003:3.
13. Soares GP et al. Revista Odonto Ciência – Fac Odonto/PUCRS out./dez. 2006; 21(54).
14. Mondelli J. Estética e cosmética em clínica integrada restauradora. São Paulo: Ed. Santos, 2003.
15. Lombardi RE. A method for the classification of errors in dental esthetics. J Prosth Dent nov 1974; 32(5):501-13.
16. Rettore R Jr. Anatomia dos desdentados. In: Lucília T (ed.) Anatomia aplicada à odontologia. 2. ed. Belo Horizonte: Guanabara Koogan, 2008; 702:299-330.
17. Tucker MR. Cirurgia pré-protética avançada. In: Peterson LJ et al. (eds.) Cirurgia oral e maxilofacial contemporânea. 2. ed. Rio de Janeiro: Guanabara Koogan 2. ed., 1996; 702:299-330.
18. Picosse M. Anatomia dentária. 4. ed. São Paulo: Savier, 1983. 216p.
19. Madeira MC. Anatomia da face. 2. ed. São Paulo: Savier, 1997. 240p.
20. Tallgren A. The continuing reduction of the residual alveolar ridges in complete denture wearers: a mixed longitudinal study covering 25 years. J Prosthet Dent 1972; 31(120).
21. Misch CE. Implante odontológico contemporâneo. São Paulo: Pancast, 1996. 795p.
22. Netter FH. Atlas de anatomia humana. 2. ed., Porto Alegre: Artmed, 2000.
23. Watt DM, MacGregor AR. Designing complete dentures. Philadelphia: W.B. Saunders, 1976. 280p.
24. Branemark PI, Zarb G, Albrektsson T. Tissue-integrated prostheses. Osseointegration in clinical dentistry. Berlin: Quintessence, 1985.
25. Balaji P, Balaji SM, Ugandhar P. Immediate implant in single rooted teeth – Study on primary stability and bone formation. Indian J Dent Res jul-aug 2015; 26(4):421-6.
26. Eser C, Gencel E, Gökdoğan M, Kesiktaş E, Yavuz M. Comparison of autologous and heterologous bone graft stability effects for filling maxillary bone gap after Le Fort I osteotomy. Adv Clin Exp Med mar-apr 2015; 24(2):341-8.
27. Etoz OA, Demetoglu U, Ocak H. New method to increase inter-alveolar height with preservation of crestal cortical bone for implant treatment. J Oral Implantol oct 2014; 40(5):601-2.
28. Tabrizi R, Pakshir H, Nasehi B. Does the type of maxillomandibular deformity influence complication rate in orthognathic surgery? J Craniofac Surg oct 2015; 26(7):e643-7.
29. Brandtner C, Hachleitner J, Rippel C, Krenkel C, Gaggl A. Long-term skeletal and dental stability after orthognathic surgery of the maxillo-mandibular complex in Class II patients with transverse discrepancies. J Craniomaxillofac Surg oct 2015; 43(8):1516-21.
30. Harrington C, Gallagher JR, Borzabadi-Farahani A. A retrospective analysis of dentofacial deformities and orthognathic surgeries using the index of orthognathic functional treatment need (IOFTN). Int J Pediatr Otorhinolaryngol jul 2015; 79(7):1063-6.
31. Ghoubril J, Kmeid R, Nassar R, Amm E, Mansour M, Akl R. The orthodontic surgical approach revisited. Orthod Fr mar 2015; 86(1):23-30.
32. Brandtner C, Hachleitner J, Rippel C, Krenkel C, Gaggl A. Long-term skeletal and dental stability after orthognathic surgery of the maxillo-mandibular complex in Class II patients with transverse discrepancies. J Craniomaxillofac Surg oct 2015; 43(8):1516-21.
33. Lee YC, Sohn HB, Kim SK, Bae OY, Lee JH. A novel method for the management of proximal segment using computer assisted simulation surgery: correct condyle head positioning and better proximal segment placement. Maxillofac Plast Reconstr Surg aug 4 2015; 37(1):21.
34. Plaza CAS, Pimenta IC, Serra MC. Transformação de dente comprometido esteticamente conoide utilizando resina composta. RBO 1998; 55(4):222-5.
35. Backman B, Wahlin YB. Variations in number and morphology of permanent teeth in 7 year old Swedish children. Int Pediatr Dent 2001; 11(1):11- 7.
36. Mondelli J et al. Estética e cosmética em dentística restauradora: atualização na clínica odontológica: a prática na clínica geral. São Paulo: Artes Médicas, 2006.
37. Castello RR, Freitas VCN, Cunha WF. Tratamento ortodôntico-restaurador combinado: um recurso nas alterações de forma dentária (relato de caso). RBO 2002; 59(6):386-9.

Ortodontia em Crianças – Prevenção e Interceptação

3

Amaurílio Sodré

INTRODUÇÃO

Antes de entrarmos no mérito dos princípios da mecânica ortodôntica para prevenção e interceptação das más oclusões nos planos sagital, transversal, coronal ou sua combinação, devemos nos ater às bases biológicas do crescimento facial. O crescimento do neurocrânio e do físico em geral está de algum modo ligado ao comportamento do crescimento da face.

Aos 6 anos de idade, em ambos os gêneros da espécie humana, a abóbada craniana e a base do crânio atingiram mais de 90% do seu crescimento efetivo.[1] Segundo alguns autores, essas estruturas não apresentam surto de crescimento na adolescência e, caso apresentem, será de certa maneira bastante discreto. Afirmam ainda que a maxila e a mandíbula já atingiram 80% do seu crescimento final por volta dos 6 anos de idade e que o surto de crescimento na puberdade é moderado[2] (Figuras 3.1*A* a *H*). Ainda que artefatos removíveis para corrigir a mordida cruzada anterior sejam utilizados com relativo sucesso (Figuras 3.2*A* a *D*), a tendência de crescimento mandibular, quando hereditária, prevalece sobre o crescimento da maxila durante o período intertransitório da dentição mista (Figuras 3.3*A* a *F*).

O surto puberal e as modificações que ocorrem na maxila e na mandíbula são clínica e ortodonticamente de maior importância. Nesse tempo, os maxilares avançam em relação ao restante da cabeça. Mas o fato é mais notado na mandíbula, resultando em perfil menos convexo. Simultaneamente ocorre nas maxilas o desenvolvimento do processo zigomático da maxila, tornando os incisivos superiores e inferiores mais verticalizados.[3] Contudo, o tratamento preventivo e interceptativo é mais efetivo quando se fundamenta mais no desenvolvimento da dentição do que no crescimento facial.[4]

DA DENTIÇÃO DECÍDUA À PERMANENTE

O ser humano é difiodonte, ou seja, apresenta duas dentições: uma decídua e a permanente. A partir do terceiro ano de vida, a dentição decídua se completa com o irrompimento dos segundos molares decíduos. A transição entre a dentição decídua e a permanente é chamada de dentição mista. A mista é dividida em três fases clínicas, servindo como parâmetro da idade dentária utilizado em ortodontia. Essas fases são conhecidas como primeiro período transitório, período intertransitório e segundo período transitório. As transformações de ordem no desenvolvimento e crescimento dos maxilares, especialmente no processo alveolar da mandíbula e da maxila, vêm colaborar para a aplicação científica e biológica de aparatologia ortopédica e ortodôntica preventiva e interceptativa nesse período de transição.[5]

O primeiro período transitório corresponde à irrupção dos incisivos e dos primeiros molares permanentes (Figuras 3.4*A* a *H*). No segundo período transitório, a cavidade bucal recebe os dentes permanentes do segmento posterior, caninos e pré-molares. A maturidade oclusal é marcada pela irrupção dos 28 dentes permanentes e a subsequente intercuspidação dos segundos molares permanentes. Porém, no período intertransitório, as modificações ocorrem nos processos alveolares, intraósseos, pois os germes dos caninos permanentes superiores, ao seguirem seu trajeto irruptivo, influenciam temporariamente a posição dos incisivos laterais superiores permanentes irrompidos (Figuras 3.5*A* a *I*).

No período intertransitório e no segundo período transitório, os caninos permanentes superiores obedecem ao trajeto irruptivo, o que os coloca por algum tempo em contato íntimo com a raiz dos incisivos laterais.[6] Esse pressionamento leva à convergência apical das raízes dos incisivos laterais, que clinicamente se apresenta como uma divergência da coroa e abertura de diastema entre os incisivos centrais e os laterais. Esse estágio de desenvolvimento se denomina fase do patinho feio, e na sequência desses eventos ocorre o deslizamento dos caninos permanentes em direção à cavidade bucal, fechando espontaneamente os diastemas. Na mandíbula, os caninos permanentes assumem posicionamento mais vertical em seu trajeto de irrupção[7] (Figuras 3.6*A* a *I* e 3.7*A* a *G*).

36 Casos Clínicos em Odontologia

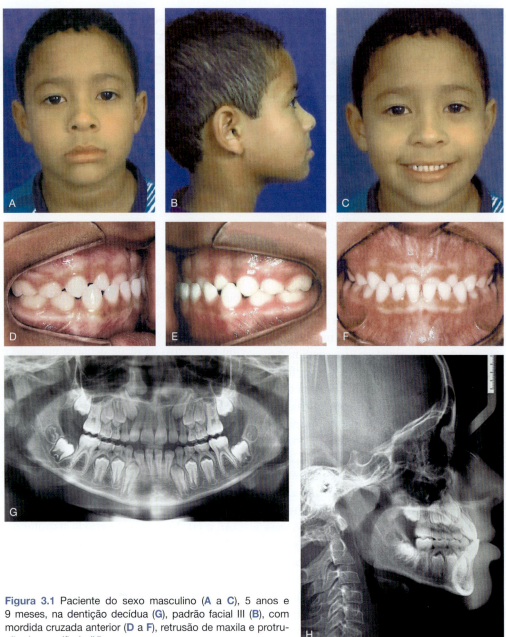

Figura 3.1 Paciente do sexo masculino (**A** a **C**), 5 anos e 9 meses, na dentição decídua (**G**), padrão facial III (**B**), com mordida cruzada anterior (**D** a **F**), retrusão de maxila e protrusão de mandíbula (**H**).

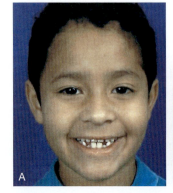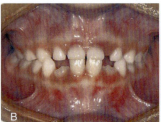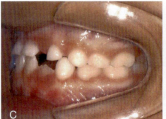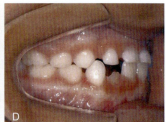

Figura 3.2A a **D** Paciente no primeiro período transitório da dentição mista fez uso de aparelho móvel com arco de progênie, guiando a irrupção os incisivos inferiores lingualmente e inclinando os incisivos decíduos superiores.

Capítulo 3. Ortodontia em Crianças – Prevenção e Interceptação **37**

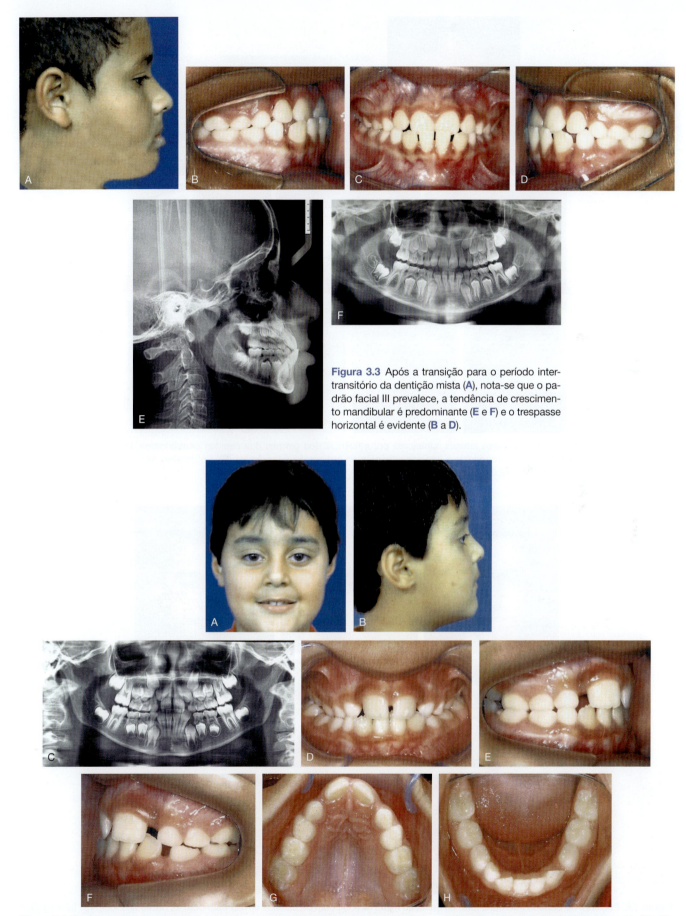

Figura 3.3 Após a transição para o período inter-transitório da dentição mista (**A**), nota-se que o padrão facial III prevalece, a tendência de crescimento mandibular é predominante (**E** e **F**) e o trespasse horizontal é evidente (**B** a **D**).

Figura 3.4 Primeiro período transitório da dentição mista (**A** e **B**) visualizado na radiografia panorâmica (**C**) e clinicamente nas fotos intraorais (**D** a **H**).

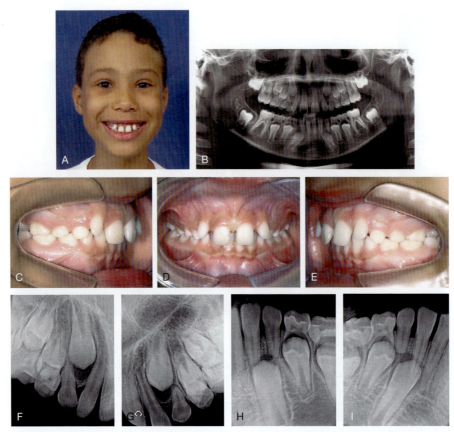

Figura 3.5 Posicionamento dos incisivos laterais superiores por influência dos germes dos caninos permanentes, fase do patinho feio (**A**). Posicionamento dos dentes caninos superiores e caninos inferiores na radiografia panorâmica (**B**). Fotografias intraorais (**C** a **E**). Radiografia periapical dos caninos 13, 23, 33 e 43 (**F** a **I**), respectivamente.

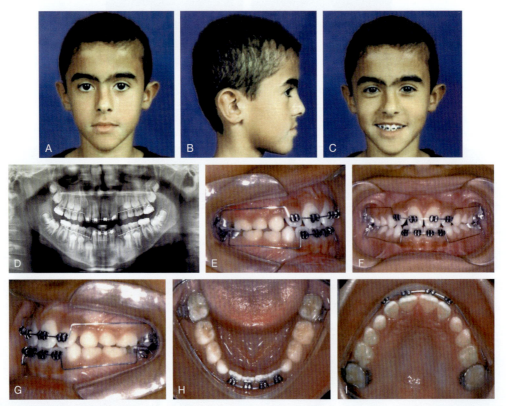

Figura 3.6 Paciente no período intertransitório da dentição mista (**A** a **C**), com os caninos em contato com as raízes dos incisivos laterais (**D**) e nas fotos intraorais (**E** a **I**) utilizando um arco de base superior e inferior de Ricketts para manutenção de espaço no arco dentário.

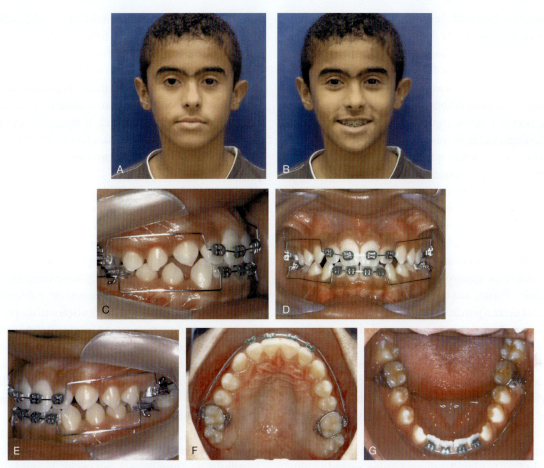

Figura 3.7A a G Paciente com dentição permanente completa com espaços preservados e bastando nivelamento e alinhamento com 6 meses de duração para mesialização dos dentes com aparatologia fixa.

PREVENIR, INTERCEPTAR OU CORRIGIR?

Durante muito tempo, a correção das más oclusões foi realizada em pacientes com dentição permanente e na fase de adulto jovem. Com o aprimoramento das técnicas ortodônticas e a maior compreensão dos estágios de desenvolvimento e crescimento facial, as intervenções clínicas passaram a ter uma visão mais preventiva e interceptativa. Assim, o tratamento ortodôntico preventivo é realizado antes da dentição permanente e instituído precocemente. Qualquer intervenção mecânica ou ortopédica aplicada na dentição decídua ou nos períodos de transição da dentição mista é classificada como interceptação de uma má oclusão, seja essa má oclusão instalada na relação interarcos ou intra-arcos, no plano sagital, transversal ou coronal.[8]

ABORDAGENS INTERCEPTIVAS

Vários aparelhos ortopédicos e ortodônticos foram desenvolvidos ao longo das últimas décadas para interromper o curso ou a instalação efetiva de uma má oclusão dentária e esquelética na fase adulta, merecendo atenção os aspectos instalados no plano transversal em uma primeira abordagem clínica. A mordida cruzada posterior ou anterior e a mordida aberta anterior por hábitos bucais são frequentes. No plano sagital, as relações de padrões faciais II e III, com comprometimento interarcos, também são notadas.

Ao empreendermos a aparatologia ortopédica/ortodôntica para interceptação precoce e preventiva de uma má oclusão nos padrões faciais I, II e III, necessitamos nos ater aos conceitos de crescimento craniofacial. Dessa maneira, o termo *crescimento* é, segundo o dicionário Houaiss,[9] um substantivo masculino que significa ato ou efeito de crescer, multiplicação em dimensão, volume ou quantidade. É algo que sofreu alteração em magnitude. Contudo, biologicamente, associamos esse termo ao desenvolvimento, que é um processo de maturação que envolve diferenciação progressiva em níveis celulares e teciduais.

Os mecanismos ortopédicos e ortodônticos clínicos alteram os sinais intrínsecos de crescimento do próprio organismo, modificando a taxa, a velocidade, a direção e a magnitude das divisões celulares e diferenciação tecidual, porém nunca o restringindo completamente. O crescimento e, consequentemente, o desenvolvimento da maxila ocorrem dorsalmente na região da tuberosidade, e lateralmente, em razão da sutura palatina mediana e seu incremento em tamanho, ocorre o aumento das cavidades dos seios maxilares. No segundo período transitório da dentição mista se dá um aumento em largura por aposição e reabsorção óssea superficial acima e externamente aos dentes posteriores.

O desenvolvimento de um osso facial é sustentado por atividade muscular, origem embriológica, tecidos conjuntivos, inserção de nervos e vasos, espaços aéreos, massa orgânica cerebral e tipologia facial, os quais são os principais determinantes genéticos e funcionais que definem a maneira e o ritmo histogênico de seu crescimento. Na mandíbula, o crescimento se dá por adição dorsal ao ramo posteriormente. Após o nascimento, a cartilagem presente na linha média irá ossificar depois do sexto mês de vida e uma forte camada cortical é formada, limitando com isso o desenvolvimento anterior na mandíbula, visto que, no primeiro ano de vida, a porção anterior que contém os incisivos decíduos praticamente tem o tamanho adulto. Porém, sua origem endocondral via cartilagem de Meckel deixa a porção condilar com um determinante de crescimento para cima e para trás, com deslizamento para a frente e para baixo até a fase de adulto jovem.[10]

A partir da dentição decídua completa e próximo ao primeiro período transitório da dentição mista já é possível definir a morfologia facial e o padrão de crescimento em idade precoce. Por meio de mensurações em largura e altura da face obtemos o índice facial do indivíduo. Classificamos a face em leptoprosopo, quando é alta e estreita; em euriprosopo, quando é curta e larga; e mesoprosopo, quando a altura e a largura são proporcionais.

Em levantamento epidemiológico publicado, as crianças da cidade de Bauru/SP foram avaliadas em norma lateral, sendo encontrado o predomínio de crianças com padrão facial I (média de 64%) em relação ao padrão facial II (média de 33%) e ao padrão facial III (média de 3%) dos indivíduos, sem correlação com o gênero. Nas avalições com relação ao tipo facial frontal, o leptoprosopo é mais frequente em relação aos padrões faciais II e III. Já no padrão facial I, o tipo frontal euriprosopo predomina no gênero feminino.[11]

A morfogênese craniofacial se aplica com o objetivo de promover o equilíbrio entre as partes em crescimento. Durante o desenvolvimento, o equilíbrio é constantemente transitório em função da remodelação, dos deslizamentos, das aposições e das reabsorções nos ossos do crânio, da face e dos rebordos alveolares. Nesse contexto podem ser aplicados tais conceitos de crescimento e desenvolvimento nos períodos de transição da dentição mista para a permanente. Inserindo o tratamento interceptativo antes da exfoliação dos segundos molares decíduos e do irrompimento dos segundos molares permanentes, o *leeway space* (espaço a mais) é preservado para a acomodação e o alinhamento dos caninos e pré-molares, especialmente na mandíbula[12] (Figuras 3.8*A* a *F* e 3.9*A* a *F*).

Na maxila, mecanismos de distalização dos primeiros molares são eficientes para a recolocação dos caninos em vestíbulo de supraversão em razão da perda precoce de dentes decíduos e da discrepância dentária anterior. É per-

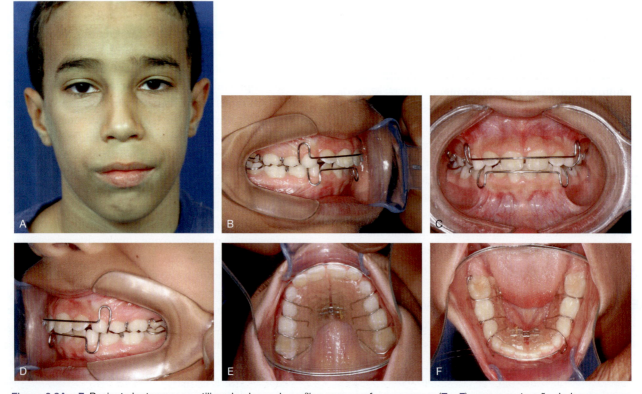

Figura 3.8A a **F** Paciente leptoprosopo utilizando placas de acrílico com parafuso expansor (**E** e **F**) para manutenção do *leeway space*.

Capítulo 3. Ortodontia em Crianças – Prevenção e Interceptação **41**

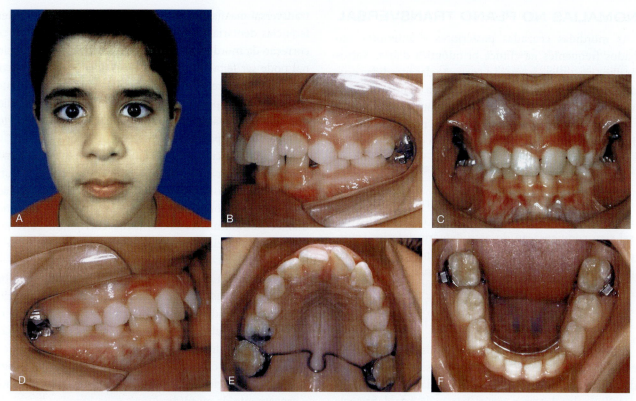

Figura 3.9A a F Utilização de barra transpalatina (BTP) e arco lingual fixo para manutenção do *leeway space*.

tinente a indicação do aparelho de ancoragem extrabucal (AEB) para anomalias dentárias de classe II, pois, enquanto as estruturas mandibulares crescem normalmente, as estruturas maxilares sofrem redirecionamento do vetor de crescimento. A força ortopédica de 500g aplicada sobre os dentes molares é transferida para o complexo maxilar, e o desenvolvimento da maxila é redirecionado e revertido para dorsal. Os dentes de suporte são deslocados distalmente, dependendo do tamanho das raízes e do contato com o segundo molar permanente.

O AEB de apoio cervical tem uma resultante extrusiva no plano oclusal (Figuras 3.10*A* a *C*), enquanto o de apoio parietal determina uma resultante intrusiva. Os aparelhos com tracionamento horizontal são indicados para se obter uma distalização pura, minimizando os vetores de força vertical intrusiva ou extrusiva. Entretanto, o sucesso dessa aparatologia depende da cooperação do paciente quando aplicada em adolescentes, porém obtém melhores resultados em crianças jovens com o uso do AEB em virtude da maior cooperação desses pacientes.[13]

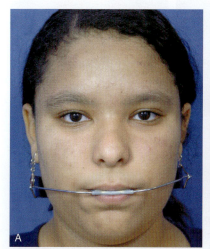 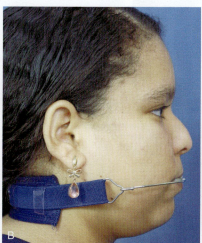 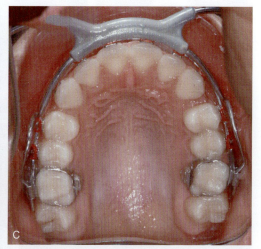

Figura 3.10A a C Arco extraoral (**A** e **B**) de puxada cervical. Note a associação a aparelho fixo segmentado (**C**) de molar a pré-molar e o espaço obtido com a distalização dos molares refletido na distal dos caninos.

ANOMALIAS NO PLANO TRANSVERSAL

As mordidas cruzadas posteriores e anteriores são achados frequentes na clínica ortodôntica diária. Vários aparelhos são utilizados para a correção das mordidas cruzadas posteriores quando detectadas na dentição mista. Silva Filho e cols. enumeraram uma quantidade expressiva de más oclusões que podem ser tratadas, na dentadura decídua, a partir dos 5 anos de idade, como segue:

- Má oclusão de classe III sem compensação dentária significativa.
- Má oclusão de classe I com mordida cruzada anterior.
- Má oclusão de classe I com deficiência maxilar transversal sem compensação do arco dentário inferior (mordida cruzada posterior unilateral funcional, mordida cruzada posterior bilateral, mordida cruzada total e cruzada posterior unilateral verdadeira).
- Má oclusão de classe I relacionada com hábitos bucais deletérios de sucção e de pressionamento lingual atípico.[14]

Segundo Moyers,[15] a mordida cruzada posterior pode ser classificada em dentária, funcional e esquelética. A mordida cruzada posterior dentária é causada por inclinações indesejáveis dos dentes; a esquelética se dá pela deficiência transversal maxilar, e a funcional é caracterizada por interferências dentárias durante o fechamento mandibular.[15] A correção da mordida cruzada posterior dentária ou funcional pode ser feita por diversos tipos de aparelhos fixos ou removíveis que repõem as inclinações corretas dos dentes alterados, como, por exemplo, o arco em W e a quadri-hélice de Ricketts, que são aparelhos fixos, ou uma placa de Hawley com parafuso expansor.

Na mordida cruzada com grande estreitamento da maxila ou esquelética, o plano de tratamento se baseia na utilização dos expansores maxilares fixos, como os tipos Haas e Hyrax, que promovem abertura da sutura palatina mediana e ganho transversal da maxila, corrigindo a atresia e melhorando o relacionamento da mandíbula com a maxila[16] (Figuras 3.11A a J).

Os relatos da literatura descrevem uma gama de possíveis fatores causadores das mordidas cruzadas posteriores, demonstrando ser uma desarmonia multifatorial de origem ambiental, funcional e/ou genética (Figuras 3.12A a H). Um conjunto de fatores provoca alterações clínicas significativas no crescimento dos maxilares, na morfologia dos arcos dentários e/ou na relação intermaxilar, gerando o cruzamento da mordida.

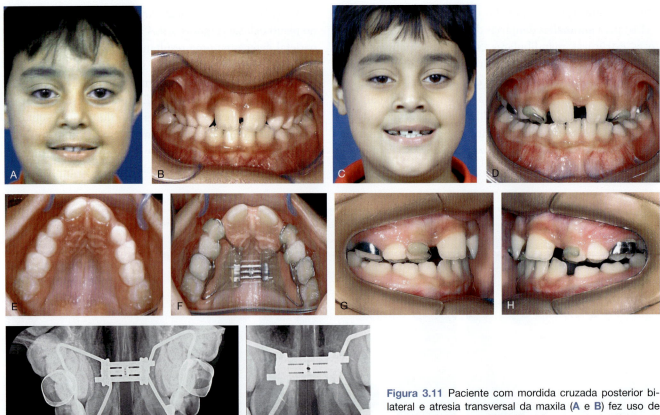

Figura 3.11 Paciente com mordida cruzada posterior bilateral e atresia transversal da maxila (A e B) fez uso de aparelho disjuntor de Haas (F a H), cujos sinais clínicos se apresentam com a abertura de diastemas entre os incisivos centrais (C e D), e a ruptura da sutura palatina mediana é comprovada com radiografias oclusais ou uma radiografia periapical adaptada no palato (I e J).

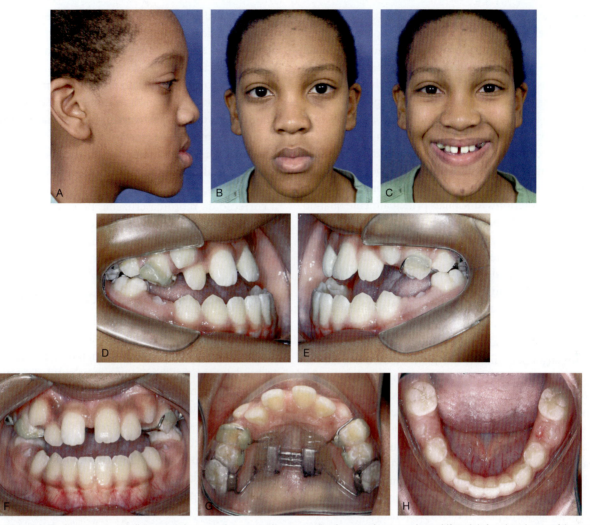

Figura 3.12A a H Paciente com mordida cruzada posterior e anterior em razão de uma desarmonia multifatorial, funcional e genética, usando inicialmente um disjuntor de Haas. Este caso clínico tem indicação para cirurgia ortognática no futuro.

São sugeridos como fatores etiológicos das mordidas cruzadas posteriores: a retenção prolongada de dentes decíduos, sua perda precoce, o apinhamento, a fenda palatina e a deficiência de arco. Há hipóteses defendendo que a força produzida sobre a região dentofacial, em razão da postura de dormir em decúbito ventral durante a infância, pode estreitar a estrutura dentoalveolar maxilar, cruzando a mordida, o que não é totalmente aceito.

Muitas mordidas cruzadas na região posterior se devem ao desvio da mandíbula como consequência de interferências dentárias, o que ocorre geralmente por deficiência transversal da maxila ou estreitamento do arco dentário maxilar por aumento da largura da base óssea mandibular ou do arco dentário inferior. Muitos autores acreditam que o estreitamento maxilar se deva a influências ambientais deletérias geradas por hábitos como a respiração bucal.[17]

Esses hábitos levam a criança a posicionar a língua no soalho bucal, alargando a base e o arco dentário inferior, enquanto a maxila perde seu estímulo funcional de desenvolvimento transversal. A pressão do ar, deixando de atuar na cavidade nasal, passa a ser exercida a partir da cavidade bucal, elevando o palato e criando uma abóbada palatina alta e estreita.

A respiração bucal exige a boca aberta para a passagem do ar, tirando a musculatura peribucal de uma situação de repouso e a levando a uma posição ativa, gerando pressão muscular na região de bucinadores e hipotonia no lábio superior, que resulta no arco superior protruído e em forma de V. Na interposição lingual, o arco inferior se desenvolve normalmente pelo contato frequente da língua, o que não ocorre com a maxila, uma vez que os dentes não ocluem durante a deglutição. A sucção de chupeta causa estreitamento simétrico da maxila, gerando interferências oclusais com os dentes inferiores e deslocando a mandíbula para um lado e para o outro até estabelecer uma mordida habitual, cruzando a mordida. A sucção do polegar provoca alteração morfológica que resulta em atresia maxilar. A força de sucção, associada à pressão digital no palato e às forças dos músculos bucinadores externamente, promove esse efeito.

Embora alguns trabalhos não tenham detectado influência significativa dos hábitos de sucção no desenvolvimento das mordidas cruzadas posteriores, outros encontraram significativa relação entre o hábito de sucção e aquela desarmonia, principalmente o hábito de sucção de chupeta. Foi observado que a anomalia se estabelece em torno de 2 anos após instalado o hábito de sucção de chupeta, possivelmente a partir da erupção dos caninos superiores.

Também é admitida a possibilidade de a base óssea maxilar apresentar deficiência transversal congênita em relação à mandíbula, como ocorre na mordida cruzada posterior bilateral. Quando esse déficit em largura é pequeno, pode apresentar interferências nas cúspides geradoras de mordidas cruzadas posteriores funcionais principalmente quando da erupção dos caninos. A deficiência transversal de base maxilar ou mandibular, bem como o excesso – síndrome de Brodie –, geralmente tem cunho genético. O fator hereditário tem sido defendido como apresentando um potencial para o desenvolvimento de mordidas cruzadas posteriores.[18]

A mordida cruzada anterior pode estabelecer-se nas dentaduras decídua, mista e permanente e é definida como uma relação anormal para vestibular dos dentes anteroinferiores ou uma relação para lingual dos dentes anterossuperiores. Apresenta grande significado clínico, pelos aspectos estéticos e funcionais, além de ausência de autocorreção, tornando fundamentais seu diagnóstico e tratamento precoces.

A etiologia apresenta vínculos multifatoriais, podendo estar relacionada com fatores hereditários resultantes da discrepância maxilomandibular, geralmente em virtude do hipodesenvolvimento maxilar, do hiperdesenvolvimento mandibular ou da combinação de ambos. Outros fatores, dentários ou esqueléticos, também podem estar relacionados com a mordida cruzada anterior, como traumatismos na dentadura decídua, retenção prolongada dos dentes decíduos, perda precoce dos incisivos decíduos, dentes supranumerários, cistos e tumores, hábitos deletérios, como sucção de dedo, interposição do lábio superior, onicofagia, respiração bucal e, ainda, nos casos de pacientes portadores de fissuras labiopalatais e atresia da arcada dentária superior.[19]

Podemos relatar ainda os cruzamentos de somente alguns elementos dentários no plano transversal, como os primeiros ou segundos molares permanentes cruzados com seus antagonistas. No entanto, as mordidas cruzadas posteriores dentárias, que envolvem a inclinação localizada de um ou mais dentes com alteração do processo alveolar, não afetam o tamanho ou o formato do osso basal. Sua etiologia está relacionada com fatores como traumatismos de dentes decíduos ou permanentes, retenção prolongada de dente decíduo ou sua raiz, dente supranumerário, erupção ectópica, perímetro de arco inadequado e interferência de cúspides.

Os tratamentos das mordidas cruzadas realizados prematuramente são mais indicados, pois essas más oclusões podem produzir graves prejuízos para os processos normais de crescimento e desenvolvimento da face e das arcadas dentárias. As formas clássicas de intervenção para correção das mordidas cruzadas são descritas por autores como Araújo[20] e Moyers,[15] de modo que a correção unitária de dentes cruzados nas arcadas é feita por meio da verticalização do dente com inclinação inadequada em relação ao seu antagonista. Para que isso seja alcançado é sugerido um procedimento simples e eficaz que consta da cimentação de bandas ortodônticas nos dentes que tiveram suas inclinações alteradas e as do seu homólogo na arcada oposta.

Nessas bandas são soldados ganchos ou botões em posições específicas e o paciente é orientado a usar elásticos ortodônticos, os quais produzirão a força necessária para a correção da mordida cruzada. Botões linguais ou vestibulares são colados com resinas compostas que servem de apoio para os elásticos, substituindo as bandas ortodônticas e os procedimentos de soldagem.[20,21]

ANOMALIAS NO PLANO CORONAL

As anomalias no plano coronal serão sintetizadas em alterações relativas a mordidas abertas e profundas. A tendência de crescimento e desenvolvimento dos maxilares contribui definitivamente para que essas entidades se instalem em uma face em desenvolvimento, principalmente se houver fatores locais adquiridos nesse período. Pode-se afirmar que padrões de desenvolvimento vertical da face associados a hábitos de sucção de chupeta ou do polegar, respiração bucal provocada por atresia das vias áreas superiores (adenoides e/ou amigdalites frequentes) e sinusites são fatores patognomônicos para que a mordida aberta esquelética se instale definitivamente. Por outro lado, o vetor de crescimento horizontal em sentido anti-horário, associado a padrões de crescimento em crânio europrosopo e mandíbula curta com ângulo goníaco fechado em 90 graus, é indício de que a mordida profunda se instale principalmente em pacientes com classe II de molar por retrusão mandibular.

Os aparelhos ortopédicos funcionais são indicados para a correção das mordidas profundas por retrusão mandibular em fase de crescimento e desenvolvimento, o que abrange a dentição mista e a dentição permanente no surto de crescimento puberal, e, nesse momento de surto de crescimento puberal, a aparatologia fixa é utilizada para finalização do caso clínico.

Atualmente são inúmeros os tipos de aparelhos ortopédicos funcionais e ortodônticos disponíveis para a correção da mordida profunda. O Bionator de Balters é um aparelho ortopédico funcional, idealizado por Willian Balters em 1950, cuja função é estimular o crescimento mandibular por meio do posicionamento forçado da mandíbula para anterior, promovendo a extrusão dentária e alveolar posterior, melhor vedamento labial e reposicionamento dos incisivos superiores e inferiores.[22] Com sua utilização, a mandíbula estabelece nova posição postural, deixando a face mais equilibrada e harmônica. McNamara e Carlson[23] comprovaram a efetividade dos aparelhos ortopédicos por meio de estudos com jovens macacos rhesus, nos quais foram observadas modificações significativas no côndilo mandibular e resposta à alteração da posição funcional da mandíbula para anterior.

Essa remodelação do côndilo e da fossa mandibular mediante o avanço da mandíbula tem o embasamento da teoria funcional de Moss,[24] elucidada pelo trabalho de Tsang,[25] em que um colágeno tipo II é expresso no côndilo mandibular e na fossa mandibular durante o crescimento natural e o posicionamento mandibular para a frente. O avanço da mandíbula para a frente com mordida construtiva acelera a diferenciação de condrócitos e cartilagem da matriz funcional do côndilo mandibular, sobrerregulando uma remodelação da fossa mandibular e acelerando a expressão do SOX9 e do colágeno tipo n. A força mecânica induzida pelo posicionamento mandibular para a frente, principalmente na região posterior do côndilo mandibular e da fossa mandibular, poderia ser traduzida em sinais moleculares que alteram a expressão desse colágeno.

A relação de classe II por retrognatismo mandibular ou prognatismo maxilar se caracteriza por um degrau sagital aumentado entre a maxila e a mandíbula, o que pode ser determinado por retrognatismo mandibular ou maxilar. Também pode ocorrer a associação de ambos (prognatismo maxilar e retrognatismo mandibular) ou o padrão de crescimento no sentido vertical.[26]

As três primeiras situações normalmente estão presentes em indivíduos padrão II, enquanto a última se apresenta naqueles indivíduos hiperdivergentes, dolicofaciais ou, ainda, quando esse vetor de crescimento é acentuado nos indivíduos com padrão de face longa, segundo Capelloza Filho.[27]

Como a morfologia facial é definida pela genética, os diferentes padrões faciais estão presentes desde cedo e se mantêm ao longo do crescimento facial. De fato, o comportamento sagital, tanto na classe como no padrão, não se altera com o crescimento: uma vez classe II, sempre classe II; uma vez padrão II, *sempre* padrão II. Portanto, os pacientes com discrepância II necessitam de tratamento em algum estágio do desenvolvimento. Como no padrão II a mandíbula tem potencial de crescimento reduzido, motivo pelo qual nunca alcança a maxila no crescimento espontâneo, sempre é incerto o impacto que o avanço ortopédico da mandíbula induz na face. O crescimento no sentido vertical é capaz de gerar a má oclusão de classe II por meio do giro mandibular no sentido horário, o que conduz a mandíbula a uma posição mais posterior (Figuras 3.13*A* a *I* e 3.14*A* a *H*).

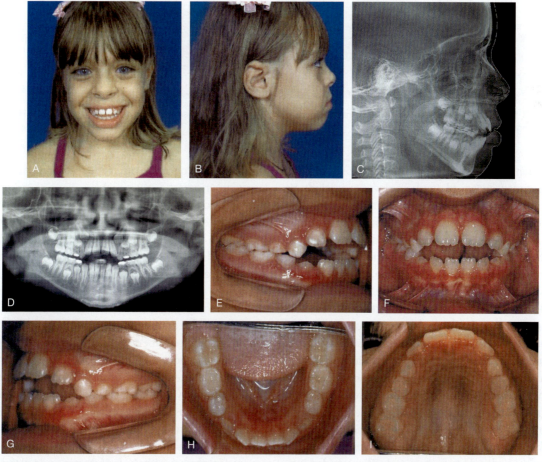

Figura 3.13A a I Mordida aberta anterior, padrão de face longa (**A** e **B**), hiperdivergente e dolicofacial (**C**), respirador bucal e interposição de língua (**E** a **G**).

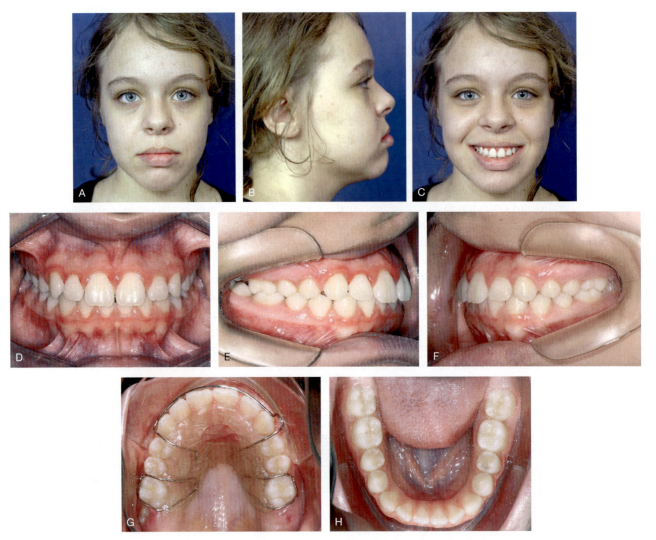

Figura 3.14A a H Final do tratamento da paciente mostrada na Figura 3.13. A paciente fez uso de grade de língua fixa, placa de Hawley com grade impedidora de língua e placa de contenção (G).

O tratamento de indivíduos leptoprosopos, com padrão de crescimento vertical, também deve ser iniciado na dentição mista por meio de ortopedia com controle vertical até a dentição permanente, constituindo uma tentativa de tratamento conservador por meio de compensações que camuflem a discrepância esquelética instituída pelo padrão genético desfavorável. A avaliação clínica na dentição permanente tardia pode, por outro lado, determinar a necessidade de tratamento envolvendo extrações dentárias com mecânica de perda de ancoragem, giro anti-horário da mandíbula e melhora das proporções faciais e cefalométricas, quando a face é aceitável, ou pode indicar a descompensação dentária e o preparo para cirurgia ortognática, considerando as faces esteticamente inaceitáveis.

O prognatismo maxilar isolado normalmente envolve o tratamento por meio do controle do crescimento das maxilas que exibem vetor de deslocamento anteroinferior, sendo frequentemente realizado com o *splint* de Thurow (denominado AEB conjugado), que, por meio de uma força posterossuperior, controla e direciona o crescimento das bases ósseas superiores.

Quando o paciente exibe padrão II de crescimento facial e o fator etiológico consiste na associação do prognatismo maxilar à deficiência mandibular, o tratamento usualmente é realizado por meio do AEB com ativador. Também existe a opção de inicialmente controlar o crescimento maxilar por meio do AEB conjugado (ortopedia mecânica) e, então, intervir sobre a mandíbula, avançando-a com o Bionator de Balters (ortopedia funcional), que também exibirá papel de contenção do tratamento inicial instituído nas maxilas.

Nesse sentido, a deficiência mandibular isolada deve receber o tratamento ortopédico funcional por meio de avanço mandibular, que nessa fase do desenvolvimento, na dentição mista, nos remete à utilização do aparelho Bionator de Balters.

A literatura sobre o assunto é extensa e apresenta evidências científicas positivas do tratamento de classe II na dentição mista com uma série de aparelhos funcionais removíveis, como Planas, Bimler, Reguladores Funcionais, guias de erupção (Occlus-o-Guide/Myobrace) e o Bionator, todos dependentes da cooperação do paciente. Para minimizar essa dependência da cooperação do paciente, o aparelho Herbst é o indicado.

Vários são os motivos que levam o aparelho de Herbst a ter grande aceitação no tratamento da classe II. Provavelmente, o mais importante é a eficiência na correção, pois, mesmo em pacientes não cooperativos, em um período de 12 meses a má oclusão é corrigida e, de preferência, sobrecorrigida. Essa correção acontece independentemente da fase de crescimento pubescente em que o paciente se encontra e também de seu potencial de crescimento, pois, caso ele não apresente boa resposta esquelética no avanço mandibular, as alterações dentoalveolares que acompanham o tratamento se encarregarão da correção.[28] É importante ressaltar que a protrusão dos incisivos inferiores durante o tratamento muitas vezes não é desejável, mas pode ser minimizada ou, então, revertida na fase seguinte de utilização do aparelho fixo.

A mordida aberta anterior é uma entidade que preocupa os ortodontistas desde os primórdios da ortodontia, pois pode desenvolver-se a partir de diversos fatores etiológicos, como hábitos bucais deletérios, amígdalas hipertróficas, adenoides, respiração bucal, anquilose dentária e anormalidades no processo de erupção dentária, padrão de crescimento, postura mandibular anormal, função ou tamanho anormal da língua e patologias congênitas ou adquiridas.[29]

Os hábitos de sucção que persistem na criança após os 5 anos de idade são considerados deletérios e se relacionam com a hipotonicidade da musculatura peribucal e com o pressionamento lingual atípico, classificado como primário ou secundário, que pode ser uma causa ou consequência da mordida aberta anterior. A sucção de dedos constitui elementos familiares na vida cotidiana nesse estágio do desenvolvimento, enraizados desde a vida intrauterina, o que lhes confere caráter singular e encantador, principalmente quando esse hábito é visualizado pelos pais da criança em consultas de rotina com o ultrassom, pois dá o tom de normalidade nos primeiros anos de vida. Todavia, esse fator confirma a convicção de que os variáveis hábitos de sucção e má oclusão têm relação de causa e efeito.

O pressionamento lingual é dito primário quando é o agente etiológico da mordida aberta anterior, e o secundário se refere àquele que se adapta à mordida aberta anterior preexistente; a lacuna deixada pela mordida aberta é ocupada pela ponta da língua durante as funções de fala e deglutição.[31] O diagnóstico diferencial pode ser fechado após a correção da mordida aberta anterior; o pressionamento lingual secundário se autocorrige com a correção da má oclusão, enquanto o primário lingual exige reeducação muscular com profissional especializado (fonoaudiólogo).

A mordida aberta normalmente leva à exacerbação da face longa, pois o fator de crescimento vertical é induzido pelo fator etiológico. Tornam-se de suma importância a identificação desses fatores e sua eliminação para o sucesso no tratamento. Naturalmente, quanto mais precoces forem a identificação e a eliminação desses fatores, melhor será o prognóstico do tratamento. O hábito de chupar o dedo associado à interposição lingual precisa ser coibido de imediato com aparelhos intrabucais fixos ou móveis,[32] como nos dão a conhecer as placas de Hawley com grades de língua, o arco lingual superior associado à grade lingual e os esporões colados com resinas fotopolimerizadas na lingual dos incisivos inferiores ou na palatina dos dentes superiores.

Para as discrepâncias esqueléticas em padrão de face longa, o uso de Bite-Block[33] tem mostrado sua eficiência, uma vez que se constitui em um bloco de acrílico cuja função é interpor o apoio oclusal entre os dentes posteriores, visando ao controle vertical antes e durante a mecânica ortodôntica. A espessura do Bite-Block habitualmente excede o espaço livre de 3 a 4mm, embora dimensões maiores já tenham sido usadas. Altuna e Woodside[34] relataram que esse aparelho funcional é utilizado clinicamente na Universidade de Toronto desde 1962 para reduzir a mordida aberta anterior associada à altura facial anteroinferior excessiva.

O princípio de ação desse aparelho se fundamenta na força intermitente dos músculos elevadores da mandíbula, que forçam os dentes posteriores superiores e inferiores para dentro dos seus respectivos alvéolos ou inibem a irrupção espontânea dos dentes envolvidos no aparelho em paciente que se encontra na fase de crescimento. Nota-se aumento na migração vertical dos incisivos superiores e inferiores em uma tentativa de se fechar a mordida aberta criada pelo aparelho. A maxila é deslocada horizontalmente para anterior com um mínimo de deslocamento vertical. Na mandíbula ocorre uma rotação no sentido anti-horário. Na presença dessas alterações esqueléticas, é diminuída a altura facial anteroinferior e se dá o fechamento da mordida aberta anterior.[35]

Alguns aparelhos extrabucais empregados na correção da mordida aberta são utilizados para o padrão de face longa. O arco extrabucal de ancoragem perirretal associado a uma placa de acrílico foi descrito por Thurow[36] em 1975, o qual propôs uma placa de acrílico com cobertura oclusal de todos os dentes superiores irrompidos mais o AEB, denominando-o *splint* maxilar. Segundo Thurow,[37] esse aparelho proporciona o controle em massa dos dentes superiores em todas as direções, exceto mesiodistalmente.

A cobertura de acrílico desoclui os dentes, eliminando possíveis interferências oclusais durante a aplicação da força, o que não apenas facilita o movimento dos dentes superiores, como também permite a correção de deslocamentos mandibulares funcionais. Ao ser utilizado na fase de crescimento, proporciona a movimentação dentária intra-alveolar dos dentes superiores.

O aparelho extrabucal de Thurow modificado e apresentado por Santos-Pinto e cols.[36] foi empregado em pacientes portadores de má oclusão de classe II, divisão 1, com mordida aberta anterior, na dentadura mista. O aparelho continha parafuso expansor, arco vestibular, grade lingual, cobertura acrílica nos molares e arco extrabucal com direção de tração para cima e para trás. A incorporação da grade lingual teve a intenção de conter a interposição lingual em razão da mordida aberta já existente e também a causada pelo acrílico oclusal na região dos dentes posteriores. Também foi proposta uma ponte acrílica afastada do palato. Com isso, a ação da força era direcionada exclusivamente sobre a oclusal dos dentes.

Um único caso clínico foi descrito, no qual o aparelho extrabucal de Thurow modificado foi empregado durante 14 horas diárias e com uma força de 500g de cada lado. Foram observadas a correção no sentido vertical e a melhora na relação anteroposterior maxilomandibular. O plano palatino aumentou levemente durante o tratamento, sugerindo um giro no sentido horário que favoreceu a correção da mordida aberta anterior. Observou-se, também, melhora no perfil com redução no ângulo nasolabial. A conclusão do aparelho extrabucal de Thurow modificado mostrou ser capaz de restringir o crescimento da maxila, tanto no sentido vertical como no anteroposterior, além de permitir a rotação da mandíbula no sentido anti-horário, o que é indicado no tratamento dos casos de classe II com mordida aberta anterior.[38]

Muitos outros tipos de aparelhos intra e extraorais foram desenvolvidos, modificados ou aperfeiçoados. Terapias com exodontias de primeiros molares superiores e inferiores são recursos utilizados, mas devem ser bem indicados e tratados com aparelhos fixos. Além de não alterarem o padrão facial hereditário do paciente, têm um longo tempo de tratamento clínico ortodôntico para fechar o espaço dos primeiros molares extraídos. Aparelhos fixos associados a elásticos intramaxilares para fechamento de mordida aberta dentária são indicados, mas convém sempre se preocupar para não criar um sorriso "gengivoso" no paciente.[39]

ANOMALIAS NO PLANO SAGITAL

As anomalias no plano sagital acompanham a classificação das más oclusões descrita por Angle e definida como má oclusão de classes I, II e III. Conhecida como classificação estática, pois se baseia na relação estática do primeiro molar superior, é utilizada até hoje em razão da praticidade de visualização. Foram acrescentados o padrão facial e a tendência de crescimento horizontal ou vertical, adquirido ou hereditário, como meios de diagnóstico e planificação de tratamento. O universo de pacientes candidatos eventuais ao tratamento ortodôntico pode ser dividido em dois grandes grupos: com e sem discrepâncias esqueléticas. Este último grupo, por sua vez, se subdivide em relação à presença ou não de potencial de crescimento facial, fato relevante na elaboração do plano de tratamento, assim como na estimativa do prognóstico.

O tratamento interceptativo de discrepâncias esqueléticas importantes em pacientes jovens com potencial de crescimento, em conjunto com procedimentos ortodônticos corretivos em fase subsequente, pode, em tese, redirecionar o crescimento facial. Tal intervenção pode minimizar, e até mesmo corrigir, essas discrepâncias, promovendo boa oclusão, equilíbrio entre os ossos maxilares e estética facial adequada. Em contrapartida, para aqueles que já ultrapassaram o surto de crescimento puberal restam apenas duas opções: tratamento ortodôntico compensatório, também conhecido como camuflagem ortodôntica, ou tratamento ortodôntico associado a cirurgia ortognática.

A decisão quanto à opção a ser adotada deve ser tomada em conjunto com o paciente, levando-se em consideração os seguintes aspectos: queixa principal e anseios ante os resultados do tratamento, severidade da discrepância maxilomandibular, limites periodontais para movimentação ortodôntica, condição clínica das unidades dentárias presentes e impossibilidade de modificação do crescimento.

As discrepâncias dentárias e esqueléticas classificadas como classe III devem ser tratadas o mais precocemente possível e ainda na dentição decídua. A associação de aparelhos ortopédicos removíveis aos aparelhos fixos intraorais é empregada, devendo ser avaliados o perfil do paciente e os exames radiográficos por meio das análises cefalométricas. As manifestações de classe III se instalam na maxila, por ser atrésica, ou na mandíbula, por estar protruída, ou em uma combinação dessas tendências de crescimento e desenvolvimento dos maxilares. O uso de aparelhos ortopédicos intraorais, como o Ativador Frankel III, nessa fase da dentição decídua tem corrigido essa discrepância quando há a colaboração do paciente[40] (Figuras 3.15A a M).

Algumas vezes, a má oclusão de classe III em razão da atresia da maxila traz consigo o problema transversal de mordida cruzada, com o tratamento sendo feito com o uso de um disjuntor de Haas associado à máscara facial de tração reversa com elásticos pesados. O tratamento é realizado em duas fases e sempre deixa em aberto a possibilidade de o paciente receber indicação para cirurgia ortognática após o término do crescimento ou na fase adulta.

As anomalias anteroposteriores de classe II acometem grande parte da população e são caracterizadas por uma maxila protruída em relação à base do crânio, com os dentes de sua base óssea vestibularizados e/ou inclinados, criando uma sobressaliência em relação aos dentes inferiores.[42] Algumas vezes ocorre um posicionamento retruído da mandíbula com curva de Spee profunda e crescimento anti-horário desse osso que, por consequência, tem um ângulo goníaco próximo dos 90 graus.[43]

Capítulo 3. Ortodontia em Crianças – Prevenção e Interceptação 49

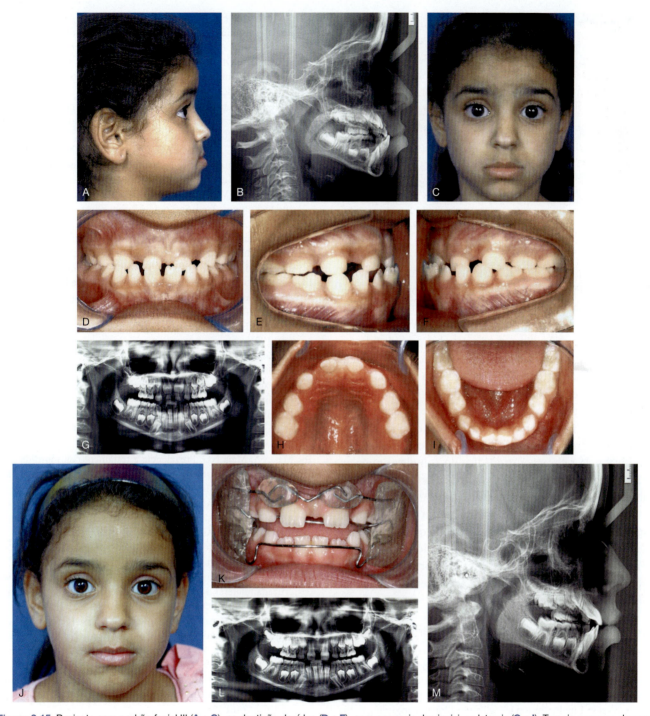

Figura 3.15 Paciente com padrão facial III (**A** a **C**), na dentição decídua (**D** a **F**), com agenesia dos incisivos laterais (**G** a **I**). Terapia com uso de aparelho de Frankell tipo III (**J** a **L**). Melhora na relação entre os incisivos superiores e inferiores visualizada na telerradiografia de controle (**M**).

Atualmente há duas abordagens básicas para o tratamento precoce da má oclusão de classe II: a primeira consiste na intervenção durante a fase da pré-adolescência (7 a 11 anos) com objetivos limitados, os quais incluem a correção da distoclusão molar, a melhora da sobressaliência e da sobremordida e o alinhamento dos incisivos superiores e inferiores, o que se denomina *tratamento precoce*, sendo geralmente seguido por uma intervenção ortodôntica durante a adolescência (12 a 16 anos), planejada para finalizar o tratamento e corrigir as posições dentárias a fim de se obter uma oclusão ideal.[44]

A segunda abordagem para o tratamento de classe II consiste em realizar toda a correção durante a adolescência, envolvendo o surto de crescimento puberal.[45]

A correção da má oclusão de classe II requer movimentação distal dos dentes posteriores superiores, obtida basicamente por meio de aparelhos ortodônticos adequados para mover os dentes, como Pêndulo Pendex, ancoragem

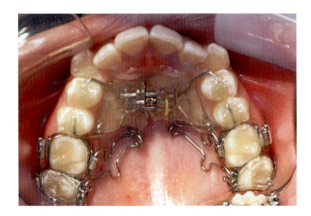

Figura 3.16 Pêndulo Pendex ativado.

com mini-implantes, Distal Jet, Jones Jig, Ertty System, entre outros[46] (Figura 3.16). Os aparelhos ortopédicos direcionam o complexo maxilar para distal por meio do redirecionamento do crescimento. Do ponto de vista ortodôntico, os dentes podem ser movimentados para distal sem dificuldade. Entretanto, as evidências clínicas que apoiam a movimentação ortopédica com AEB são mais satisfatórias. Clinicamente, o deslocamento da maxila para trás foi demonstrado por estudos cefalométricos em pacientes de face longa utilizando aparelho de Thurow com tração parietal. O redirecionamento do crescimento pode ser responsável pela relocação ortopédica do complexo maxilar, principalmente quando está associado a protratores mandibulares para avanço de mandíbula.

O início da correção ortodôntica e/ou ortopédica no período pré-adolescência é mais eficaz do que o tratamento anterior por duas razões: porque os tecidos do complexo dentoesquelético podem se adaptar melhor em uma idade jovem e porque os pacientes pré-adolescentes cooperam mais do que os adolescentes.

Referências

1. Enlow DH, Hans MG. Noções básicas sobre crescimento facial. Neurocrânio. São Paulo: Livraria Santos, 1988:99-100.
2. Santos-Pinto PR, Martins LP, Santos-Pinto A et al. Mandibular growth and dentoalveolar development in the treatment of Class II division 1 malocclusion using Balters Bionator according to the skeletal maturation. Dental Press J Orthod 2013; 18(4):43-52.
3. Enlow DH, Hans MG. Noções básicas sobre crescimento facial. Variações normais da forma facial e da base anatômica das maloclusões. São Paulo: Livraria Santos, 1988:166-92.
4. Martinelli FL, Ruellas ACO, Lima EM, Bolognese AM. Natural changes of the maxillary first molars in adolescents with skeletal Class II malocclusion. American Journal of Orthodontics and Dentofacial Orthopedics 2010; 137(6):775-81.
5. Linder V. Crescimento e ortopedia facial, relação entre o desenvolvimento da dentição e o crescimento facial. São Paulo: Quintessence, 1990:105-57.
6. Darendeliler N, Taner-Sarisoy L. The influence of orthodontic extraction treatment on dental structures: a two-factor evaluation. Eur J Orthod 2001; 23(3):295-303.
7. Consolaro A. Fase do patinho feio: os caninos empurram os laterais? Rev Clín Ortodon Dental Press 2007; 5(6):109-11.
8. Arvystas MG. As razões para um tratamento ortodôntico precoce. J Orthop Othod Pediatr Dent 2000; 4(2):27-31.
9. Dicionário Houaiss da Língua Portuguesa. Rio de Janeiro: Ed. Objetiva, 2001.
10. Enlow DH, Hans MG. Noções básicas sobre crescimento facial. Processos de controle no crescimento facial. São Paulo: Livraria Santos, 1988:200-19.
11. Silva Filho OG, Cavassan AO, Rego MVNN, Silva PRB. Hábitos de sucção e má oclusão: epidemiologia na dentadura decídua. Rev Clin Ortodon Dental Press 2003; 2(5):57-74.
12. Graber, TM, Vanarsdall RL. Orthodontics: current principles and techniques. 2. ed. St. Louis: Mosby, 1994.
13. Antonini A, Marinelli A, Baroni G, Franchi L, Defraia E. Class II maloclusion with maxillary protrusion from the deciduous trhough the mixed dentition: a longitudinal study. Angle Orthod 2005; 75(6):980-98.
14. Silva Filho OG et al. Correção da mordida cruzada posterior nas dentaduras decídua e mista. Rev Assoc Paul Cirurg Dent 2000; 54(2):142-7.
15. Moyers RE. Ortodontia. 3. ed. Rio de Janeiro: Guanabara Koogan, 1991.
16. Farronato G, Maspero C, Esposito L et al. Rapid maxillary expansion in growing patients. Hyrax versus transverse sagittal maxillary expander: a cephalometric investigation. European Journal of Orthodontics 2011; 33(2):185-9.
17. Capelloza LF, Silva Filho OG. Rapid maxillary expansion: a general approach and clinical aplications. Part I. Rev Dental Press Ortodon e Ortop Facial 1997; 2:88-102.
18. Maia FA, Maia NG. Prevalência e tratamento da mordida cruzada posterior na dentição decídua. Rev Clín Ortodon Dental Press 2003; 2(6):42-62.
19. Silva Filho OG, Freitas SF, Cavassan AD. Prevalência de oclusão normal e má oclusão na dentadura mista em escolares de Bauru (São Paulo). Rev Assoc Pau Cir Dent 1989; 43(6):287-90.
20. Araújo MCM. Ortodontia para clínicos: programa pré-ortodôntico. São Paulo: Ed. Santos, 1988.
21. Madel JVB, Camargo ES, Kreia TB et al. A correção da mordida cruzada bilateral dos primeiros molares permanentes na dentição mista. R Clín Ortodon Dental Press 2005; 3(6):88-92.
22. Braghetti HM, Cruz DZ. Tratamento da Classe II, divisão 1, com o aparelho Bionator de Balters em associação com a mecânica fixa do arco reto: relato de caso clínico. Rev Clín Ortod Dental Press 2013; 12(5):68-77.
23. McNamara JA Jr, Carlson DS. Quantitative analysis of temporomandibular joint adaptations to protrusive function. Am J Orthod 1979; 76(6):593-61.
24. Moss ML, Rankow RM. The role of the functional matrix in mandibular growth. Angle Orthod 1968; 38:95-103.
25. Tsang TS. Expression of SOX9 and Type II collagen in the temporomandibular joint during mandibular advancement [thesis]. Hong Kong: Orthodontics Faculty of Dentistry The University of Hong Kong, 2002.
26. Capelozza Filho L. Diagnóstico em ortodontia. Dental Press 2004; 147-23.
27. Capelozza Filho L. Tratamento das más oclusões do Padrão II. In: Capelozza Filho L (eds.). Metas terapêuticas individualizadas. Dental Press; 2011:257-463.
28. Cardoso MA, An TL, Silva Filho OG, Capelozza Filho L. Tratamento da má oclusão do Padrão II, protrusão de maxila, com o aparelho Herbst. Rev Clín Ortod Dental Press 2010; 9:51-6.

29. Silva OG Filho, Bertoz FA, Capelozza Filho L, Santos ECA. Crescimento facial espontâneo Padrão II: estudo cefalométrico longitudinal. Rev Dental Press Ortod Ortop Facial 2009; 14(1):40-60.
30. Moro A. A utilização de bandas reforçadas para a confecção do aparelho de Herbst. Rev Clín Ortodon Dental Press 2003; 2(2):9-21.
31. Melsen B, Stensgaard K, Pedersen J. Sucking habits and their influence on swallowing pattern and prevalence of malocclusion. Eur J Orthod 1971; 4:271-80.
32. Almeida RR, Ursi WJS. Anterior open bite: etiology and treatment. Oral Health, Don Mills 1990; 80(1):27-31.
33. Dib LPS, Raveli DB, Landázuri DRG. Bite-Blokc posterior: uma opção para o controle vertical. Rev Clín Ortodon Dental Press 2009; 8(2):60-6.
34. Altuna G, Woodside DG. Response of the midface to treatment with increased vertical occlusal forces. Angle Orthod 1985; 55:251-63.
35. McNamara JA. An experimental study of increased vertical dimension in the growing face. Am J Orthod 1977; 71:382-95.
36. Santos-Pinto A, Paullin RF, Martins LP et al. O splint maxilar de Thurow modificado no tratamento da Classe II com mordida aberta: caso clínico. Rev Dental Press Ortodon Ortop Facial 2001; 6(1):57-62.
37. Thurow RC. Craniomaxillary orthopedic correction with en masse dental control. Am J Orthod 1975; 68(6):601-24.
38. Almeida-Pedrin RR. Efeitos cefalométricos do aparelho extrabucal conjugado (splint maxilar) e do bionator no tratamento da má oclusão de Classe II, 1ª divisão [tese]. Bauru: Faculdade de Odontologia. Universidade de São Paulo, 2003.
39. Souza JE, Cruz PKS, Janson G et al. Tratamento da mordida aberta anterior com extrações de primeiros molares superiores. Rev Clín Ortodon Dental Press 2004; 3(4):68-75.
40. Kyu HY. Aparato de Frankel tipo III: correcta configuración y reporte de um caso de maloclusión Clase III esqueletal. J Pediatr Dent Pract 1997; 1(2):30-47.
41. Mihalik CA, Proffit WR, Phillips C. Long-term follow-up of Class II adults treated with orthodontic camouflage: A comparison with orthognathic surgery outcomes. Am J Orthod Dentofacial Orthop 2003; 123(3):266-78.
42. Sobral MC, Habib FAL, Nascimento ACS. Controle vertical no tratamento compensatório da Classe II. Dental Press J Orthod 2013; 18(2):141-59.
43. Henriques JFC et al. Controle da dimensão vertical com o aparelho removível conjugado à ancoragem extrabucal no tratamento da Classe II, 1ª divisão. R Clín Ortod Dental Press 2003; 2(4):53-64.
44. Almeida MR et al. Estudo cefalométrico comparativo da ação de dois tipos de aparelhos ortopédicos sobre as estruturas dentoesqueléticas e tegumentares de jovens de ambos os sexos com más oclusões de Classe II, 1ª divisão. Ortodontia 1988; 31(2):32-52.
45. Almada RO et al. Avaliação cefalométrica das alterações dentárias e esqueléticas promovidas pelo aparelho Jasper Jumper em pacientes portadores de displasia esquelética por retrusão mandibular. J Bras Ortod Ortop1999; 4(21)194-208.
46. Manhães FR, Vedovello Filho M, Kuramae M et al. Sistema Ertty para distalização de molares. Relato de casos clínicos. Rev Clín Ortod Dental Press 2009; 8(5):76-88.

Ortopedia Funcional dos Maxilares

4

Patrícia Valério

INTRODUÇÃO

A fim de compreendermos a relevância e a importância da ortopedia funcional dos maxilares (OFM) e entendermos sua efetividade clínica, é necessário que comecemos pela seguinte pergunta:

O que significa ortopedia?

A etimologia grega da palavra une *Orthos* (correto, reto, alinhado) com *Paedos* (criança). Esse termo é um neologismo criado em 1741 pelo médico francês Nicolas Andry, quando publicou seu tratado: *L'orthopedie ou l'art de prévent et de corriger dans les enfants les deformités du corps* (a ortopedia ou a arte de prevenir e corrigir nas crianças as deformidades do corpo). É impressionante o quanto esse homem era visionário, tendo trabalhado intensamente em sua área de docência e mostrado a importância das intervenções precoces para alcançar correções do sistema musculoesquelético mais eficientes e mais estáveis.[1]

Mais tarde, em 1892, o médico alemão Julius Wolff causaria polêmica ao publicar seu trabalho intitulado *A lei da transformação dos ossos*, em que postulava seu famoso binômio forma/função, estabelecendo uma estreita relação entre a geometria dos ossos e a estimulação mecânica a que estão submetidos.[2] Para ele, independentemente do que se herdava dos ancestrais, a forma do corpo era definida pela qualidade de estímulos mecânicos que este sofresse pelo desempenho das funções.

A evolução desses conceitos ao longo dos anos trouxe à tona, no final dos anos 1990, uma publicação emblemática de Melvin Moss, ortodontista americano que dedicou 37 anos de sua vida validando cientificamente as observações que havia feito clinicamente e que o levaram a estabelecer o conceito de matriz funcional em 1960. Moss sempre afirmou que a estimulação funcional é a geradora da forma, como já diziam seus antecessores.[3-6] Nas últimas décadas, grandes avanços no que se refere às possibilidades investigativas elucidaram melhor essa relação de estímulo mecânico/remodelação óssea que chamamos tecnicamente de mecanotransdução óssea.

A descoberta de que o sinal mecânico percebido pelas células ósseas pode ser transmitido às células ósseas vizinhas, potencializando a resposta remodelativa, clareou o entendimento de que um pequeno estímulo pode gerar uma grande resposta.[7,8] Um estímulo mecânico percebido por uma única célula é transmitido para outras que se interconectam com essa célula por meio de duas formas de conexão: a união entre os prolongamentos celulares por meio de junções GAP, que são proteínas de membrana que abrem um canal de transporte entre duas células, e um mecanismo de transmissão semelhante à sinapse, em que o osteoblasto ou o osteócito que recebeu a estimulação libera neurotransmissores na extremidade do seu prolongamento e esse neurotransmissor se liga a receptores específicos de outro prolongamento, continuando o processo de despolarização da membrana e, do mesmo modo que nas junções GAP, amplificando o sinal (Figuras 4.1*A* e *B*). À luz da ciência, podemos agora perguntar:

Em que consiste a OFM?

Consiste na remoção das interferências indesejáveis e na promoção de estímulos desejáveis durante o período de crescimento e de desenvolvimento do sistema estomatognático (SE), permitindo que atinja sua plenitude funcional e restabelecendo a função adequada também fora do período de crescimento para corrigir, minimizar dano ou reabilitar.

A OFM age diretamente no sistema neuromuscular, uma vez que esse sistema comanda o desenvolvimento ósseo. Portanto, seu modo de ação passa pela geração de estímulos adequados que criará neles um processo remodelativo em resposta.

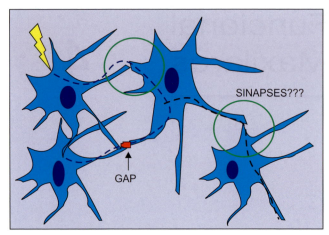

Figura 4.1 Desenho esquemático mostrando as duas formas de amplificação/propagação do sinal mecânico percebido pelas células ósseas. O raio amarelo simboliza a estimulação mecânica percebida pela membrana celular. O pontilhado preto significa a geração de um sinal bioquímico ou elétrico propagado pela rede de conexão celular. Em vermelho, o que seria uma proteína de junção GAP conectando duas células sem solução de continuidade. Circulada em verde, a representação de duas regiões que se comunicariam por mecanismo semelhante a sinapses, liberando neurotransmissores numa fenda, e esses se ligando a receptores específicos presentes no outro prolongamento.

De que estímulos estamos falando?

Trata-se do primeiro princípio fundamental da OFM, descrito pela Dra. Wilma Simões: excitação neural, ou seja, a ativação de todos os *inputs* (aferências) necessários para dar ao sistema nervoso central (SNC) condições de interpretar e enviar *ouputs* (eferências) geradores de respostas pônicas *(ponos = trabalho)*.[9] Estamos falando de excitação de proprioceptores (especializações das fibras nervosas que captam informações na periferia e as enviam para o SNC decodificar). Lidamos especialmente com quatro grupos de proprioceptores: receptores de periodonto, receptores de cápsula da articulação temporomandibular (ATM),[10,11] receptores de língua e mucosa oral e fusos neuromusculares.

Os receptores de periodonto[12] são aqueles que, juntamente com os receptores de cápsula, controlam a postura mandibular, a força mastigatória etc., os quais controlam a quantidade de fibras que serão contraídas nos músculos mastigatórios para triturar uma castanha ou uma porção de arroz. Os proprioceptores da língua[13] e da mucosa oral percebem o volume, a textura etc., e os fusos musculares[14] são responsáveis pelo estabelecimento do tônus muscular, considerado o mais indicado para a manutenção da qualidade óssea. A importância do tônus fica bem evidente quando observamos a osteoporose que acomete os astronautas que permanecem muito tempo no espaço e, por falta de gravidade, têm menos excitação dos fusos e, consequentemente, diminuição do tônus muscular. O osso submetido a baixa carga diminui seu potencial remodelativo e o nível de mineralização.[15] Portanto, restabelecer um tônus correto é requisito fundamental para o tratamento de al-

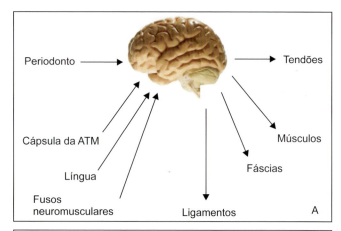

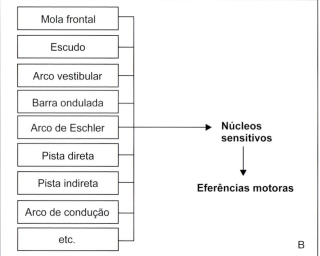

Figura 4.2A Desenho esquemático mostrando o processo de aferências e eferências que geram o estímulo mecânico. **B** Todo tipo de intervenção ortopédica gera aferências percebidas pelas regiões cerebrais decodificadoras, chamadas núcleos sensitivos, e a partir daí geram eferências nos núcleos motores.

terações da morfologia óssea. As Figuras 4.2A e B exibem esquematicamente como seria esse caminho.

Como a OFM atua nesses proprioceptores?

Em primeiro lugar é importante salientar que a ortopedia funcional dos maxilares não é sinônimo de aparelhos removíveis, que participam do seu arsenal terapêutico. A OFM atua com base no segundo princípio fundamental, ou seja, a mudança de postura. Sempre que geramos no sistema estomatognático mudança de postura no sentido transversal, vertical ou sagital, estamos criando novas aferências proprioceptivas que produzirão respostas nos órgãos efetores.

Quais são os órgãos efetores?

Sempre que ocorrem aferências proprioceptivas, essas são decodificadas no SNC, ocasionando eferências motoras que vão atuar nos órgãos efetores (músculos, tendões, fáscias e ligamentos), gerando estimulação mecânica no tecido ósseo. Essa estimulação será percebida pelas células ósseas e, por mecanotransdução, será transformada em potencializadora ou inibidora do crescimento, dependendo da abordagem terapêutica.[16,17]

Portanto, intervenções ortopédicas funcionais modulam o crescimento e o remodelamento, potencializando-os ou os inibindo e levando a uma otimização da forma. Dessa maneira, precisamos compreender que o foco da OFM são as bases ósseas onde esses órgãos efetores se inserem. Alterando a quantidade de estímulo mecânico que geram, podemos mudar a forma do tecido ósseo, que não tem memória de forma no seu DNA. Para entendermos que não existe memória de forma nas células ósseas podemos citar, como exemplo, o pescoço alongado das mulheres de algumas tribos da Tailândia. Por volta dos 4 anos de idade, as meninas começam a receber anéis metálicos ao redor do pescoço, e, à medida que vão crescendo, o número de anéis vai aumentando, chegando o pescoço a ter o dobro do tamanho original na maturidade.

O crânio distorcido de guerreiros de algumas tribos africanas também nos mostra a grande plasticidade óssea. Os bebês recebem ataduras ao redor da calota craniana que impedem seu crescimento transversal e estimulam seu crescimento sagital. Dessa maneira, tornam-se adultos com crânios pontudos para trás, completamente diferentes da forma geneticamente determinada. Também o pé arqueado e encurtado das mulheres de algumas culturas orientais nos mostra que a forma determinada geneticamente pode ser alterada epigeneticamente (ou seja, por fatores externos), e o mais importante é compreender que essas alterações se perpetuam. O pescoço das mulheres tailandesas, o crânio dos guerreiros africanos e o pé das orientais não voltam à sua forma original. A Lei de Wolff é conhecida intuitivamente e usada por povos primitivos com esses propósitos culturais. O que a OFM faz é adotar essa lei com propósitos terapêuticos.

Portanto, adotá-la em benefício de um portador de alterações do crescimento não é só opção, é dever dos profissionais da área da saúde e nesse caso, especificamente, é dever do odontólogo. Conhecer a OFM com suas bases científicas e suas formas de ação é abrir a possibilidade de oferecer à população uma odontologia mais eficiente e eficaz na prevenção, intervenção precoce e tratamento dos distúrbios do crescimento e desenvolvimento craniofacial, não só nas más oclusões, mas também nas síndromes de desenvolvimento, como é o caso do tratamento desenvolvido por grupos multidisciplinares que incluem profissionais da OFM, como, por exemplo, o Grupo de Estudos e Pesquisa em Pessoas com Anomalias Craniofaciais (GEPPA), em Salvador, que realiza trabalho brilhante na reabilitação de pacientes que apresentam malformações e que, estimulados adequadamente, conseguem demonstrar melhora significativa no seu aspecto morfológico.[18]

Convém lembrar que só se identifica o que se conhece. Portanto, conhecer as possibilidades de intervenção e as bases fisiológicas da OFM se torna mister para poder agregá-las ao arsenal terapêutico clínico do profissional da saúde. Ao se compreender como a plasticidade óssea responde aos estímulos funcionais, fica fácil entender como podemos impedir o crescimento em uma direção que não queremos e estimulá-lo em outra direção que trará benefícios funcionais e estéticos. Um paciente com tendência a prognatismo, por exemplo, pode ter seu crescimento mandibular travado e seu crescimento maxilar estimulado usando recursos que levem os órgãos efetores a gerar nas bases ósseas o "travamento" e "destravamento" que desejamos.

Da mesma maneira, por exemplo, o paciente que tenha um plano oclusal alterado com acertamento da curva de Spee gerando uma mordida profunda pode receber estímulos adequados que gerem, na base óssea, crescimento vertical posterior, nivelando essa curva e aumentando a dimensão vertical que estava alterada para menor. Portanto, alterações de bases ósseas nos três planos do espaço são possíveis e desejáveis para correção de alterações tanto no indivíduo em crescimento quanto no adulto, naturalmente não na mesma intensidade, sendo esse procedimento muito mais fácil durante a infância e a adolescência, em que há um *turnover* ósseo muito mais intenso. No entanto, para reforçar esse conceito de que no adulto também é possível alterar a forma, basta lembrar as condições patológicas em que as deformidades ósseas aparecem em qualquer idade.

A acromegalia, por exemplo, promove grandes alterações súbitas de crescimento em pacientes adultos. Evidentemente, sabemos que se trata de uma patologia, mas isso nos mostra que células ósseas permanecem responsivas a estímulos por toda a vida. Em um adulto normal, um estímulo funcional de protração mandibular poderia perfeitamente corrigir uma retrusão de 5mm, mas, em razão do baixo índice de remodelação óssea, levaria muitos anos, o que torna essa terapêutica extremamente ineficaz para o caso; no entanto, não significa que não funcione. No caso de alterações verticais, podemos atuar no adulto com muita tranquilidade, ajudando a preparação pré-protética, pré-ortodôntica ou até mesmo só reabilitando o equilíbrio neuromuscular. Nos casos de mordida aberta secundária à artrite reumatoide na ATM, a OFM é incomparável, promovendo ganho estético e sintomático para os portadores.

MÉTODOS DE DIAGNÓSTICO

Além do importante e fundamental diagnóstico clínico, que inclui naturalmente anamnese e avaliação criteriosas, a OFM se mune de recursos diagnósticos próprios para embasar adequadamente suas intervenções terapêuticas. Além de análise cefalométrica, a confecção de modelos de estudo seguindo medidas tomadas com um arco facial específico (Figura 4.3A) e transferidas para um aparelho chamado gnatostato (Figura 4.3B) possibilita a avaliação criteriosa das relações maxilomandibulares e destas com o complexo craniofacial. Portanto, a análise de modelos em um planejamento de tratamento em OFM inclui a avaliação de parâmetros não contemplados pelas análises de modelos tradicionais, como as de Nance, Bolton, Moyers etc. Em termos de cefalometria, existe preferência entre os profissionais da OFM pela análise de Bimler, apenas por oferecer recursos mais funcionais de avaliação.

No entanto, a análise ideal deve ser aquela à qual o profissional está mais habituado e da qual consegue extrair o maior número de dados que o ajudem no planejamento do tratamento. Vale lembrar que nenhuma análise cefalométrica deve ser tomada como verdade absoluta e sim adotada como mais um instrumento de avaliação e planejamento, sendo importante ressaltar que a análise de Petrovic deve sempre complementar as outras. Essa análise, desenvolvida e adaptada por Alexandre Petrovic e sua equipe ao longo de mais de uma década, é de grande valia na concepção do prognóstico para o tratamento que se vai propor, indicando alternativas e mostrando contraindicações.

INTERVENÇÕES TERAPÊUTICAS
Ajuste oclusal da dentição decídua

Como o objetivo principal das intervenções da OFM é a geração do estímulo funcional adequado, a recuperação da relação maxilomandibular correta é fundamental para que o crescimento se processe de maneira simétrica, evitando alterações de formato. A intervenção mais simples proposta pela OFM, mas nem por isso menos relevante, é o ajuste oclusal da dentição decídua por desgaste e acréscimo de resina. Seguindo criteriosas regras preconizadas por Pedro Planas, essa intervenção permite, muito precocemente, interceptar alterações posturais que, se não corrigidas, podem levar a alterações esqueléticas às vezes irreversíveis.

A dentição decídua necessita sofrer desgaste fisiológico para que a amplitude dos movimentos mandibulares aumente gradativamente, e o impacto gerado na maxila durante a função tem de produzir em todo o sistema a estimulação mecânica necessária para que o crescimento se processe como desejado. Quando nada acontece, começamos a ter a geração de atrofias transversais, verticais e sagitais que podem se perpetuar na dentição permanente e apresentar complexidade muito maior em termos de tratamento. Nas Figuras 4.4A e B observamos uma criança portadora de mordida cruzada unilateral esquerda e verificamos no corte tomográfico sagital a existência de lateralização postural da mandíbula. Após os desgastes e acréscimos das pistas diretas Planas em resina composta, verifica-se, na sequência de cortes tomográficos, a centralização do côndilo dentro da fossa mandibular.

Vale ressaltar que a ATM é altamente remodelável e, se não corrigida prontamente, essa mordida cruzada postural levará ao abaixamento do teto da cavidade do lado direito, bem como ao aplainamento da eminência articular, assim como ao estabelecimento de uma mordida cruzada esquelética. O ajuste oclusal da dentição decídua pode e deve ser realizado assim que for detectada incorreção no processo de desenvolvimento natural da oclusão. No entanto, apenas essa intervenção ainda não é o suficiente, cabendo ao profissional que a realiza orientar a família e motivar a criança para que use a boca em sua plenitude funcional. Mastigação bilateral alternada de alimentos fibrosos, deglutição usando corretamente os músculos envolvidos, respiração nasal e fonação correta são requisitos mínimos para o correto desenvolvimento do sistema estomatognático.

Aparatologia

O arsenal terapêutico aparatológico da OFM é muito grande, não cabendo aqui descrever aparelhos, mas esclarecer o que é o aparelho ortopédico funcional (AOF). Esse aparelho é um ortótico (ou órtese), na maioria das vezes removível, que tem como característica básica o segundo princípio fundamental descrito pela Dra. Wilma Simões, qual seja, o da mudança de postura e o restabelecimento da função. Para ser assim considerado, esse aparelho pressupõe mudança de postura no mínimo em um dos três planos do espaço (transversal, vertical, sagital), e alguns casos podem sofrer mudanças nos três ao mesmo tempo. O AOF vai sempre procurar remover as alterações posturais inadequadas e promover a mudança de postura terapêutica para a geração de respostas de crescimento e desenvolvimen-

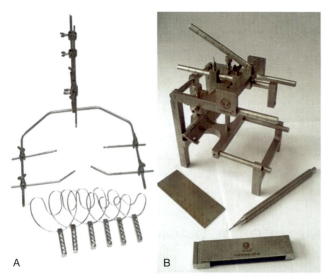

Figura 4.3A Arco facial para uso em gnatostato. Permite a localização de pontos craniométricos que serão transferidos para uma ficha gnatostática e para o articulador (gnatostato). **B** Gnatostato. Articulador para análise de relações craniométricas.

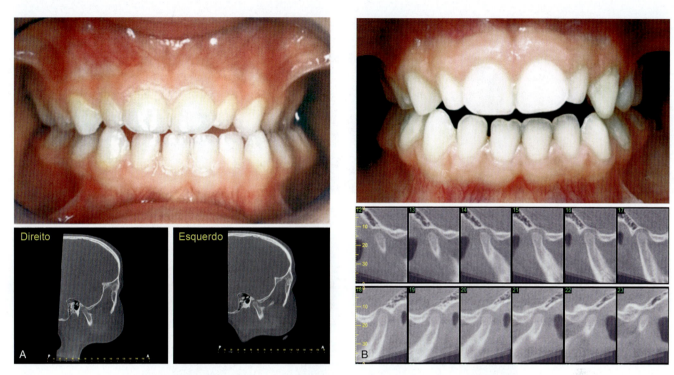

Figura 4.4A Mordida cruzada unilateral postural. Na imagem tomográfica podemos observar a posição anteriorizada do côndilo contralateral à mordida cruzada (direito). **B** Pista direta instalada. Nos cortes sequenciais tomográficos podemos verificar o posicionamento correto do côndilo direito que se encontrava anteriorizado. (Caso cedido pelo ortopedista/ortodontista Filipi Perfeito.)

to que permitirão buscar a plenitude funcional do sistema. As Figuras 4.5A e B nos mostram o caso tratado pela Dra. Maria Cristina Buta, pediatra e ortopedista funcional.

Aos 2 anos e 9 meses, a paciente (A) apresentava mordida cruzada vestibular severa do lado esquerdo com posicionamento mandibular alterado, gerando assimetria facial muito significativa, e pavilhão auditivo e órbitas com evidente desnível. Foi confeccionado um aparelho ortopédico para o caso, que centrava e estimulava transversalmente a mandíbula (que se apresentava atrésica) e travava o crescimento maxilar. Após 2 anos de tratamento (B), as bases ósseas se mostraram proporcionais, a oclusão ficou compatível com o padrão da idade e a face, simétrica. A Dra. Buta não usou um aparelho já definido; ela e sua equipe desenharam um aparelho que promovesse as mudanças posturais necessárias para aquela criança, sempre respeitando os critérios de manutenção da fisiologia oral.

Muitas vezes lançamos mão de abordagens mistas, trabalhando inicialmente com ajuste oclusal por desgaste e acréscimo e associando o uso de AOF. Nas Figuras 4.6A a E podemos observar a sequência de tratamento adotado pela Dra. Sule Simsek, odontopediatra e ortopedista funcional.

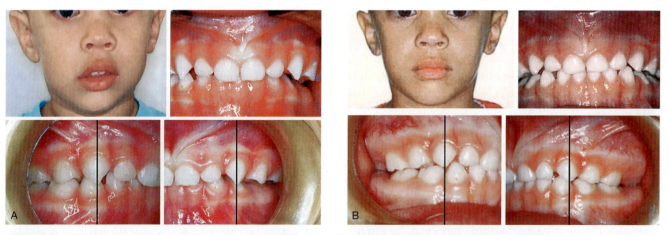

Figura 4.5A Alteração postural da mandíbula em criança de 2 anos e 9 meses, gerando mordida cruzada vestibular do lado esquerdo com consequente alteração postural da face. **B** Após 2 anos de tratamento com AOF desenhados especificamente para o caso, observamos centralização mandibular e recuperação da simetria facial.

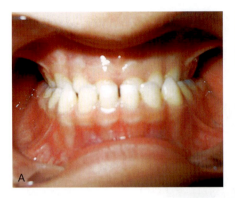 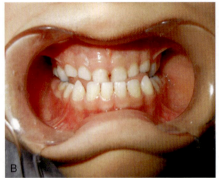 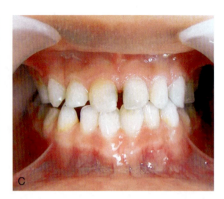
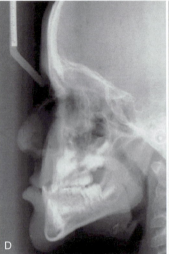 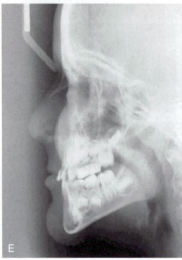

Figura 4.6A Bloqueio total da maxila com travamento de seu crescimento transversal e sagital. **B** Desbloqueio transversal. **C** Melhora na relação entre os arcos dentais com o uso noturno de AOF. **D** Radiografia inicial. **E** Radiografia no final dos 18 meses de tratamento.

Em *A* podemos ver o aspecto da oclusão do paciente aos 7 anos de idade, ou seja, um bloqueio total da maxila com travamento do seu crescimento transversal e sagital. Pode-se observar nitidamente a inclinação convergente para oclusal dos dentes posteriores. Em *B* podemos observar a postura já desbloqueada transversalmente e em relação ao topo anterior. Essa postura foi estabilizada pelas pistas diretas nos dentes posteriores. Em *C*, já com acréscimo de pistas diretas em dentes anteriores e com uso noturno de AOF, podemos observar melhor a relação entre os arcos dentais.

Um paciente como esse necessita ser controlado durante o período de crescimento, mas tem condições de atingir a maturação fisiológica dessa oclusão de modo totalmente diferente da situação original, em que certamente evoluiria para um quadro cirúrgico. Em *D* e *E* podemos observar a diferença de proporções entre as bases ósseas conseguida no prazo de 18 meses. É importante ressaltar que até o coxim gorduroso paranasal ficou mais evidente, certamente tornando menos côncavo o perfil mole do paciente.

Nas Figuras 4.7*A* a *H* podemos observar novamente uma intervenção precoce realizada pelo Prof. Alexandre Benjamin, ortodontista e ortopedista funcional, em um paciente com tendência a mesioclusão. Também foi utilizada abordagem mista, combinando ajuste oclusal da dentição decídua com a adoção de AOF. Podemos ver na sequência de fotos a evolução e o estabelecimento da oclusão do paciente que em *E* a *H* apresenta intercuspidação perfeita.

A ortopedia funcional dos maxilares é sabidamente eficaz na correção dos problemas de retração mandibular.[19-25] O ser humano, quase que intuitivamente, sabe que, se puxarmos a mandíbula para a frente, teremos um efeito de correção da deficiência de crescimento mandibular; por isso, muitas vezes a OFM é confundida com aparelhos protratores. Nas Figuras 4.8*A* a *D* é possível observar o resultado obtido pela adoção de AOF protrusor. Em 22 meses houve correção da alteração vertical e transversal. Os dentes estão na fase final da erupção e a direção de intercuspidação está correta. Nas Figuras 4.9*A* a *C* vemos três fases do tratamento conduzido apenas com AOF pela Dra. Banu Yesilbek (em *A* o aspecto inicial, em *B* o aspecto após 8 meses de uso contínuo e em *C* após 1 ano e 4 meses sequencialmente, em que o paciente usou os AOF por volta de 14 horas/dia). A modificação evidente nas bases ósseas do paciente traduz bem o efeito multidirecional dos aparelhos ortopédicos.

A OFM também pode ser adotada em adultos, sendo extremamente útil na reabilitação do balanço muscular, no controle de hábitos deletérios, na remodelação do plano oclusal etc. Nas Figuras 4.10*A* e *B* podemos observar

Capítulo 4. Ortopedia Funcional dos Maxilares **59**

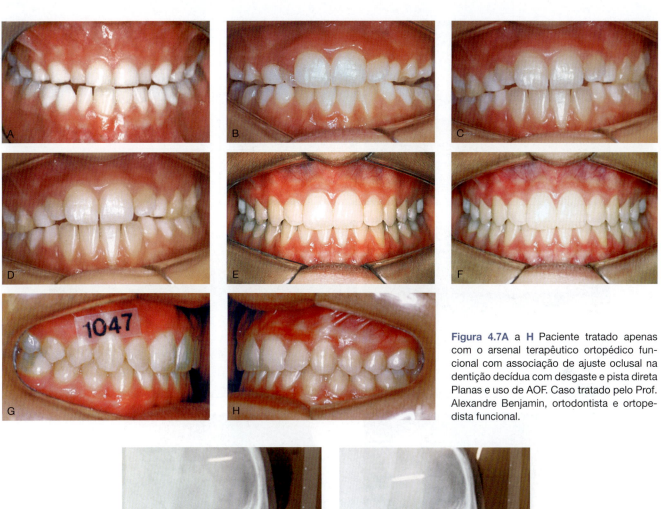

Figura 4.7A a H Paciente tratado apenas com o arsenal terapêutico ortopédico funcional com associação de ajuste oclusal na dentição decídua com desgaste e pista direta Planas e uso de AOF. Caso tratado pelo Prof. Alexandre Benjamin, ortodontista e ortopedista funcional.

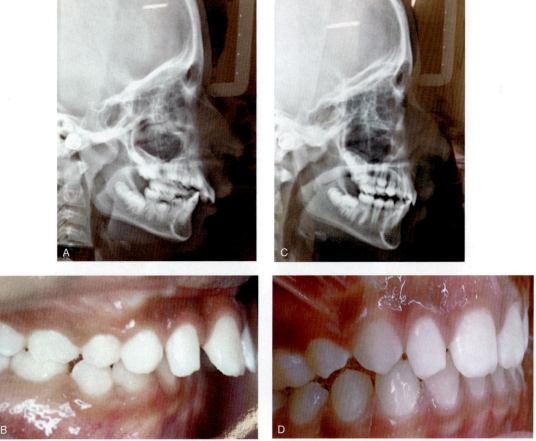

Figura 4.8 Paciente com relação sagital de classe II severa tratada com AOF. Os ganhos vertical e sagital são evidentes. **A** e **B** Situação original. **C** e **D** Após 22 meses de tratamento com AOF.

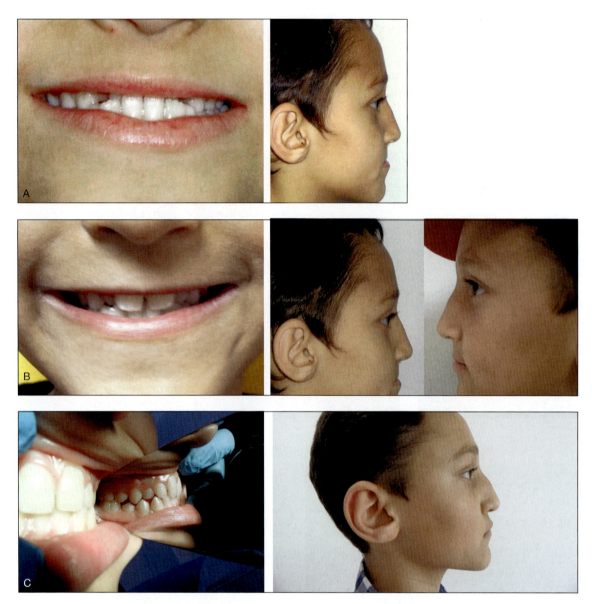

Figura 4.9A Aspecto inicial do paciente. B Aspecto após 8 meses de uso contínuo de AOF. C Após 1 ano e 4 meses de tratamento com AOF.

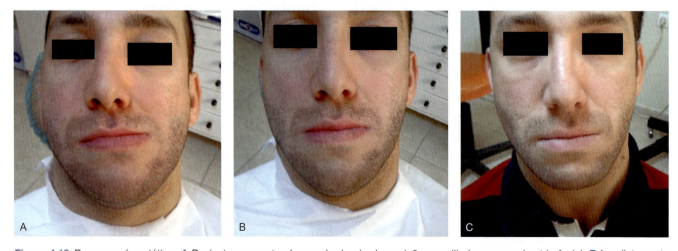

Figura 4.10 Preparo pré-protético. A Paciente apresentando grande desvio de posição mandibular com assimetria facial. B Imediatamente após colocação de AOF que centralizava a mandíbula e tinha como objetivo restabelecer as relações musculares e ligamentares corretas. C Paciente após reabilitação protética. (Caso tratado por Filiz Yamaner, protesista e ortopedista funcional.)

o efeito do AOF no condicionamento postural de um paciente para permitir sua reabilitação protética. Em *A* podemos ver a posição adaptada da mandíbula para atingir a máxima intercuspidação, gerando grande assimetria facial. Em *B*, no mesmo dia, com o AOF instalado e mostrando centralização da mandíbula. É necessário que o uso se prolongue até que seja criado um novo mecanismo proprioceptivo de postura. Após ser atingida a possibilidade de o paciente manter a posição centrada sem a presença do aparelho, ele estará pronto para a reabilitação. Em *C*, o paciente após a fase de reabilitação.

Por fim, podemos afirmar que a OFM apresenta o arsenal terapêutico fundamental para a prática da odontologia de maneira integral. Não existe substituto para sua forma de atuação e mecanismos de ação. A inclusão da OFM no trabalho de reabilitação do paciente, tanto de crianças como de adultos, amplia a eficácia e a estabilidade desse processo, possibilitando que o sistema se expresse em termos de forma/função da maneira mais fisiológica possível.

Referências

1. Kohler R. Nicolas Andry – Lyon 1658-Paris 1742. The grandfather of orthopaedics. European Orthopaedics Bulletin May 1995 Issue nº 2.
2. Valerio P, Faria MMC, Lanza MD. Filogenia × ontogenia do sistema estomatognático sob a luz da lei de Wolff. Arquivos em Odontologia (UFMG), 2001; 37(2):143.
3. Moss ML. The functional matrix hypothesis revisited. 3. The genomic thesis. Am J Orthod Dentofacial Orthop Sep 1997; 112(3):338-42. Review. PubMed PMID: 9294365.
4. Moss ML. The functional matrix hypothesis revisited. 4. The epigenetic antithesis and the resolving synthesis. Am J Orthod Dentofacial Orthop Oct 1997; 112(4):410-7. Review PubMed PMID: 9345153.
5. Moss ML. The functional matrix hypothesis revisited. 2. The role of an osseous connected cellular network. Am J Orthod Dentofacial Orthop Aug 1997; 112(2):221-6. Review PubMed PMID: 9267235.
6. Moss ML. The functional matrix hypothesis revisited. 1. The role of mechanotransduction. Am J Orthod Dentofacial Orthop Jul. 1997; 112(1):8-11. Review PubMed PMID: 9228835.
7. Mason DJ. Glutamate signalling and its potential application to tissue engineering of bone. Eur Cell Mater Apr. 2004 7; 7:12-25; discussion 25-6. Review PubMed PMID: 15073696.
8. Valerio P, Pereira MM, Goes AM, Leite MF. Effects of extracellular calcium concentration on the glutamate release by bioactive glass (BG60S) preincubated osteoblasts. Biomed Mater Aug 2009; 4(4):045011.
9. Simões WA. Ortopedia funcional dos maxilares. São Paulo: Artes Médicas, 2003. 1024 p.
10. Klineberg IJ, Greenfield BE, Wyke B. Arch Oral Biol Dec 1971; 16(12):1.463-79.
11. Ishida T, Yabushita T, Soma K (eds.) Effects of a liquid diet on temporomandibular joint mechano-receptors. J Dent Res. Feb. 2009; 88(2):187-91.
12. Maeda T, Kannari K, Sato O, Iwanaga T. Arch Histol Cytol Jul 1990; 53(3):259-65.
13. Svensson KG, Trulsson M (eds.) Regulation of bite force increase during splitting of food. Eur J Oral Sci Dec 2009; 117(6):704-10.
14. Vuillerme N, Cuisinier R. (eds.) Sensory supplementation through tongue electrotactile stimulation to preserve head stabilization in space in the absence of vision. Invest Ophthalmol Vis Sci Epub Aug. 2008 Jan. 2009; 50(1):476-81.
15. Dimitriou M, Edin BB. Discharges in human muscle spindle afferents during a key-pressing task. J Physiol 15 Nov de 2008; 586(Pt 22):5455-70. Epub Sep 2008.
16. Leblanc A, Matsumoto T, Jones J et al. Bisphosphonates as a supplement to exercise to protect bone during long-duration spaceflight. Osteoporos Int Jul 2013; 24(7):2105-14.
17. Isaacson J, Brotto M. Physiology of mechanotransduction: how do muscle and bone "talk" to one another? Clin Rev Bone Miner Metab Jun 2014; 12(2):77-85.
18. Buo AM, Stains JP. Gap junctional regulation of signal transduction in bone cells. FEBS Lett. Apr 2014; 588(8):1315-21.
19. Carvalho AA. Aspectos clínicos e imaginológicos da microssomia hemifacial: série de casos SIBI/UFBA/Faculdade de Educação – Biblioteca Anísio Teixeira – 2013.
20. Giuntini V, Vangelisti A, Masucci C et al. Treatment effects produced by the twin-block appliance vs the Forsus Fatigue Resistant Device in growing Class II patients. Angle Orthod 18 de Mar de 2015 [Epub ahead of print] PubMed PMID: 25786056.
21. Stamenković Z, Raičković V, Ristić V. Changes in soft tissue profile using functional appliances in the treatment of skeletal class II malocclusion. Srp Arh Celok Lek Jan-Feb 2015; 143 (1-2):12-5.
22. Woźniak K, Piątkowska D, Szyszka-Sommerfeld L, Buczkowska-Radlińska J. Impact of functional appliances on muscle activity: a surface electromyography study in children. Med Sci Monit. 20 de jan 2015; 21:246-53.
23. Feres MF, Alhadlaq A, El-Bialy T. Adjunctive techniques for enhancing mandibular growth in Class II malocclusion. Med Hypotheses Apr 2015; 84(4):301-4.
24. Ghodke S, Utreja AK, Singh SP, Jena AK. Effects of twin-block appliance on the anatomy of pharyngeal airway passage (PAP) in class II malocclusion subjects. Prog Orthod. 23 dez 2014; 15:68.
25. Koretsi V, Zymperdikas VF, Papageorgiou SN, Papadopoulos MA. Treatment effects of removable functional appliances in patients with Class II malocclusion: a systematic review and meta-analysis. Eur J Orthod 13 nov. de 2014 pii: cju071. [Epub ahead of print] Review PubMed PMID: 25398303.

Preparação Ortodôntica para Cirurgia Ortognática

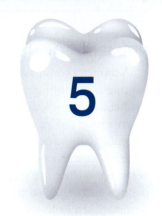

José Aloízio de Carvalho
Carlos Henrique Carvalho

INTRODUÇÃO

O cirurgião-dentista é o principal responsável pelo diagnóstico e tratamento de pacientes com deformidades dentofaciais. Por conceito, a cirurgia ortognática consiste no ato operatório para o reposicionamento dos maxilares. Os pacientes acometidos por essas deformidades precisam de tratamento ortocirúrgico e, por essa razão, os profissionais mais envolvidos são os cirurgiões bucomaxilofaciais (CBMF) e os ortodontistas.[1]

A cirurgia ortognática chegou ao Brasil no fim da década de 1970. Desde então, são contabilizados avanços consideráveis. Técnicas cirúrgicas se desenvolveram, assim como materiais de fixação, e foram muitas as mudanças econômicas, sociais e culturais. Em relação ao custo financeiro, também houve mudanças em razão da concorrência entre os profissionais, convênios médicos e serviços públicos, o que facilitou muito a realização da cirurgia ortognática a um custo relativamente baixo se comparado aos já praticados.[2]

Antes da introdução da cirurgia ortognática, o ortodontista se limitava às compensações dentárias por meio de extrações, uso de elásticos ou sua combinação, e, quando chegava a resolver a má oclusão, nem sempre os resultados funcionais e estéticos eram satisfatórios. Com o desenvolvimento dos procedimentos cirúrgicos conta-se com outra modalidade de tratamento que oferece estabilidade significativa ao procedimento e possibilidade de predição, ou seja, informação antecipada ao paciente quanto ao resultado após o tratamento, melhor aparência física, estética e harmonia do perfil.[3] Por conseguinte, a cirurgia tornou-se uma aliada da ortodontia e assim ambas se desenvolveram. A nova visão do planejamento ortodôntico associado às duas especialidades passou a encarar o paciente como um todo do ponto de vista facial.[4]

Os pacientes com acentuada discrepância esquelética facial podem apresentar baixa autoestima, falta de integração social e até mesmo alteração emocional, sendo importante contar com a colaboração de um psicólogo. A fonoaudiologia também poderá contribuir para o restabelecimento ideal das funções, como respiração, deglutição e fala, adequando-as, assim, às novas condições esqueléticas e musculares estabelecidas pela intervenção cirúrgica.[5]

A cirurgia ortognática, procedimento que busca a correção das anomalias tanto na mandíbula como na maxila,[6] está indicada para pacientes cujos problemas ortodônticos são tão graves que a modificação do crescimento e a camuflagem em nada solucionam. O relacionamento cirúrgico dos maxilares ou o reposicionamento dos segmentos dentoalveolares é o único tratamento possível.[7] Essa anormalidade pode aparecer desde o nascimento ou pode apresentar-se durante o crescimento e desenvolvimento do indivíduo, ou até mesmo ser desenvolvida a partir de algum trauma. A intensidade dessas imperfeições impede que o tratamento ortodôntico convencional (sem envolvimento da cirurgia ortognática) consiga tratar o paciente adequadamente.[6]

O diagnóstico é a fase do ato clínico em que é possível identificar a natureza do problema, sendo de extrema importância por proporcionar a indicação do tratamento adequado.[8] No diagnóstico levamos em consideração a idade do paciente, os exames fotográficos e clínicos, as análises faciais e cefalométricas, além dos modelos de gesso. A partir desses elementos será identificada a origem do problema para elaboração do plano de tratamento do paciente.

A queixa principal do paciente e a análise do perfil facial, do sorriso, do tipo facial e da desarmonia facial devem ser consideradas para elaboração do plano de tratamento correto. Devemos considerar se a ortodontia por si só vai trazer êxito ao tratamento. Do contrário, levaremos em consideração a cirurgia ortognática.

PRIMEIRA CONSULTA

A primeira consulta marca o contato inicial do profissional com o paciente, quando, então, se deve proceder a uma adequada anamnese e coletar a história médica e sua queixa principal;[9] enfim, é a grande oportunidade para ouvir o paciente. Cabe ao profissional se esforçar no sentido de entender as aspirações do paciente e de seus familiares. Muitas vezes, por melhor que seja o desempenho das equipes ortodôntica e cirúrgica no tratamento do indivíduo, o que determinará seu êxito será a motivação do paciente quanto à necessidade da cirurgia e de suas reais expectativas.[10]

É primordial a coleta de algumas informações do paciente, considerando-se a indicação, o motivo da consulta e sua expectativa, como segue:

- **Indicação:** essa informação é importante em razão da necessidade futura do contato com o colega profissional que indicou o paciente.
- **Motivo da consulta:** é importante entendermos o motivo da procura. Devemos entender suas queixas tanto na parte funcional como na estética.
- **Expectativa do paciente:** convém fazer o paciente expressar toda sua expectativa em relação ao tratamento e também quanto ao resultado final após a cirurgia.

Na sequência da consulta estabeleceremos os seguintes passos:

- **Exame clínico:** consiste na análise da face do paciente: perfil, relação maxilomandibular, proporções faciais, relação interdentária, estruturas dentárias, tecidos moles, inserção gengival e bridas. Após essa análise poderemos informá-lo da nossa primeira impressão a respeito do caso, assim como sobre possíveis tipos de aparelhos ortodônticos, técnicas ortodônticas, mudanças dentárias e esqueléticas, além do tempo de tratamento.
- **Solicitação da documentação ortodôntica:** para definirmos o diagnóstico e o plano de tratamento, solicitaremos toda a documentação ortodôntica, que consiste em radiografias periapicais e panorâmicas, telerradiografia, cefalometria, fotografias extrabucais e intrabucais, além de modelo de estudo.
- **Planejamento do tratamento:** de posse de toda a documentação ortodôntica, o planejamento deverá ser feito juntamente com o CBMF.
- **Retorno da primeira consulta:** nesse momento informaremos ao paciente todo o plano de tratamento no intuito de prepará-lo para a futura cirurgia ortognática. Cabe ao ortodontista fornecer todas as informações a respeito da preparação ortodôntica antes e após a cirurgia. É importante informá-lo da necessidade de manter o aparelho ortodôntico após a cirurgia até a finalização do caso. Antes de iniciarmos o tratamento ortodôntico, solicitaremos uma consulta com o CBMF para que o paciente tome conhecimento das questões que envolvem a cirurgia ortognática. A interação entre o ortodontista e o CBMF é primordial para que o trabalho seja bem realizado e tenha êxito. Após essa etapa, o CBMF encaminhará novamente o paciente ao ortodontista para que possa ser iniciado o preparo ortodôntico.[2]
- **Início do tratamento:** após sanadas todas as dúvidas e questionamentos, tanto as referentes à parte ortodôntica como à parte cirúrgica, iniciaremos o tratamento com os seguintes objetivos: harmonias facial e dentária, oclusão funcional, saúde das estruturas bucofaciais e estabilidade.

PREPARO ORTODÔNTICO

A cirurgia ortognática é um tratamento que não se resume apenas ao ato cirúrgico, mas que envolve um trabalho prévio de preparação ortodôntica por cerca de 12 meses. Esse preparo pré-cirúrgico é muito importante, pois dará condições ao CBMF de trabalhar com as bases ósseas de maneira adequada e estável.

O ortodontista vai desfazer as compensações dentárias porventura existentes em razão do mau relacionamento das bases ósseas, tomando como referência não a oclusão apresentada pelo paciente em sua boca, mas a oclusão obtida após a manipulação dos modelos em classe I de caninos, motivo pelo qual o ortodontista deve ter conhecimento do planejamento cirúrgico para poder realizar adequadamente as movimentações dentárias. Portanto, o objetivo do ortodontista é trabalhar com as compensações dentárias causadas pela deformidade esquelética e coordenar os arcos dentários superior e inferior, possibilitando ao CBMF a coordenação das bases esqueléticas.[11,12]

Com as descompensações dentárias, as discrepâncias esqueléticas se tornam mais evidentes[9] (Figuras 5.1A a F). Como consequência, o paciente apresentará piora temporária da aparência durante o preparo ortodôntico,[13] o que lhe causará certo desconforto. A face será harmonizada no ato cirúrgico (Figuras 5.2A a C).

Além do alinhamento e do nivelamento dos dentes, o ortodontista deve nivelar a curva de Spee, corrigir os giros dentários, promover o fechamento de espaços existentes e coordenar os arcos. Ao final do preparo ortodôntico, os modelos de estudo deverão estar em condições de manipulação em uma relação de classe I de caninos, com os arcos coordenados, trespasses verticais e horizontais adequados e linhas médias coincidentes.

O preparo ortodôntico será feito de acordo com a necessidade de cada caso, visualizada após a manipulação dos modelos em classe I de caninos. Se após a manipulação constatarmos uma mordida cruzada posterior, será necessária a abertura da sutura mediopalatina antes da montagem do aparelho fixo. Caso contrário, poderemos iniciar a preparação ortodôntica com a montagem do aparelho fixo superior e inferior, dando preferência à bandagem dos molares e à não colagem dos tubos (Figuras 5.3A e B).

Capítulo 5. Preparação Ortodôntica para Cirurgia Ortognática 65

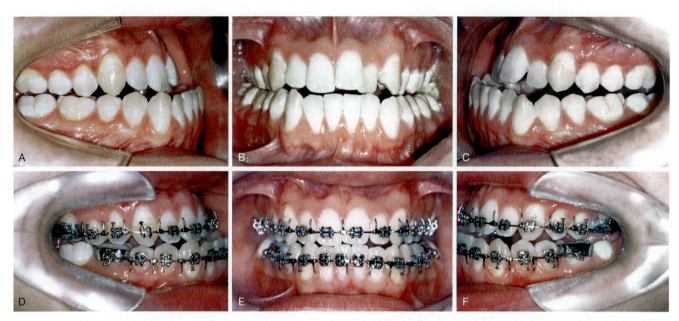

Figura 5.1 Fotos intrabucais iniciais (**A** a **C**), ou seja, antes das descompensações dentárias e após as descompensações dentárias (**D** a **F**), onde se observa discrepância mais evidente.

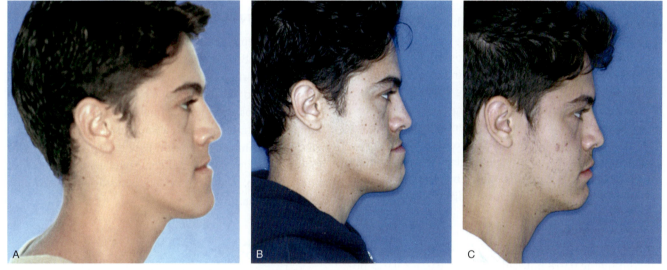

Figura 5.2A Perfil inicial do paciente. **B** Perfil após a descompensação dentária. **C** Perfil após conclusão do tratamento ortocirúrgico.

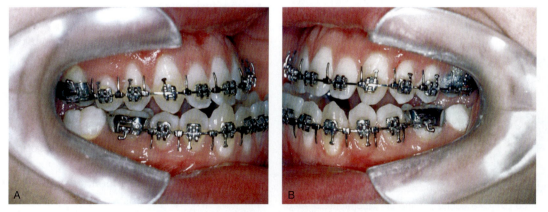

Figura 5.3A e **B** Bandas nos primeiros molares inferiores e superiores.

Assim, o CBMF fará o bloqueio maxilomandibular com mais segurança sem a possibilidade de quebra dos tubos. Quando isso ocorre, o CBMF depara com muitas dificuldades, o que pode interferir no bom resultado da cirurgia. À medida que o tratamento ortodôntico vai caminhando, são feitas moldagens periódicas das arcadas de acordo com a necessidade. A cada moldagem manipulamos os modelos em classe I de caninos. As análises periódicas dos modelos de gesso são fundamentais, pois servem de guia e orientação para os passos seguintes em relação à mecânica ortodôntica. Todos os parâmetros serão obtidos pela análise dos modelos em oclusão ideal para futuro procedimento cirúrgico.[1,14]

A primeira moldagem deve ser realizada na fase de fios de médio calibre (0,016 polegada niti), quando já se têm alinhamento e nivelamento relativos, além de melhor orientação para as próximas movimentações dentárias. Com os modelos em mãos, devemos colocá-los numa relação de classe I de caninos, com trespasses vertical e horizontal adequados, linhas médias coincidentes, oclusão posterior e arcos bem coordenados. As moldagens devem ser feitas sem fios e repetidas em 3 ou 4 meses (de acordo com a complexidade do caso) para uma melhor análise da progressão do tratamento ortodôntico.

Durante a análise desses modelos obteremos informações sobre a necessidade de algumas movimentações dentárias, como extrusão, intrusão e contatos prematuros. Assim, conseguiremos uma melhor orientação a respeito da necessidade do prosseguimento da mecânica ortodôntica. Durante a preparação é comum observarmos contatos prematuros no modelo de gesso. Se esse contato for pequeno, desgastaremos seletivamente o esmalte. Se o contato for grande, devemos modificar a posição dos bráquetes.

Numa preparação ortodôntica, os arcos finais devem ser fios retangulares de 0,017 × 0,025 polegada em bráquetes com *slot* de 0,018 polegada e fios de 0,021 × 0,025 polegada em bráquetes com *slot* de 0,022 polegada. Esses fios devem ser instalados pelo menos 6 semanas antes da cirurgia para que fiquem sem ação quando do ato das moldagens para a confecção do arco cirúrgico.[5]

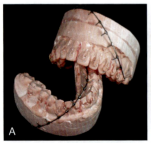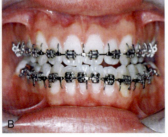

Figura 5.4A Arco cirúrgico confeccionado em laboratório. **B** Arco cirúrgico instalado para cirurgia ortognática.

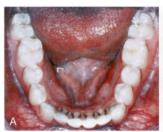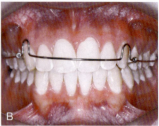

Figura 5.5A Contenção higiênica inferior de canino a canino. **B** Contenção superior (placa de Hawley).

Alcançados todos os objetivos na preparação ortodôntica, confeccionaremos o arco cirúrgico, cuja função é dar condições ao CBMF para promover o bloqueio maxilomandibular (elásticos intermaxilares). A última moldagem do paciente é a referência para a confecção do arco cirúrgico (Figura 5.4A).

A instalação dos arcos é feita o mais próximo possível da cirurgia, pois, além do incômodo, pode causar lesões nos tecidos moles do paciente (Figura 5.4B).

ORTODONTIA APÓS CIRURGIA

Nas primeiras semanas após a cirurgia, o paciente é assistido pelo CBMF e, após sua relativa recuperação, é encaminhado ao ortodontista para a continuação do tratamento ortodôntico. Procederemos à remoção do arco cirúrgico e daremos prosseguimento à finalização do caso. Nesse último estágio trabalharemos a intercuspidação dentária, as guias dos caninos e a anterior. Esse tempo varia de 8 a 12 meses, sendo importante salientar que, quanto mais se refina o preparo, menos tempo será necessário na ortodontia após a cirurgia.[15]

CONTENÇÃO

Independentemente de envolver ou não uma cirurgia ortognática, as contenções usadas no tratamento ortodôntico são as mesmas. Em geral, confeccionamos contenções fixas anteroinferiores que vão de canino a canino (Figura 5.5A).

Eventualmente podemos confeccionar contenção fixa na arcada superior onde o profissional julgar necessário.

Quando o paciente apresenta apinhamento ou diastema nos dentes superiores, a contenção é colocada para que alcancemos a estabilidade adequada.

Além das contenções fixas, usamos uma removível na arcada superior (placa de Hawley) como rotina clínica para estabilizar os dentes (Figura 5.5B).

Após o tratamento ortodôntico, o paciente será acompanhado pelo ortodontista a cada 6 meses nos primeiros 24 meses e, após esse período, uma vez por ano.

CASO CLÍNICO 1

Cirurgia bimaxilar

Exame clínico

Um paciente de 21 anos de idade nos procurou para submeter-se a um procedimento de mudança na face e melhora na mastigação. No exame clínico facial constatamos relação de classe III esquelética com afundamento paralateronasal importante e protrusão mandibular. No exame clínico intrabucal deparamos com um *overjet* negativo de 6mm, mordida cruzada posterior e apinhamento anteroinferior.

Na análise cefalométrica encontramos a seguinte relação maxilomandibular: SNA = 78 graus, SNB = 84 graus e ANB = – 6 graus. Esses dados vieram confirmar nossas observações no exame clínico, ou seja, retrusão maxilar e protrusão mandibular.

Planejamento ortodôntico

O caso foi discutido com o CBMF e ficou definido que o procedimento cirúrgico consistiria em avanço maxilar e retrusão mandibular. De acordo com a análise do modelo de gesso, identificamos a necessidade de algumas movimentações dentárias, como o descruzamento dos elementos dentários 17, 24 e 25 e a intrusão dos elementos dentários 24, 25, 35, além de outros ajustes necessários para a obtenção de uma oclusão estável no ato cirúrgico (Figuras *A* a *R*).

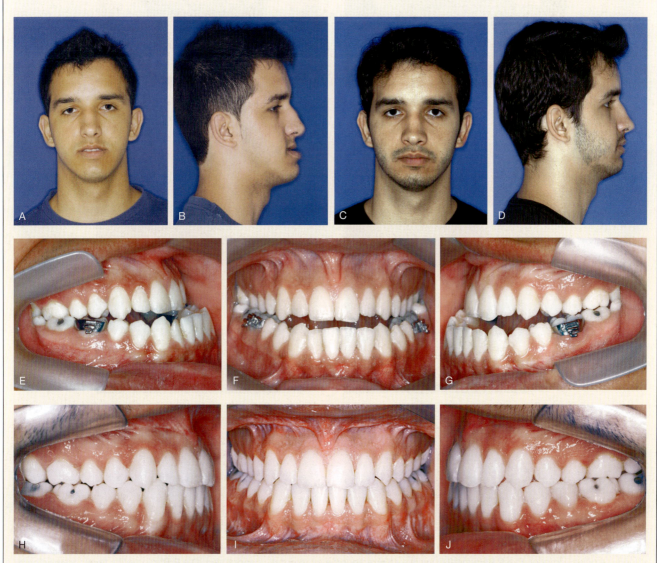

Caso clínico 1A e B Imagens iniciais: frontal e perfil. **C e D** Imagens finais: frontal e perfil. **E a G** Imagens intrabucais iniciais: lateral direita, frontal e lateral esquerda. **H a J** Imagens intrabucais finais: lateral direita, frontal e lateral esquerda (*continua*).

CASO CLÍNICO 1 (*Continuação*)

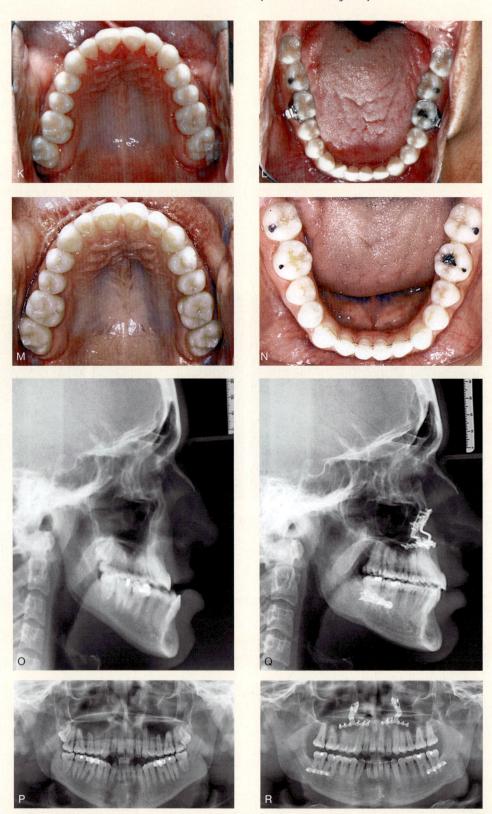

Caso clínico 1 (*continuação*) **K** e **L** Imagens oclusais iniciais: oclusal superior e oclusal inferior. **M** e **N** Imagens oclusais finais: oclusal superior e oclusal inferior. **O** e **P** Radiografias iniciais: telerradiografia e radiografia panorâmica. **Q** e **R** Radiografias finais: telerradiografia e radiografia panorâmica.

CASO CLÍNICO 2

Cirurgia de avanço maxilar

Exame clínico

Uma paciente de 29 anos de idade nos procurou queixando-se de que seus dentes de cima ficavam atrás dos de baixo. No exame clínico facial constatamos relação de classe III por retrusão maxilar e aparente normalidade da mandíbula.

Na análise cefalométrica encontramos a seguinte relação maxilomandibular: *overjet* negativo de 3mm e ligeiro apinhamento dentário inferior. Na análise cefalométrica encontramos: SNA = 80 graus, SNB = 84 graus e ANB = – 4 graus.

Planejamento ortodôntico

O caso foi discutido com o CBMF e ficou definido que o procedimento cirúrgico consistiria em avanço maxilar. De acordo com a análise do modelo de gesso identificamos a necessidade de algumas movimentações dentárias, como alinhamento e nivelamento, além da remoção do contato prematuro dos dentes 13, 23 e 17 (Figuras *A* a *R*).

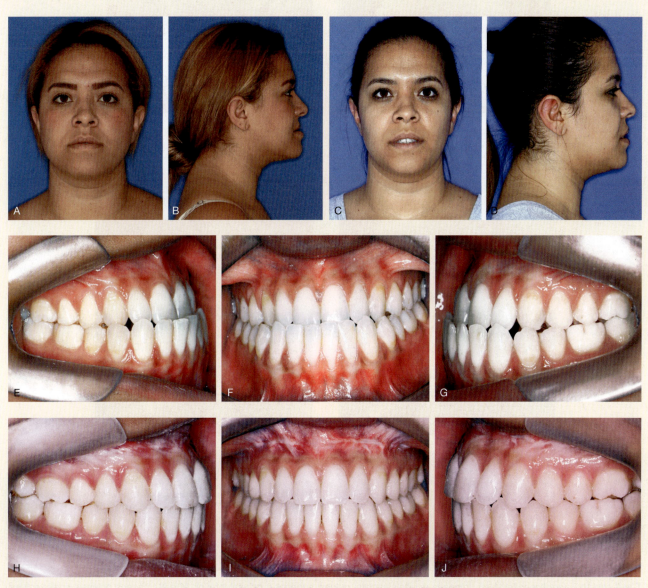

Caso clínico 2A e B Imagens iniciais: frontal e perfil. **C e D** Imagens finais: frontal e perfil. **E a G** Imagens intrabucais iniciais: lateral direita, frontal e lateral esquerda. **H a J** Imagens intrabucais finais: lateral direita, frontal e lateral esquerda (*continua*).

CASO CLÍNICO 2 (*Continuação*)

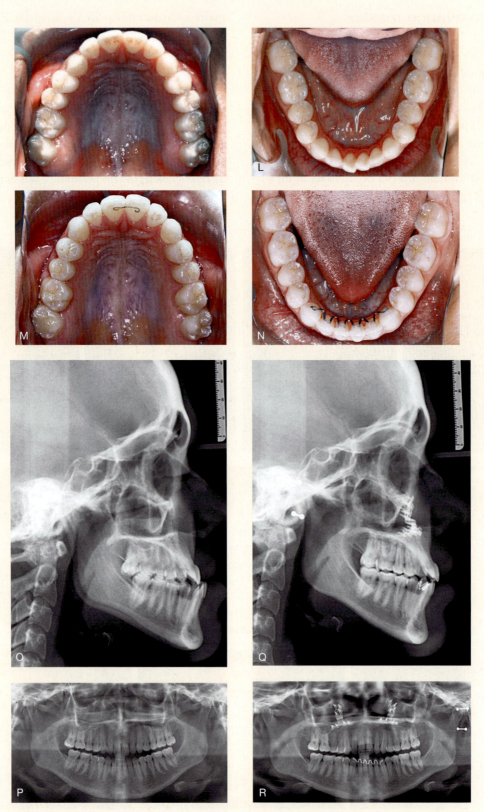

Caso clínico 2 (*continuação*) **K** e **L** Imagens oclusais iniciais: oclusal superior e oclusal inferior. **M** e **N** Imagens oclusais finais: oclusal superior e oclusal inferior. **O** e **P** Radiografias iniciais: telerradiografia e radiografia panorâmica. **Q** e **R** Radiografias finais: telerradiografia e radiografia panorâmica.

CASO CLÍNICO 3

Cirurgia bimaxilar

Exame clínico

Um paciente de 23 anos nos relatou insatisfação com seu perfil facial: "Eu me acho muito queixudo." No exame clínico facial constatamos relação de classe III por retrusão maxilar e protrusão mandibular.

No exame clínico intrabucal encontramos um *overjet* negativo de 2mm, apinhamento dentário inferior, dentes desalinhados e desnivelados e mordida cruzada posterior. Na análise cefalométrica encontramos: SNA = 80 graus, SNB = 84 graus e ANB = – 4 graus. Esses dados confirmaram nossas observações no exame clínico, ou seja, retrusão maxilar e protrusão mandibular.

Planejamento ortodôntico

O planejamento em conjunto com o CBMF consistiu em alinhamento, nivelamento, descruzamento dos elementos superiores posteriores do lado esquerdo e remoção do contato prematuro no dente 17 (Figuras *A* a *R*).

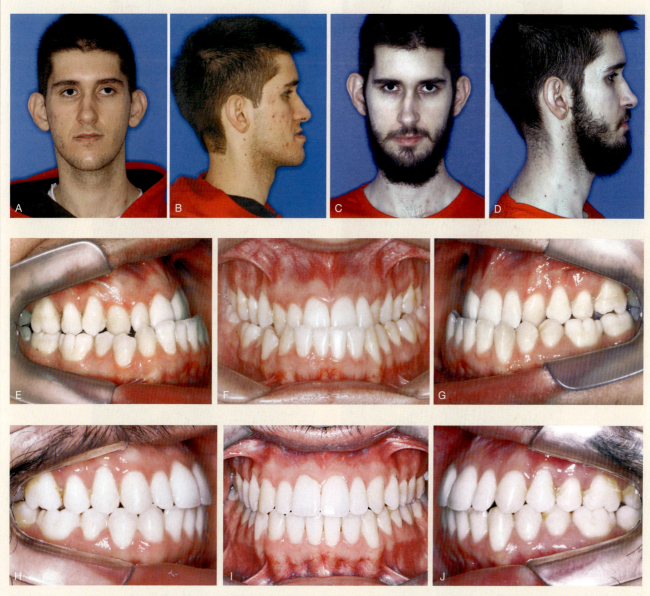

Caso clínico 3A e **B** Imagens iniciais: frontal e perfil. **C** e **D** Imagens finais: frontal e perfil. **E** a **G** Imagens intrabucais iniciais: lateral direita, frontal e lateral esquerda. **H** a **J** Imagens intrabucais finais: lateral direita, frontal e lateral esquerda (*continua*).

CASO CLÍNICO 3 (*Continuação*)

Caso clínico 3 (*continuação*) **K** e **L** Imagens oclusais iniciais: oclusal superior e oclusal inferior. **M** e **N** Imagens oclusais finais: oclusal superior e oclusal inferior. **O** e **P** Radiografias iniciais: telerradiografia e radiografia panorâmica. **Q** e **R** Radiografias finais: telerradiografia e radiografia panorâmica.

CASO CLÍNICO 4

Cirurgia de avanço maxilar

Exame clínico

Uma paciente de 25 anos de idade nos procurou e relatou ter sido submetida a um tratamento ortodôntico e não ter ficado satisfeita com o resultado. A queixa principal era: "Não consigo mastigar direito." No exame clínico facial constatamos relação de classe III esquelética com pouco desenvolvimento do processo zigomático. No exame clínico intrabucal deparamos com desvio da linha média superior, trauma dos incisivos, mordida cruzada posterior do lado esquerdo e ligeiro apinhamento inferior.

Na análise cefalométrica encontramos a seguinte relação maxilomandibular: SNA = 82 graus, SNB = 82 graus e ANB = 0 grau.

Planejamento ortodôntico

O caso foi discutido com o CBMF e ficou definido que o procedimento cirúrgico consistiria em protração maxilar. De acordo com a análise do modelo de gesso, identificamos a necessidade de algumas movimentações dentárias, como correção da mordida cruzada, alinhamento e nivelamento (Figuras *A* a *R*).

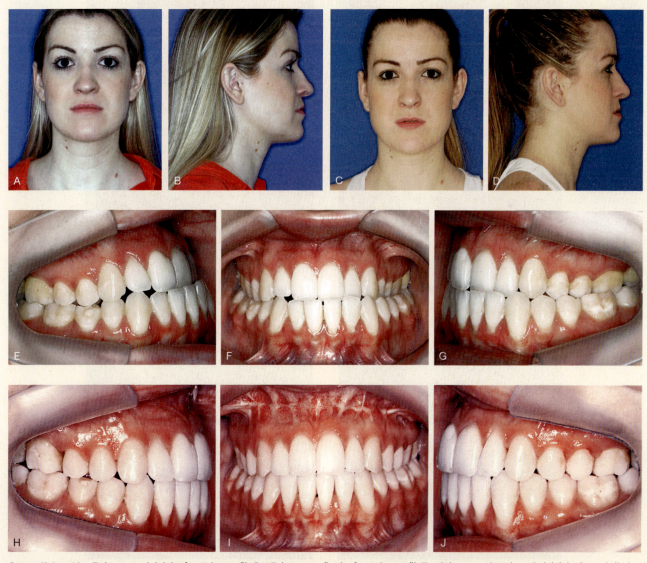

Caso clínico 4A e **B** Imagens iniciais: frontal e perfil. **C** e **D** Imagens finais: frontal e perfil. **E** a **G** Imagens intrabucais iniciais: lateral direita, frontal e lateral esquerda. **H** a **J** Imagens intrabucais finais: lateral direita, frontal e lateral esquerda (*continua*).

CASO CLÍNICO 4 (*Continuação*)

Caso clínico 4 (*continuação*) **K** e **L** Imagens oclusais iniciais: oclusal superior e oclusal inferior. **M** e **N** Imagens oclusais finais: oclusal superior e oclusal inferior. **O** e **P** Radiografias iniciais: telerradiografia e radiografia panorâmica. **Q** e **R** Radiografias finais: telerradiografia e radiografia panorâmica.

CASO CLÍNICO 5

Exame clínico

Uma paciente de 18 anos de idade nos procurou em virtude de uma insatisfação com o sorriso gengival. A queixa principal era: "Não gosto de sorrir, pois minha gengiva aparece muito." No exame clínico facial constatamos relação de classe I esquelética, ausência de selamento labial e altura facial inferior aumentada. No exame clínico intrabucal deparamos com atresia da arcada superior. Na análise cefalométrica encontramos a seguinte relação maxilomandibular: SNA = 76 graus, SNB = 70 graus, ANB = 6 graus e GoGn-Sn = 49 graus.

Planejamento ortodôntico

O caso foi discutido com o CBMF e ficou definido que o procedimento cirúrgico consistiria em impactação da maxila e rotação anti-horária do plano oclusal, possibilitando o avanço mandibular. A mentoplastia também foi indicada para o caso.

A preparação ortodôntica consistiu em abertura da sutura mediopalatina, alinhamento e nivelamento dos dentes e descompensação dentária.

De acordo com a análise do modelo de gesso, a paciente apresentava atresia da arcada maxilar, apinhamento inferior e diastema entre os dentes 11 e 12 (Figuras *A* a *R*).

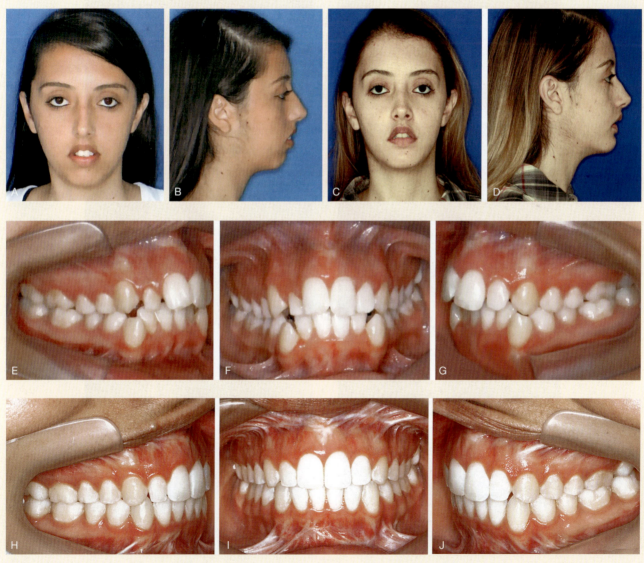

Caso clínico 5A e **B** Imagens iniciais: frontal e perfil. **C** e **D** Imagens finais: frontal e perfil. **E** a **G** Imagens intrabucais iniciais: lateral direita, frontal e lateral esquerda. **H** a **J** Imagens intrabucais finais: lateral direita, frontal e lateral esquerda (*continua*).

CASO CLÍNICO 5 (*Continuação*)

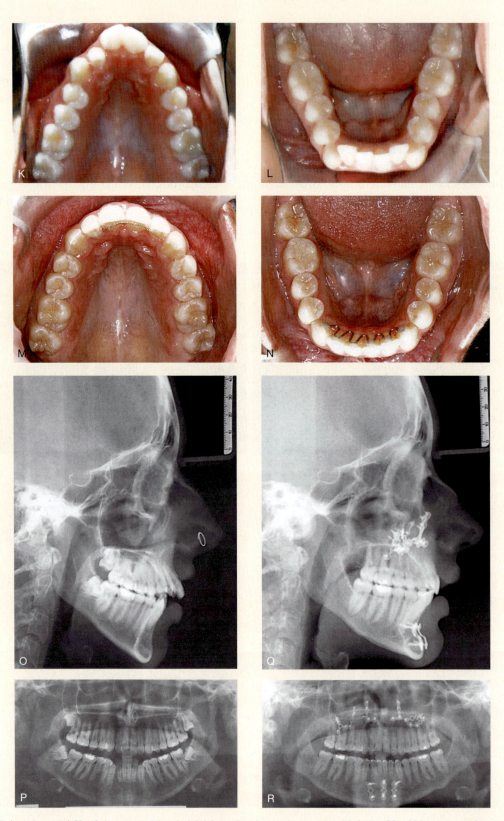

Caso clínico 5 (*continuação*) **K** e **L** Imagens oclusais iniciais: oclusal superior e oclusal inferior. **M** e **N** Imagens oclusais finais: oclusal superior e oclusal inferior. **O** e **P** Radiografias iniciais: telerradiografia e radiografia panorâmica. **Q** e **R** Radiografias finais: telerradiografia e radiografia panorâmica.

CASO CLÍNICO 6

Exame clínico

Uma paciente de 19 anos de idade nos procurou com queixa de oclusão e estética facial desfavoráveis. A queixa principal era a mordida com o queixo para a frente. No exame clínico facial constatamos relação de classe III esquelética por retrusão maxilar. No exame clínico intrabucal deparamos com mordida de topo (em virtude das compensações dentárias) e classe III dentária. Na análise cefalométrica encontramos a seguinte relação maxilomandibular: SNA = 78 graus, SNB = 80 graus, ANB = – 2 graus.

Planejamento ortodôntico

O caso foi discutido com o CBMF e ficou definido que o procedimento cirúrgico seria o avanço maxilar.

A preparação ortodôntica consistiu em descompensações dentárias, alinhamento e nivelamento dos dentes (Figuras *A* a *R*).

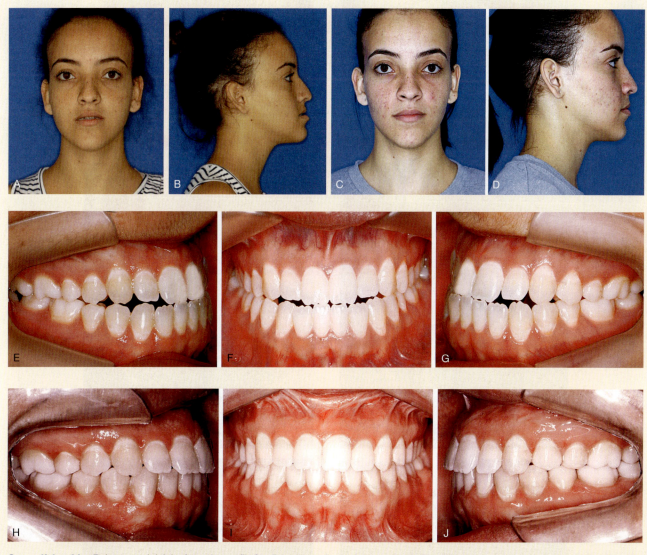

Caso clínico 6A e **B** Imagens iniciais: frontal e perfil. **C** e **D** Imagens finais: frontal e perfil. **E** a **G** Imagens intrabucais iniciais: lateral direita, frontal e lateral esquerda. **H** a **J** Imagens intrabucais finais: lateral direita, frontal e lateral esquerda (*continua*).

CASO CLÍNICO 6 (*Continuação*)

Caso clínico 6 (*continuação*) **K** e **L** Imagens oclusais iniciais: oclusal superior e oclusal inferior. **M** e **N** Imagens oclusais finais: oclusal superior e oclusal inferior. **O** e **P** Radiografias iniciais: telerradiografia e radiografia panorâmica. **Q** e **R** Radiografias finais: telerradiografia e radiografia panorâmica.

CASO CLÍNICO 7

Exame clínico

Uma paciente de 24 anos nos procurou por apresentar desarmonia facial. Sua queixa principal era: "Eu tenho o rosto um pouco torto." No exame clínico constatamos assimetria facial considerável com laterognatismo mandibular para o lado direito. No exame intrabucal, a paciente apresentava relação de classe III dentária subdivisão esquerda e linha média inferior desviada para a direita. Na análise cefalométrica encontramos a seguinte relação maxilomandibular: SNA = 76 graus, SNB = 78 graus e ANB = – 2 graus.

Planejamento ortodôntico

O caso foi discutido com o CBMF e ficou definido que o procedimento cirúrgico consistiria em um giro mandibular para o lado esquerdo.

A preparação ortodôntica consistiu em descompensações dentárias, alinhamento e nivelamento dos dentes (Figuras *A* a *R*).

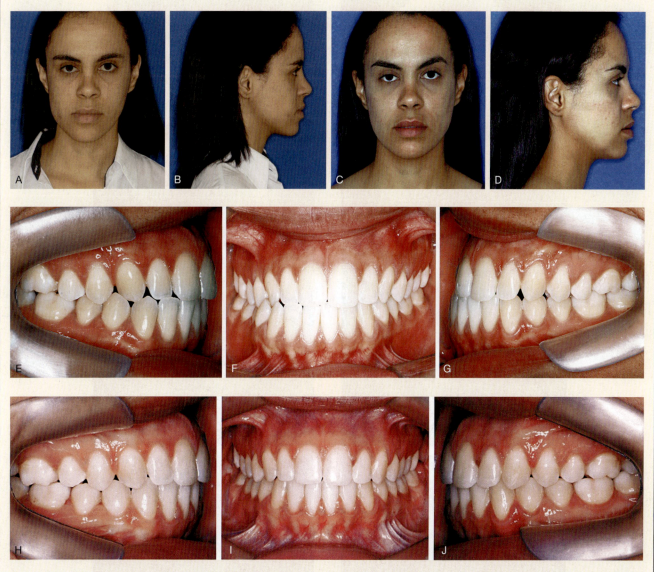

Caso clínico 7A e **B** Imagens iniciais: frontal e perfil. **C** e **D** Imagens finais: frontal e perfil. **E** a **G** Imagens intrabucais iniciais: lateral direita, frontal e lateral esquerda. **H** a **J** Imagens intrabucais finais: lateral direita, frontal e lateral esquerda (*continua*).

CASO CLÍNICO 7 (*Continuação*)

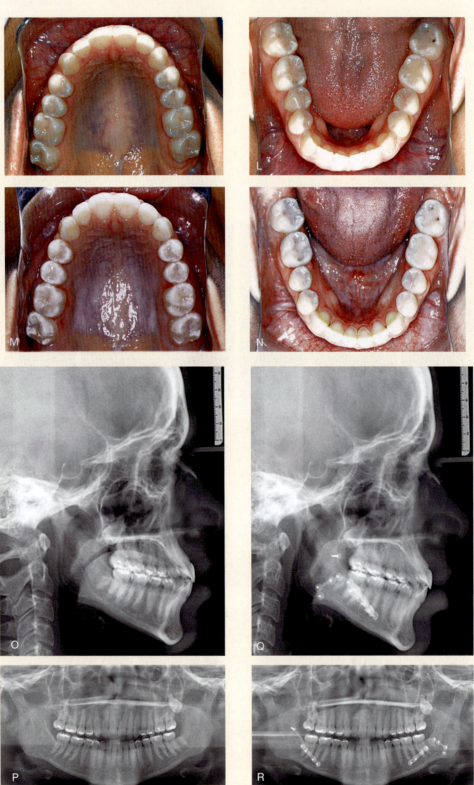

Caso clínico 7 (*continuação*) **K** e **L** Imagens oclusais iniciais: oclusal superior e oclusal inferior. **M** e **N** Imagens oclusais finais: oclusal superior e oclusal inferior. **O** e **P** Radiografias iniciais: telerradiografia e radiografia panorâmica. **Q** e **R** Radiografias finais: telerradiografia e radiografia panorâmica.

Referências

1. Gil JN, J. Claus. Estética facial – A cirurgia ortognática passo a passo para ortodontistas e cirurgiões. Editora Santos 2013:XV.
2. Adriano MA, Antenor A, Marcelo MA. Orientação ao paciente com vistas à cirurgia ortognática: o ponto de vista do ortodontista. Rev Clin Ortodon Dental Press, Maringá, out/nov 2005; 4(5).
3. Rodriguez Y, Larry WW (eds.) Ortodontia contemporânea – Diagnóstico e tratamento. 2. ed. Revinter. Rio de Janeiro: 491.
4. Rodrigues AF, Vitral RWF, Quintão CCA. Preparo ortodôntico nas más oclusões classe II associado à cirurgia ortognática. RBO 2003; 60(2):87-90.
5. Cirurgia ortognática: orientações ortodônticas. Int J Dent, Recife, 8(2):94-7.
6. American Association of Oral and Maxilofacial Surgeons. Criteria for orthognatic surgery. Disponível em: clinicalpaperhttp://www.aaoms.org/docs/practicemgmt/orthocriteria.pdf.
7. Profit W. Ortodontia contemporânea. 3. ed. Rio de Janeiro: Guanabara Koogan, 2002:637.
8. Ferreira F. Ortodontia – Diagnóstico e planejamento clínico. 7. ed. Artes Médicas, Porto Alegre: 525.
9. Santos E. Ortodontia e cirurgia ortognática – Do planejamento à finalização. Rev Dental Press Ortodon Ortop Facial, Maringá, maio/jun 2003; 8(3).
10. Avaliação da qualidade de vida de pacientes submetidos à cirurgia ortognática. Rev Cir Traumatol Buco-Maxilo-Fac, Camaragibe, abr/jun 2012; 12(2).
11. Orthodontic objectives in orthognathic surgery: state ofthe art today. World J Orthod 2006 Summer; 7(2):177-91.
12. Jason M. Ortodontia em adultos e tratamento interdisciplinar. Dental Press. Editora Maringá, 2008.
13. Faber J. Benefício antecipado: uma nova abordagem para o tratamento com cirurgia ortognática que elimina o preparo ortodôntico convencional. Dental Press J Orthod jan/feb 2010; 15(1):144-57.
14. Orthodontic bracket lost in airway during orthognatic surgery. Am J Orthod Dentofacial Orthop aug 2008; 134(2):288-90.
15. Protocolos em ortodontia: diagnóstico, planejamento e mecânica. Editora Napoleão, 2009:450.

Laminados Cerâmicos Ultraconservadores

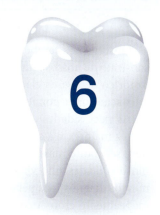

6

Gustavo Diniz Greco
David Morita da Silva
Carlos Augusto Ramos de Carvalho
Aline de Freitas Fernandes
Alexandre Camisassa Diniz Leite Greco

INTRODUÇÃO

Os laminados cerâmicos são uma ótima alternativa para correções estéticas com o mínimo de desgaste de estruturas dentinárias sadias. Essa técnica apresenta os conceitos de desgastes minimamente invasivos com base em preparos cavitários ultraconservadores que visam apenas à obtenção de eixos de inserção das lâminas.

Na odontologia estética atual, para um planejamento adequado é fundamental lançar mão de ferramentas que possibilitem à equipe de profissionais e aos pacientes interagirem na construção da proposta da reabilitação estética. Para isso são utilizadas imagens estéticas e dinâmicas, intra e extraorais, buscando captar a amplitude do sorriso da paciente em questão em diferentes momentos e "tipos de sorriso".

O planejamento do desenho virtual do sorriso vai servir de base para que o técnico em prótese dental desenvolva o encerramento diagnóstico personalizado fundamentado nas medidas determinadas pela face do paciente e nas proporções mais indicadas para a harmonia do sorriso com seu rosto e sua conformação física.

As Figuras 6.1*A* e *B* e 6.2*A* e *B* mostram a situação inicial com imagens intra e extraorais. As queixas principais da paciente estavam relacionadas com o tamanho dos dentes e o quanto estes se refletem no sorriso, uma vez que ela gostaria de ter dentes mais longos.

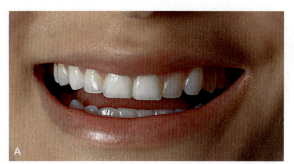
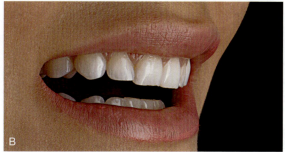

Figura 6.1A e **B** Imagens iniciais extraorais.

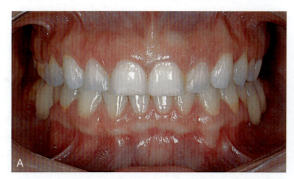
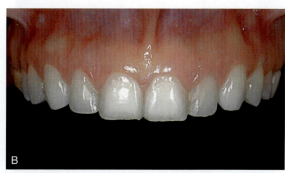

Figura 6.2A e **B** Imagens iniciais intraorais.

Observamos também uma coloração favorável para o substrato de nossos laminados. A paciente em questão tem histórico de alguns clareamentos dentários e demonstrou satisfação com a cor atual de seus dentes.

As necessidades estéticas de nossos pacientes são cada vez maiores, e a atenção dada à etapa de seleção da cor deve ser muito mais relevante. Assim como defendemos a filosofia de desenho virtual do sorriso (DVS) e os enceramentos diagnósticos personalizados, a seleção de cores e o mapeamento cromático devem seguir conceitos rigorosos para que o trabalho alcance ótimos níveis. Só assim, personalizando e transmitindo essas informações ao técnico parceiro em prótese dentária, teremos plenas condições de chegar ao resultado desejado.

A estética e a cosmética se equiparam à ciência, à escultura e à pintura, pois também correspondem à mimetização da naturalidade, da harmonia e do belo. O emprego dos conceitos artísticos na devolução da aparência natural do sorriso produziu uma gama enorme de alternativas até mesmo nos índices de sucesso considerados inatingíveis.[1] Logo, a odontologia estética é um marco na restituição da beleza, da harmonia e da consequente valorização do indivíduo e do seu bem-estar psicológico.[2]

A Figura 6.3 mostra a seleção de cor para determinação da que será escolhida para laminados. Optamos por registrar a imagem fotográfica da amostra de cor selecionada na escala e mais duas, um tom acima e outro abaixo, para que possamos apresentar maior quantidade de informações ao técnico parceiro.

Os preparos de facetas podem ser classificados, de acordo com a extensão ou não do recobrimento incisal, em *janela*, quando o preparo chega próximo à borda incisal, mas esta não a atinge; *pena*, quando o preparo atinge a borda incisal, mas esta não é reduzida; *bisel*, quando um desgaste vestibulopalatino é realizado, ocorrendo pequena redução na borda incisal do elemento dentário; e *recobrimento incisal*, quando a borda incisal é reduzida e o preparo de faceta é estendido até a face palatina, recobrindo-a.[4,5] Além desta, existem outras classificações, porém a mais moderna leva em consideração a quantidade de esmalte disponível e a de dentina exposta, partindo da classe I até a IV:

- **Classe I:** sem preparo ou preparo mínimo com manutenção aproximada de 95% de esmalte.
- **Classe II:** preparo minimamente invasivo, desgaste de até 0,5mm com manutenção de aproximadamente 80% de esmalte.
- **Classe III:** preparo conservador com desgaste entre 0,5 e 1mm de esmalte e manutenção de aproximadamente 50% a 80% de esmalte.
- **Classe IV:** preparo convencional com desgaste acima de 50% de esmalte.[3]

As lâminas cerâmicas ou lentes de contato cerâmicas se caracterizam pela espessura delgada, entre 0,1 e 0,5mm.[6-8]

Pode-se dizer que em qualquer outro tipo de preparo convencional, seja de facetas, seja de coroas totais, estaremos comprometendo as estruturas dentais em razão da remoção excessiva de esmalte.[6]

Na atualidade, quando planejamos nossos casos clínicos e avaliamos a necessidade de confecção ou não dos preparos cavitários, buscamos duas características: o eixo de inserção das restaurações e a disponibilidade de espaço para a futura restauração.[7]

Com base nesses preceitos, e por questões conservadoras e de adesão, optamos por indicar um preparo cavitário minimamente invasivo e completamente personalizado. Dessa maneira, recomendamos o desgaste de estruturas de esmalte apenas nas áreas onde realmente se faz necessário, seguindo os guias de orientação de desgastes oclusais e vestibulares obtidos a partir do enceramento diagnóstico e das provas de *muck up* em boca.

Os desgastes serão realizados apenas com discos de lixa – Softex – 3M, respeitando as sequências de granulação recomendadas pelo fabricante, de modo a remover as arestas laterais e áreas retentivas e a permitir o assentamento passivo dos laminados cerâmicos, como mostram as Figuras 6.4*A* a *C*.

Utilizamos fresa multilaminada de modo a obter uma lisura superficial bastante cuidadosa e eliminando qualquer irregularidade na superfície, para que tenhamos uma área de fácil delimitação e que permita assentamento bastante adequado entre a cerâmica das lentes dos laminados e a superfície dental, como mostra a Figura 6.5.

As áreas interproximais serão preparadas cuidadosamente com uma tira de lixa metálica. Essa etapa não visa à remoção dos pontos de contato interproximais, mas à criação de leve afastamento entre os dentes e a uma continuidade entre as superfícies vestibulares e proximais que permita melhor escoamento dos materiais de moldagem, principalmente os mais fluidos (Figura 6.6).

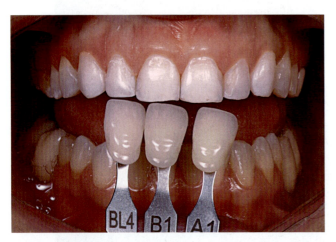

Figura 6.3 Registro das amostras de cores selecionadas para a cor final dos laminados.

Capítulo 6. Laminados Cerâmicos Ultraconservadores | 85

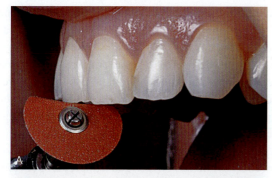

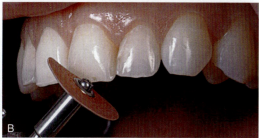

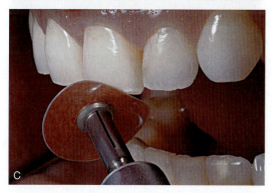

Figura 6.4A a C Polimento coronário com discos de lixa minimamente invasivos.

Com os preparos ultraconservadores finalizados, passamos a selecionar as cores de substrato a fim de completar as informações necessárias para a definição do tipo de cerâmica a ser utilizado nesse caso. Essa é uma etapa fundamental para que, junto ao técnico, possamos definir a quantidade de translucidez ou opacidade necessária para que os laminados cerâmicos resultem na estética final adequada. Um artifício muito bom nesse momento consiste em utilizar o Smile Lite® (Smile Line), que permite a visualização diferenciada com uma iluminação correta e o auxílio da lente polarizada (Figuras 6.7 e 6.8).

O próximo passo deve consistir na obtenção da moldagem com o máximo de informações e a maior precisão possíveis. Utilizamos aqui a técnica de duplo fio retrator e moldagem dupla, em dois tempos, com silicone de adição.

A capacidade desses materiais de moldagem penetrarem um sulco gengival para permitir a moldagem adequada depende de sua viscosidade, sendo os melhores resultados encontrados para baixas e médias viscosidades em condições sulculares mais secas ou úmidas.[8] O controle da umidade no local a ser moldado parece ser mais importante do que a composição do material em si para a cópia correta do sulco gengival.[9,10]

A recuperação de mais de 99% do silicone de adição é dimensionalmente estável e promove ótima reprodução de detalhes, o que possibilita múltiplos vazamentos precisos por até algumas semanas. O material é moderadamente rígido, menos do que o poliéster, tem boa resistência ao rasgamento, e o modelo é removido do molde com mais facilidade.[11]

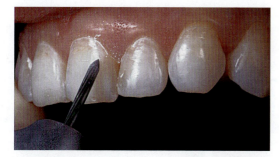

Figura 6.5 Alisamento da superfície vestibular.

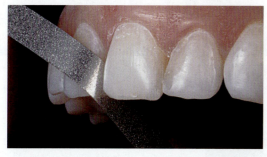

Figura 6.6 Lixa interproximal visando a melhores resultados na moldagem.

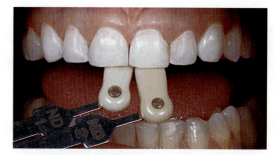

Figura 6.7 Seleção de cor dos substratos.

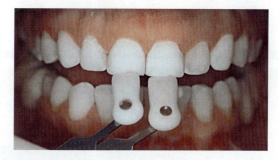

Figura 6.8 Visualização dos substratos com o registro das escalas de cor de substrato com a lente polarizada do Smile Lite®.

O primeiro passo consiste em selecionar os calibres dos fios retratores que serão utilizados. Optamos, neste caso, por utilizar a técnica de duplo fio retrator: o primeiro de calibre muito reduzido, individualizado, um por dente preparado, e o segundo fio mais calibroso, contínuo, que vai afastar as estruturas vestibulares e os terços proximais vestibulares de todos os dentes preparados – neste caso, os seis anteriores superiores.

O primeiro fio a ser inserido deve ter calibre de 4 zeros e será colocado completamente no epitélio sulcular. Utilizamos um instrumento muito delicado, de extremidade lisa, sem serrilha ou dente, que possibilite a inserção de maneira extremamente delicada e cuidadosa, sem agredir em nada os tecidos adjacentes. Esse fio tem coloração mais escura, preta neste caso, para ser visualizado por transparência sobre os tecidos moles periodontais, mas não facilmente visível entre a superfície vestibular dos dentes envolvidos e a gengiva marginal livre.

Esses primeiros fios têm função primordial e devem ser mantidos em posição até que o processo de moldagem seja completado como um todo, primeiro e segundo tempos, com material denso e fluido. Também são responsáveis por minimizar ou dificultar o acesso dos fluidos gengivais durante o processo da obtenção das moldagens. O primeiro fio deve ser inserido no espaço entre a vestibular dos dentes preparados e o epitélio sulcular, seco, sem ser embebido em solução adstringente (Figuras 6.9A a H).

O segundo fio, mais calibroso, nesse caso de 1 zero, será inserido sobre o primeiro já instalado, dessa vez de maneira contínua, iniciando-se sempre das distais dos caninos e seguindo até a distal do canino do lado oposto. Os fios serão inseridos a partir de um dos lados do dente até o outro lado, tendo como referência a ultrapassagem das áreas de pontos de contatos interproximais. O mesmo fio, que vai e volta no ponto de contato e segue em direção ao próximo dente, será um pouco mais difícil de ser colocado, devendo ser acomodado de maneira bem delicada para evitar lesões dos tecidos moles. A sequência de inserção do segundo fio é exibida nas Figuras 6.10A a E.

Após o segundo fio retrator ser completamente instalado em todos os dentes envolvidos nos preparos cavitários, vamos utilizar um pincel ou *microbrush* para que a solução adstringente seja depositada e absorvida pelo fio mais calibroso. Essa manobra garante que o contato da solução adstringente com os tecidos periodontais seja controlado e uniforme em todas as áreas envolvidas.

Recomenda-se que os fios afastadores sejam mantidos por 3 minutos embebidos na boca. Passado esse tempo, deve-se lavar abundantemente com *spray* de ar e água e secar os tecidos de suporte, os dentes envolvidos e os fios, de modo a se proceder à moldagem com a boca da paciente livre de grande parte dessa solução química, o que inibirá qualquer alteração na estrutura do material de moldagem e eliminará o excesso dessa solução, que pode ser prejudicial aos tecidos de suporte.

A associação de efeitos mecânicos e químicos com os fios embebidos em solução adstringente ou vasoconstritora promove um afastamento consideravelmente mais efetivo do que a utilização apenas do fio seco.

O silicone de adição aqui utilizado foi o STD® (3M-Espe), proporcionado e manipulado conforme as orientações do fabricante.

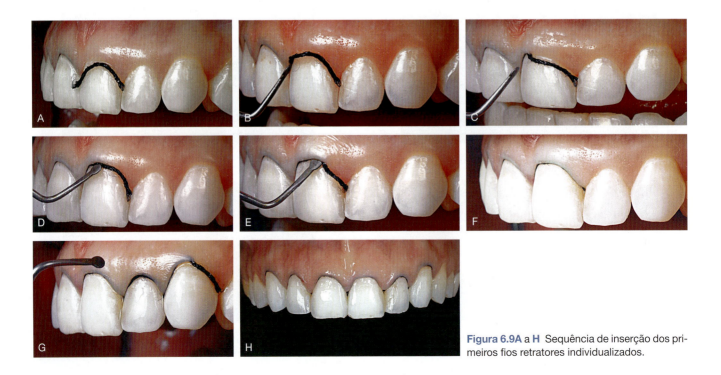

Figura 6.9A a H Sequência de inserção dos primeiros fios retratores individualizados.

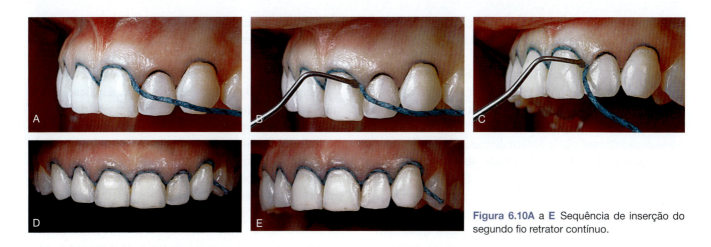

Figura 6.10A a E Sequência de inserção do segundo fio retrator contínuo.

A primeira etapa da moldagem foi realizada com o material denso do silicone de adição depositado diretamente no interior da moldagem e todo o conjunto levado à boca com os dois fios retratores instalados. Convém respeitar o tempo de presa do material, de aproximadamente 5 minutos, e o conjunto é então removido. Em alguns casos, o fio mais calibroso, contínuo, se desprende e vem com o conjunto da moldeira e do material denso de moldagem; em outros casos, permanece total ou parcialmente inserido na boca.

Para a manipulação do silicone de adição em sua consistência fluida vamos utilizar o dispositivo de manipulação ou pistola de manipulação, que nos garante a proporção correta e a manipulação mecânica adequada. Sempre que utilizamos esses dispositivos, devemos dispensar uma pequena porção do material, a primeira a sair da ponta misturadora, a qual teve contato com o oxigênio e tem sua reação de presa inibida.

Eliminada essa pequena porção, levamos o dispositivo de manipulação à boca com a ponta manipuladora posicionada na região distal do canino, a mesma onde será pinçado o fio retrator contínuo, mais calibroso. Nesse momento, à medida que o fio for removido, o material de moldagem fluido será injetado de modo a preencher esse espaço ocupado pelo fio, o que deve acontecer de maneira rápida, porém controlada. Essa é a área mais importante a ser copiada em nosso molde. A remoção do fio é a justificativa fundamental para que seja contínuo. Seria muito mais trabalhoso e demorado retirar fio por fio de maneira individual.

Após retirarmos completamente o fio contínuo e injetarmos o material fluido nas áreas próximas aos tecidos moles de suporte, vamos utilizar a seringa tríplice para proporcionar suaves jatos de ar, que levarão esse material fluido ainda mais profundamente para os espaços criados pelo fio contínuo até tocarem nos fios individuais posicionados no interior de cada sulco.

Passado o período de presa preconizado pelo fabricante, todo esse conjunto é removido da boca com movimentos firmes, porém confortáveis para a paciente.

Quando conseguimos um bom escoamento e afastamento, o material fluido tem contato com os fios menos calibrosos dentro dos sulcos e estes saem aderidos na moldagem (Figuras 6.11A a C).

No intervalo entre a consulta de preparo e a de moldagem, a paciente pode ou não utilizar um jogo de próteses provisórias em resina bisacrílica (material sintético para restaurações temporárias unitárias e múltiplas), dependendo da quantidade de desgastes realizada. Nesse caso, optamos por utilizar o *mock up* dessa resina para a paciente vivenciar a nova proposta de planejamento de seu sorriso.

As resinas bisacrílicas se baseiam em metacrilatos e ésteres multifuncionais similares aos utilizados em compósitos tradicionais, podendo apresentar carga inorgânica.[12] Apresentam maior dureza superficial do que as resinas acrílicas[13] e maior resistência flexural,[14-16] mas são comparáveis às resinas baseadas em uretano.[17] Estudos *in vitro*, no entanto, podem apresentar resultados conflitantes em relação à

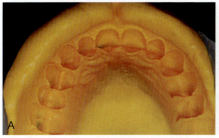
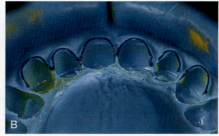
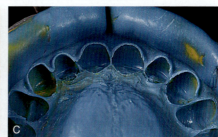

Figura 6.11A a C Moldagem – técnica de duplo fio retrator e moldagem em dois tempos com silicone de adição.

resistência flexural e ao módulo de elasticidade,[18] mas que comprovam sua utilidade como material restaurador provisório.

As resinas bisacrílicas tiveram sua biocompatibilidade testada e afetaram o nível de expressão de citocinas e fatores de crescimento derivados de fibroblastos gengivais *in vitro*, mas não apresentaram grande toxicidade.[19,20] Adicionalmente, o uso dessas resinas não induziu a degradação do colágeno.[20]

O trabalho laboratorial selecionado para esse caso foi desenvolvido com o Sistema Emax Press® (Ivoclar Vivadent), que consiste em próteses em cerâmica livre de metal consagradas na literatura e principalmente na clínica.

Após o encerramento das lâminas, a escultura, sua montagem em *sprues* de cera e a inclusão em revestimento, as cerâmicas foram injetadas com pastilhas de alta translucidez, na cor BL2 (Bleach II), e maquiadas em busca de uma aparência jovem, com muito valor e aspecto bastante natural e discreto. Para finalizar foram confeccionados acabamentos, polimentos nos laminados cerâmicos e texturas superficiais (Figuras 6.12*A* a *C*).

Esses laminados foram provados na boca, e apenas pequenos refinamentos dos ajustes de pontos de contato interproximais foram necessários. Uma excelente maneira de apresentar a modificação do padrão de sorriso dos pacientes antes de cimentar os laminados consiste em fotografar o sorriso com metade dos laminados adaptados na boca, ficando desse modo clara a variação nas formas anatômicas, cores e texturas (Figuras 6.13*A* a *D*).

A finalização da prova seca, ou seja, a adaptação dos laminados cerâmicos na boca, sem nenhum tipo de pasta de teste de cimentos, deve ser realizada para avaliar a adaptação individual e em conjunto das lentes e a estética geral do novo sorriso (Figuras 6.14*A* a *C* e 6.15*A* e *B*).

Nesse caso específico, com um substrato favorável bastante claro, os laminados cerâmicos apresentaram resultado muito satisfatório, conseguindo a uniformidade de cores finais de modo individual e em conjunto. Dessa maneira, optamos por utilizar um cimento transparente e manter as características visualizadas e aprovadas pela paciente e os profissionais envolvidos durante a prova seca.

Passamos então para a etapa de cimentação. Nessa fase, vamos adotar duas frentes de trabalho: o preparo das superfícies dos dentes e o dos laminados, de modo a se obter a interface de adesão bastante segura. Nas superfícies vestibulares dos dentes, vamos fazer um tratamento de superfície com ácido fosfórico a 37% por um período de 20 segundos e em seguida lavar abundantemente pelo dobro do tempo (Figuras 6.16*A* a *H*).

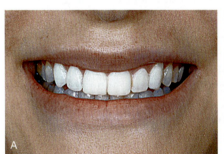
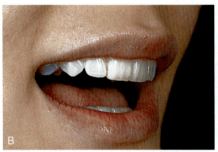
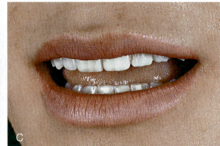

Figura 6.12*A* a *C* Provisórios em resina bisacrílica.

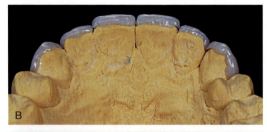
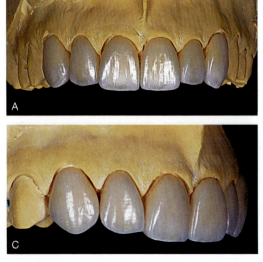
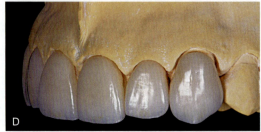

Figura 6.13*A* a *D* Laminados cerâmicos adaptados no modelo de trabalho.

Capítulo 6. Laminados Cerâmicos Ultraconservadores **89**

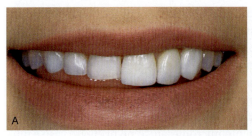
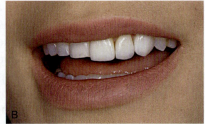
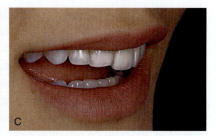

Figura 6.14A a C Adaptação e prova de metade dos laminados cerâmicos.

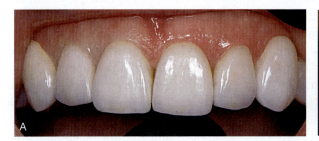
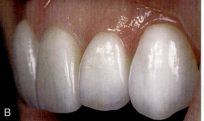

Figura 6.15A e B Prova seca dos laminados cerâmicos.

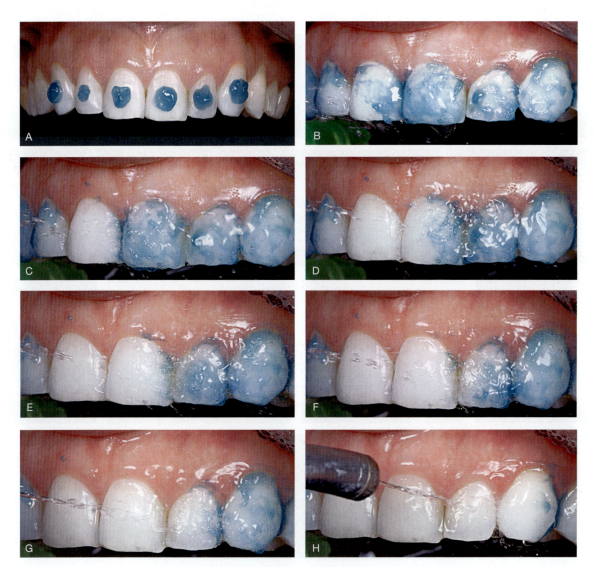

Figura 6.16A a H Ataque ácido nas superfícies de esmalte dos dentes.

Neste caso clínico, estamos trabalhando com materiais cerâmicos à base de dissilicato de lítio, material classificado como acidossensível, o que significa que suas superfícies, quando expostas por 20 segundos ao ácido hidrofluorídrico de 5% a 10%, sofrem alterações estruturais, ocorrendo a dissolução parcial da matriz vítrea superficial e criando microrretenções que permitem uma união micromecânica entre o laminado cerâmico e a película de cimento resinoso.[21-23]

Os laminados cerâmicos serão sensibilizados em sua face interna por ácido fluorídrico a 10% por 20 segundos, tempo recomendado pelo fabricante. Esse material será abundantemente lavado com água corrente, e uma camada de ácido fosfórico a 37% será dispensada sobre cada uma dessas faces, que receberão um esfregaço com o auxílio de pincéis do tipo *microbrush*, buscando, assim, a remoção completa do ácido fluorídrico e dos resíduos gerados pela sensibilização da cerâmica.

Esse esfregaço de ácido fosfórico será lavado em água corrente, e os laminados cerâmicos serão secos. Nesse momento, uma camada de silano será dispensada sobre as superfícies sensibilizadas dos laminados e mantida por 1 minuto. Passado esse tempo, as lâminas serão secas com auxílio de um soprador de ar quente.

O principal fator a ser alcançado nos tratamentos de superfície consiste em aumentar a rugosidade e adicionar sílica à superfície das cerâmicas cristalinas, criando assim um imbricamento micromecânico no primeiro caso e uma união química no segundo por meio de agentes de união contendo silano e/ou monômeros fosfatados.[21,22]

Nessa ocasião teremos os dentes e os laminados cerâmicos prontos para cimentação. Por se tratar de lâminas ultraconservadoras, extremamente finas, essa modalidade de preparo não tem nenhum tipo de alívio. Desse modo, devemos proceder em passo único à inserção dos adesivos nos dentes, nas lâminas e no cimento para que todos sejam fotoativados simultaneamente.

Utilizamos aqui um cimento fotossensível na cor transparente (Figuras 6.17*A* a *Z2*).

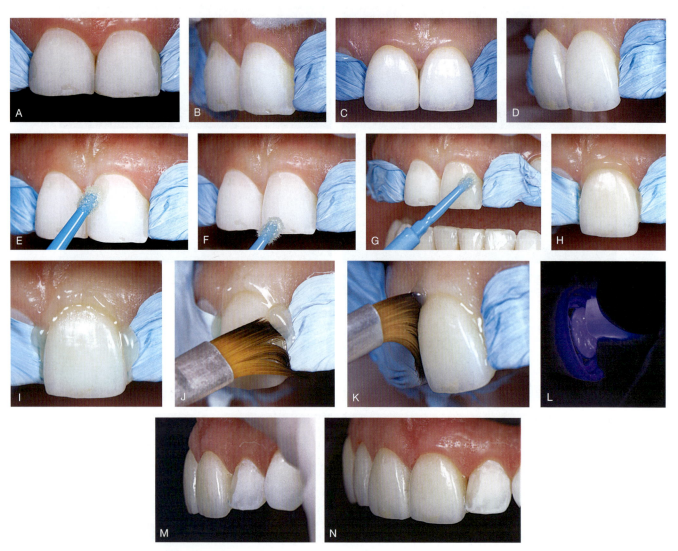

Figura 6.17A a N Sequência de aplicação de adesivos e cimentação dos laminados (*continua*).

Capítulo 6. Laminados Cerâmicos Ultraconservadores 91

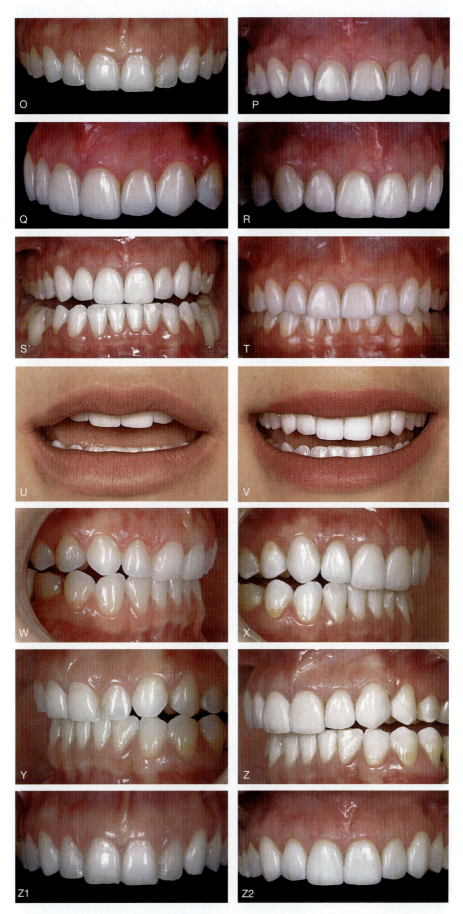

Figura 6.17 (*continuação*) **O** a **Z2** Verificação do resultado final intra e extraoral e confirmação dos padrões de oclusão e desoclusão.

Todos os ajustes oclusais e refinamentos anatômicos são verificados 1 semana após a cimentação dos laminados. Nesse momento é verificado também o resultado estético final tanto dos tecidos periodontais como das lâminas cerâmicas.

Referências

1. Weiss RV, Ribeiro NR, Loguercio AD. Direct composite resin venner under acrylic resin veneer: 1 year evaluation. Rev Ibero-Am Odont Est Dent 2006; 5(18):217-23.
2. Rufenacht CR. Fundamentals of esthetics. Chicago: Quintessence, 1998.
3. Helvey GA. Porcelain laminate veneer preparations: the additive contour teccnique. Inside Dentistry 2009; 5(1):75-8.
4. Peumans M, Van Meerbeck B, Lambrechts P, Vanherle G. Porcelain veneers: a review of the literature. Journal of Dentistry 2000; 28:163-77.
5. Walls AWG, Steele JG, Wassell RW. Porcelain laminate veneers. British Dental Journal 2002; 193(2):73-82.
6. Gurel G. The science and art of porcelain laminate veneers. Berlin: Quintessence Pub, 2003.
7. Kina S, Bruguera A. Invisible: esthetic ceramic restorations. Brazil: Artes Médicas, 2009 .
8. Kolbeck C, Rosentritt M, Reinhold L et al. Casting ability of selected impression materials tested in different conditions in an in vitro sulcus model. Quintessence Int Oct 2009; 40(9):62-8.
9. Takahashi H, Finger WJ, Kusokawa R, Furokawa M, Komatsia M. Sulcus depth reproduction with polyvinyl siloxane impression material: effects of hydrophilicity and impression temperature. Quintessence Int Mar 2010; 41(3):e43-50.
10. Rupp F, Geis-Gerstorfer J. Hydrophilicity of unset and set elastomeric impression materials. Int J Prosthodont Nov/Dec 2010; 23(6):552-4.
11. Hamalian TA, Nasr E, Chidiac JJ. Impression materials in fixed prosthodontics: influence of choice on clinical procedure. J Prosthodont Feb 2011; 20(2):153-60.
12. Fleisch L, Cleaton-Jones P, Forbes M, Van Wyk J, Fat C. Pulpal response to a bis-acryl-plastic (Protemp*) temporary crown and bridge material. Journal of Oral Pathology 1984; 13(6):622-31, 12//.
13. Diaz-Arnold AM, Dunne JT, Jones AH. Microhardness of provisional fixed prosthodontic materials. The Journal of Prosthetic Dentistry 1999; 82(5):525-8, 11.
14. Haselton DR, Diaz-Arnold AM, Vargas MA. Flexural strength of provisional crown and fixed partial denture resins. The Journal of Prosthetic Dentistry 2002; 87(2):225.
15. Nejatidanesh F, Momeni G, Savabi O. Flexural strength of interim resin materials for fixed prosthodontics. J Prosthodont Aug 2009; 18(6):507-11.
16. Takamizawa T, Barkmeier WW, Tsujimoto A. Mechanical properties and simulated wear of provisional resin materials. Oper Dent Nov 2014; 18.
17. Kerby RE, Knobloch LA, Sharples S, Peregrina A. Mechanical properties of urethane and bis-acryl interim resin materials. J Prosthet Dent Jul 2013; 110(1):21-8.
18. Poonacha V et al. In vitro comparison of flexural strength and elastic modulus of three provisional crown materials used in fixed prosthodontics. J Clin Exp Dent Dec 1 2013; 5(5):e212-7.
19. Labban N, Song F, Al-Shibani N, Windsor LJ. Effects of provisional acrylic resins on gingival fibroblast cytokine/growth factor expression. J Prosthet Dent Nov 2008; 100(5):390-7.
20. Borzangy S, Labban N, Windsor LJ. Effects of interim acrylic resins on the expression of cytokines from epithelial cells and on collagen degradation. J Prosthet Dent Oct 2013; 110(4):296-302.
21. Monsano R, Kabbach W. Protocolo para laminados cerâmicos injetados – quando estética e praticidade caminham juntas. Protese News 2014; 1(2):156-66.
22. Spohr AM, Sobrinho LC, Consani S et al. Influence of surface conditions and silane agente on the bond of resin to IPS Empress 2 ceramic. The International Journal of Prosthodontics 2003; 16(3):277-82.
23. Borges GA, Sophr AM, de Goes MF, Sobrinho LC, Chan DC. Effect of etching and airborne particle abrasion on the microstructure of diferent dental ceramics. J Prosthet Dent 2003; 89(5): 479-88.

Previsibilidade Estética da Restauração Adesiva Cerâmica Utilizando o Planejamento Digital do Sorriso

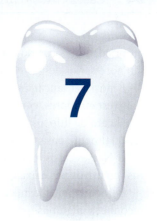

7

Artur Napoleão Araújo
Stephano Zerlottini Isaac
Aloísio Araújo

INTRODUÇÃO

A preservação das estruturas dentárias é uma regra atualmente adotada graças aos avanços dos materiais odontológicos e, consequentemente, das possibilidades de procedimentos restauradores adesivos em esmalte e dentina. Assim, novos conceitos vêm sendo desenvolvidos. A odontologia minimamente invasiva se fundamenta nas características dos novos materiais restauradores, especialmente no que diz respeito às propriedades dos sistemas adesivos, compósitos e cerâmicas, que permitem conservar maior quantidade de estruturas dentárias, uma evolução técnica que se convencionou chamar de Biomimética.

Ao considerarmos essa prerrogativa, vemos que uma das mais importantes modalidades de tratamento é a das *lentes de contato dentais*, restaurações especialmente conservadoras aderidas sobre a superfície vestibular dos dentes e feitas com mínima invasão ou desgaste de estruturas sadias, sendo uma alternativa transformadora de formato, cor e tamanho dos dentes.[1]

O aumento da demanda por tratamentos estéticos mais conservadores, juntamente com os novos avanços nos materiais adesivos, tornou possível o desenvolvimento de novas modalidades de tratamento, que vão desde restaurações diretas de resina compostas até restaurações indiretas de laminados e fragmentos cerâmicos adesivos, ou seja, as restaurações adesivas cerâmicas (RAC).

Para sua perfeita execução aplica-se o conceito de *odontologia minimamente invasiva*, idealizado pelos renomados Pascal Magne, Urs Belser, Bill Douglas, Michel Magne e Didier Dietschi.

A definição ampla desse novo paradigma é bastante simples: manutenção máxima dos tecidos, de modo a preservar a estrutura dental sadia.[1] Logicamente, de acordo com a premissa básica do dinamismo da ciência, essa abordagem conservadora só é possível em razão do maior conhecimento dos processos biológicos que envolvem o órgão dentário, desde a fisiopatologia da doença cárie até os mecanismos físicos de dissipação de forças oclusais multidirecionais.[2]

Este capítulo objetiva apresentar novas tendências em odontologia restauradora, cujos fundamentos são sustentados por casos clínicos, artigos, investigações e protocolos clínicos modernos, a fim de tornar possível uma melhor compreensão dos novos avanços da *odontologia biomimética*.

Com o propósito de verificar como os materiais restauradores falham, os autores compararam a resistência à fratura dos dentes anteriores reparados com restaurações adesivas. Com a análise do gráfico apresentado na Figura 7.1 fica evidente que restaurações conservadoras e adesivas fixadas à superfície vestibular de dentes aumentam a resistência à fratura do conjunto remanescente + restauração. Dependendo do tipo de preparo, o resultado supera o do próprio dente hígido.[3]

Ao se levar em conta essa filosofia do *pensamento biomimético*, em que a estrutura dentária será preservada ao máximo, torna-se necessário o uso de materiais adesivos, como as resinas compostas (assemelhadas à dentina no que tange à absorção de impactos) e as cerâmicas (que mimetizam

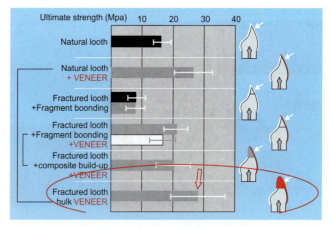

Figura 7.1 Gráfico representativo.[3]

propriedades físicas do esmalte dentário). Nesse caso, não são necessários desgastes expressivos da estrutura dentária.[4]

É possível lançar mão de várias alternativas de materiais restauradores, como as cerâmicas feldspáticas e as de dissilicato de lítio, os cerômeros e os blocos de compósito, especialmente para uso de tecnologia CAD/CAM (Figura 7.2).[5] Nesses casos, não é necessária a realização de preparos retentivos nas caixas proximais.

Evidentemente é necessário que o cirurgião-dentista reconheça algumas propriedades físico-químicas dessas opções de materiais restauradores e da estrutura dentária a ser restaurada, de modo a fazer a escolha correta em função da situação clínica que se apresentar. Materiais diferentes podem ser mais ou menos adequados à substituição de esmalte ou dentina de acordo com algumas as características desses substratos.

O esmalte, por exemplo, exibe alto módulo de elasticidade (80GPa, em média), ao passo que apresenta uma força tensional (resiliência) de 10MPa, considerada baixa. Essas duas propriedades o tornam um tecido muito rígido, propenso à possível formação de trincas e fraturas. Forças tensionais maiores do que 10MPa geram trincas no esmalte do dente natural, frequentemente não observadas pelo clínico, pois se trata da natureza física do tecido como maneira fisiológica de dissipação de cargas. A dentina, por sua vez, é um substrato muito diferente do esmalte em sua arquitetura e composição, sendo sua maior característica a flexibilidade. Seu módulo de elasticidade gira em torno de 14GPa; contudo, suporta uma força tensional (resiliência) de 105MPa, o que lhe confere maior resistência a fraturas e limita a propagação de trincas.[6]

Assim, dentre os materiais restauradores disponíveis na atualidade, a melhor alternativa para se "imitar" o esmalte seria a cerâmica feldspática, que apresenta um módulo de elasticidade entre 60 e 70GPa, bastante próximo dos 80GPa do esmalte (Figura 7.3).[7]

Para mimetizar a dentina, os materiais que mais se assemelham em suas propriedades de elasticidade e resiliência

Módulo de elasticidade GPa	Resiliência MPa		Módulo de elasticidade GPa	Resiliência MPa
~80 Esmalte	~10 Esmalte	→	~60 a 70 Cerâmica feldspática	~25 a 40 Cerâmica feldspática
~14 Dentina	~105 Dentina	→	~10 a 20 Resina termo e foto	~40 a 60 Resina termo e foto

Figura 7.3 Quadro representativo.[8]

são as resinas compostas, sejam fotopolimerizáveis, termopolimerizáveis de laboratório ou blocos, para serem confeccionados por CAD/CAM.[8]

Foram evidenciadas as seguintes vantagens das restaurações cerâmicas adesivas:[9]

- Preparos menos subgengivais, o que significa maior saúde periodontal, menor risco de inflamações gengivais, maior facilidade de higienização e manutenção das margens restauradoras.
- Menor risco de lesões cariosas em razão da maior facilidade de higienização e manutenção das margens restauradoras.
- Pacientes mais satisfeitos, pois, mesmo não tendo conhecimento de engenharia ou de odontologia, eles tendem, por senso comum, a preferir esse tipo de restaurações adesivas às coroas totais.

A literatura mostra que a quantidade de desgaste necessário para um preparo conservador adesivo varia de 3% a 30%. Em um preparo tradicional de coroa total, essa taxa oscila entre 63% e 72%, o que deixa evidente o quanto as restaurações adesivas são mais conservadoras, preservando maior quantidade de tecido e mantendo a integridade pulpar.[10]

Como se observa na descrição do caso clínico apresentado no presente capítulo, o uso de RAC nos dentes anteriores superiores foi suficiente para se obter resultado mais harmonioso em relação ao aspecto inicial do sorriso, valendo-se de abordagem bastante conservadora.

Cabe mencionar que, no caso proposto, foi relevante a utilização da técnica de planejamento digital do sorriso (PDS) para melhor previsibilidade dos resultados pretendidos. Conhecido desde 1893, o Compasso de Proporção Áurea foi criado por Adalbert Goeringer e seu uso foi transposto para a odontologia por Levin (1978),[11] que utilizava compassos que mantinham a proporção dourada constante entre as partes maiores e menores.

Em meados de 2011, valendo-se de inúmeros avanços tecnológicos, Flavio Queiroz Henriques, professor da Faculdade de Odontologia da Universidade Federal

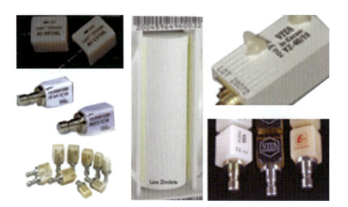

Figura 7.2 Blocos em cerâmica, dissilicato e silicatos de lítio, cerâmicas híbridas, zircônias e resinas CAD/CAM.

Fluminense (Rio de Janeiro), juntamente com Ana Flávia Moreira Henriques, tecnóloga em processamento de dados, desenvolveram técnica inédita, a digitalização do Compasso de Proporção Áurea, por meio de procedimentos fotográficos e *softwares* de edição de imagem para a tela do computador, de maneira a não perder a proporção quando fosse articulado e permitir seu uso dentro dos programas de apresentação de *slides* (Microsoft Office Power Point – no Windows – e Keynote-Iwork – no Macintosh). Assim, a interação com o laboratório de prótese torna-se mais fácil, além de servir de orientação digital para as cirurgias periodontais, auxiliando a medição e o estabelecimento da proporção dental do paciente.

A utilização desse compasso digital durante o PDS facilita a vida do cirurgião-dentista, evitando consultas extras para novas medições. Com toda a documentação do paciente em mãos, o profissional inicia o planejamento multidisciplinar estético de maneira mais rápida e organizada, compartilhando os arquivos com os membros da equipe. Essa previsibilidade digital ajuda o profissional a visualizar antecipadamente as limitações de cada caso, delineando um plano de tratamento personalizado para cada paciente.

CASO CLÍNICO

Paciente do sexo masculino se apresentou à consulta manifestando desejo de melhorar a estética de seu sorriso. Pela análise clínica e fotográfica se observou desarmonia do sorriso caracterizada, dentre outros elementos, pela presença de diastemas, mau posicionamento de zênites gengivais e comprimentos dentários discrepantes no plano frontal.

Com o objetivo de se determinar o plano de tratamento foram realizados o PDS, os ensaios fotográficos, a moldagem para confecção de modelo de estudo e o enceramento diagnóstico (*wax-up*) e o *mock up*.

Uma sequência de procedimentos digitais deve ser observada para a realização do PDS. O primeiro passo consiste no ensaio fotográfico, no qual é mostrado o protocolo sequencial de documentação (Figuras *A* a *N*).

Após determinado o protocolo fotográfico, são selecionadas duas imagens frontais (uma de rosto com sorriso e outra de sorriso com afastador e contraste), as quais devem ser transferidas para um programa de computador do tipo Power Point ou Keynote. Inicia-se, então, o PDS propriamente dito. Deve-se focar no ponto násio do paciente, evitando qualquer tipo de movimento, pois será necessária a sobreposição das fotografias (Figura *O*).

Com o auxílio do planejamento digital, ficou determinada a realização de gengivoplastia (*flapless*), de análises das discrepâncias da face, de teste fonético, de enceramento diagnóstico, de *mock-up* e das RAC do primeiro pré-molar direito ao primeiro pré-molar esquerdo superiores (Figura *P*).

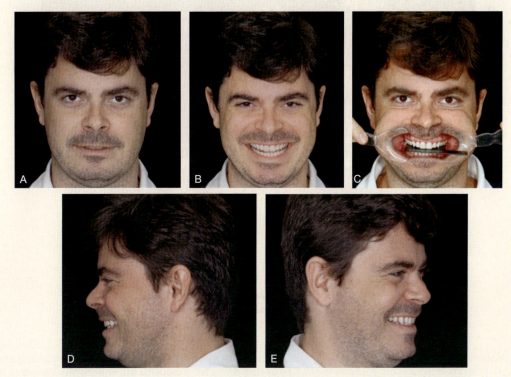

Caso clínico Imagens frontal (**A**), sorriso (**B**), com afastador e contraste (**C**) e laterais direita (**D**) e esquerda (**E**) (*continua*).

CASO CLÍNICO (*Continuação*)

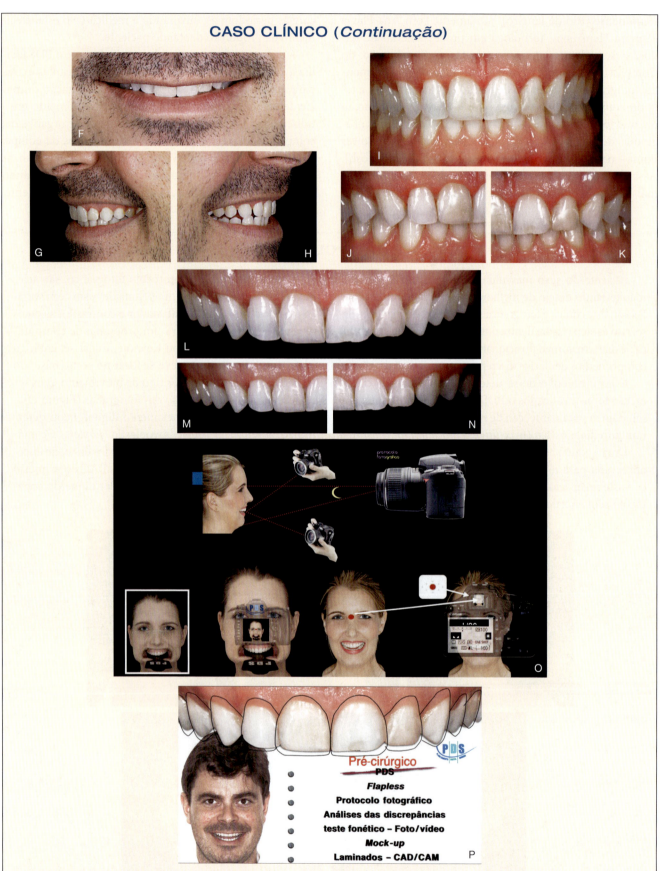

Caso clínico (*continuação*) Imagens de sorriso frontal (**F**) e laterais direita (**G**) e esquerda (**H**). Imagens intraorais frontal (**I**) e laterais direita (**J**) e esquerda (**K**). Imagens intraorais com contraste frontal (**L**) e laterais direita (**M**) e esquerda (**N**). Posição das fotografias (**O**) e planejamento do caso (**P**) (*continua*).

CASO CLÍNICO (*Continuação*)

O primeiro passo consistiu na execução do *flapless* para melhorar a proporção entre a altura e a largura dos dentes anteriores, visto que os incisivos centrais eram curtos em relação à largura. A técnica utilizada foi descrita por Giovanni Zucchelli em seu livro *Cirurgia estética mucogengival*. Nessa técnica são preservadas as papilas gengivais (Figura Q).

Após a cicatrização da gengivoplastia foram realizados o modelo de estudo e o enceramento diagnóstico (*wax-up*) para determinação e previsibilidade do resultado do tratamento. O enceramento se baseou no PDS, por meio do qual foram percebidas as discrepâncias faciais e as medidas de altura e largura dos dentes conforme a proporção adequada (Figuras R e S).

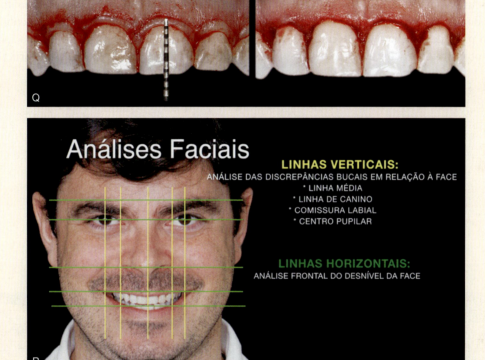

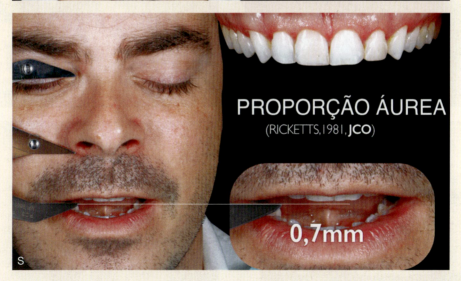

Caso clínico (*continuação*) **Q** Gengivoplastia pela técnica de Zucchelli. **R** Análises faciais. **S** Avaliação da posição áurea no planejamento do caso (*continua*).

CASO CLÍNICO (*Continuação*)

As medidas determinadas no PDS são enviadas para o laboratório de prótese para que se proceda ao enceramento diagnóstico (Figura *T*).

Diante das medidas enviadas, o técnico em prótese deve confeccionar o enceramento, obedecendo às informações determinadas pelo PDS (Figura *U*).

De posse do novo enceramento é feita uma guia de silicone de adição Express XT® (3M® ESPE) e são realizadas duas moldagens: uma com a mistura das pastas-base e a outra catalisadora do tipo *putty soft*; depois se realiza o reembasamento com pasta de silicone fluida (técnica da dupla moldagem). O objetivo é que, com esse molde, possa ser executado o *mock-up* na boca com resina bisacrílica. Para melhor escoamento da resina são criados sulcos de escape nas ameias e nas cervicais com a fresa em baixa rotação.

A marcação da linha média na guia de silicone é importante de modo a permitir melhor orientação espacial na hora de seu posicionamento (Figura *V*).

Para confecção do *mock-up* foi utilizada resina bisacrílica cor A2 (Protemp 4, 3M® ESPE). Após sua completa polimerização, foi realizado acabamento com lâminas de bisturi nº 12 e gaze embebida em álcool (Figura *W*).

Após aprovação do resultado pelo paciente e pelo profissional foi iniciada a preparação dentária (Figura *X*).

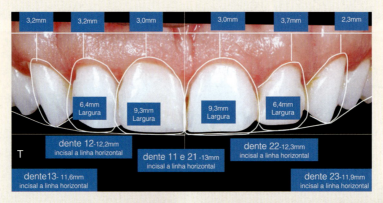

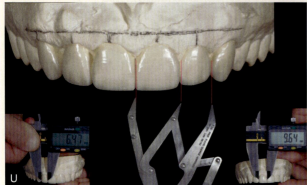

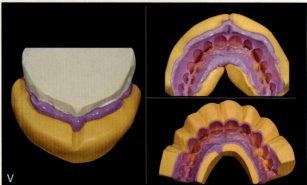

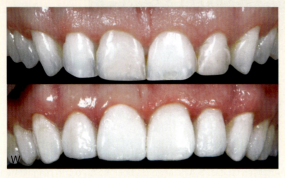

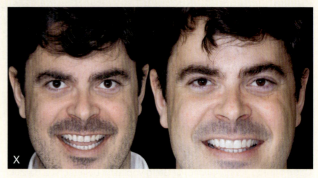

Caso clínico (*continuação*) **T** Medidas determinadas no PDS. **U** Enceramento obedecendo às informações determinadas pelo PDS. **V** Reembasamento com material fluido. Inserção em movimento único e com a ponta misturadora continuamente imersa no material para evitar a formação de bolhas. **W** e **X** Ensaio do *mock-up* (*continua*).

CASO CLÍNICO (*Continuação*)

O uso de guias de silicone promove um preparo mais conservador e previsível, possibilitando, assim, uma correta verificação do espaço preparado, de modo que o técnico ceramista possa contar com espaço suficiente para aplicar e caracterizar a cerâmica (Figura Y).

Avaliando-se a guia de preparo, determina-se que o desgaste será feito apenas nas áreas necessárias para criar espaço para que possam ser feitas as devidas caracterizações, o que contribuirá favoravelmente para se chegar ao resultado estético dos trabalhos.

Para a realização de preparos minimamente invasivos devem ser iniciados os desgastes com fresas de granulação fina. Após sua utilização, inseriu-se um fio de afastamento gengival (Ultrapack 0000, Ultradent 00) para que fosse feito o acabamento cervical. Tal passo visa afastar sutilmente a gengiva tanto no sentido apical como no vestibular. Assim, minimiza-se o risco de contato indesejável da fresa com o tecido, além de facilitar a visualização do término idealizado para o preparo.

Procedeu-se, então, ao acabamento final e ao polimento dos preparos com discos Sof-Lex® (3M® ESPE), fresas multilaminadas e discos em espiral (3M® ESPE), obtendo-se a superfície lisa dos preparos, o que favorece a leitura da moldagem por parte do ceramista. O desenho do preparo determinará o eixo de inserção das restaurações de cerâmica, o qual pode ser incisocervical ou vestibulopalatino (Figura Z).

Realizados os preparos, iniciou-se a moldagem virtual. Esse procedimento é realizado com auxílio de uma câmera que faz a captura da imagem dos dentes após a aplicação de um pó de contraste (óxido de titânio). Em tempo real, a imagem é manipulada por meio de um *software*. O modelo original com o enceramento também é escaneado para que as restaurações mantenham a mesma forma e o mesmo tamanho do enceramento, conforme planejado e exposto ao paciente (Figura Z1).

Após a captura das imagens, todo o planejamento das restaurações é realizado no computador. Um profissional

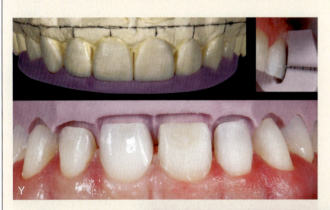

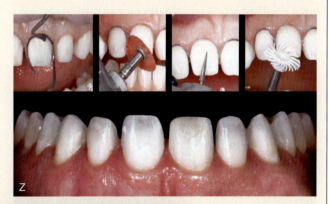

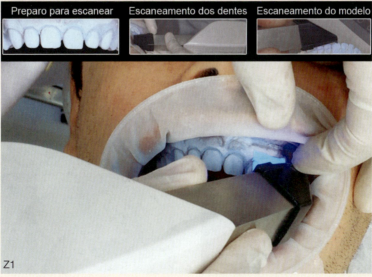

Caso clínico (*continuação*) **Y** Planejamento dos preparos de acordo com as guias de silicone previamente executadas (**Z**). **Z1** Moldagem virtual (*continua*).

CASO CLÍNICO (*Continuação*)

capacitado, ao usar o *software* específico, planeja as restaurações virtualmente. À medida que são detectadas, definem-se também seus eixos de inserção e são detectadas possíveis retenções eventualmente presentes nos preparos, as quais podem dificultar a adaptação das restaurações. O *software* apresenta uma ferramenta que possibilita prever o resultado das restaurações por meio da sobreposição dos escaneamentos do modelo encerado sobre o modelo preparado e de maneira que as restaurações mantenham a mesma forma e o mesmo tamanho do enceramento já testado no paciente (Figura Z2).

Após a aprovação do planejamento virtual, procede-se ao encaminhamento via internet para a central de fresagem, onde a imagem é processada e encaminhada à fresadora. De acordo com o substrato, escolhe-se o bloco de cerâmica com características mecânicas e ópticas adequadas. As restaurações são planejadas de acordo com o material escolhido; no caso em questão foi adotado um bloco de cerâmica multicamadas, que se divide em massas de dentina, esmalte e incisal, o qual, por ser um substrato saudável sem alteração de cor, não tornou necessário nenhum procedimento laboratorial nas peças (maquiagem e *glaze*), apenas acabamento manual, textura e polimento mecânico com o uso de pastas diamantadas (Diamond Excel®, FGM) (Figura Z3).

Uma vez prontos, os laminados são testados na boca. Em primeiro lugar é feita a prova seca, com o objetivo primário de se verificar sua correta adaptação e se o substrato dentário influencia a coloração final do conjunto. Essa percepção determinará a segunda prova, agora com cimento *try-in*. Preferencialmente, usa-se a tonalidade transparente para minimizar a influência do cimento na cor das RAP, a menos que tenha sido necessário compensar eventual discrepância de cor.

Definido, portanto, o cimento, procede-se ao condicionamento dos laminados com ácido fluorídrico de 5% a 10% durante 90 segundos e à lavagem e limpeza com ácido fosfórico a 37% por 60 segundos para remoção de debris superficiais oriundos da etapa anterior, "preparando" a área para receber o sistema adesivo. Uma outra forma de remoção dos cristais que ficam impregnados na cerâmica após o condicionamento com ácido fluorídrico consiste na imersão da cerâmica em uma cuba ultrassônica por 4 minutos. Para neutralização do ácido na cerâmica podemos deixá-la na cuba por mais 1 minuto em uma solução de água com bicarbonato de sódio (Figuras Z4 e Z5).

Após o condicionamento da cerâmica, tem início o condicionamento dos dentes. Após o isolamento com OptraGate® (Ivoclar Vivadent), os preparos são limpos com jato de glicina para remoção de placa bacteriana (Clinpro

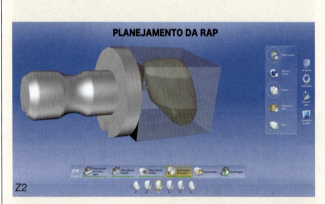

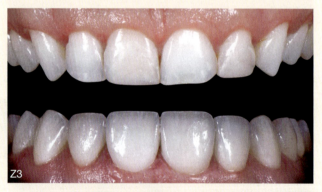

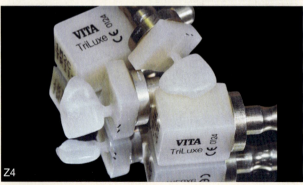

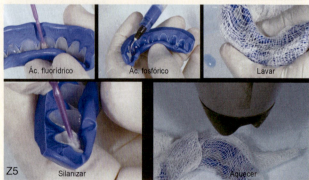

Caso clínico (*continuação*) **Z2** Planejamento da restauração adesiva porcelana (RAP). **Z3** Prova dos laminados sem e com pasta *try-in*. **Z4** Bloco cerâmico utilizado. **Z5** Preparo dos laminados (*continua*).

CASO CLÍNICO (*Continuação*)

Prophy Powder, 3M® ESPE) e polidos com escova. O esmalte é condicionado com ácido fosfórico a 37% por 30 segundos e lavado abundantemente. Em seguida, é realizada a silanização das superfícies internas das restaurações cerâmicas, aplicando-se uma fina camada do agente silanizante, que é posteriormente ativada com aplicação de calor durante 1 minuto (secador de cabelo). Depois se procede à aplicação de adesivo puro (*bond*) sem fotopolimerizar, para minimizar o risco de falha de adaptação dos laminados.

Prepara-se o cimento resinoso fotopolimerizável Rely X Veneer Transparente (3M® ESPE), e todo o conjunto (cimento e adesivo) é polimerizado ao mesmo tempo, após eliminação dos excessos com pincel (Figuras *Z6* a *Z9*).

Finalmente são realizados o ajuste oclusal dos laminados, a avaliação das guias e o acabamento com lâminas de bisturi, para remoção dos excessos, e borrachas, escovas e feltros para polimento final (Figuras *Z10* a *Z17*).

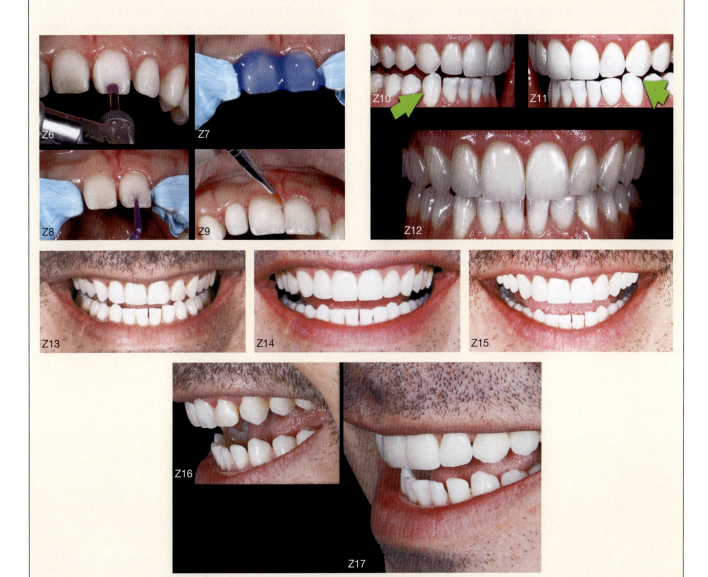

Caso clínico (*continuação*) **Z6** a **Z9** Preparo dos dentes. **Z10** a **Z12** Avaliação das guias dos laminados cimentados. **Z13** a **Z15** Caso inicial com PDS e finalizado. **Z16** e **Z17** Sorrisos inicial e final.

CONSIDERAÇÕES FINAIS

Um planejamento correto, seguindo um protocolo clínico sustentado pela literatura contemporânea, leva a resultados clínicos previsíveis e de grande satisfação para os profissionais e os pacientes.

O respeito aos princípios biomiméticos e adesivos torna possível a realização de reabilitações funcionais e estéticas conservadoras diferenciadas, que certamente contribuem para o sucesso clínico.

Referências

1. Schlichting LH, Maia HP, Baratieri LN, Magne P. Novel-design ultra-thin CAD/CAM composite resin and ceramic occlusal veneers for the treatment of severe dental erosion. Journal of Prosthetic Dentistry 2011; 105:217-26.
2. Tsitrou EA, Van Noort R. Minimal preparation designs for single posterior indirect prostheses with the use of the Cerec system. International Journal of Computerized Dentistry 2008; 11:227-40.
3. Stokes NA, Hood JAA. Impact fracture characteristics of intact and crowned human central incisors. Journal of Oral Rehabilitation 2007; 20:89-95.
4. Magne P, Knezevic A. Simulated fatigue resistance of composite resin versus porcelain CAD/CAM overlay restorations on endodontically treated molars. Quintessence International 2009; 40:125-33.
5. Magne P, Schlichting LH, Maia HP, Baratieri LN. In vitro fatigue resistance of CAD/CAM composite resin and ceramic posterior occlusal veneers. Journal of Prosthetic Dentistry 2010; 104:149-57.
6. Magne P, Knezevic A. Influence of overlay restorative materials and load cusps on the fatigue resistance of endodontically treated molars. Quintessence International 2009; 40:729-37.
7. Aggarwal V, Logani A, Jain V, Shah N. Effect of cycling loading on marginal adaptation and bond strength in direct vs. indirect class II MO composite restorations. Operative Dentistry 2008; 33:587-92.
8. Magne P, So WS, Cascione D. Immediate dentin sealing supports delayed restoration placement. Journal of Prosthetic Dentistry 2007; 98:166-74.
9. Pippin DJ. Mixon JM, Soldanels AP. Clinical evaluation of restored maxillary incisors: Veneers Vs PFM crows. Journal of American Dental Association Nov 1995; 126:1523-8.
10. Edelhoff D, Sorensen JA. J Prosthet Dent 2002; 87:503-9.
11. Levin EI. Dental esthetics and golden proportion. J Prosthet Dent Sept 1978; 40(2):244-52.
12. Ricketts RM. The biologic significance of the divine proportion and Fibonacci series. Am J Orthod May 1982; 8(5):753-9.

Oclusão em Implantodontia

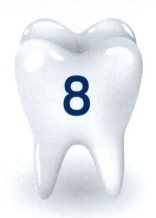

Edson Chaves Júnior

INTRODUÇÃO

A implantodontia registrou um grande desenvolvimento nas últimas décadas. O tratamento da superfície dos implantes, modificações nas plataformas de assentamento, técnicas cirúrgicas inovadoras, biomateriais para preenchimento e modalidades diferentes de carregamento, entre outras evoluções, contribuíram para diminuir a morbidade pós-operatória e otimizar a estética, assim como os resultados funcionais (Figuras 8.1A a C).[1-3]

Entretanto, mesmo diante desses novos conceitos, um fator permanece essencial na estabilidade terciária dos implantes e na longevidade das próteses sobre os implantes: o ambiente mecânico em que estão inseridas (Figuras 8.2A a C).

Para que as forças mecânicas não venham a sabotar tudo o que foi conquistado, deverão ser respeitados os princípios oclusais e biomecânicos.[4] Um correto diagnóstico da atividade parafuncional se torna prioritário. Os aspectos oclusais precisam ser atentamente observados nas fases de diagnóstico, planejamento, execução e finalização dos procedimentos.[5]

Grande número de pacientes que procuram o consultório dentário para reposição dos dentes por implantes tem a sobrecarga mecânica como motivo da perda do elemento dental. Restaurações preexistentes que possam ter enfraquecido a estrutura dental, somadas a interferências oclusais e parafunção, podem levar à perda do dente (Figuras 8.3A a D).

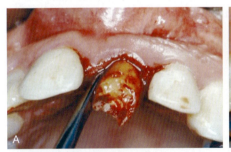 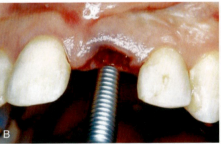 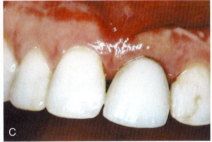

Figura 8.1A a C Inovações técnicas, como a exodontia com implante imediato e a restauração provisória imediata, contribuíram para o desenvolvimento da implantodontia.

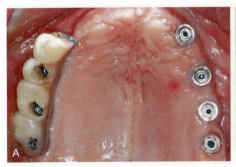 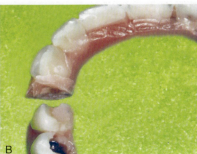 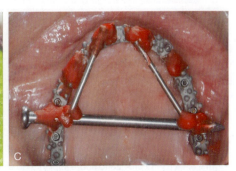

Figura 8.2A a C Fratura da barra por falta de uso da placa de bruxismo, levando ao insucesso mecânico e à necessidade de reparo.

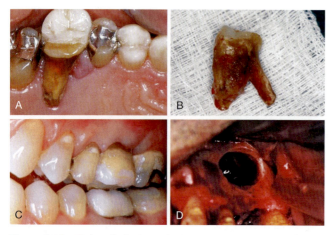

Figura 8.3A a D Interferência em balanceio levando à perda do elemento 26. Levantamento de seio maxilar para posterior instalação de implante.

Se esses aspectos não forem diagnosticados e se o procedimento restaurador implantodôntico repetir as mesmas falhas mecânicas, estaremos, portanto, fadados a presenciar o insucesso das próteses ou mesmo dos implantes.[6]

Durante anos ouvimos o conceito de oclusão implantoprotegida, que foi interpretado por alguns profissionais como uma oclusão sobre implantes totalmente livre de contatos (forças funcionais).[7] Sobretudo, a função das próteses seria substituir estética e funcionalmente os dentes naturais perdidos e contribuir para a manutenção dos remanescentes. Portanto, estando em infraoclusão, essas próteses não estariam exercendo totalmente seu papel (Figuras 8.4A a F).

Levando em consideração o tema discutido neste livro, ou seja, os casos clínicos em odontologia, procuraremos abordar a oclusão de maneira extremamente clínica, ilustrando-a com nossa casuística para que não fiquemos à margem de nossa prática odontológica diária, nos prendendo apenas a uma oclusão conceitual utópica e burocrática.

PRINCÍPIOS OCLUSAIS PARA DIAGNÓSTICO E PLANO DE TRATAMENTO

Já na anamnese se inicia a avaliação oclusal.[8] Queixas de dores musculares e articulares, além de distúrbios do sono, podem indicar a presença de atividades parafuncionais que precisam ser controladas e ter seus sintomas tratados para que não se incorra em erros de diagnóstico e planejamento (Figuras 8.5A a D).

A palpação muscular deverá ser realizada durante o exame clínico para verificarmos sinais evidentes de disfunção. A presença de dores musculares e de *trigger points* pode indicar terapias prévias, como, por exemplo, um tratamento fisioterapêutico, farmacológico ou mesmo placas oclusais. A melhora dos sinais e dos sintomas favorece um diagnóstico preciso no que se refere ao posicionamento e à estabilização maxilomandibular, estimulando a longevidade da prótese restauradora.[9]

Exame articular

A presença de dor articular, crepitações, estalidos e histórico de luxação deverá ser adequadamente analisada para que possamos novamente realizar um correto planejamento oclusal. A saúde das estruturas articulares será fator fundamental para execução de procedimentos reabilitadores nos quais a máxima intercuspidação habitual (MIH) não estiver presente.

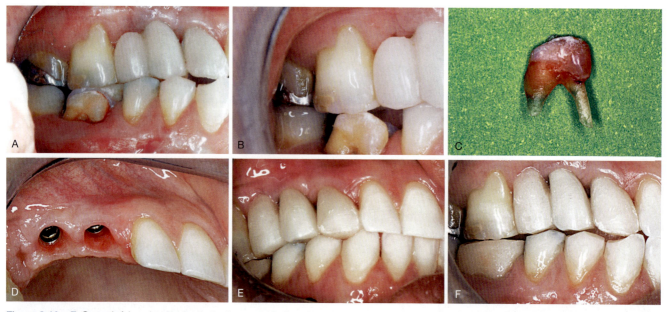

Figura 8.4A a F O provisório sobre implante do elemento 13 não estava exercendo sua função de guia lateral, levando à sobrecarga e à fratura do elemento 46. Um acréscimo foi feito no provisório do elemento 13 para que o futuro implante do elemento 46 não venha a ficar sobrecarregado.

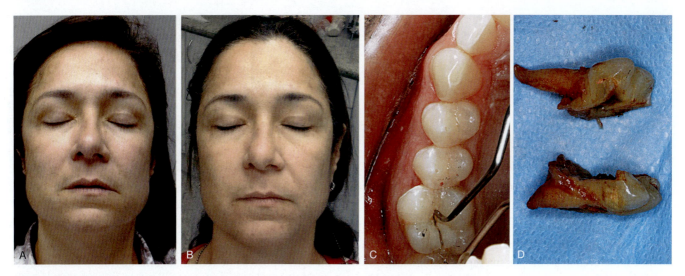

Figura 8.5A a D Melhoria da hipertrofia muscular com uso de toxina para dar sequência ao tratamento (implante), em que a razão da fratura foi a parafunção.

Se a posição de reprodutibilidade articular estiver comprometida, enfrentaremos dificuldades para adotar uma posição de referência na execução dos procedimentos restauradores, dificultando o ajuste dos trabalhos protéticos (Figuras 8.6A a C).

Avaliação clínica oclusal

Os quatro tópicos seguintes precisam ser analisados no exame clínico-oclusal:

- Relação cêntrica.
- Guia anterior.
- Dimensão vertical.
- Estabilidade oclusal.

Relação cêntrica

Várias foram as controvérsias sobre o conceito e a importância da posição de relação cêntrica (RC) na odontologia. Atualmente nos valemos dessa posição para diagnóstico e tratamento nos casos em que a máxima intercuspidação habitual não estiver presente.[10] A RC é conceituada como a posição articular onde o conjunto côndilo/disco está adequadamente alinhado em uma posição mais superior e anterior contra a cavidade articular, independentemente do contato dental ou da dimensão vertical.[11] Esse conceito pode gerar discordância no que se refere ao exato posicionamento do conjunto côndilo/disco; entretanto, todos são unânimes em concordar que se trata de uma posição de estabilidade articular. Enfatizamos, portanto, que a dor não combina com a posição.[12] Crepitação, estalido e deflexão mandibular são indicativos de ausência de saúde e, como já abordado, precisam ser tratados para que possamos utilizar essa posição como referência nos tratamentos reabilitadores extensos.[13]

Todo paciente deveria ser levado, durante seu exame inicial, à posição de RC como forma de diagnóstico (Figuras 8.7A a C).

A maioria dos pacientes apresenta uma posição de MIH diferente da RC, o que não constitui problema. No entanto, alguns pacientes buscam esse contato várias vezes ao dia por não apresentarem intercuspidação máxima, por não apresentarem estabilidade oclusal ou por não estarem mais habituados a essa MI. Diríamos que têm uma MI e, assim, não estaria mais H. Nesses casos, o tratamento oclusal deveria ser indicado e a posição de referência articular usada para novo engrenamento dental (Figuras 8.8A a C).

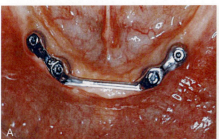 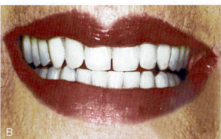 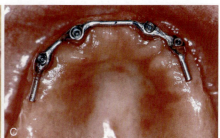

Figura 8.6A a C A posição intermaxilar indicada para confecção do par de *overdentures* seria a relação cêntrica, exigindo, portanto, uma condição de saúde articular para obtermos a reprodutibilidade do movimento de fechamento.

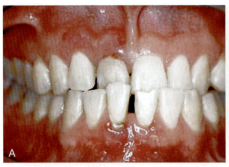
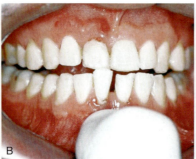
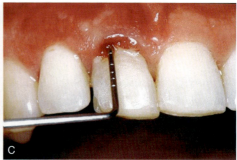

Figura 8.7A a C Alteração periodontal localizada somente nos dentes 11 e 41. A manipulação em RC demonstra a necessidade de intervenção oclusal antes de outra terapia.

A posição de RC seria eleita não por ser mais fisiológica ou confortável, mas sim por sua reprodutibilidade. Conseguiríamos fechar sempre no mesmo lugar, independentemente de termos uma referência de intercuspidação, tornando-a, portanto, posição de referência protética.

Reafirmamos que a RC é importante para o dentista que trata e não para o paciente que irá recebê-la.

Observamos que nessa posição o conjunto côndilo/disco estará apoiado em uma região adequada para pressão (porção central do disco), e o relacionamento do conjunto (côndilo/disco) dentro da cavidade articular estará coincidente com o vetor final da musculatura elevadora (masseter, pterigóideo medial e temporal), sendo, portanto, bem aceito pelo paciente do ponto de vista muscular e articular.

Convém examinarmos todos os pacientes na posição de RC quando executamos o exame oclusal, para que venhamos a detectar se apresentam discrepância de RC/MIH e se buscam a posição de RC em alguma atividade funcional ou parafuncional. A constante busca do contato nessa posição pode resultar em alterações periodontais ou dentais localizadas, pois apenas um dente receberia toda a carga da musculatura elevadora, o que em si já é uma indicação para intervenção oclusal (Figuras 8.8A a C).

Consideramos dois pré-requisitos para que possamos conduzir um paciente em RC: desprogramá-lo e manipulá-lo. Podem ser usados vários desprogramadores, como Jig, *front plateau*, lâminas de long, placas lisas, dispositivo anterior funcional, entre outros.[14] A função dos dispositivos seria a de desprogramação do ligamento periodontal para que se apague a memória muscular da máxima intercuspidação habitual, permitindo que o paciente feche sua boca na posição em que iremos guiá-lo (Figuras 8.9A a C).

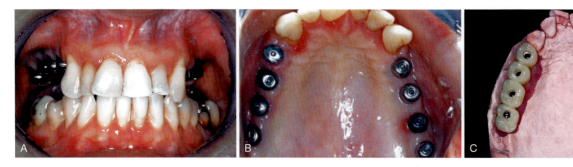

Figura 8.8A a C Paciente sem estabilidade oclusal posterior decorrente da perda dos dentes posteriores. Os provisórios seguiram uma montagem em articulador em RC, pois não tínhamos uma MIH.

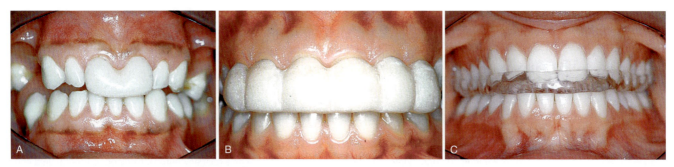

Figura 8.9A a C Desprogramadores – Jig, *front plateau* e placa lisa rígida. Vários dispositivos poderão ser utilizados na desprogramação.

O segundo pré-requisito seria a manipulação. Temos receio de adotar o termo *manipulação*, o qual poderia ser interpretado como movimento forçado. Por isso, preferimos usar a expressão *guiar o paciente*.[15]

Preconizamos a técnica da guia do mento por ser a mais fácil, além de ser mais previsível quando associada a um desprogramador (Figura 8.10).

Algumas situações em implantodontia exigem a posição de RC como referência de tratamento.[16] Nos casos em que diagnosticamos que a alteração dental ou periodontal (que está levando à perda do elemento dentário) está sendo originada pela busca constante da RC, mesmo que o paciente apresente uma MI, deveremos proceder ao ajuste na posição de RC para que a futura prótese não venha a ser uma nova interferência que provoque a falha do trabalho. Ajustaríamos esse trabalho em uma posição chamada de relação de oclusão cêntrica (ROC).

Outra situação em que optaríamos pela ROC seria em caso de falha de uma referência estável de fechamento intermaxilar. Trataríamos, então, o paciente executando suas próteses em uma posição ROC (Figuras 8.11A a C).[17]

Guia anterior

Outro fator importante que deve nos preocupar no diagnóstico e na execução dos procedimentos restauradores implantodônticos será a guia anterior, a qual pode ser definida como o relacionamento dos dentes anteroinferiores com os anterossuperiores durante os movimentos mandibulares contactantes. Nos movimentos laterais, a desoclusão deverá ser guiada pelos caninos, e nos movimentos protrusivos a força deverá ser distribuída pelo maior número possível de dentes anteriores.[18] É frequente observarmos que, quando o paciente não apresenta a guia anterior, ocorre dificuldade na execução dos movimentos laterais contactantes. As interferências no lado de balanceio ou as interferências em dentes posteriores travam e dificultam esses movimentos. Os dentes posteriores que dificultam essa movimentação acabam sendo sobrecarregados se uma parafunção estiver presente (Figuras 8.12A a C).

Convém ressaltar que a falta da guia é extremamente relevante quando estamos diante de atividades parafuncionais.[19] O contato dental em função ocorre de maneira muito rápida e com intensidade mínima nos hábitos funcionais. Em atividades parafuncionais, a atividade muscular ocorre com toda a força da musculatura do masseter e do pterigóideo medial, sendo, portanto, extremamente danosa para os dentes posteriores, que se apresentam como interferências.[20] Portanto, durante o exame oclusal devemos avaliar não só a presença correta da guia anterior, mas também os sinais que evidenciam a presença de atividade parafuncional. O bruxismo e o apertamento transformam nosso cliente em um paciente de risco elevado para confecção de implantes.

Em um exame estático de fechamento, observando pela vista frontal, devemos verificar: trespasses vertical e horizontal, desvio de linha média, trincas verticais generalizadas e facetas de desgastes que se acasalam.

O trespasse vertical ideal seria de 2 a 3mm (Figura 8.13), o que permitiria que os dentes anteriores guiassem os inferiores durante os movimentos para gerar uma desoclusão posterior, impedindo a ocorrência do contato dental dos dentes na região posterior, que, como veremos, não seria o mais adequado. Um trespasse vertical negativo (mordida aberta)

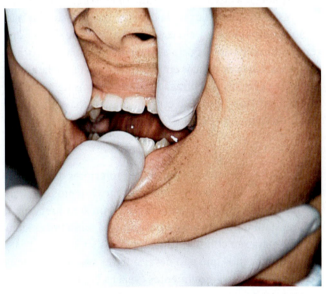

Figura 8.10 Técnica da guia do mento para obtenção da RC.

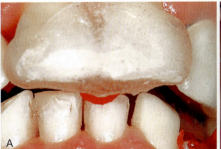
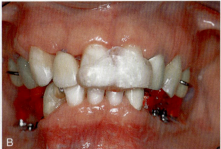
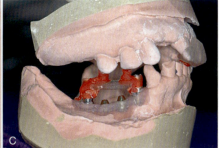

Figura 8.11A a C Jig foi realizado para definirmos a posição de tratamento (RC) e estabelecermos uma dimensão vertical de oclusão (DVO) de diagnóstico.

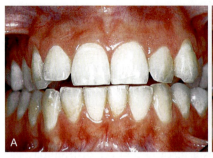
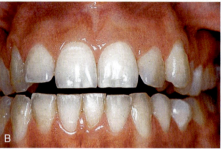
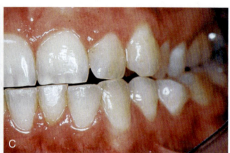

Figura 8.12A a C Mordida aberta anterior levando à falta da guia anterior e acarretando sobrecarga nos posteriores nos movimentos laterais e protrusivos (MIH, lateralidade direita e esquerda, respectivamente).

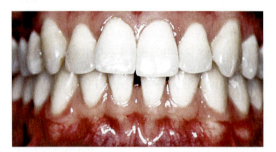

Figura 8.13 Trespasses vertical e horizontal ideais e chave de caninos.

ocasionaria o tropeço dos dentes posteriores na movimentação (veja as Figuras 8.12A a C). Já um trespasse vertical muito acentuado geraria uma desoclusão excessiva com sobrecarga tanto para os dentes anteriores como para a musculatura.

O trespasse horizontal deverá ser o menor possível, desde que os anteroinferiores não entrem em contato com os anterossuperiores no fechamento (Figuras 8.14A e B). O contato dos anteriores no fechamento não seria desejável. Entretanto, a proximidade dos superiores com os inferiores possibilita o imediato afastamento vertical da mandíbula e consequente desoclusão posterior. Portanto, assim que se iniciarem os movimentos (laterais ou protrusivos), ocorrerá o contato dos anteriores, e a desoclusão vertical acontecerá, impedindo os contatos indesejáveis na região posterior.[11,21]

Trincas verticais generalizadas

A presença de trincas verticais generalizadas no esmalte pode sinalizar a atividade parafuncional. Forças laterais excessivas acarretam a flexão da dentina, que por sua vez não serão acompanhadas pelo esmalte. Em virtude de sua dureza, o esmalte não suporta a flexão da dentina, provocando a ocorrência de trincas em sua estrutura. Paralelamente, as lesões cervicais de abfração são indicativas de forças laterais acentuadas, geram o estouro dos prismas de esmalte da junção cimento-esmalte.[22]

Facetas de desgastes coincidentes

Desgastes acentuados nos dentes anteriores que coincidem com os dentes antagonistas em movimentos excursivos ou multidirecionais também precisam ser observados, pois atestam a presença da parafunção e, como tal, exigem terapias para seu controle (Figuras 8.15A a C).

Já enfatizamos que não deveria haver contato dos dentes posteriores nos movimentos (veja as Figuras 8.3A a D) excursivos de lateralidade ou protrusão e em movimentos multidirecionais. No entanto, não mencionamos ainda qual seria o padrão de desoclusão ideal.

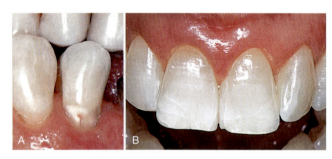

Figura 8.14A e B Trincas no esmalte e lesões de abfração.

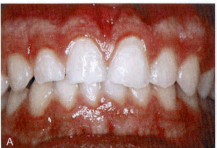
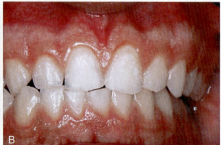
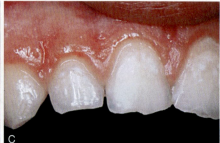

Figura 8.15A a C Facetas de desgastes coincidentes.

Biomecanicamente em movimentação lateral, a desoclusão deverá ser gerada pelos caninos, impedindo o contato de dentes tanto no lado de trabalho como no de balanceio.[23]

O canino apresenta uma proporção coroa/raiz mais adequada para cargas laterais, posiciona-se mais longe da fonte da força (masseter e pterigóideo medial), em comparação com os dentes posteriores, e durante a movimentação lateral ativa uma musculatura menos potente (temporal). Se ocorrer o contato dos posteriores, a musculatura que predominará será a do masseter e do pterigóideo medial. Anatomicamente, o canino favorece uma desoclusão suave e mais horizontal em razão da presença de sua concavidade palatina, se compararmos a vertente trituradora convexa das cúspides vestibulares dos dentes posteriores.[23]

Com relação aos movimentos protrusivos, a carga de desoclusão deverá ser distribuída pelo maior número de dentes anteriores, a fim de que haja o remanejamento da carga. Tanto a desoclusão protrusiva como a lateral deverão ser realizadas com um movimento vertical suave, sinalizando a harmonia entre a musculatura, a articulação e a anatomia dental que estará guiando o movimento.[11,18,21,23]

Portanto, avaliamos durante o diagnóstico se esses princípios listados estão sendo respeitados e se não estariam colaborando com alguma patologia. No momento da restauração é prudente que sejam seguidos os princípios ideais para que possamos ter sucesso nos procedimentos restauradores implantodônticos.

Dimensão vertical

A dimensão vertical é um dos princípios oclusais que mais provoca dúvidas em um planejamento implantodôntico. A perda de vários elementos dentais muitas vezes leva ao colapso oclusal, o que dificulta o planejamento. A dimensão vertical é definida como altura do terço inferior da face. Para que possamos abordar melhor o tema didaticamente, podemos subdividi-la conceitualmente em dimensão vertical de oclusão (DVO)/dimensão vertical de repouso (DVR):[11]

- **DVO:** é a distância entre a maxila e a mandíbula quando os dentes estão se tocando e a musculatura elevadora está em seu ciclo de contração máxima.
- **DVR:** é a distância entre a maxila e a mandíbula quando a mandíbula está involuntariamente suspensa por ação coordenada da musculatura elevadora e depressora.[23]

Desse modo, a DVO é determinada pelo contato dental das cúspides cêntricas com suas respectivas fossas.

A DVR é determinada pelo grau de tonicidade dos músculos, podendo portanto, diferentemente da DVO, ser alterada no paciente em curto espaço de tempo (no mesmo dia).

A DVO consiste no equilíbrio entre a força de erupção dos dentes e a força de contração da musculatura elevadora em função, ou seja, quem determina o espaço são os músculos, mas são os dentes que irão preenchê-lo.[11] Sempre que o paciente apresentar uma DVO mantida pelo contato estável de dentes posteriores, devemos registrar essa medida antes de procedermos à remoção necessária dos dentes (Figuras 8.16*A* a *E*).

Não existe fórmula matemática para o retorno à normalidade de uma DVO alterada. Por essa razão, os profissionais muitas vezes têm dificuldade em devolvê-la corretamente diante de uma alteração. Portanto, consideramos que a melhor técnica de restabelecimento da DVO consiste na observação dos sinais de alteração (aumento ou diminuição).[24] Quando possível, devolvemos uma DVO de diagnóstico por

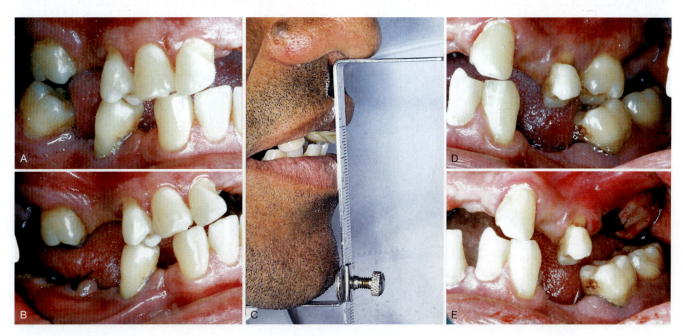

Figura 8.16A a E A DVO registrada antes das exodontias se torna ótima "referência" quando da confecção do trabalho definitivo.

Quadro 8.1 Sinais de aumento e diminuição da DVO

Aumento da DVO	Diminuição da DVO
Ausência de selamento labial	Protrusão mandibular
Overbite negativo	Lábio embutido
Dificuldade na pronúncia dos sons sibilantes	Diminuição do ângulo labial horizontal
Dor muscular	Acentuação dos sulcos
Dor articular	Espaço intermaxilar reduzido
Mobilidade dos dentes que mantêm o aumento da DVO	*Overbite* acentuado
Toque de dentes ao falar	Queilite angular
Saliva escapando (cuspindo) na fala	Ausência de dentes posteriores

meio de um Jig ou um *stop* qualquer anterior (pré-molarização de caninos). Avaliam-se os sinais e sintomas antes e depois da confecção dos provisórios. Finalmente, parte-se para a realização dos procedimentos definitivos. Vale enfatizar que somente com o uso da nova DVO e com a interpretação da resposta muscular, articular, dental e periodontal é possível certificar-se do acerto da medida. Torna-se importante, portanto, listar os sinais de aumento e diminuição da DVO (Quadro 8.1).

O correto restabelecimento da DVO é um fator relevante no sucesso das próteses. O aumento exagerado da DVO poderá acarretar fraturas e lascas do material de cobertura, fadiga nos parafusos de fixação, fratura das infraestruturas metálicas e soltura de dentes das próteses totais (*overdentures*/protocolos).

Um ponto a favor do profissional é a capacidade adaptativa da musculatura elevadora que aceita pequenas variações no grau de contração das fibras em função. No entanto, existe um limiar de tolerância que deverá ser respeitado para que se evitem prejuízos aos pacientes e às próteses.[25,26]

Estabilidade oclusal

A estabilização maxilomandibular se faz pelo somatório dos contatos oclusais dos elementos dentais.

Para a manutenção de um dente estável são necessários no mínimo três contatos que, por sua vez, deverão estar distribuídos de modo que esse dente esteja estabilizado tanto no sentido vestibulolingual como no mesiodistal.[27]

Partindo desse princípio, para efeito didático os contatos oclusais foram classificados em dois grupos: aqueles que estabilizam no sentido vestibulolingual, chamados de A, B, C, e os mesmos contatos quando avaliados no sentido mesiodistal, classificados como *stopper* e *equalyzer*.

Ao realizarmos uma restauração em dentes naturais, não alcançaríamos estabilidade se tivéssemos apenas contatos do tipo A, do tipo B ou do tipo C ou dos tipos A e C.

Os desenhos apresentados na Figura 8.17 deixam claro que a estabilidade vestibulolingual será obtida se o dente ou a restauração apresentar contatos dos tipos AB, BC ou ABC.

Não podemos esquecer que os implantes, mesmo não apresentando contatos oclusais estáveis, não irão sofrer qualquer tipo de movimentação. No entanto, quando os antagonistas a esses implantes forem dentes naturais, deveremos nos preocupar em gerar estabilidade para evitar a movimentação dos dentes que, se ocorrer, poderá ocasionar interferência nos movimentos laterais ou deflexão da mandíbula.

Para a estabilidade mesiodistal basta que tenhamos nos três contatos preconizados a localização de uma vertente inclinada para mesial e a outra na vertente distal (ou vice-versa).

Como estamos sempre orientados a axializar a força gerada nos implantes, sugerimos que, quando os implantes apresentarem um posicionamento ideal protético, eliminemos o contato A nas coroas sobre implantes inferiores e o contato C nas coroas sem implantes superiores (Figura 8.18), promovendo o que chamamos de estreitamento da superfície oclusal.

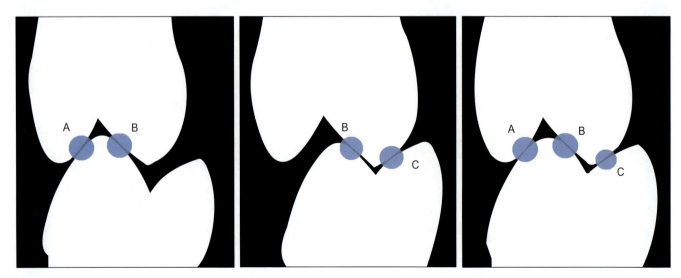

Figura 8.17A a C Representação esquemática de contatos oclusais dos tipos AB, BC ou ABC, que apresentam estabilidade vestibulolingual.

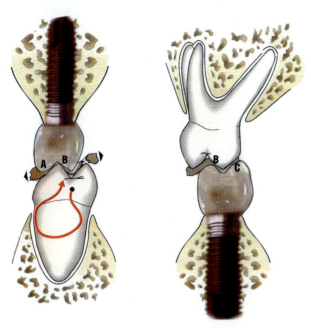

Figura 8.18 Representação esquemática do estreitamento da superfície oclusal.

CONSIDERAÇÕES FINAIS

Apesar de não termos evidências científicas que justifiquem a perda dos implantes por sobrecargas oclusais, enfatizamos que esses princípios descritos devem ser seguidos para que não comprometam a sobrevida das próteses sobre implantes. Os conceitos de relação cêntrica, guia anterior, dimensão vertical e estabilidade oclusal regem todo o universo da oclusão e precisam ser respeitados quando da confecção dos trabalhos restauradores.

Referências

1. Mendonça G, Mendonça DB, Aragão FJ, Cooper LF. Advancing dental implant surface technology – from micron- to nanotopography. Biomaterials Oct 2008; 29(28):3822-35.
2. Frenken JW, Bouwman WF, Bravenboer N et al. The use of Straumann Bone Ceramic in a maxillary sinus floor elevation procedure: a clinical, radiological, histological and histomorphometric evaluation with a 6-month healing period. Clin Oral Implants Res Feb 2010; 21(2):201-8.
3. Buser D. ITI treatment guide. Vol. II. Protocolos de carga em implantodontia. 1. ed. São Paulo: Quintessence. 2009:168.
4. Chrcanovic BR, Albrektsson T, Wennerberg A. Reasons for failures of oral implants. J Oral Rehabil Jun 2014; 41(6):443-76.
5. Francischone CE et al. Osseointegração e o tratamento multidisciplinar. Sao Paulo: Quintessence 2006. 320 p.
6. Shek JW, Plesh O, Curtis DA. Immediately loaded implants in a patient with involuntary mandibular movements: a clinical report. J Prosthet Dent Jul 2014; 112(1):14-7.
7. Misch CE. Implantes dentários contemporâneos. 2. ed., São Paulo: Santos, 2006:685.
8. Tanus R, Grossmann E, Silva R. Disfunções temporomandibulares –abordagem clínica. 1. ed. São Paulo: Napoleão, 2014:335.
9. Wiskott HW, Belser UC. A rationale for a simplified occlusal design in restorative dentistry: historical review and clinical guidelines. J Prosthet Dent Feb 1991; 73(2):169-83.
10. Chhabra A, Chhabra N, Makkar S, Sharma A. The controversial issue of centric relation: a historical and current dental perspective? Minerva Stomatol Oct 2011; 60(10):543-9.
11. Dawson PE. Evaluation, diagnosis and treatment of occlusal problems. Mosby 1974:407.
12. Radke JC, Kull RS, Sethi MS. Chewing movements altered in the presence of temporomandibular joint internal derangements. Cranio Jul 2014; 32(3):187-92.
13. Costa MD, Froes J, Gontran RTS, Neanes C. Evaluation of occlusal factors in patients with temporomandibular joint disorder. Dental Press J Orthod Nov/Dec 2012; 17(6):61-8.
14. Souza DF, Dias AHM, Pavanelli C, Takahashi FE. Comparative analysis among two techniques for registration of the centric relation: functional previous device and Lucia's Jig. J Bras Clin Estet Odontol Mar/Abr 2004; 20:34-8.
15. http://adeliani-almeida-campos.blogspot.com.br/2007/11/10-105-ocluso-funcional-relação-cêntrica.html; acessado em 12/10/2015.
16. Jamcoski VH, Faot F, de Mattias Sartori IA et al. Occlusal concepts application in resolving implant prosthetic failure: case report. J Oral Implantol Apr 2014; 40(2):203-10.
17. Seligman DA, Pullinger AG, Solberg WK. Temporomandibular disords. Part 3: Occlusal and articular factors associated with muscle tenderness. J Prosthet Dent 1988; 59:483-9.
18. D'Amico A. Functional occlusion of the natural teeth of man. J Prosthet 1961; 11:899-915.
19. Lavigne GJ, Manzini C. Bruxism. In: Kryger, MH, Roth T, Dement WC (eds.) Principles and practice of sleep medicine. 3 ed. Philadelphia: WB Saunders, 2000:773-85.
20. Williamson EH, Lundquist DO. Anterior guidance: its effects on electomygraphic activity of the temporal and masseter muscles. J Prosthet Dent 1983; 49(6):816-23.
21. Okeson JP. Tratamento das desordens temporomandibulares e oclusão. 4. ed. São Paulo: Artes Médicas, 2000.
22. Grippo, JO. Abfractions: a new classification of hard tissue lesions of teeth. J Esthet Dent Jan/Fev 1991; 3(1):14-9.
23. Batista WM, Miyashita E, Gomes GO. Reabilitação oral – Previsibilidade e longevidade. Ed. Napoleão, 2011:259-93.
24. Nagpal A, Parkash H, Bhargava A et al. Reliability of different facial measurements for determination of vertical dimension of occlusion in edentulous using accepted facial dimensions recorded from dentulous subjects. J Indian Prosthodont Soc 2014 Sep; 14(3):233-42.
25. Ando E, Shigeta Y, Hirabayashi R et al. Cervical curvature variations in patients with infraocclusion. J Oral Rehabil Aug 2014; 41(8):601-7.
26. Discacciati JA, Lemos de Souza E, Vasconcellos WA, Costa SC, Barros V de M. Increased vertical dimension of occlusion: signs, symptoms, diagnosis, treatment and options. J Contemp Dent Pract 2013 Jan-Feb 14(1):123.
27. Phillips RW, Hamilton AI, Jendresen MD, McHorris WH. Report of Committee on Scientific Investigation of the American Academy of Restorative Dentistry. J Prosthet Dent Jun 1986; 55(6):736-72.

Estética em Implantes Unitários Anteriores

9

Ivan de Oliveira Bruno

INTRODUÇÃO

É inegável e indiscutível que a descoberta dos princípios da osseointegração e o desenvolvimento dos implantes dentários osseointegráveis foram de grande valia para a odontologia.

A implantodontia, que compreende não só o planejamento multidisciplinar, passando pela instalação do(s) implante(s), até a confecção da prótese final, se tornou parte indissociável da odontologia restauradora. Somos da opinião de que o principal papel da implantodontia foi modificar a situação inicial do paciente, tornando sua reabilitação mais previsível, confortável e duradoura.

Antes éramos obrigados a planejar próteses com base na condição imutável que encontrávamos. Daí surgia como única opção, em muitos casos, a confecção de próteses removíveis, totais ou parciais. Hoje tudo mudou. Com a instalação de implantes dentários conseguimos livrar o paciente do uso de aparelhos protéticos mucossuportados removíveis ou, no mínimo, aperfeiçoá-los no que tange à sua retenção e estabilidade, como no caso das sobredentaduras (*overdentures*).

Inicialmente, o foco era o mutilado oral, o edentulismo total. Contudo, com o aperfeiçoamento das técnicas operatórias, as cirurgias correlatas de manipulação de tecidos moles, as várias técnicas de regeneração óssea, o desenvolvimento de biomatérias e o avanço da engenharia, do desenho e da tecnologia das superfícies dos implantes, a implantodontia também passou a fazer parte do arsenal do profissional na reabilitação dos desdentados parciais, até mesmo em casos de perdas unitárias em áreas onde é preponderante a estética.

É a respeito desse ponto que se dedica este capítulo. Procuraremos ponderar sobre e discutir alguns princípios para o sucesso da reabilitação por meio de implantes e próteses sobre implantes em perdas dentárias unitárias em áreas estéticas. Por se tratar de apenas um elemento a reabilitar, pode parecer que é mais fácil a resolução desses casos. Muito pelo contrário. A intenção é mostrar a quantidade de variáveis e pontos que, se negligenciados, levarão ao fracasso o tratamento restaurador em sua plenitude, ou seja, função e estética.

Os principais tópicos que serão abordados neste capítulo são:

- Preservação da arquitetura do osso alveolar:
  - Traumatismos dentários
  - Exodontias atraumáticas
- Implantes imediatos
- Tecido gengival
- Implante:
  - Desenho, conexão e plataforma
  - Posição
- Tempo, prazo e pressa
- Casos clínicos

PRESERVAÇÃO DA ARQUITETURA DO OSSO ALVEOLAR

Quando buscamos a estética em qualquer modalidade de reabilitação unitária de dentes anteriores condenados, perdidos ou ausentes, o que queremos na verdade são próteses que mimetizem a dentição natural adjacente, ou seja, que não se consiga diferenciar, no final, o que é dente e o que é prótese. Por isso surgem dificuldades consideráveis e as muitas variáveis que devem ser observadas. Uma das principais preocupações é com a manutenção da arquitetura e da anatomia do tecido ósseo alveolar, o que interfere diretamente no resultado da prótese sobre implante, pois a periodontia nos ensina que a macroanatomia do tecido gengival, com suas papilas interdentais tão importantes e desejadas nas reabilitações de dentes anteriores perdidos, segue em estreita relação com a anatomia dos processos alveolares. Logo, uma vez perdido o arcabouço ósseo alveolar, toda a arquitetura gengival estará comprometida: sem cristas ósseas, sem papilas interdentais e sem estética plena.

A perda das cristas ósseas alveolares, seguida pelo comprometimento anatômico gengival, muitas vezes não está sob controle. Podemos citar como exemplos os casos de pacientes portadores de doença periodontal avançada, traumatismos e fraturas de grandes proporções, perdas dentárias ocorridas há muito tempo, entre outros. Nesses casos, como ressaltado na introdução deste capítulo, as técnicas de regeneração e recomposição do tecido ósseo perdido devem ser utilizadas na tentativa de reconstruir a anatomia perdida. No entanto, o prognóstico é incerto, quando não impraticável.

O que queremos abordar e discutir aqui são os casos em que o dano ainda não ocorreu, ou seja, em que a perda do elemento dentário é indicação ou está sob a iminência de ocorrer, e como proceder para que a perda do órgão não ocasione dano aos tecidos de suporte que o circundam e as consequentes sequelas estéticas. Nesse ínterim, fechamos questão em três frentes: (1ª) traumatismos dentários com fraturas radiculares ou coronorradiculares irremediáveis; (2ª) a importância da técnica atraumática na exodontia desses elementos; e (3ª) a discussão sobre a instalação imediata de implantes osseointegráveis nesses alvéolos frescos.

Traumatismos dentários

Os traumatismos dentários são de fundamental interesse na odontologia, devendo despertar bastante atenção e cuidado por parte dos profissionais, uma vez que, além de sua alta prevalência, podem deixar sequelas tanto psicológicas como físicas. Acometem frequentemente pacientes mais jovens, e os elementos dentários mais envolvidos são os anterossuperiores, ou seja, incisivos centrais, laterais e caninos. Obviamente, existem traumatismos de diversas extensões, desde simples fraturas do esmalte dentário, passando pelas fraturas de esmalte e dentina, até a fratura total da coroa, da coroa e da raiz, fraturas radiculares, luxações, avulsões e aquelas que também envolvem o processo ósseo alveolar.

Torna-se de fundamental importância o diagnóstico correto, caso a caso, para que o tratamento seja encaminhado da maneira adequada e os resultados alcançados em sua plenitude, ou seja, a reabilitação da função e da estética. Nesse ponto, cabe ao profissional diferenciar aqueles elementos acometidos por traumatismo que têm verdadeira possibilidade de restauração, ou seja, um prognóstico favorável para sua manutenção, daqueles condenados à exodontia. Evidentemente, vários fatores concorrem para a decisão da conduta terapêutica a ser proposta. A extensão do trauma e a idade do paciente parecem ser as mais importantes.

Em crianças, tratamentos mais conservadores, mesmo em casos de traumas extensos, buscando a manutenção do elemento dentário, devem ser o objetivo primário, porém, quando deparamos com pacientes adultos e de idade mais avançada vítimas de traumatismo dentário, as condutas conservadoras de manutenção do órgão dentário têm prognóstico menos favorável e previsível. É nesse momento que a decisão do profissional pode ser o divisor de águas entre uma solução mais ou menos efetiva do problema, pensando principalmente na longevidade da reabilitação.

Quando falamos em sermos conservadores nas nossas condutas e tratamentos nos casos de traumatismos dentários, isso nem sempre quer dizer que devamos utilizar procedimentos menos invasivos ou radicais, buscando unicamente a manutenção do dente. Parece uma ambiguidade, mas, em alguns casos, a indicação precisa da exodontia pode conter como objetivo uma abordagem conservadora, principalmente quando estamos analisando o caso de maneira ampla e não só pela solução imediata do problema apresentado. Devemos analisar a possibilidade real de sequelas futuras a longo prazo e a manutenção ao longo do tempo da região acometida pelo trauma ou da prótese ali confeccionada.

E é aqui que as coisas começam a se relacionar. Pensando na preservação da arquitetura do osso alveolar, assunto já abordado, o "sacrifício" de um órgão dentário afetado por um traumatismo extenso pode ser a conduta mais conservadora a adotar, uma vez que sabemos que a resolução incompleta ou ineficaz com a redução desse trauma poderá acarretar comprometimento do periodonto adjacente com inflamação dos tecidos e consequentes sequestro e perda do osso alveolar. Caso ocorram, as sequelas afetarão diretamente a futura reabilitação por meio de implantes dentários, considerando-se aquela filosofia de reabilitação completa do caso, ou seja, função e estética.

A decisão muitas vezes não é simples. Indicar uma exodontia é um processo sempre traumático, agora no sentido psicológico do termo. Envolve autoestima e questões familiares, profissionais e sociais. Mas o apoio em um bom diagnóstico e a experiência profissional nos fornecem a certeza e a firmeza necessárias para que o procedimento seja proposto em benefício do todo e de um tratamento que proporcione maiores efetividade e longevidade.

Nosso objetivo não é propor um protocolo rígido ou regras de "quando" ou "em que casos" devemos optar pela remoção do órgão dentário em detrimento de sua manutenção, mas gerar uma nova forma de raciocínio crítico, voltado à implantodontia, que eventualmente será a especialidade inevitável, em um futuro às vezes nem tão distante, como solução para o caso. Por que então não nos anteciparmos com o propósito de evitarmos sequelas e dificuldades que poderão comprometer a adequada resolução do caso em si?

Essa difícil decisão, advinda da própria inexatidão inerente à odontologia, deverá ser tomada pelo profissional com base, obviamente, em cada caso específico, de acordo com a experiência e naquilo que a ciência nos traz como diretrizes.

Exodontias atraumáticas

Uma vez eleito o plano de tratamento e contemplada a exodontia do elemento afetado por trauma ou outra patologia que a indique, é premente elegermos uma técnica cirúrgica de extração dentária que, essencialmente, preserve os tecidos periodontais adjacentes. Não teria a menor coerência a indicação de extração de um dente para evitarmos e nos anteciparmos às sequelas futuras dos tecidos circundantes, se no momento da exodontia causarmos os mesmos danos ou até maiores.

A realização da exodontia de maneira indiscriminada, sem o objetivo de reabilitação imediata ou tardia do novo espaço protético, há muito deixou de fazer sentido. Em decorrência do enorme avanço e da difusão da implantodontia moderna e do nível de segurança de seu tratamento, sempre teremos em mente que logo após a perda virá a reabilitação. Logo, lançarmos mão de técnicas atraumáticas de exodontia que preservem o arcabouço alveolar é tão importante quanto a decisão de sacrificar ou não o elemento dentário.

A intenção é a preservação máxima da integridade dos tecidos moles adjacentes aos espaços protéticos (papilas, faixa de gengiva livre e inserida) e do nível do rebordo ósseo alveolar.

Diversas técnicas são propostas e vários instrumentais e dispositivos estão ao alcance do profissional com o objetivo de proporcionar uma exodontia com dano mínimo aos tecidos de suporte e proteção ou até a inexistência desses danos. Podemos citar, apenas como exemplo, a técnica conhecida como sepultamento radicular, que possibilita a proliferação suficiente de gengiva inserida para o recobrimento, algumas vezes total, do alvéolo após a instalação do implante imediato. Instrumentais como lâminas de Beavers, periótomos, micro-fórceps e, mais recentemente, extratores dentários mecânicos, também conhecidos como dispositivos de avulsão dentária controlada, também fazem parte do arsenal à disposição.

Uma sequência clínica que mostra um procedimento de exodontia atraumática com o uso de extrator mecânico pode ser vista nas Figuras 9.1A a K.

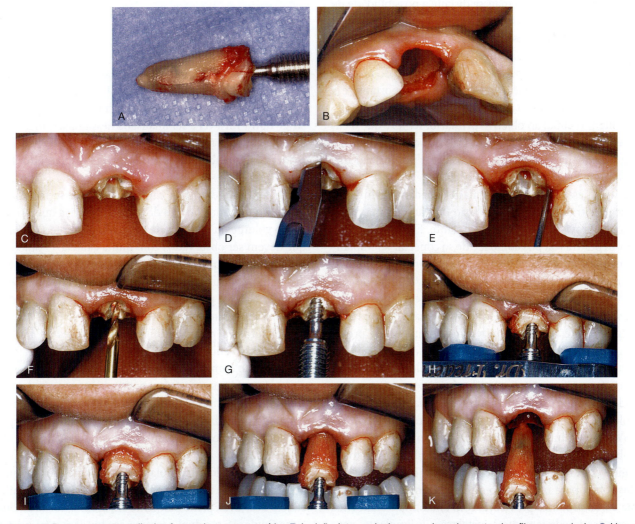

Figura 9.1A Remanescente radicular fraturado a ser extraído. **B** Incisão intrassulcular para descolamento das fibras gengivais. **C** Uso do periótomo para rompimento das fibras do ligamento periodontal. **D** Preparo do conduto radicular. **E** Instalação do parafuso extrator. **F** Posicionamento do cabo de tracionamento. **G** Início do tracionamento e extração da raiz. **H** Fase intermediária da extração do remanescente radicular. **I** Final da extração do remanescente radicular. **J** Raiz extraída apresentando fratura longitudinal. **K** Alvéolo dentário com seu arcabouço ósseo preservado. (Caso clínico gentilmente cedido pelo Professor Frederico Rodrigues Mourão, Coordenador da Disciplina de Periodontia da Faculdade de Odontologia da Funorte, Montes Claros-MG.)

Não cabe voltarmos a preconizar uma ou outra técnica de exodontia atraumática, uma vez que cada uma delas é adequada aos casos com que deparamos. Cabe ao profissional eleger a conduta mais propícia para a solução de seu caso. Queremos aqui unicamente reforçar a fundamental importância da utilização dessas técnicas atraumáticas de exodontia como um dos elos da corrente que visa à manutenção de todas as características fisiológicas do periodonto que, em breve, se tornará o peri-implante circundante a uma reabilitação implantodôntica.

IMPLANTES IMEDIATOS

Para fecharmos a questão sobre a preservação da arquitetura do osso alveolar, falta debatermos os chamados implantes imediatos, ou seja, aqueles instalados logo após a exodontia, usando para isso o próprio alvéolo remanescente para instalação do implante.

Há muito tempo não mais se discute a possibilidade de instalação de implantes osseointegráveis em alvéolos frescos. Altas taxas de sucesso têm sido observadas para esse procedimento. Entre suas diversas vantagens estão a boa aceitação por parte do paciente e a diminuição do número de intervenções cirúrgicas, porém a mais importante é a preservação do rebordo alveolar residual.

Voltemos então ao objetivo primário: sempre que o caso permitir, respeitados todos os critérios de diagnóstico e as indicações da literatura, devemos optar por instalar implantes imediatamente após a exodontia.

Ainda nessa filosofia da instalação imediata do implante surge outra questão: a instalação ou não de uma coroa protética provisória sobre esse implante. Existem duas intenções por trás da possibilidade de se conectar ao implante imediato uma coroa protética provisória. A primeira, porém a menos importante nesses casos, lembrando que estamos falando de implantes unitários em áreas estéticas, seria o carregamento mecânico imediato do implante. Evidentemente, a simples presença de uma prótese provisória já proporcionaria estímulos mecânicos ao osso que a literatura nos mostra ser benéfico para todo o processo da osseointegração, e osso que recebe estímulo mecânico adequado tende a se manter, não sofrendo a grande reabsorção fisiológica inerente à própria perda do elemento dentário.

A segunda intenção, além do estímulo que preserva o arcabouço alveolar, é que queremos evitar um novo ato cirúrgico com novas incisões e retalhos, o que poderia ser catastrófico para o resultado estético. Com a aposição de uma coroa protética provisória com anatomia e contornos adequados imediatamente à instalação do implante, promovemos uma relação mais próxima do natural entre o agora peri-implante e a porção gengival da coroa protética. Com isso, conseguimos uma relação de contorno gengival mais adequada durante a cicatrização, que será guiada pela própria presença do elemento provisório, o que contribui e concorre muito positivamente para o sucesso estético.

Atualmente, esse procedimento é denominado "estética imediata" sobre implante. Não estamos tratando de "carga imediata" ou de provisórios com contato oclusal efetivo, mas sim de "estética imediata", ou seja, sem toque oclusal sobre os provisórios adaptados aos implantes recém-instalados. A intenção, como dissemos, é favorecer a cicatrização dos tecidos moles, promovendo contorno tecidual mais anatômico e estético.

Obviamente que, como em qualquer tratamento proposto em odontologia, novamente o diagnóstico e as indicações devem ser precisos e devidamente respeitados. Caberá ao cirurgião-dentista a decisão de lançar ou não mão das técnicas. Nosso objetivo é tornar evidentes as diversas possibilidades ao nosso alcance na tentativa de conseguirmos o melhor resultado restaurador possível, lembrando que o sucesso não é um acaso e sim uma sequência de decisões acertadas que levarão ao fim desejado.

TECIDO GENGIVAL

Uma vez cientes da importância da manutenção da arquitetura do osso alveolar para o estabelecimento e a manutenção da saúde e estética dos tecidos peri-implantares, surge outra variável a ser analisada nessa miscelânea de fatores que concorrem diretamente para o sucesso funcional e estético das reabilitações protéticas em implantodontia: o tecido gengival.

O conhecimento das características desse tecido, seu biotipo, a presença ou não de faixa de gengiva queratinizada e o volume ou quantidade de tecido presente são pontos que devem ser observados com muita cautela. O objetivo é a correta manipulação, além do condicionamento dos tecidos gengivais, buscando um contorno natural com papilas interdentárias e perfil de emergência compatível e semelhante a um dente natural.

A literatura propõe muitas classificações de biotipos gengivais. No entanto, os autores concordam que tratamos basicamente com dois tipos de tecido gengival: um espesso, rico em fibras, resistente, opaco, e outro mais delgado, frágil e translúcido, características determinantes para o resultado da reabilitação em implantodontia e para a possibilidade ou não de manipulação e condicionamento desse tecido diante das técnicas propostas. Apesar de ainda ser tema polêmico na implantodontia, entendemos que a presença de um tecido peri-implante espesso e queratinizado é desejável, principalmente em áreas anteriores, onde a manipulação tecidual costuma ser fundamental para alcançarmos a excelência estética.

O biotipo gengival espesso é mais resistente às agruras impostas à região e cria uma proteção mecânica contra a mobilidade dos tecidos moles e contra a infecção do peri-implante, facultando ao paciente condições mais favoráveis à higienização e ao controle de placa, além de permitir sua manipulação com o intuito de serem conseguidas a formação da papila interdentária e a reconstituição do arco côncavo gengival. Também foi observado que a presença da papila interdentária entre implantes unitários imediatos e dentes adjacentes está significativamente correlacionada com uma mucosa peri-implantar espessa.

Em contrapartida, um biotipo peri-implantar fino está relacionado com risco maior de recessões em áreas vestibulares, dificuldade maior para o preenchimento papilar, translucidez gerando percepção metálica transgengival e maior suscetibilidade a perda óssea, fenestrações e deiscências.

Por fim, se esse biotipo não estiver presente, a odontologia, mais especificamente a periodontia, disponibiliza uma série de técnicas cirúrgicas para que seja alcançado esse objetivo. Cabe ao profissional reabilitador o diagnóstico com planejamento multidisciplinar integrado.

IMPLANTE

As primeiras tentativas de criação de implantes dentários datam de pelo menos 1.350 anos antes de Branemark começar a revolução em 1952, com o início de suas pesquisas, em 1965, com o primeiro paciente a ser reabilitado por ele, e 16 anos mais tarde, com a publicação inédita de Adell e cols. no *Journal of Oral Surgery*.

Desde a comercialização do primeiro implante dentário, o mercado foi inundado por implantes de diversos desenhos. Atualmente, a maioria é fabricada em titânio com formato de parafuso, apresentando espiras, com tratamento de superfície e basicamente duas modalidades de conexão protética: uma interna e outra externa.

Perguntamos então: tendo em mãos essas inúmeras possibilidades, a escolha e a instalação de um modelo específico de implante dentário podem influir no resultado das reabilitações unitárias em regiões estéticas?

Desenho, conexão e plataforma

De todas as características dos implantes dentários, para a prótese a mais relevante é a geometria do seu terço coronal. Como já abordado de maneira genérica, existem duas modalidades de conexão protética entre os implantes dentários disponíveis no mercado: uma externa e outra interna.

Entre as interfaces protéticas externas prevalecem as de desenho geométrico hexagonal, os famosos e já consagrados implantes de hexágono externo. Já as conexões internas apresentam diversas geometrias nas suas interfaces protéticas: hexágonos, triângulos, octógonos, cônicas lisas, cônicas indexadas, entre outras.

Em relação à estética, as condições dos tecidos duros e moles ao redor dos implantes são um ponto fundamental a ser observado. Os estudos de Albrektsson e cols. em 1986 estabeleceram alguns critérios de sucesso e sobrevivência dos implantes dentários que se encontram sob carga funcional, mostrando que há uma perda óssea marginal ao redor dos implantes de 1,5mm no primeiro ano após sua instalação e uma outra, contínua, de cerca de 0,2mm, observada nos anos subsequentes.

Vários são os fatores diretamente ligados a maior ou menor perda óssea ao redor dos implantes e à consequente repercussão no tecido gengival peri-implantar. Entre esses, podemos citar o trauma cirúrgico durante a implantação, a sobrecarga oclusal, o tamanho e o posicionamento da desadaptação entre o componente protético e a plataforma do implante, a macroestrutura do colar do implante e a relação entre a plataforma do implante e o pilar protético (conceito de plataforma modificada ou *switching plataform*).

Uma coisa é certa: não importam o modelo de implante instalado, sua filosofia de plataforma ou até mesmo a técnica cirúrgica aplicada. Uma distância biológica será estabelecida impreterivelmente a partir do momento em que o conjunto for exposto ao meio bucal. Para que ocorra, uma remodelação óssea é necessária, e é essa remodelação, conseguida principalmente à custa da perda inicial de tecido ósseo na margem do conjunto implante/intermediário protético, que nos preocupa em regiões onde a estética é fator necessário à reabilitação.

A desadaptação e, consequentemente, a presença do infiltrado de células inflamatórias ao redor da interface intermediária/implante são responsáveis pelo fenômeno da saucerização, que nada mais é do que a reabsorção vertical e horizontal do osso peri-implantar em parâmetros de aproximadamente 1,5mm. Esse fenômeno não está relacionado primordialmente com a dimensão dessa desadaptação e sim com sua localização, além do relacionamento entre o componente intermediário e o implante.

Mais recentemente, a filosofia da *switching plataform*, ou simplesmente plataforma modificada, ou ainda plataforma *switching*, onde o pilar protético instalado tem diâmetro menor do que a margem da plataforma do implante (Figura 9.2), tem cumprido o papel de afastar a desadaptação da margem óssea e, consequentemente, tem se mostrado extremamente eficaz na diminuição e até na ausência de reabsorção desse osso peri-implantar a curto e longo prazos. Vários estudos clínicos e histológicos têm demonstrado esse papel de maneira clara e objetiva, alguns deles com 15 anos de acompanhamento.

Outro ponto muito importante diz respeito ao sistema de conexão protética, se interno ou externo, o que vem se refletir diretamente na mecânica e na distribuição de forças sob cargas oclusais. Esse também é um fator primordial na maior ou menor reabsorção da crista óssea peri-implantar. Os implantes de conexão externa, sob cargas mastigatórias, têm resultantes das forças aplicadas concentradas na margem de suas plataformas. Já os de conexão interna distribuem melhor as

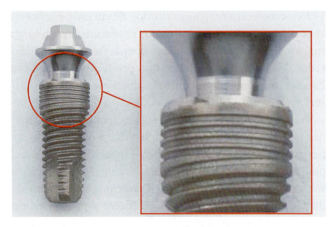

Figura 9.2 Degrau de plataforma entre o implante dentário e o componente protético conectado (*switching plataform*).

forças aplicadas por todo o seu corpo, aliviando a porção crítica diretamente relacionada com o osso peri-implantar, fazendo com que seja preservado e menos reabsorvido. Inúmeros estudos têm sido conclusivos nesse sentido.

Adicionalmente, outra característica se tem mostrado coadjuvante na manutenção da crista óssea peri-implantar. Trata-se da adição de microrroscas e tratamento de superfície ao colar dos implantes, as quais são levadas até o topo da sua plataforma (Figura 9.3). Na comparação com implantes tradicionais que não trazem essa macrogeometria, as microrroscas têm se mostrado eficazes na minimização das alterações teciduais peri-implantares, na redução da perda óssea marginal, no fenômeno da osseointegração e na biomecânica desses implantes.

Pelo exposto, no que se refere ao desenho e à geometria dos implantes dentários, nos trabalhos da literatura científica e também em nossa considerável casuística, temos certeza de que adicionar como passo importante do planejamento a correta seleção de um modelo específico de implante dentário em casos de reabilitações unitárias em regiões estéticas é tão fundamental quanto qualquer outro critério aqui apresentado. Vemos, porém, que esse ainda é um tópico tratado sem a devida importância por parte de muitos profissionais. Entretanto, somos categóricos em reafirmar a importância do modelo do implante no conjunto de fatores preponderantes para o sucesso de casos unitários em regiões estéticas e na manutenção dessas características a longo prazo.

Por essa razão, é indispensável no nosso entendimento a preferência ou mesmo a indicação necessária de um implante de conexão interna com a plataforma expandida em relação ao intermediário protético (*switching plataform*) com a macroanatomia caracterizada por microrroscas e tratamento de superfície por todo o colar cervical do implante. Obviamente, temos a consciência de que apenas o implante não é um fator automático para o sucesso do caso, mas ele é considerado em um contexto multifatorial para o planejamento global como um fator de extrema relevância.

Posição

Rapidamente, sem a menor pretensão de abordar aspectos que fogem à nossa área de domínio e ao tema deste capítulo, e também sem entrar em discussões técnico-cirúrgicas, principalmente no âmbito desses implantes com as características já descritas e que necessitam nova abordagem e filosofia na sua instalação no leito operatório, queremos reforçar a importância do correto posicionamento do implante para o benefício da futura prótese a ser incorporada, lembrando sempre que estamos abordando casos unitários em regiões de premência estética.

Na eventualidade da instalação de implantes imediatamente após extrações dentárias, fica óbvio que o alvéolo remanescente guia o posicionamento espacial do implante, nada havendo a acrescentar nesse sentido. No entanto, nos casos em que a perda dentária já ocorreu, é importante salientar que a melhor posição para a instalação do implante deve ser guiada pelo encerramento diagnóstico que estabelece a posição adequada da futura coroa protética em harmonia com os dentes adjacentes, seguindo o alinhamento do arco dentário presente.

Muitas vezes, em razão do próprio tempo transcorrido após a perda do dente, o rebordo se apresenta reabsorvido. Técnicas de enxertia e reconstrução do processo alveolar deverão constar, então, da lista dos procedimentos a serem planejados. Abordagens palatinas com a instalação de implantes em desalinho com o arco dentário devem ser evitadas. No sentido do travamento e osseointegração, nenhum problema. A questão é que implantes palatinizados produzem próteses com sobrecontorno vestibular (*overlap*), dificultando sobremaneira a confecção de próteses naturalmente estéticas, muitas vezes gerando contornos vestibulares em

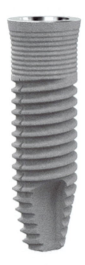

Figura 9.3 Implante dentário moderno com microrroscas e tratamento de superfície levados até o topo de sua plataforma.

formato de sela e dificultando o acesso do paciente à higienização, o que poderá ocasionar inflamação dos tecidos peri-implantares, recessões e consequentes sequelas antiestéticas desastrosas.

Por isso, o profissional reabilitador deve ter em mente que, sendo característica do processo alveolar anterossuperior uma inclinação vestibularizada maior ou menor na dependência de cada caso, a utilização de componentes angulados e de próteses necessariamente cimentadas poderá ser passo indispensável no planejamento dessa prótese.

Para nós, nada de extraordinária, atípica ou dificultosa a indicação de próteses cimentadas e utilização de componentes angulados. Um verdadeiro arsenal de intermediários, atualmente à nossa disposição, possibilita o planejamento e a confecção de próteses sobre implantes nesses moldes.

Entende-se claramente que os conceitos enraizados por décadas, obtidos principalmente mediante a utilização de implantes de hexágono externo e próteses parafusadas, estejam sendo revistos há algum tempo pela implantodontia, o que leva à necessidade de substituição de hábitos e técnicas já consagrados por outros que exigem abordagem mais minuciosa, criteriosa, complexa e abrangente, principalmente quanto a reabilitações de perdas dentárias unitárias em regiões estéticas. Qualquer mudança causa estranheza em primeiro lugar e resistência por parte dos profissionais mais conservadores. Entretanto, isso não pode frear os avanços conquistados pela ciência e a nossa disponibilidade em oferecer trabalhos mais próximos da naturalidade original daquilo que pretendemos substituir por meio das próteses sobre implantes. Nosso papel é tentar romper com esse conservadorismo, quebrar paradigmas, demonstrando as novas realidades da implantodontia, as novas possibilidades e os resultados que a cada dia se aproximam da excelência.

TEMPO, PRAZO E PRESSA

Por fim, como última consideração, ciente de que não se encerra um assunto tão vasto e complexo como este em apenas um capítulo, e essa não foi nossa intenção, pelo menos naquilo que pretendemos discutir é bastante prudente discorrermos sobre mais três variáveis inerentes ao tratamento reabilitador por meio de implantes e próteses sobre implantes unitárias em regiões estéticas: tempo, prazo e pressa.

De maneira sucinta, porque este assunto já foi abordado de modo abrangente quando falamos sobre os traumas dentários e as exodontias, o *tempo*, nos referindo aqui à decisão quanto à conduta no momento correto, será fundamental para o sucesso ou o fracasso na solução dos casos. Novamente, protelar uma decisão em razão de sua radicalidade, por receio de propô-la ou por uma avaliação equivocada, poderá causar sequelas irremediáveis e, assim, inviabilizar uma reabilitação que, além da função, contemple a estética. Nesse aspecto, a rapidez nas decisões poderá ser o fator mais importante para impedir a ocorrência de danos e deformidades no processo alveolar e no tecido gengival, entidades fundamentais nas reabilitações de elementos unitários em áreas estéticas em implantodontia.

Sobre *prazo* e *pressa*, cada vez mais a sociedade moderna clama por excelência associada à rapidez na solução de seus problemas. O mundo concorrido, digital e conectado de hoje está nos condicionando a um imediatismo sem precedentes. Para diversas áreas das ciências humanas isso é uma conquista. Entretanto, quando estamos lidando com ciclos biológicos, esses ciclos seguem rigorosamente períodos próprios e específicos.

Já acostumados com ações e respostas imediatas ao apertar de teclas e ao arrastar de dedos em telas sensíveis ao toque, nossos pacientes trazem essas mesmas expectativas para nossos consultórios, almejando a mesma velocidade na solução de seus problemas odontológicos. Além disso, *marketing* e publicidades exageradas e, muitas vezes, enganosas prometem soluções imediatas dos casos, deixando a entender para o leigo que em todas as ocasiões isso será possível.

Nesse aspecto, cabe ao profissional não se deixar envolver por toda essa ansiedade e desejo de um tratamento em prazo extremamente curto, muitas vezes impraticável.

Nos casos de reabilitações unitárias em áreas estéticas por meio de implantes e próteses sobre implantes, há uma linha tênue como marco divisor entre o sucesso e o fracasso do tratamento, pois, como já dito, não buscamos apenas a resolução funcional do caso, mas também uma estética primorosa. Como ficou demonstrado, muitos são os fatores que devem ser observados no diagnóstico, passando pelo planejamento e, claro, pela execução do caso. Deparamos com a manipulação de tecidos diferentes na sua biologia, regeneração e tempo de cicatrização, os quais pedem e necessitam de tempos distintos para que respondam de maneira satisfatória àquilo que almejamos na conduta planejada.

Logo, o imediatismo, a pressão por um tratamento de curto prazo e, às vezes, até a exigência de uma data-limite por parte do paciente para a conclusão desse tratamento devem ser tratados com muita cautela e firmeza do profissional. O custo da não observância dessa orientação poderá ser o fator causal de um eventual insucesso. Na verdade, acreditamos que quem determina o prazo não é o paciente, nem o profissional, mas o próprio caso, por suas particularidades e complexidade. Obviamente, uma noção quanto à duração do tratamento poderá ser transmitida ao paciente, mas sempre deixando claro que intercorrências podem existir e poderão concorrer para o atraso na conclusão do tratamento. Além das intercorrências, que não estão sob nosso controle, repetições inerentes à confecção da prótese nas suas várias etapas, em busca da excelência técnica, funcional e estética, não são raras na prótese dentária como especialidade da odontologia restauradora.

Em síntese, consideramos fundamental discorrer sobre esses três aspectos, mais filosóficos do que puramente técnicos e científicos, com a intenção, em primeiro lugar, de alertar e orientar profissionais menos experientes que iniciam a curva de aprendizagem sobre o tema abordado e que possam ser envolvidos nas expectativas muitas vezes exacerbadas e irreais dos pacientes, os quais em várias ocasiões querem ditar o ritmo do tratamento, determinar uma data-limite para sua conclusão e até a maneira pela qual deve ser feito.

Em segundo lugar, desejamos reforçar a importância do respeito criterioso aos ciclos biológicos dos tecidos, cada qual com suas características particulares, encarando e resolvendo as possíveis intercorrências como naturais em uma ciência inexata para a solução de caso que preencha todas as necessidades observadas no diagnóstico e os desejos do paciente.

O paciente tem todo o direito e até a obrigação de participar das decisões propostas, opinar e questionar, mas lembramos sempre que o "senhor da situação" é o profissional odontólogo que, com seu conhecimento científico, sua experiência e habilidade técnica, deve avaliar o caso de maneira multidisciplinar, produzir um planejamento organizado e abrangente e executar um tratamento coerente, minucioso, seguro e eficaz na sua conclusão. O sucesso dos casos atendidos, em seu amplo significado, depende estreitamente do respeito a esses preceitos.

CASO CLÍNICO 1

Paciente jovem, de 27 anos, do sexo feminino, compareceu ao nosso consultório com o desejo de reabilitar perdas dentárias ocorridas na infância, as quais eram no momento supridas por uma prótese parcial removível (Figuras A a C).

A anamnese colheu a informação de que a perda dos dentes ocorreu por ocasião de uma queda com consequente traumatismo dos dentes anteriores superiores. A paciente não soube informar o motivo de não ter tentado manter esses dentes por meio de um tratamento conservador, ficando decidido na ocasião que os dentes deveriam ser extraídos.

Ao exame clínico, constatou-se a ausência dos elementos 11 e 21 (Figura D). Um rebordo alveolar largo, a evidência de saúde periodontal, extensa faixa de gengiva queratinizada e um biotipo gengival espesso também foram observados (Figuras E e F), porém o que mais chamou nossa atenção foram as características do rebordo desdentado, que apresentava contorno anatômico preservado, incluindo a presença de papilas interdentais intactas (Figura G). Faz-nos crer o critério adotado pelo profissional que a atendeu na ocasião do trauma: em primeiro lugar, a decisão de não manutenção dos elementos afetados e, em segundo, que a exodontia tenha sido executada de maneira criteriosa, o que foi determinante para a preservação das características satisfatórias do rebordo alveolar.

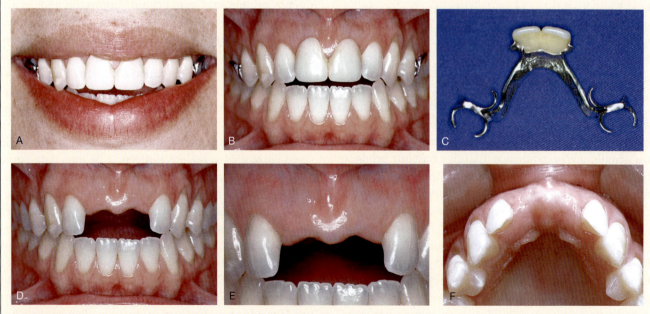

Caso clínico 1A e **B** Aspecto inicial do caso. **C** Prótese parcial removível utilizada pela paciente. **D** Ausência dos elementos 11 e 21. **E** e **F** Aspecto do rebordo e arquitetura gengival (*continua*).

CASO CLÍNICO 1 (*Continuação*)

Foram solicitados, então, exames de imagem que compreenderam uma tomada radiográfica panorâmica no primeiro momento (Figura *G*) e, posteriormente, suspeitando-se da presença de lesão patológica na região, pediu-se também uma tomografia computadorizada (TC) da região. Nesse último exame complementar foi ratificada nossa suspeita (Figura *H*).

Inicialmente, se os exames de imagem permitissem, nossa intenção seria proceder à execução de uma cirurgia guiada sem a execução de retalho. O receio era, na eventualidade de uma abordagem cirúrgica tradicional com retalho mucoperiostal, de provocar trauma e sequelas no tecido gengival no próprio ato cirúrgico, uma vez que a manutenção da anatomia presente no rebordo era a chave para o sucesso estético da reabilitação. Contudo, essa abordagem foi descartada, uma vez comprovada a presença de uma lesão patológica na região.

Planejamos então, em um mesmo momento cirúrgico, a excisão da lesão diagnosticada e a instalação de dois implantes do tipo Cone Morse. O procedimento foi agendado e executado sem nenhuma intercorrência importante, a não ser a necessidade de procedimentos de enxertia na fenestração óssea ocasionada pela lesão presente e sua excisão. Decidiu-se não se valer da possibilidade da aposição imediata de coroas provisórias sobre os implantes instalados. Suturamos o retalho e aguardamos os períodos cicatriciais e de osseointegração recomendados (Figuras *I* a *L*). Nesse período, a paciente permaneceria utilizando sua prótese parcial removível.

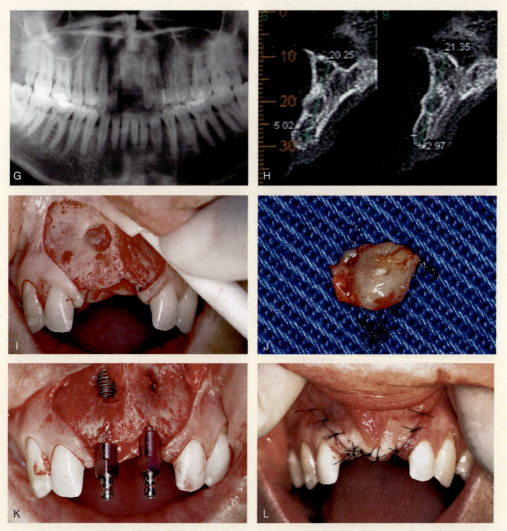

Caso clínico 1 (*continuação*) **G** Radiografia panorâmica. **H** Tomografia mostrando lesão patológica na região a ser implantada. **I** Incisão e rebatimento de retalho, preservando as papilas. Exposição e visualização da lesão. **J** Excisão da lesão de aspecto cístico. **K** Instalação dos implantes osseointegráveis do tipo Cone Morse. **L** Sutura (*continua*).

CASO CLÍNICO 1 (*Continuação*)

Quinze dias após a cirurgia, a paciente retorna para avaliação e remoção dos pontos (Figuras *M* e *N*), sendo feita, então, radiografia periapical da região (Figura *O*). Pelo exame se nota o posicionamento profundo dos implantes, além da abordagem diferenciada dos procedimentos executados quando da utilização de implantes de conexão externa. Essa característica, aliada ao desenho dos implantes que a possibilitam, será fundamental no sucesso estético do caso.

Depois de 6 meses, contados da data da cirurgia, a paciente retorna para reabertura e exposição dos implantes. Nosso temor era a perda das características anatômicas iniciais do caso, o que para nosso alívio não ocorreu (Figura *P*). Obviamente, não nos arriscaríamos novamente a executar outro retalho para expor os implantes. Decidimos então promover uma reabertura conservadora do tecido gengival por meio de bisturi circular imediatamente sobre os implantes sem o rebatimento de novo retalho (Figuras *Q* e *R*). É importante salientar que isso só foi possível pela presença de tecido gengival queratinizado em dimensões consideráveis, corroborando o exposto na ocasião em que discutimos a importância da presença dessa característica gengival na implantodontia. Reabertura executada e componente cicatrizador instalado, foi recomendado um período mínimo de 21 dias para a total cicatrização dos tecidos moles circundantes.

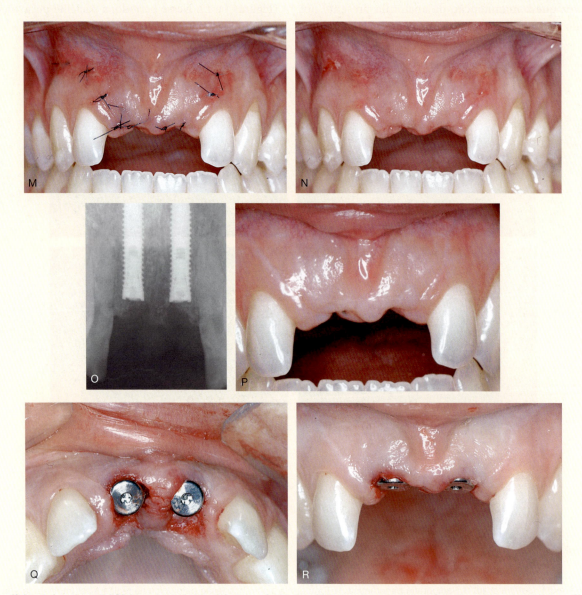

Caso clínico 1 (*continuação*) **M** Aspecto da ferida cirúrgica após 15 dias. **N** Remoção dos pontos. **O** Radiografia periapical da região após 15 dias. **P** Aspecto da região após 6 meses. **Q** e **R** Reabertura conservadora para instalação dos cicatrizadores (*continua*).

CASO CLÍNICO 1 (*Continuação*)

Após 30 dias, a paciente retorna e são iniciados os procedimentos protéticos propriamente ditos. Comprovada a total cicatrização tecidual (Figura *S*), uma radiografia foi tirada. E aqui gostaríamos de chamar a atenção para a remodelação do tecido ósseo. Comparando-se a imagem obtida 15 dias após a instalação dos implantes com a radiografia tirada 30 dias após a instalação dos cicatrizadores (Figuras *T* e *U*) e a consequente exposição do conjunto ao meio bucal, nota-se que houve realmente uma remodelação óssea, porém sem o fenômeno da saucerização e perda vertical do osso peri-implantar. Manteve-se até mesmo a crista óssea entre os dois implantes, característica fundamental para a presença de papila gengival nessa região.

Temos certeza, e a ciência há muito comprova, que com a perda da crista óssea, o tecido gengival acompanharia essa perda, provocando sequela estética irremediável. Novamente, corroborando o exposto no início deste capítulo, essa preservação não foi acidental, mas consequência de uma série de cuidados e abordagens visando a essa manutenção. Desde o diagnóstico do trauma, a decisão pela exodontia, sua execução de modo atraumático, a presença de biotipo gengival adequado, uma técnica cirúrgica apurada e a utilização do implante correto concorreram para a situação apresentada. Todos os elos dessa corrente foram responsáveis pelo alcance e a manutenção das características favoráveis desse caso.

Outra observação importante diz respeito à diferença no visual clínico que apresentam os implantes de conexão interna com filosofia de plataforma modificada. Na remoção do componente cicatrizador, observamos o quão profundo esses implantes se localizam em relação à margem do tecido gengival e também como o tecido mole peri-implantar se relaciona com o implante. Fica clara a presença de tecido gengival posicionado sobre sua plataforma (Figura *V*). Na verdade, está aí a chave para o sucesso estético do caso. A coroa protética emergirá do interior do tecido gengival, similarmente ao que ocorre em dentes naturais. A possibilidade de serem conseguidas papilas interdentais nesses casos é muito maior. Condicionar o tecido gengival se torna mais previsível.

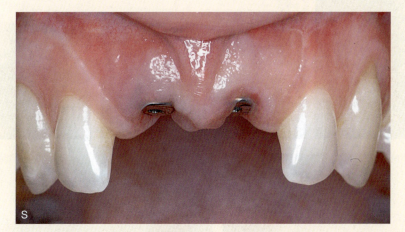

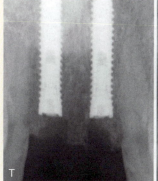 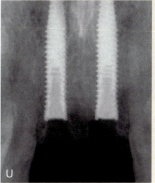 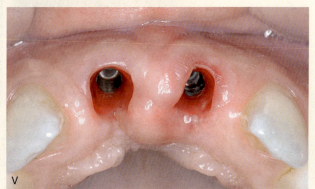

Caso clínico 1 (*continuação*) **S** Aspecto clínico 30 dias após a cirurgia de reabertura e instalação dos cicatrizadores. **T** e **U** Radiografias periapicais mostrando a remodelação do tecido ósseo, comparando-se a imagem obtida 15 dias após a instalação dos implantes com a de 30 dias após a instalação dos cicatrizadores. **V** Aspecto clínico mostrando o posicionamento profundo dos implantes, característica inerente dos implantes com plataforma *switching* (continua).

CASO CLÍNICO 1 (*Continuação*)

Iniciadas as etapas da prótese, transferentes foram instalados diretamente sobre os implantes para que fossem reproduzidos em um modelo de estudo para o planejamento total das próteses (Figura *W*). Um molde foi obtido (Figura *X*) e posteriormente foi confeccionado o modelo (Figura *Y*).

Para a seleção do componente protético adequado, um medidor de altura para implantes do tipo Cone Morse (Figuras *Z* a *Z2*) foi posicionado em ambos os implantes, e todas as informações necessárias anotadas para que o catálogo do fabricante fosse consultado e eleitos os componentes protéticos corretos. Ficou clara a necessidade de utilização de componentes angulados (Figuras *Z3* e *Z4*). Esse passo também pode ser executado diretamente em boca sem a necessidade da confecção de modelos de estudo, porém exige a experiência do profissional.

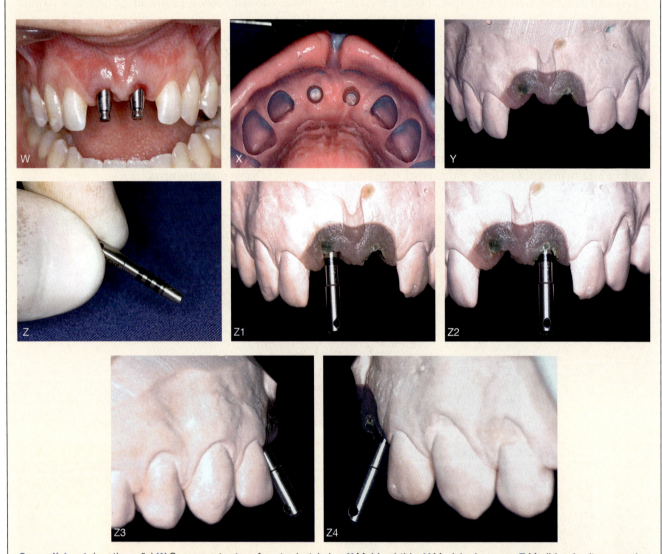

Caso clínico 1 (*continuação*) **W** Componentes transferentes instalados. **X** Molde obtido. **Y** Modelo de gesso. **Z** Medidor de altura para implantes do tipo Cone Morse. **Z1** e **Z2** Medidor posicionado sobre os análogos dos implantes no modelo de gesso para medição e aquisição de informações necessárias para a seleção dos componentes protéticos. **Z3** e **Z4** Medidor posicionado sobre os análogos dos implantes no modelo de gesso para medição e aquisição de informações necessárias para a seleção dos componentes protéticos (*continua*).

CASO CLÍNICO 1 (*Continuação*)

Os componentes angulados selecionados (Figura *Z5*) foram adaptados em boca, posicionados corretamente e fixados por torque recomendado pelo fabricante (Figuras *Z6* e *Z7*). Coroas provisórias acrílicas foram confeccionadas com o auxílio de coifas pré-fabricadas (Figura *Z8*) adaptadas sobre os implantes para terem início os procedimentos de condicionamento gengival (Figura *Z9*). Uma leve pressão no tecido gengival começa a ser exercida pela porção cervical das próteses provisórias. É essa pressão que irá condicionar o tecido peri-implantar, modelando-o a uma anatomia mais natural e semelhante ao periodonto de dentes naturais. Nesse momento é que são formados o côncavo gengival e o afilamento das papilas interdentárias. O procedimento de condicionamento gengival é, na maioria das vezes, executado em etapas. Nesse caso especificamente conseguimos alcançar sua totalidade em apenas duas sessões separadas entre si por 7 dias.

Após a instalação dos provisórios, a paciente é dispensada e marcada uma nova consulta. Após 7 dias retorna e podemos observar o início do condicionamento gengival (Figuras *Z10* e *Z11*). Teoricamente, poderíamos nos dar como satisfeitos nesse ponto, uma vez que já havíamos

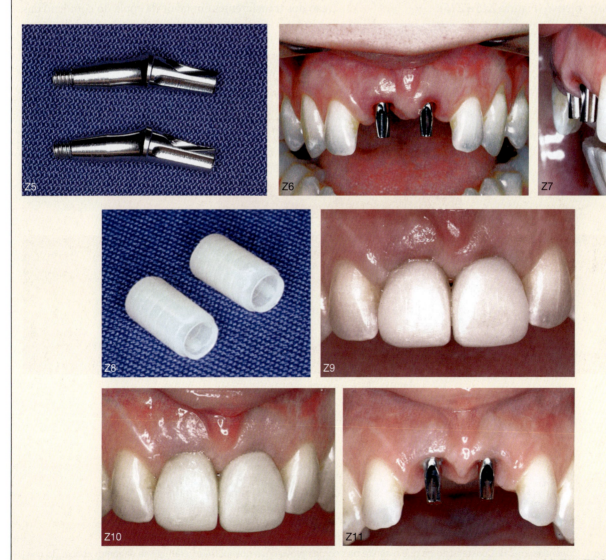

Caso clínico 1 (*continuação*) **Z5** Componentes protéticos angulados para prótese cimentada (munhões universais). **Z6** e **Z7** Componentes protéticos instalados em boca. **Z8** Coifas pré-fabricadas para confecção de coroas provisórias acrílicas. **Z9** Coroas provisórias acrílicas adaptadas para iniciar os procedimentos de condicionamento gengival. **Z10** e **Z11** Aspecto clínico do tecido gengival após 7 dias de condicionamento por meio das coroas provisórias (*continua*).

CASO CLÍNICO 1 (*Continuação*)

alcançado um resultado bastante satisfatório em relação ao condicionamento gengival. Entretanto, em um exame mais apurado observamos que o contorno cervical das coroas protéticas se encontrava em níveis inferiores aos dos incisivos laterais (Figura *Z12*). Movidos pelas diretrizes e princípios da estética dentária e também pelo fato de a paciente apresentar um sorriso que expunha visualmente essa região, achamos prudente dar continuidade ao condicionamento gengival com a intenção de corrigirmos essa característica. Para isso, removemos os provisórios e acrescentamos volume na sua cervical para que com a compressão nessa região a gengiva fosse remodelada conforme nosso objetivo (Figuras *Z13* a *Z15*).

Após 7 dias a paciente retorna e fica comprovada a eficácia dos nossos procedimentos (Figuras *Z16* e *Z17*).

A partir desse ponto o modelo de trabalho, aquele a ser enviado ao laboratório para confecção da prótese final, pôde ser obtido. Para tal, tornou-se necessária a personalização dos transferentes dos componentes protéticos instalados sobre os implantes, pois uma cópia fiel da anatomia gengival é tão importante quanto transferir sua posição espacial para o técnico em prótese executar o contorno correto das coroas cerâmicas finais. Como esse contorno foi conseguido e é mantido pelas coroas provisórias, preferimos lançar mão da técnica de personalização dos transferentes em favor da cópia do contorno das

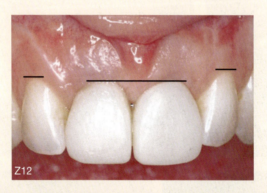

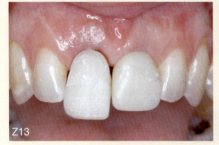
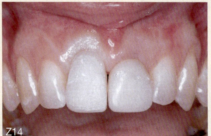
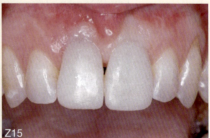

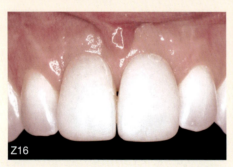
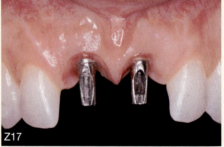

Caso clínico 1 (*continuação*) **Z12** Constatação de que o zênite das coroas provisórias dos incisivos centrais se encontra abaixo do nível dos zênites dos incisivos laterais, demandando a continuidade do condicionamento gengival. **Z13** Coroa provisória acrescida de resina acrílica na cervical para dar continuidade ao condicionamento gengival. **Z14** e **Z15** Isquemia provocada pela coroa provisória acrescida na sua cervical. **Z16** e **Z17** Aspecto clínico do tecido gengival 7 dias após a segunda sessão de condicionamento por meio das coroas provisórias (*continua*).

CASO CLÍNICO 1 (*Continuação*)

coroas provisórias. Para isso as removemos, adaptamos sobre os análogos correspondentes (Figura *Z18*) e mergulhamos o conjunto em recipientes preenchidos com silicones de moldagem densos (Figura *Z19*).

Após a presa do material elastomérico, são removidas apenas as coroas provisórias, e os análogos permanecem em posição presos ao silicone. Ao seu redor, o contorno cervical das coroas provisórias foi copiado (Figura *Z20*). Adaptam-se, então, os transferentes sobre os análogos (Figura *Z21*), e o contorno negativo referente à cervical das próteses provisórias é preenchido com resina acrílica ativada quimicamente (Figura *Z22*). Depois da polimerização da resina acrílica, o transferente já personalizado pode ser removido e adaptado em boca (Figura *Z23*).

Conseguiu-se assim um transferente que, além de reproduzir a posição espacial do componente protético em um modelo de gesso, também será responsável pela reprodução da anatomia gengival conseguida à custa do condicionamento gengival já executado. Um molde total do arco dentário foi obtido (Figura *Z24*).

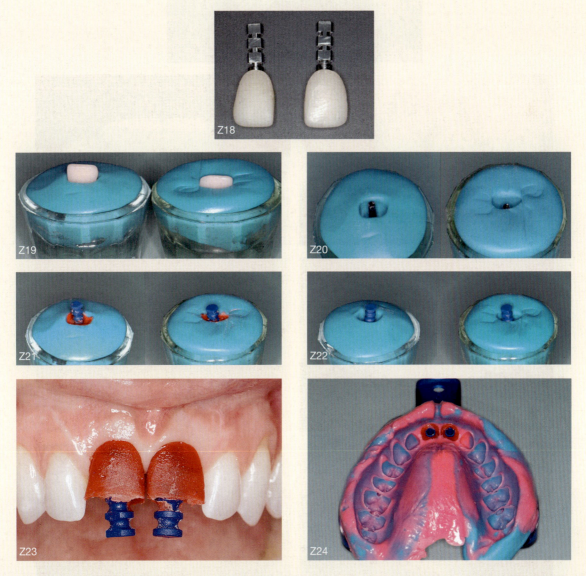

Caso clínico 1 (*continuação*) **Z18** Personalização dos transferentes para obtenção de novo modelo de trabalho após o condicionamento gengival. **Z19** Personalização dos transferentes para obtenção de novo modelo de trabalho após o condicionamento gengival. **Z20** Personalização dos transferentes para obtenção de novo modelo de trabalho após o condicionamento gengival. **Z21** Personalização dos transferentes para obtenção de novo modelo de trabalho após o condicionamento gengival. **Z22** Personalização dos transferentes para obtenção de novo modelo de trabalho após o condicionamento gengival. **Z23** Transferentes personalizados posicionados em boca sobre os componentes protéticos, garantindo a cópia correta dos tecidos circundantes. **Z24** Molde obtido (*continua*).

CASO CLÍNICO 1 (*Continuação*)

O modelo de trabalho obtido foi encaminhado ao laboratório de prótese e as coroas finais foram confeccionadas pela estratificação cerâmica sobre *copings* pré-fabricados de zircônia (Figuras *Z25* a *Z27*).

Após prova em boca, avaliação funcional e estética, eventuais correções e aperfeiçoamentos executados, as próteses finais foram cimentadas e o caso finalizado. O resultado pode ser observado nas Figuras *Z28* a *Z31*.

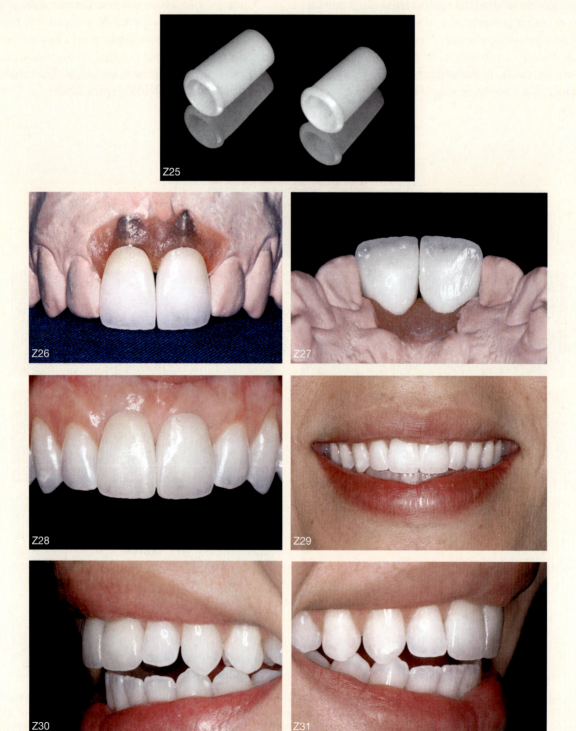

Caso clínico 1 (*continuação*) **Z25** Cilindros (*copings*) cerâmicos pré-fabricados. **Z26** e **Z27** Coroas cerâmicas finalizadas. **Z28** a **Z31** Aspecto clínico final das coroas instaladas sobre implantes.

CASO CLÍNICO 2

Paciente do sexo feminino, de 36 anos, solicitou consulta emergencial em nosso consultório informando a ocorrência de um "estalo" em um de seus "dentes da frente", segundo seu próprio relato, durante o corte de um alimento de consistência rígida. Imediatamente após o ocorrido, a coroa do dente em questão passou a apresentar mobilidade acentuada, fazendo-se presente ligeira sensibilidade dolorosa.

Pessoalmente, além do que foi informado pelo contato telefônico durante a solicitação da consulta, a paciente nos informou que o dente afetado já sofrera tratamento endodôntico alguns anos atrás em razão de lesão cariosa extensa e, após a conclusão, fora confeccionada uma restauração direta em resina composta.

No exame clínico identificamos o elemento 11 como vítima do traumatismo. A coroa dentária se encontrava ligeiramente deslocada no seu alinhamento incisal e a margem gengival já apresentava o início de processo inflamatório com a presença de ligeiro edema e sangramento à manipulação (Figura A). Uma mobilidade exacerbada também foi identificada, mas a simples manipulação para mensuração da mobilidade foi suficiente para que a coroa dentária se deslocasse por completo, destacando-se do remanescente radicular (Figura B). Por conseguinte, o exame do fragmento coronário e do remanescente radicular nos fez suspeitar do posicionamento bastante profundo da linha de fratura, principalmente na região vestibular da raiz (Figuras C e D).

Para o diagnóstico apurado do nível da fratura e a escolha do tratamento a ser proposto, se conservador ou radical, cuidadosamente a coroa fraturada foi reposicionada e fixada de maneira provisória com o único objetivo de encaminhar a paciente à clínica radiológica para execução de exame de imagem, mais especificamente uma TC com pedido especial de urgência na entrega do resultado. Cabe observar que, desde a chegada da paciente ao consultório até a execução do exame clínico, o pedido do exame complementar e o recebimento do resultado, não se passaram 24 horas, corroborando aquilo que consideramos fundamental na solução eficaz nesses casos: o tempo.

O exame de imagem foi claro em nos mostrar a extensão e a profundidade da fratura coronária, o que foi determinante na escolha da conduta (Figura E) e revelou que na região vestibular a linha de fratura se posicionava ligeiramente abaixo do nível ósseo. Outra característica observada foi o pequeno comprimento radicular, que impossibilitava uma abordagem conservadora na manutenção do remanescente radicular, como, por exemplo, seu tracionamento ortodôntico. Procedimento cirúrgico periodontal de aumento de coroa clínica foi prontamente descartado por se tratar de região com comprometimento estético.

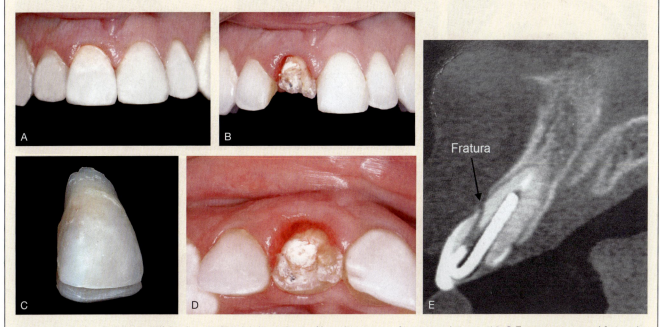

Caso clínico 2A e B Aspecto clínico intraoral inicial da paciente vítima de trauma e fratura no elemento 11. **C** Fragmento coronal fraturado. **D** Aspecto clínico intraoral inicial da paciente vítima de trauma e fratura no elemento 11. **E** Tomografia mostrando o nível infraósseo da fratura (*continua*).

CASO CLÍNICO 2 (*Continuação*)

Ficou estabelecido, então, que a melhor opção para o caso seria o sacrifício do elemento dentário. Foram planejadas a instalação de implante imediato à exodontia e a fixação de prótese provisória imediata.

No dia agendado, a paciente retorna ao consultório, e os procedimentos cirúrgicos se iniciam. A exodontia foi executada de modo atraumático, cauteloso, apenas com incisão intrassulcular ao redor da raiz e com o auxílio de periótomos como dispositivos de luxação do remanescente radicular (Figura *F*). O objetivo alcançado foi a total preservação do processo alveolar em todas as suas paredes circundantes e, consequentemente, a preservação da anatomia do tecido gengival (Figura *G*).

Implante do tipo Cone Morse foi imediatamente instalado, utilizando-se o alvéolo como guia para sua posição (Figura *H*). A estabilização e o travamento primário adequado, acima de 45 Newtons, foram conseguidos à custa de um implante mais longo do que o comprimento total do alvéolo e do seu osso apical. Complementando a cirurgia de instalação do implante foi adicionado enxerto composto pela mistura de osso coletado durante a perfuração e biomaterial para preenchimento do espaço entre o implante e as paredes alveolares. Concomitantemente, centrifugado L-PRF (*Leukocyte-and Platelet-Rich Fibrin* ou fibrina rica em plaquetas e leucócitos) foi preparado, cortado em formato circular com diâmetro próximo ao da abertura do alvéolo e adaptado ao componente cicatrizador, que o perfurava em seu centro para servir como um *healling*, um "tampão" ou membrana biológica, com a intenção de fechar a ferida cirúrgica quando do seu aparafusamento, ao mesmo tempo permitindo o acesso ao implante instalado durante os procedimentos de confecção da coroa provisória (Figuras *I* a *M*).

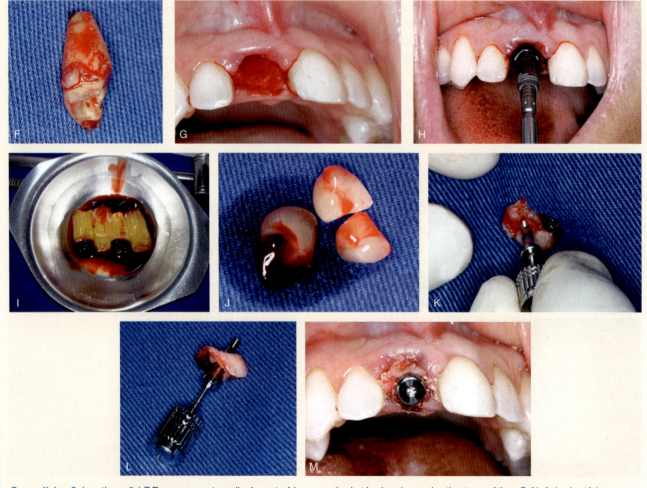

Caso clínico 2 (*continuação*) **F** Remanescente radicular extraído por meio de técnica de exodontia atraumática. **G** Alvéolo dentário com toda a sua arquitetura óssea preservada. **H** Instalação de implante osseointegrável do tipo Cone Morse. **I** e **J** Centrifugado L-PRF (fibrina rica em plaquetas e leucócitos). **K** Centrifugado L-PRF sendo adaptado ao componente cicatrizador. **L** Centrifugado L-PRF adaptado ao componente cicatrizador. **M** Componente cicatrizador instalado tendo o L-PRF como membrana biológica para o fechamento do alvéolo (*continua*).

CASO CLÍNICO 2 (*Continuação*)

Vale ressaltar que não houve um só ponto cirúrgico para a finalização do procedimento. A ausência de retalho e o tamponamento da ferida pelo centrifugado L-PRF foram os responsáveis por isso. Após a cirurgia, executada no período da manhã, a paciente foi dispensada e solicitado seu retorno para o mesmo dia à tarde.

Retomando os trabalhos no período da tarde, foram iniciados os procedimentos para a instalação da coroa provisória sobre o implante. Pôde-se observar, mesmo em curtíssimo tempo, aproximadamente 4 horas, que a região operada se apresentava com aspecto bastante favorável, sem a presença de edema significativo nem hemorragia (Figura *N*).

Cuidadosamente, o componente cicatrizador foi removido (Figura *O*) e um medidor de altura para implantes Cone Morse foi posicionado para colher as informações necessárias para seleção do componente protético mais adequado (Figura *P*).

Após selecionado, o componente protético foi instalado (Figura *Q*). Uma coifa ou *copping* acrílico pré-fabricado foi posicionado sobre esse componente (Figura *R*). A própria face vestibular da coroa dentária natural fraturada foi utilizada para a confecção da prótese provisória (Figura *S*). Vale a pena chamar a atenção para a porção cervical e gengival da prótese provisória, que se estabelece sem nenhum sobrecontorno, mostrando-se totalmente convexa, extremamente polida, cuja adaptação é dada pela própria coifa pré-fabricada, o que confere um nível excepcional de adaptação ao componente protético instalado. Uma vez finalizada, a coroa sobre implante provisória foi cimentada em posição e a paciente foi dispensada (Figura *T*).

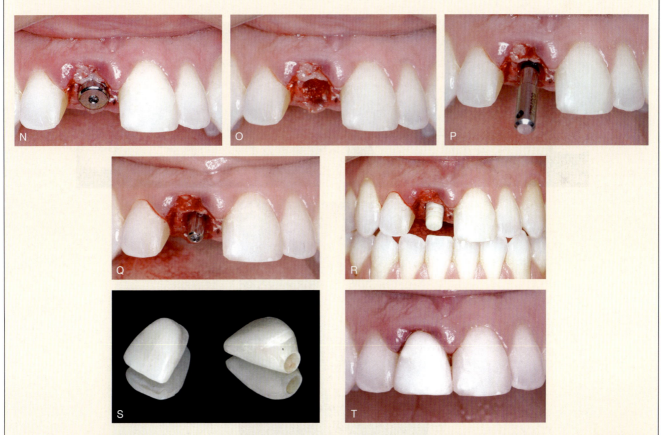

Caso clínico 2 (*continuação*) **N** Aspecto clínico da ferida cirúrgica 4 horas após o término da cirurgia. **O** Remoção do cicatrizador. **P** Medidor para implantes Cone Morse posicionado a fim de coletar as informações para a seleção correta do componente protético. **Q** Componente protético para prótese cimentada instalado. **R** Coifa plástica pré-fabricada posicionada para confecção de coroa provisória acrílica. **S** Coroa acrílica provisória. **T** Aspecto clínico imediatamente após a instalação da coroa provisória (*continua*).

CASO CLÍNICO 2 (*Continuação*)

Cabe também relatar a ausência total de toque oclusal em máxima intercuspidação habitual, na relação cêntrica (RC) e nos movimentos excêntricos. Os objetivos estão estritamente voltados para a estética e a cicatrização dos tecidos moles circundantes mais perto dos contornos naturais.

Três dias depois, a paciente retorna para reavaliação e nota-se uma fantástica recuperação da área operada, com a total ausência de sinais indesejáveis ou sintomas de qualquer natureza (Figura *U*). A paciente foi liberada e seu retorno marcado para 6 meses, período necessário para a total osseointegração do implante.

Decorridos os 6 meses, a paciente retorna e ao exame clínico fica comprovada a total recuperação e cicatrização dos tecidos moles peri-implantares (Figura *V*). Pelos testes de mobilidade e percussão executados, ficou claro que o processo de osseointegração também havia ocorrido sem nenhum problema. Obviamente, exame radiográfico foi solicitado para sua comprovação (Figura *W*).

Convém chamar a atenção para a imagem radiográfica apresentada na Figura *W*. É nítida a preservação total das cristas ósseas alveolares, até mesmo com seu posicionamento sobre a plataforma do implante, situação que tem relação direta com a correta eleição do implante indicado para o caso específico, cuja engenharia e desenho de conexão interna, filosofia de plataforma modificada e selamento biológico promovido pelas conexões do tipo Cone Morse, espiras e tratamento de superfície presentes até a borda e, em alguns modelos, até sobre a plataforma do implante, promovem essas características altamente desejadas. Tudo isso corrobora o que já discorremos quando tratamos do assunto neste capítulo, embasados nos inúmeros trabalhos científicos à disposição.

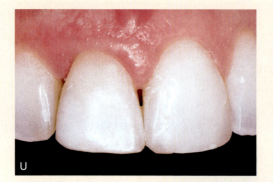
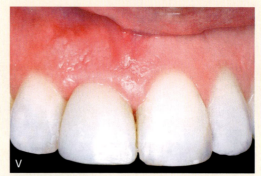
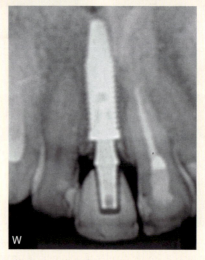

Caso clínico 2 (*continuação*) **U** Aspecto clínico da coroa provisória e dos tecidos circundantes 3 dias após sua instalação. **V** Aspecto clínico da coroa provisória e dos tecidos circundantes 6 meses após sua instalação. **W** Radiografia periapical da região mostrando o tecido ósseo preservado com cristas marginais sobre a plataforma do implante (*continua*).

CASO CLÍNICO 2 (*Continuação*)

Alcançados todos os requisitos necessários para dar continuidade ao caso, passamos à confecção da prótese cerâmica final. Ao observarmos a margem gengival do elemento em questão, notamos que essa margem se encontrava em nível mais baixo do que o dente natural homólogo (Figura *X*). Por isso, passamos ao condicionamento do tecido gengival por meio do aumento do volume cervical da coroa provisória com o objetivo de modelar o contorno gengival pelo método de compressão controlada desses tecidos (Figura *Y*).

Dez dias após o condicionamento gengival foi considerado satisfatório o resultado alcançado (Figuras *Z* e *Z1*).

Os procedimentos de moldagem e transferência para confecção do modelo de trabalho foram então executados nos mesmos parâmetros que envolveram a personalização do transferente para a fiel cópia do côncavo gengival, como descrito pormenorizadamente no caso anterior.

O modelo foi encaminhado ao técnico ceramista, que nos retornou com a prótese finalizada dentro das características estéticas adequadas, e essa prótese pôde ser cimentada sobre o pilar protético. O resultado pode ser visto nas Figuras *Z2* e *Z3*.

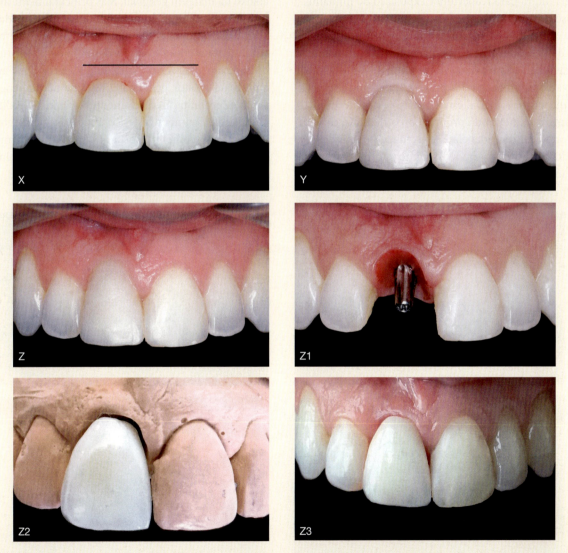

Caso clínico 2 (*continuação*) **X** Constatação de que o contorno cervical do elemento 11 se encontra abaixo do nível do elemento homólogo, demandando o condicionamento gengival. **Y** Condicionamento gengival pelo acréscimo de resina acrílica na cervical da coroa provisória. **Z** e **Z1** Aspecto clínico do condicionamento gengival após 10 dias. **Z2** Coroa cerâmica sobre implante finalizada. **Z3** Aspecto clínico intraoral final do caso.

CASO CLÍNICO 3

Paciente de 21 anos, do sexo masculino, vítima de acidente automobilístico que acarretou traumatismo dos quatro incisivos inferiores, havendo a possibilidade de manter três deles, necessitando apenas tratamento endodôntico e imobilização, mas o elemento 42 sofreu fratura longitudinal de coroa e raiz, o que condicionou sua exodontia.

Dentro da filosofia até aqui apresentada, a exodontia atraumática foi realizada no tempo adequado, ou seja, quase imediatamente após o diagnóstico foi instalado um implante do tipo Cone Morse também de imediato à exodontia, cujo travamento primário permitiu a instalação concomitante do elemento cicatrizador, evitando-se assim cirurgia futura para reabertura e exposição do implante.

Esse fato foi fundamental na preservação dos tecidos moles circundantes, uma vez que a região é crítica em razão da delicadeza do biotipo gengival presente, que se mostrava delgada e pouco fibrosa apesar de a faixa de gengiva queratinizada estar presente e ter sido preservada. Uma prótese fixa adesiva provisória confeccionada pelo aproveitamento da própria coroa dentária do dente extraído foi providenciada e fixada, aguardando-se o período de 120 dias para a osseointegração do implante instalado.

Posteriormente, o paciente retorna e são observadas a total cicatrização e a saúde do tecido gengival circundante (Figura A) e, por meio de exame radiográfico, todas as características favoráveis de saúde e preservação do arcabouço alveolar, com atenção especial para os picos ósseos crestais interproximais totalmente preservados, o que é fundamental para a presença das papilas gengivais (Figura B). A partir desse ponto, foram iniciados os procedimentos para a confecção da prótese final.

A provisória adesiva foi então removida (Figura C) e, numa visão incisal da região, podemos observar em primeiro lugar a profundidade do implante presente, bem abaixo da margem gengival, mas principalmente as características específicas do posicionamento dos tecidos peri-implantares sobre a sua plataforma, o que só é possível em implantes com filosofia e desenho de plataforma modificada ou plataforma *switching* (Figura D). Para nós, aqui estão o fator primordial e o grande diferencial nos casos de reabilitação de elementos unitários perdidos em áreas de envolvimento estético. Por isso, novamente e com insistência, recomendamos a utilização desses implantes, quase que de maneira obrigatória, como passo primordial no planejamento reabilitador de casos como esse.

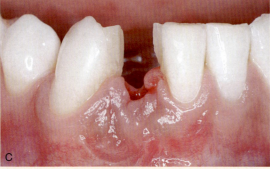
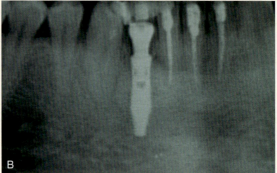
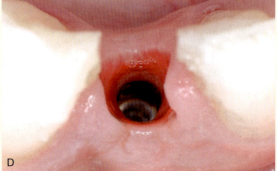

Caso clínico 3A Aspecto clínico inicial do paciente com perda do elemento 42, implante Cone Morse instalado e coroa provisória adesiva fixada. **B** Imagem radiográfica do implante já osseointegrado. **C** Aspecto clínico da região a ser restaurada proteticamente. **D** Aspecto do implante e dos tecidos circundantes (*continua*).

CASO CLÍNICO 3 (*Continuação*)

Dando continuidade à seleção do componente protético a ser instalado, um medidor de altura para implantes do tipo Cone Morse foi posicionado (Figura *E*) e foram anotadas todas as informações para aquisição do pilar protético.

O pilar selecionado foi adaptado ao implante e travado com torque estabelecido pelo fabricante (Figura *F*), e uma coifa acrílica pré-fabricada foi posicionada sobre ele (Figura *G*) para a confecção da prótese provisória sobre o implante, fundamental para o condicionamento dos tecidos moles peri-implantares (Figuras *H* e *I*).

Após 10 dias, o paciente retornou e a observação da região nos mostrou que foi alcançado o completo condicionamento gengival pretendido (Figura *J*). Então, os procedimentos de transferência e moldagem puderam ser executados (Figura *K*), gerando modelo de gesso de trabalho para ser enviado ao técnico em prótese e confecção da prótese cerâmica final (Figuras *L* a *N*).

O caso finalizado e o resultado estético final podem ser vistos nas Figuras *O* e *P*.

Este caso guarda estreita semelhança com o anterior. Paciente do sexo masculino, de 33 anos, vítima de

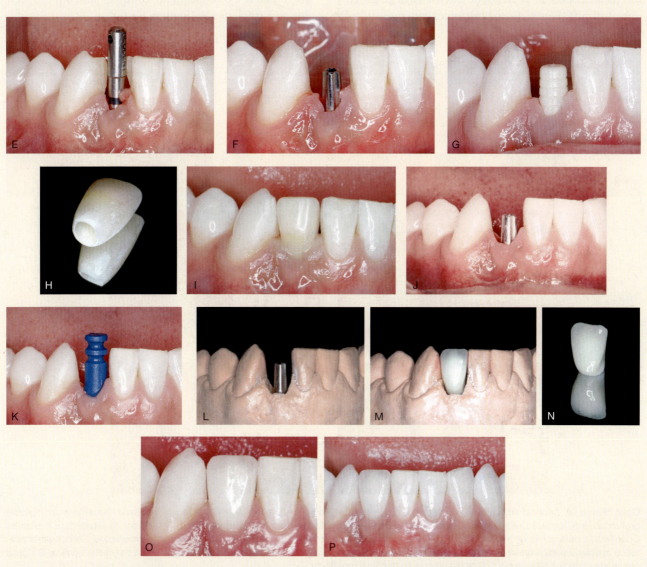

Caso clínico 3 (*continuação*) **E** Medidor de altura para implantes Cone Morse para coleta de informações e seleção do componente protético. **F** Componente protético instalado para prótese sobre implante cimentado. **G** Coifa plástica pré-fabricada posicionada para confecção de coroa provisória acrílica. **H** Coroa provisória acrílica. **I** Coroa provisória acrílica instalada para o condicionamento gengival. **J** Condicionamento gengival concluído após 10 dias. **K** Transferente instalado para a obtenção do molde de trabalho. **L** Modelo de trabalho mostrando o análogo do componente protético. **M** e **N** Coroa cerâmica sobre implante finalizada. **O** e **P** Aspecto clínico final da coroa cerâmica sobre implante instalado.

CASO CLÍNICO 4

traumatismo dentário do elemento 23, obteve diagnóstico desfavorável para a manutenção do elemento acometido.

Novamente, de acordo com a filosofia aqui apresentada, o elemento dentário foi extraído de modo atraumático e um implante do tipo Cone Morse foi instalado imediatamente à exodontia. Componente cicatrizador também é instalado, aguardando-se o período de osseointegração de 6 meses.

Quando do retorno do paciente, visualizamos as características favoráveis da região, com completa recuperação da área operada, presença de extensa faixa de gengiva queratinizada (Figura *A*) e o posicionamento profundo do implante e tecidos peri-implantares posicionados sobre a plataforma modificada do implante (Figura *B*).

Para o início dos procedimentos de confecção da prótese final, o medidor de altura para implantes Cone Morse foi posicionado no seu interior e todas as informações necessárias foram anotadas para a seleção do componente protético (Figura *C*).

O componente selecionado é adaptado sobre o implante (Figuras *D* e *E*) e aparafusado com o torque recomendado, e uma coifa ou cilindro acrílico pré-fabricado posicionado para a manufatura da coroa provisória sobre implante e o consequente condicionamento dos tecidos peri-implantares (Figuras *F* e *G*).

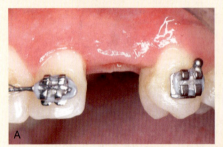
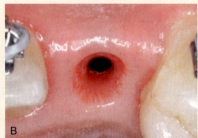
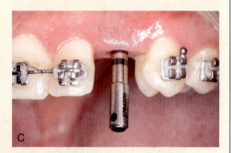
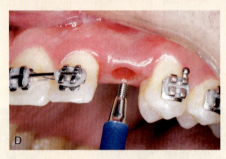
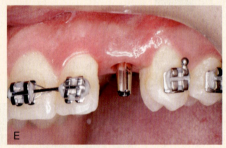
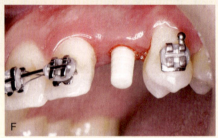
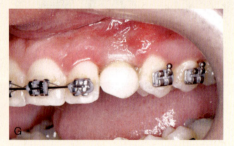

Caso clínico 4A Aspecto clínico inicial do paciente com perda do elemento 23 e implante Cone Morse instalado. **B** Imagem do implante profundamente localizado no tecido, característica inerente aos implantes de plataforma *switching*. **C** Medidor de altura para implantes Cone Morse para coleta de informações e seleção do componente protético. **D** Instalação do componente protético. **E** Componente protético instalado para prótese cimentada. **F** Coifa plástica pré-fabricada posicionada para confecção de coroa provisória acrílica. **G** Coroa provisória acrílica instalada para o condicionamento gengival (*continua*).

CASO CLÍNICO 4 (*Continuação*)

Transcorrido o período de 12 dias, o paciente retorna e é constatado o total condicionamento dos tecidos moles circundantes (Figura *H*).

Por meio dos procedimentos de transferência e moldagem, modelo de gesso foi enviado ao laboratório, e a prótese sobre implante cerâmica final pôde ser confeccionada e cimentada, finalizando o caso (Figuras *I* a *K*).

Pretendemos demonstrar com a apresentação deste caso o risco que se corre quando é negligenciado um dos pontos considerados mais importantes na reabilitação

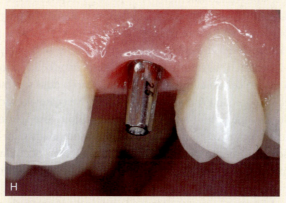

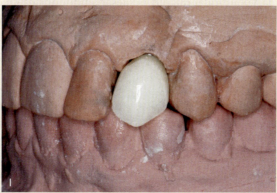

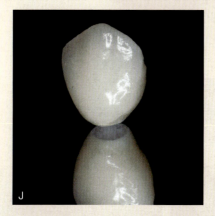
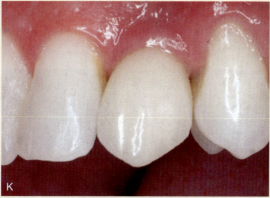

Caso clínico 4 (*continuação*) **H** Condicionamento gengival concluído após 10 dias. **I** Modelo de trabalho mostrando a coroa cerâmica final confeccionada. **J** Coroa cerâmica sobre implante finalizada. **K** Aspecto clínico final da coroa cerâmica sobre implante instalada.

CASO CLÍNICO 5

por meio de implante de elementos unitários em áreas estéticas: o tempo, tema que mereceu um tópico específico neste capítulo.

Neste caso, paciente do sexo feminino, de 47 anos, compareceu ao consultório e durante a anamnese foi relatada a história da execução de restauração extensa em resina composta no elemento 22, aproximadamente 9 meses antes, em razão de extensa lesão cariosa. À época, segundo relato, foi constatada perda da vitalidade pulpar do dente em questão, e o tratamento endodôntico foi proposto e executado. Passadas 2 semanas, surgiu uma fístula relacionada com a região periapical do elemento 22, e o conteúdo purulento começou a drenar. O conduto radicular foi desobturado e procedimentos endodônticos conservadores foram tentados durante longo período na expectativa da manutenção do elemento dentário com a regressão da fístula, porém sem a obtenção do sucesso almejado.

Abre-se aqui um parêntese: nada a questionar quanto à tentativa de conservação de um elemento dentário por meio de procedimentos endodônticos conservadores. O que podemos debater, nesse caso específico, foi o longo período transcorrido nessa tentativa sem alcançar os resultados esperados, ou seja, a insistência em uma conduta que não apresentava resultados satisfatórios por longo tempo. Infelizmente, nem todas as tentativas conservadoras de manutenção do elemento dentário alcançam o resultado esperado. Cabe ao profissional a identificação desses casos no tempo mais curto possível.

E aí reside o grande desafio: o de diagnosticar aquelas situações em que, em primeiro lugar, não devem sequer ser tentados procedimentos ditos conservadores e, se for o caso de se eleger algum, que se faça no menor tempo possível e, na eventualidade de insucessos, que não se prorrogue a tentativa por longo prazo. Lembrando o que foi dito, ser conservador atualmente não significa muitas vezes preservar o elemento dentário impreterivelmente e sim sacrificá-lo em benefício de um tratamento posterior, no caso o implantodôntico, que irá reabilitar a perda de maneira eficaz e duradoura. Feche-se o parêntese.

Retornando ao caso, no exame clínico intraoral foram identificadas a presença do elemento 22 com sua coloração bastante alterada, uma extensa restauração mesial do tipo classe III de Black em resina composta e, na região relacionada com o ápice dentário, uma fístula drenando material purulento (Figura *A*).

A exodontia foi proposta e o procedimento agendado, mas, em razão da cronicidade e da extensão da lesão endodôntica, decidiu-se, neste caso, não instalar o implante de maneira imediata. Aguardaríamos o período de cicatrização do alvéolo, solução da infecção e desaparecimento da fístula. Então, para isso, antes da extração, foi adquirido um molde do arco superior, um modelo de gesso foi confeccionado, o elemento 22 foi cortado no modelo e uma coroa provisória foi confeccionada para ser adaptada após a exodontia (Figuras *B* e *C*). A presença desse elemento provisório não teve apenas o intuito estético, mas também proporcionar o tamponamento do alvéolo pós-exodontia, guia para a cicatrização e condicionamento do tecido gengival.

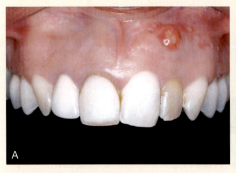 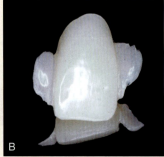 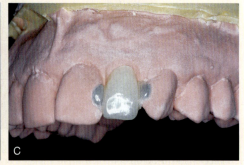

Caso clínico 5A Aspecto clínico inicial mostrando paciente com fístula relacionada com o ápice do elemento 22 na qual tratamento e retratamento endodônticos foram tentados sem sucesso. **B** Provisória fixa adesiva confeccionada para ser instalada após a exodontia e para servir de guia para a cicatrização do alvéolo. **C** Coroa provisória posicionada no modelo de gesso obtido antes da exodontia (*continua*).

CASO CLÍNICO 5 (*Continuação*)

A exodontia atraumática foi feita com o objetivo de preservação da arquitetura do processo alveolar, lesão periapical devidamente curetada e o elemento provisório incorporado imediatamente por meio de cimentação adesiva (Figuras *D* a *G*).

Após 90 dias, a paciente retorna e o exame clínico evidencia a total cicatrização dos tecidos e o desaparecimento da fístula, apenas com o vestígio cicatricial de sua presença (Figuras *H* e *I*). Cabe aqui chamar a atenção para a importância da presença do elemento provisório com formato, contorno e polimento corretos como "elemento tampão" após a cirurgia em substituição à sutura. Como sabemos, a cicatrização do alvéolo se dá por segunda intenção, ou seja, de dentro para fora. Perceba como a cicatrização em seu aspecto final foi "moldada" pela porção gengival da coroa provisória ali instalada. Com isso, conseguimos o condicionamento gengival com características fisiológicas, com a formação de papilas interdentais e a preservação do côncavo alveolar (Figura *I*). Agora fica claro o posicionamento ideal em que o implante dentário deverá ser instalado.

Procedeu-se à instalação de implante do tipo Cone Morse por meio de cirurgia sem rebatimento de retalho mucoperiostal, guiada por planejamento tomográfico. Imagem radiográfica do implante instalado pode ser vista na Figura *J*. Coroa provisória imediata sobre implante também fez parte da execução do caso.

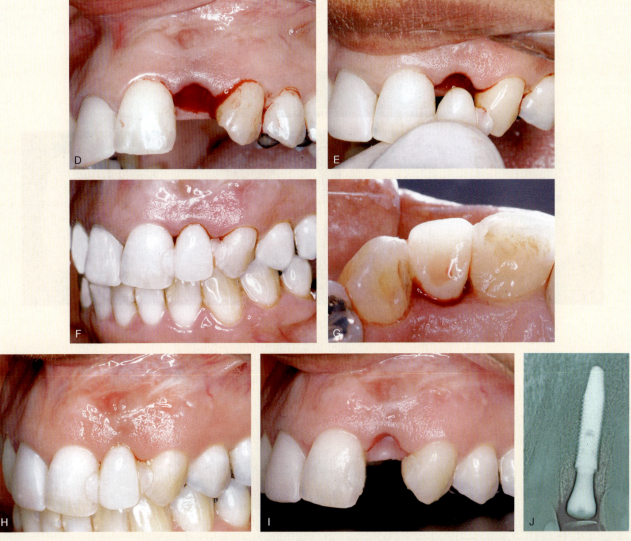

Caso clínico 5 (*continuação*) **D** Exodontia atraumática executada. **E** Instalação da coroa provisória adesiva. **F** e **G** Coroa provisória instalada. **H** Aspecto clínico da região 90 dias após a exodontia. Observe o desaparecimento da fístula. **I** Aspecto do alvéolo cicatrizado guardando as características anatômicas e estéticas do tecido mole. **J** Radiografia do implante posteriormente instalado (*continua*).

CASO CLÍNICO 5 (*Continuação*)

Transcorrido o período protocolar de 6 meses após a instalação do implante definido para este caso, a paciente retorna e a imagem clínica pode ser vista na Figura *K*, em que se observa a excelência dos tecidos peri-implantares.

Para este caso, como havia imperfeições estéticas que extrapolavam o elemento 22 em questão, propôs-se a confecção de duas coroas cerâmicas para os elementos 12 e 11 como forma de equalizar espaços, substituir restaurações antiestéticas e privilegiar o conjunto harmônico dos quatro incisivos superiores (Figuras *L* e *M*). Para o elemento 21 foi feita apenas a substituição de classe III distal em resina composta. Da lista de procedimentos planejados para o caso constou, também, o clareamento dentário dos arcos superior e inferior, promovido em momento anterior à confecção das próteses finais, o que demonstra a importância da integração multidisciplinar das especialidades. O resultado final pode ser visto na Figura *N*.

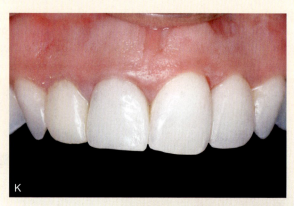

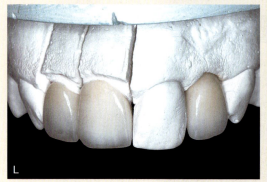
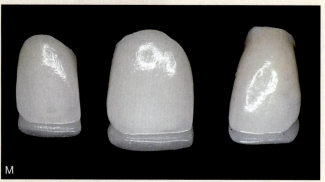

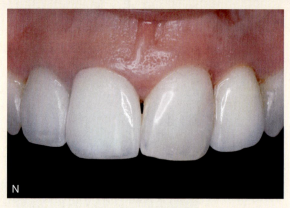

Caso clínico 5 (*continuação*) **K** Coroa provisória acrílica instalada sobre o implante para condicionamento gengival. Coroas para os elementos dentários 12 e 11 também foram planejadas. **L** e **M** Coroas cerâmicas confeccionadas. **N** Aspecto final.

Bibliografia

Abrahamsson I, Berglundh T, Wennstrom J et al. The peri-implant hard and soft tissues at different implant systems. A comparative study in the dog. Clin Oral Implants Res 1996; 7:212-9.

Abrahamsson l, Berglundh T. Tissue characteristics at microthreaded implants: an experimental study in dogs. Clin Implant Dent Relat Res 2006; 8:107-13.

Albrektisson T, Zarb G, Worthington P et al. The long-term efficacy of currently used dental implants: a review and proposed criteria of success. Int J Oral Maxillofac Implants 1986; 1:11-25.

Barreto MA, Duarte LR. Evidências científicas em estética e osseointegração. 1. ed. Nova Odessa (SP): Napoleão Editora, 2013.

Berglundh T, Lindhe J. Dimension of the periimplant mucosa. Biological width revisited. J Clin Periodontol 1996; 23:971-3.

Bratu EA, Tandlich M, Shapira L. A rough surface implant neck with microthreads reduces the amount of marginal bone loss: a prospective clinical study. Clin Oral Impl Res 2009; 20:827-32.

Broggini N, McManus LM, Hermann JS et al. Perimplant inflammation defined by the implant-abutment interfac. J Dent Res 2006; 85:473-8.

Broggini N, McManus LM, Hermann JS et al. Persistent acute inflammation at the implant-abutment interface. J Dent Res 2003; 82:232-7.

Cardoso AC. O passo a passo da prótese sobre implante. 1. ed. Ed. Santos, 2005.

Cehreli M, Duyck J, De Cooman M at al. Implant design and interface force transfer. A photo-elastic and strain-gouge anlysis. Clin Oral Implants Res 2004; 15:249-57.

Chow YC, Wang HL. Factor and techniques influencing peri-implant papillae. Implant Dent 2010; 19(3):208-19.

Cochran DL, Hermann JS, Schenk RK et al. Biologic width around titanium implants. A histometric analysis of the implanto-gingival junction around unloaded and loaded nonsubmerged implants in the canine mandible. J Priodontol 1997; 68:186-98.

Cornelini R, Scarano A, Covani U et al. Immediate one-stage postextraction implant: a human clinical and histologic case report. International Journal of Oral Maxillofacial Implants 2000; 15:432-7.

Del Corso M, Mazor Z, Rutkowski JL, Ehrenfest DMD. The use of leukocyte and platelet-rich fibrin during immediate postextractive implantation and loading for the esthetic replacement of a fractured maxillary central incisor. Journal of Oral Implantology 2012; XXXVIII (2):181-7.

Hansson S. A conical implant-abutment interface at the level of the marginal bone improves the distribution of stress in the supporting bone. An axisymmetric finite element analysis. Clin Implant Res 2003; 14:286-93.

Hansson S. Implant abutment interface: Biomechanical study of flap top versus conical. Clin Implant Dent Relat Res 2000; 2:33-41.

Hansson S. The implant neck: Smooth or provided with retention elements. A biomechanical approach. Clin Oral Implants Res 1999; 10:394-405.

Hermann JS, Buser D, Schenk RK et al. Biologic width around one and two piece titanium implants. Clin Oral Impants Res 2001; 12:559-71.

Hermann JS, Buser D, Schenk RK et al. Crestal bone changes around titanium implants. A histometric evaluation of unloaded non-submerged and submerged implants in the canine mandible. J Periodontol 2000; 71:1412-24.

Hudieb MI, Wakabayashi N, Kasugai S. Magnitude and direction of mechanical stress at the osseointegrated interface of the microthread implant. J Periodontol 2011; 82:1061-70.

Jahangiri L, Devlin H, Ting K, Nishimura I. Current perspectives in residual ridge remodeling and its clinical implications: a review. J Prosthet Dent 1998; 80:224-37.

Jung YC, Han CH, Lee KW. A 1-year radiographic evaluation of marginal bone around dental implants. Int J Oral Maxillofac Implants 1996; 11:811-8.

Kao RT, Paskinelli K. Thick vs. thin gingival tissue: a key determinant in tissue response to disease and restorative treatment. J Calif Dent Assoc 2002; 30(7):521-6.

Kazor CE, Al-Shammari K, Sarmment DP et al. Implant plastic surgery: a review and rationale. J Oral Implantol 2004; 30:240-54.

Knapen M, Gheldof D, Drion P et al. Effect of leukocyte and platelet-rich fibrin (L-PRF) on bone regeneration: a study in rabbits. Clinical Implant Dentistry and Related Research 2015; 17 (Supplement 1):143-52.

Lazzara RJ. Immediate implant placement into extraction sites: Surgical and restorative advantages. Int J Perio Rest Dent 1989; 9:332-43.

Lindhe J, Lang NP, Karring T. Tratado de periodontia clínica e implantologia oral. 5. ed. Rio de Janeiro: Guanabara Koogan, 2010, 1.304 p.

Marcus SE, Drury TF, Brown LJ, Zion GR. Tooth retention and tooth loss in the permanent dentition of adults: United States, 1988--1991. J Dent Res 1996; 75:684-95.

Marenzi G, Riccitiello F, Tia M et al. Influence of leukocyte and platelet-rich fibrin (L-PRF) in the healing of simple postextraction sockets: a split-mouth study. BioMed Research International 2014; 1-6.

Meneses DR. Exodontia atraumática e previsibilidade em reabilitação oral com implantes osseointegráveis – Relato de casos clínicos aplicando o sistema brasileiro de exodontia atraumática Xt Lifting°. Rev Port Estomatol Cir Maxilofac 2009; 50:11-7.

Misch CE, Strong T, Bidez MW. Base científica para o desenho do implante dental. In: Misch CE (eds.) Implantes dentais contemporâneos. 3. ed. St. Louis: Mosby, 2008:200-29.

Morello J et al. Sequelas subsequentes aos traumatismos dentários com envolvimento endodôntico. Revista Brasileira de Pesquisa em Saúde 2011; 13(2):68-73.

Naert I, Koutsikakis G, Quirynen M et al. Biologic outcome of implant supported restoration in the treatment of partial edentulism. Part 2: A longitudinal radiographc evaluation. Clin Oral Implant Res 2002; 13:390-5.

Nisapakultorn K, Suphanantachat S, Silkosessak O et al. Factor affeting soft tissue level around anterior maxilary single-tooth implants. Clin Oral Res 2010; 662-70.

Norton MR, The history of dental implants – a report. US Dentistry 2006:24-6.

Oh TJ, Yoon J, Misch CE et al. The causes of early implant bone loss: Myth or science? J Periodontol 2002; 73:322-33.

Pietrokovski J, Massler M. Ridge remodeling after tooth extraction in rats. J Dent Res 1967; 46:222-31.

Quesada GAT, Rizzardi M, Franciscatto FJ, Arrais FR. Condicionamento gengival visando o perfil de emergência em prótese sobre implante. Saúde (Santa Maria) jul/dez 2014; 40(2):9-18.

Rasmusson L, Kahnberg KE, Tan A. Effect of implant design and surface on bone regeneration and implant stability: an experimental study in the dog mandible. Clin Oral Implants Res 2001; 12:2-8.

Romeo E, Lops D, Rossi A et al. Surgical and prosthetic managment of interproximal region with single-implant restoration: 1-year prospective study. J Periodontol 2008; 79(6):567-72.

Sabadin, A. A importância do condicionamento gengival na reabilitação de maxilas [monografia]. Curitiba: Instituto Latino-Americano de Pesquisa e Ensino Odontológico, 2012.

Sanabe ME et al. Urgências em traumatismos dentários: classificação, características e procedimentos. Rev Paul Pediatr 2009; 27(4): 447-51.

Schwartz-Arad D, Gulayev N, Chaushu G. Immediate versus non-immediate implantation for full-arch fixed reconstruction following extraction of all residual teeth: a retrospective comparative study. Journal of Periodontology 2000; 71:923-8.

Smith DE, Zarb GA. Criteria for success of osseointegrated endosseous implants. J Prosthet Dent 1989; 62:567-72.

Suaid FA. Remodelação da tábua óssea vestibular em implantes imediatos e alvéolos pós-extração, utilizando cirurgias sem retalho, com ou sem biomaterial. Estudo comparativo em cães [tese]. Ribeirão Preto: Faculdade de Odontologia de Ribeirão Preto-USP, 2012.

TSong DW, Lee DW, Kim CK et al. Comparative analysis of peri-implant marginal bone loss based on microthread location: a 1-year prospective study after loading. J Periodontol 2009; 80:1937-44.

Van de Velde T, Collaert B, Sennerby L et al. Effect of implant design on preservation of marginal bone in the mandible. Clin Implant Dent Relat Res 2010; 12:134-41.

Wagenberg BD, Ginsburg TR. Immediate implant placement on removal of the natural tooth: retrospective analysis of 1.081 implants. Compend Contin Educ Dent 2001; 22:399-408.

Wheeler SL, Vogel RE, Casellini R. Tissue preservation and maintenance of optimum esthetics: a clinical report. Int J Oral Maxillofac Implants 2000; 15:265-71.

Ziccardi V, Zuniga J. Nerve injuries after third molar removal. Oral and Maxillofac Surg Clin North Am 2007;19:105-15.

Cirurgia e Traumatologia Bucomaxilofacial e Implantodontia – Interdisciplinaridade como Chave para o Sucesso

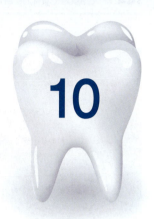

Ronaldo Rettore Júnior

INTRODUÇÃO

A interdisciplinaridade tem possibilitado a atuação conjunta de diferentes áreas da odontologia com uma mesma filosofia de modo a alcançar seus objetivos. A odontologia tenta devolver aos pacientes as condições necessárias a uma relação satisfatória entre as arcadas dentárias e a face, a qual pode ter sido perdida ao longo do tempo em função de situações traumáticas ou ainda por condições congênitas, ocasionando seu agravamento ao final do crescimento e desenvolvimento.[1]

A capacidade de um indivíduo exibir um sorriso com satisfação depende diretamente da qualidade de seus elementos dentais e gengivais, de sua conformidade em relação às regras de beleza estrutural com as relações existentes entre os dentes e os lábios durante o sorriso e de sua integração harmônica na composição facial.[2] A odontologia precisou empregar consideráveis esforços e habilidades clínicas para ajudar os pacientes que sofriam dos efeitos da perda, parcial ou total, dos elementos dentais. Quando uma reabilitação oral é concluída de maneira satisfatória, é visível a mudança comportamental no mais íntimo dos sentidos. A recuperação da estética e da função tem efeito na satisfação pessoal, na autoestima, na sociabilidade e no comportamento como um todo, os quais têm reflexo direto na melhoria da vida das pessoas.[3]

Entretanto, o oposto também é verdadeiro. Defeitos congênitos do esqueleto facial, apinhamentos dentários associados ou não à má oclusão, alterações inflamatórias ósseas e gengivais, entre outros problemas, provocam perda da autoestima e grande dificuldade na obtenção de um relacionamento interpessoal adequado. Adicionam-se o fator financeiro e uma complexidade do tratamento, obtendo-se como resultado uma situação de completo abandono da saúde bucal (Figuras 10.1 e 10.2).

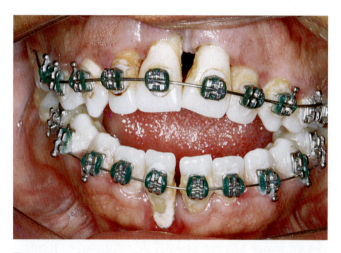

Figura 10.1 Vista clínica frontal intrabucal. Ortodontia paralisada há mais de 3 anos. Inflamações gengivais, além da desproporção esquelética.

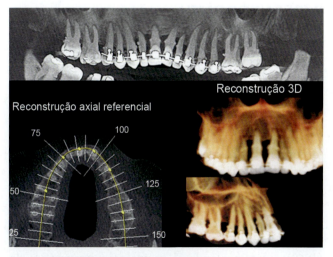

Figura 10.2 Exame tomográfico do caso anterior. Reabsorções ósseas generalizadas sobretudo na região anterossuperior.

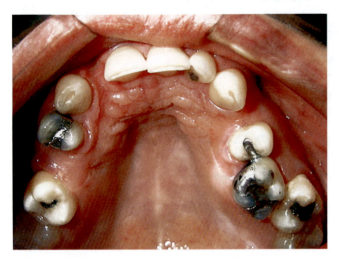

Figura 10.3 Vista clínica oclusal intraoral. Atresia transversa da maxila associada a ausências e desalinhamentos dentários. Necessidade de abordagem multidisciplinar (cirurgia e traumatologia bucomaxilofacial [CTBMF] e implantodontia).

O uso apenas dos dentes remanescentes como suporte para próteses ou apenas dos rebordos, no caso das próteses totais, levou ao desenvolvimento de toda uma filosofia reabilitadora. A aplicação dos conceitos tem permitido, ao longo do tempo, que os pacientes sejam reabilitados com diferentes tipos de próteses, fixas ou removíveis.

Atualmente, a odontologia exige dos profissionais um esforço incessante na capacidade de relacionar as diferentes especialidades odontológicas. Conhecer apenas os fundamentos de sua especialidade não torna o profissional capaz de resolver os problemas de seus pacientes, uma vez que o êxito nos resultados repousa na extração do maior número possível de informações técnicas a respeito de cada área, conjugando-as simultaneamente (Figura 10.3).

IMPLANTODONTIA

A perda de elementos dentais provoca alterações significativas nos maxilares, as quais acontecem tanto no plano vertical como no horizontal.[4] Esse processo é contínuo e se manifesta pelas mudanças anatômicas e funcionais do paciente. Após a perda dos dentes permanentes é observado rápido início de alterações ósseas nos maxilares, uma vez que o osso alveolar não recebe mais os estímulos locais fornecidos pelos dentes e ligamentos periodontais, iniciando-se a reabsorção óssea.[4,5] O padrão específico de reabsorção é imprevisível, ocorrendo grande variação entre os indivíduos.

A reabilitação com implantes dentários osseointegráveis foi originalmente descrita por Branemark e cols.[6] (1969), fundamentando-se na inserção atraumática do implante no osso remanescente. Essa opção terapêutica rapidamente se tornou o padrão na reabilitação protética do edentulismo, promovendo a necessidade de desenvolvimento de protocolos de tratamento cada vez mais dinâmicos, visando acompanhar as expectativas dos pacientes e a evolução dos sistemas de implantes atuais, mantendo ou aumentando os índices de sucesso da osseointegração.[7]

Nos casos em que ocorrem grandes reabsorções ósseas, a solução é a utilização de técnicas cirúrgicas para a reconstrução da estrutura óssea perdida, a fim de possibilitar a instalação de implantes e proporcionar a reabilitação estética e funcional do paciente (Figura 10.4).

O uso de enxertos autógenos tem sido empregado com sucesso, sendo possível a utilização de osso de área doadora intrabucal (mandíbula ou maxila) ou extrabucal (crista ilíaca ou calota craniana).

O processo de deposição óssea tem início após a instalação do implante, sendo os eventos responsáveis pela osseointegração caracterizados inicialmente pela adesão de proteínas ao implante e pela adesão, proliferação e diferenciação de células mesenquimais indiferenciadas durante os primeiros 3 dias. A adesão celular pode ocorrer diretamente do contato da célula com a superfície ou por meio das proteínas que se aderem à superfície. Ao mesmo tempo, as células mesenquimais, ainda indiferenciadas, sintetizam sua própria matriz intercelular que contém fatores de crescimento e citocinas responsáveis por alterações na superfície dos implantes. Fatores ambientais ajudam a determinar se as células mesenquimais irão se diferenciar em fibroblastos, osteoblastos ou condroblastos.[8]

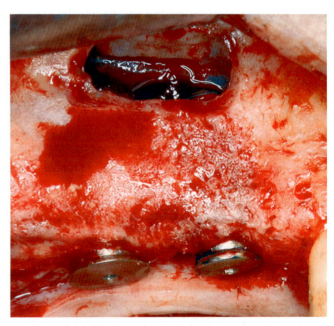

Figura 10.4 Implantes instalados e acesso ao seio maxilar para preenchimento com enxerto ósseo por meio da técnica de levantamento do soalho do seio maxilar (LSSM).

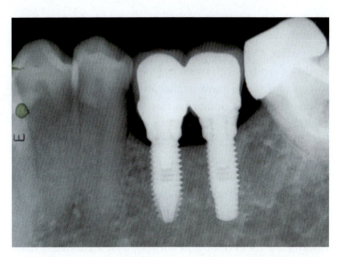

Figura 10.5 Implantes instalados e em função mastigatória. Integridade dos tecidos peri-implantares comprovando a osseointegração.

No final da primeira semana tem início a deposição de osteoide e após 3 semanas é completado o processo de calcificação da matriz e ativada a remodelação óssea.[9] As células de origem mesenquimal são as principais responsáveis pela migração e colonização da superfície do implante e são extremamente sensíveis a características de superfície, como as rugosidades e a topografia.[10]

Por isso, alterações na superfície dos implantes e as tecnologias de adição ou subtração[11] têm sido sugeridas para melhorar a previsibilidade, a velocidade e o grau de osseointegração. O tratamento de superfície, além de ser favorável nos estágios iniciais do processo de adesão celular, pode melhorar a expressão dos osteoblastos e influenciar positivamente a produção de certas proteínas específicas e outros fatores relacionados com o crescimento celular.[12]

Dessa maneira, a superfície tratada dos implantes osseointegrados levaria ao que é conhecido por osteogênese de contato, na qual há retenção efetiva das fibras colágenas e formação óssea a partir da superfície do implante[13] (Figura 10.5).

CIRURGIA E TRAUMATOLOGIA BUCOMAXILOFACIAL – CTBMF

Generalidades

A área de atuação da CTBMF envolve diversos procedimentos de cirurgia bucal, como exodontias, exéreses de lesões e tumores benignos, cirurgias parendodônticas, pré-protéticas e de glândulas salivares. Entre esses procedimentos cirúrgicos constam os enxertos ósseos alveolares e os implantes dentais. Além das cirurgias bucais, a especialidade envolve também a cirurgia maxilofacial, desde os defeitos congênitos do esqueleto facial, com sua respectiva correção por meio das cirurgias ortognáticas, até os traumatismos e suas consequentes fraturas com distopias ósseas e oclusais.

Desse modo, apesar de distintas, existe uma correlação muito estreita entre essas especialidades, além do envolvimento de outras intimamente ligadas, como ortodontia, periodontia, prótese e fonoaudiologia, estando o paciente propenso a necessitar de intervenções em diversas áreas. Portanto, é mister o conhecimento de suas particularidades para que o profissional possa apresentar um planejamento e um plano de tratamento em função das alternativas mais indicadas para cada caso clínico.

Evolução científica

Deixar de utilizar uma nova tecnologia pode encaminhar o profissional para uma armadilha científica desfavorável: a estagnação do conhecimento. O tratamento convencional das perdas dentárias por meio da reabilitação oclusal utilizando as próteses fixas sobre elementos dentários está cedendo lugar ao tratamento com implantes dentários. Nesses casos, na ausência de um ou mais dentes, os implantes são a primeira opção.[14] Na mesma direção, pode-se dizer que esse raciocínio se aplica também a pacientes sob tratamento ortodôntico e que necessitam de correção dos defeitos esqueléticos da face por meio da cirurgia ortognática.

Há a concordância plena de que, tanto na prática implantodôntica como na ortodôntica, não há aumento no número de pacientes, mas uma ampliação da consciência sobre a necessidade desse tipo de procedimento adjunto. Além disso, à medida que foi evidenciada significativa melhora nos resultados, o tratamento conjunto se tornou uma recomendação mais frequente.[8]

Com os avanços tecnológicos da indústria e a ampliação dos conhecimentos científicos, os profissionais passaram a ter a condição de propor mais opções terapêuticas a seus pacientes, as quais são acompanhadas dos melhores dispositivos de planejamento e execução. Exemplifica-se essa afirmativa pelas tomografias computadorizadas e suas reconstruções em modelo tridimensional (protótipos), além dos planejamentos virtuais.

RELAÇÃO ENTRE A CTBMF E A IMPLANTODONTIA

Traumatismos

Dentre os fatores etiológicos das deformidades ósseas adquiridas da face, o traumatismo aparece como o principal responsável pelas fraturas faciais. As fraturas do complexo maxilofacial são determinadas em grau considerável por fatores anatômicos. O tamanho, o formato, a localização e a densidade das estruturas ósseas são fatores importantes na determinação da gravidade dessas lesões. Não se pode esquecer que a relação dos ossos com outras estruturas e com cavidades preexistentes contribui secundariamente para essas etiologias.[15]

Os traumatismos causados por acidentes de trânsito – em especial os automobilísticos – aparecem como as principais causas de fraturas dos ossos da face. Com o desenvolvimento tecnológico da indústria automotiva, os carros se tornaram cada vez mais velozes e os meios de proteção parecem não ter acompanhado esse avanço.

Além disso, em uma sociedade heterogênea, os conflitos sociais aumentam na mesma proporção em que se ampliam as disparidades econômicas, motivando as agressões, que se configuram na segunda principal causa desses traumatismos. O sucesso do tratamento das fraturas faciais depende da gravidade do trauma, assim como da conduta terapêutica estabelecida. As sequelas, não obstante, deixam traços de incompetência estética e funcional.[16]

Os diversos casos de traumatismos de face, seguidos de fraturas e distopias oclusais com as consequentes más oclusões, são situações que exigem dos profissionais envolvidos no tratamento atuação em equipe multidisciplinar de maneira imediata, minimizando as sequelas e aumentando a taxa de sucesso. Muitas vezes, esses traumas promovem, além das fraturas do arcabouço craniofacial, fraturas de elementos dentários, agravando com isso a condição clínica. E é nesse cenário que a atuação das diversas áreas da odontologia deve interagir de modo a promover condições terapêuticas ideais para a condução do caso.

A necessidade de abordagem tanto da CTBMF como da implantodontia é ilustrada pelo Caso clínico 1 (Figuras *A* a *Q*). Em um violento acidente de trânsito, o paciente sofreu grave traumatismo de face e abdome, tendo sido atendido na emergência do hospital e internado pela equipe de cirurgia geral. Posteriormente, uma interconsulta foi solicitada junto à equipe de cirurgia bucomaxilofacial, que confirmou o diagnóstico de fratura bilateral de mandíbula na região parassinfisária com severo deslocamento inferior do segmento anterior.

Além da fratura óssea, houve também fratura coronariorradicular dos caninos esquerdos (superior e inferior). Diante dessa condição, foi realizada cirurgia para redução cruenta com fixação óssea por meio de placas e parafusos na base mandibular e bloqueio intermaxilar com anéis elásticos. Os elementos dentários fraturados foram mantidos durante a fase de consolidação óssea e bloqueio intermaxilar. O paciente recebeu alta hospitalar e, após período de cicatrização óssea e remoção dos arcos de Erich, foi encaminhado para avaliação ambulatorial a respeito dos elementos dentários fraturados (Caso clínico 1 – Figuras *A* a *E*).

O bloqueio intermaxilar foi mantido por 30 dias e em seguida foram realizadas sua abertura e a consequente remoção dos arcos de Erich. Diante da consolidação óssea e de um arco dentário livre dos aparelhos, foi possível a avaliação endodôntica dos caninos do lado esquerdo. Considerando os princípios técnicos da prótese, da periodontia e da endodontia, foi proposta a eutanásia dentária (exodontia dos caninos do lado esquerdo). Com o planejamento implantodôntico em mãos, seria esperado encontrar defeito ósseo em decorrência do trauma. Diante disso e tendo sido observada a presença dos terceiros molares inclusos e com indicação de remoção cirúrgica, foi planejada exodontia dos elementos 33 e 43, associada a implantes imediatos e enxerto ósseo com área doadora da região retromolar após a remoção simultânea dos terceiros molares. Todos os procedimentos foram realizados no mesmo ato cirúrgico sob sedação venosa em ambiente ambulatorial.

Após a realização das exodontias, das cirurgias de implantes imediatos, enxertos ósseos e remoções dos terceiros molares, ocorreu a fase de reparação óssea alveolar com a duração média de 6 meses. Na sequência foi executada a manipulação dos tecidos moles para instalação dos cicatrizadores para então serem confeccionadas as próteses finais do caso (Caso clínico 1 – Figuras *F* a *N*).

Nas imagens apresentadas nas Figuras *O* a *R* é possível observar as comparações dos procedimentos com fotos de antes e depois, ficando fácil a visualização das conquistas.

Outras condições de traumatismo que afetam os pacientes consistem nos traumatismos alveolodentais, que proporcionam perdas dentárias e às vezes até de estruturas ósseas e gengivais. Os fatores etiológicos, assim como os predisponentes, estão estreitamente ligados em sua incidência e frequência, podendo ser destacados: oclusão classe II de Angle, maus hábitos e/ou respiradores bucais, ou qualquer outro fator que promova a projeção dos dentes anteriores superiores e remova a proteção do lábio superior.[17]

CASO CLÍNICO 1

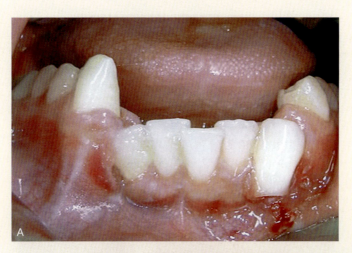

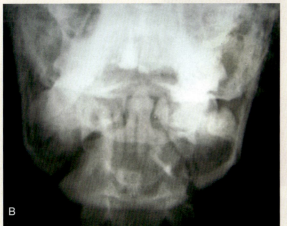

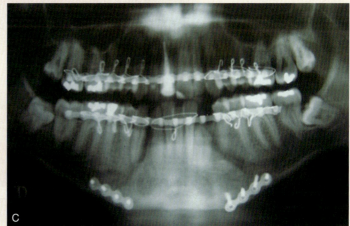

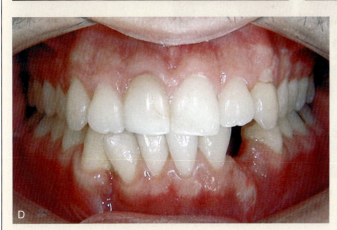

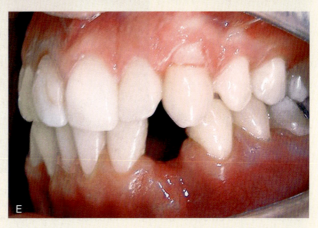

Caso clínico 1A Vista clínica frontal intraoral. Fratura de mandíbula com grande deslocamento do segmento anteroinferior. Distopia oclusal severa. Note a fratura coronarriorradicular do elemento 33. **B** Radiografia posteroanterior de mandíbula evidenciando o grau de deslocamento dos segmentos fraturados e a fratura coronarriorradicular do elemento 33. **C** Radiografia panorâmica após redução das fraturas parassinfisárias. Osteossínteses bilaterais com miniplacas. Porção coronária do elemento 33 retirado. **D** Visão clínica intrabucal 30 dias após a remoção do bloqueio intermaxilar e dos arcos de Erich. Função restabelecida com o tratamento realizado: oclusão estável. Note as áreas dos elementos 23 e 33 com fraturas coronarriorradiculares. Área do 43 correspondente ao defeito ósseo da fratura. **E** Vista clínica intraoral – perfil esquerdo. Note as áreas dos elementos 23 e 33. Em razão da dificuldade de aproveitamento das graves fraturas, foi feita programação de exodontia associada à instalação de implantes imediatos (*continua*).

CASO CLÍNICO 1 (*Continuação*)

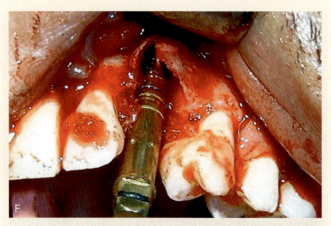

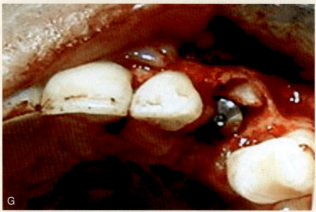

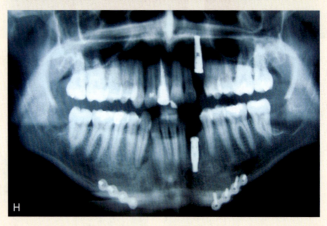

Caso clínico 1 (*continuação*) **F** Transoperatório da exodontia e implante imediato na área do elemento 23. Note a espessura e o defeito ósseo vestibular. Espaço mesiodistal mínimo para passagem da chave de inserção do implante. **G** Transoperatório: implante imediato instalado na área do elemento 23. Enxerto ósseo preenchendo os espaços entre a tábua óssea vestibular e o implante. Área doadora retromolar. **H** Radiografia panorâmica no pós-operatório imediato da cirurgia dos implantes e enxerto ósseo associado à remoção dos terceiros molares (superiores e inferiores) (*continua*).

CASO CLÍNICO 1 (*Continuação*)

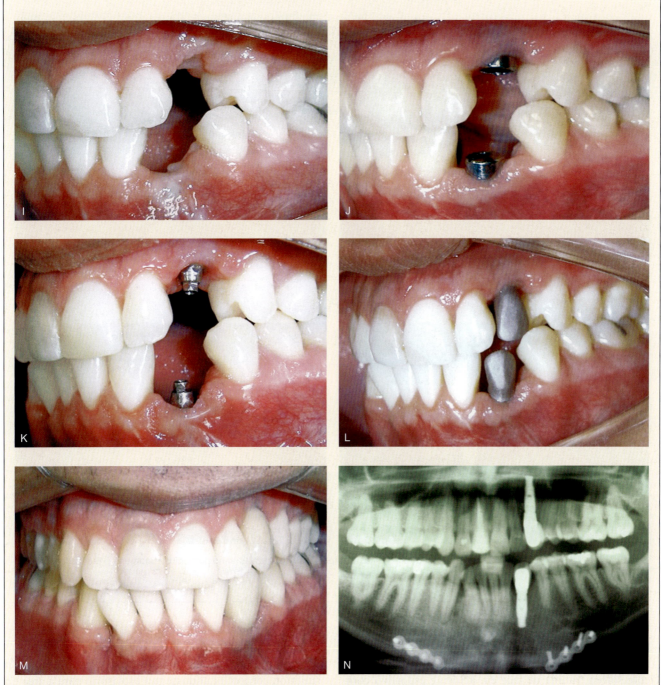

Caso clínico 1 (*continuação*) **I** Aspecto clínico do perfil esquerdo intraoral após o período de reparação óssea alveolar e antes da manipulação de tecido mole. Note a qualidade e a espessura de tecido mole antes da cirurgia gengival. **J** Aspecto clínico do perfil esquerdo intraoral com os cicatrizadores instalados após a manipulação de tecido mole para construção de gengiva queratinizada vestibular. Note o aumento da quantidade e da qualidade gengival ao redor dos cicatrizadores. **K** Aspecto clínico do perfil esquerdo intraoral com os componentes protéticos intermediários das próteses parafusadas. **L** Aspecto clínico do perfil esquerdo intraoral no momento da prova da estrutura metálica das próteses fixas sobre os implantes. **M** Aspecto clínico frontal intraoral final. Fraturas ósseas reduzidas e consolidadas, implantes osseointegrados e coroas instaladas. Restabelecimento estético e funcional com abordagem interdisciplinar: CTBMF e implantodontia. **N** Radiografia panorâmica após redução das fraturas mandibulares e reabilitação oral, utilizando-se da inter-relação CTBMF-implantodontia (*continua*).

CASO CLÍNICO 1 (*Continuação*)

ANTES

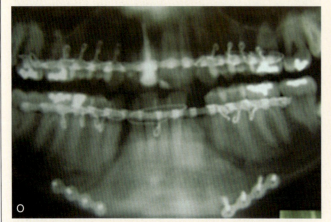 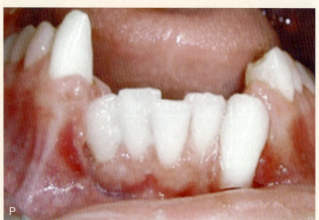

DEPOIS

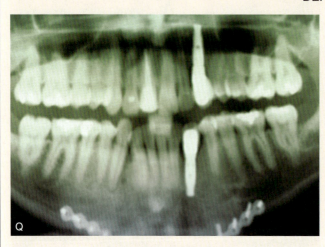 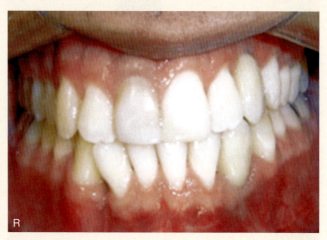

Caso clínico 1 (*continuação*) **O** a **R** Comparação entre antes e depois das conquistas atingidas pelos tratamentos realizados durante suas etapas.

No Caso clínico 2, apresentado nas Figuras *A* a *F*, a paciente sofreu trauma de face em acidente esportivo com traumatismo alveolodental caracterizado pela avulsão do elemento dental 21, além de luxações laterais e fraturas coronárias dos elementos 11 e 22. Somam-se a isso inúmeras escoriações na pele da face e em mucosa bucal. A paciente recebeu primeiro atendimento médico em ambiente hospitalar, em que foram realizadas apenas suturas em partes moles, e foi encaminhada para avaliação e tratamento odontológico. O detalhe desse caso é que a paciente não conseguiu localizar o dente avulsionado, ficando frustrada qualquer tentativa de reimplante dental. A contenção semirrígida foi realizada com fio de aço após montagem de acessórios ortodônticos em todos os elementos do arco superior, confeccionando-se um provisório para a área do dente ausente e refeitas algumas suturas em tecido mole (Caso clínico 2 – Figuras *A* a *D*).

Após a recuperação do trauma, foi realizada remoção do aparelho de contenção superior, seguida de uma cirurgia para instalação de implante na área do elemento dentário avulsionado e confecção de prótese fixa sobre o implante. Reforça-se mais uma vez a interdisciplinaridade do atendimento da paciente para otimizar os resultados dos casos complexos que necessitam de atendimento por mais de uma especialidade odontológica (Caso clínico 2 – Figuras *E* e *F*).

CASO CLÍNICO 2

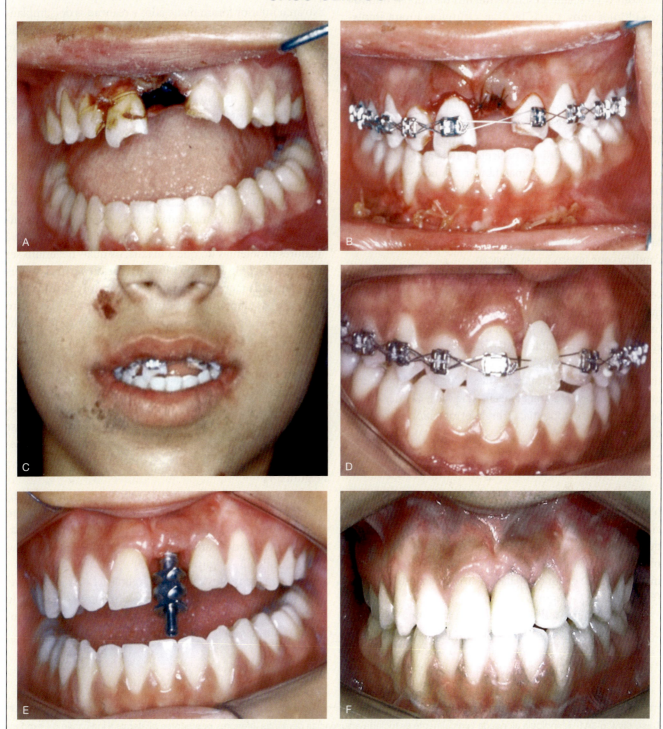

Caso clínico 2A Aspecto clínico frontal intrabucal do traumatismo alveolodental da região anterossuperior com avulsão do elemento dental 21. Ocorreram também luxações laterais e fraturas coronárias dos elementos 11 e 22. Houve atendimento emergencial médico antes do odontológico. **B** Aspecto clínico frontal intrabucal após a contenção semirrígida no arco superior. Suturas em tecido mole foram refeitas. **C** Aspecto da face frontal após a contenção semirrígida no arco superior. Detalhe das escoriações em pele da face demonstrando a abrangência do trauma. **D** Vista clínica intraoral após redução das luxações dentárias, confecção de coroa provisória para o dente avulsionado e resinas nas fraturas coronárias. **E** Vista clínica frontal intraoral após remoção do aparelho de contenção e implante na área do elemento 21 avulsionado. Note componente de moldagem posicionado para transferência e confecção de coroa provisória imediata sobre o implante. **F** Vista clínica frontal intraoral após a instalação de coroa provisória imediata sobre o implante na área do elemento 21. Ausência de sinais inflamatórios na região do trauma. Reabilitação com a inter-relação CTBMF-implantodontia.

Deformidades dentofaciais

Com o crescente desenvolvimento da implantodontia nos últimos anos, várias técnicas cirúrgicas foram implementadas para possibilitar que o implante seja posicionado no rebordo ósseo de maneira planejada, incluindo enxertos ósseos autógenos, regeneração óssea guiada e manipulação de tecido mole. Cada uma dessas modalidades apresenta limitações específicas, principalmente quando existem alterações oclusais associadas ou não a defeitos ósseos em altura.[18]

Para o tratamento de paciente parcialmente edêntulo com deformidade maxilomandibular são necessárias algumas considerações: os implantes podem ser instalados no início do tratamento se necessária a ancoragem e, se possível, determinar onde o implante deverá ser posicionado para a futura reabilitação protética. No entanto, é difícil uma condição que favoreça essa situação.

A melhor opção para pacientes parcialmente edêntulos consiste no uso de dispositivos temporários de ancoragem, que essencialmente são placas ou parafusos colocados no osso e usados como ancoragem para movimentar os dentes e, de modo geral, isso dependerá da gravidade da deformidade. Normalmente é obedecida essa sequência: ortodontia, cirurgia ortognática, implantes e prótese. Entretanto, quando é necessária a ancoragem adicional, a ordem pode ser: implantes, ortodontia, cirurgia ortognática, ortodontia e prótese.

Implantes antes da cirurgia ortognática

No Caso clínico 3, apresentado nas Figuras *A1* a *E14*, o paciente apresentava deformidade esquelética dentofacial associada a ausências dentárias inferiores e indicação de exodontia superior anterior. Foi iniciada a ortodontia, montado o aparelho disjuntor palatino e realizada a primeira cirurgia: disjunção palatina cirurgicamente assistida (Caso clínico 3 – Figuras *A1* a *A8*).

Posteriormente à disjunção cirúrgica palatina foi iniciada a ortodontia fixa superior e inferior para alinhamento e nivelamento dos arcos e, em seguida, o planejamento da implantodontia foi realizado com base no preparo ortodôntico. No arco inferior foram planejados e realizados dois implantes para a área dos elementos 36 e 37 e um para a área do elemento 46. No arco superior, na região do dente 11 foram realizadas exodontia e instalação de implante imediato e coroa provisória no mesmo ato operatório. O elemento 12 ficou suspenso e fixo ao aparelho ortodôntico por não haver espaço mesiodistal para instalação de implante nessa região. A ortodontia continuou com a preparação cirúrgica para a ortognática após a instalação de todas as coroas provisórias (Caso clínico 3 – Figuras *B1* a *B8*).

Foi definida a abordagem cirúrgica em apenas uma arcada, pelo fato de o trespasse horizontal não ser suficiente para a cirurgia combinada (maxila e mandíbula simultaneamente). Considerando que a mandíbula apresentava maiores problemas do que a maxila, os quais deveriam ser corrigidos, como laterognatismo e excesso vertical do terço inferior da face, a cirurgia ortognática foi realizada com osteotomias tipo Obwegeser na mandíbula e recuo e giro definidos como vetores da movimentação óssea (Caso clínico 3 – Figuras *C1* a *C3*).

Após o período de recuperação pós-operatória e a remoção do bloqueio intermaxilar, a ortodontia retomou suas ações. A fase de refinamento oclusal, intercuspidação e pequenas movimentações transcorreu nos meses seguintes juntamente com a intervenção da fonoaudiologia. Desse modo, os resultados estéticos e funcionais foram conquistados diante dos procedimentos descritos (Caso clínico 3 – Figura *C4*).

Uma vez concluída a fase de refinamento oclusal e intercuspidação, os aparelhos fixos superior e inferior foram removidos e, em seguida, teve início a conclusão dos trabalhos protéticos das coroas em porcelana sobre os implantes (Caso clínico 3 – Figuras *D1* a *D5*).

Nas imagens mostradas nas Figuras *E1* a *E14* é possível observar as comparações dos procedimentos com fotos do pré e do pós-operatório, sendo fácil a visualização das conquistas obtidas em cada etapa do tratamento.

Caso clínico 3A1 Mandíbula alongada verticalmente associada a ausências dentárias inferiores posteriores bilaterais e indicação de exodontia do elemento 11 associada a agenesias dos elementos 12 e 22. **A2** Vista clínica frontal intraoral. Má oclusão representada por laterognatismo mandibular – trespasse horizontal negativo, além de atresia transversa da maxila. Aparelho disjuntor palatino instalado. **A3** Vista clínica do perfil direito intraoral. Má oclusão representada por prognatismo mandibular – trespasse horizontal negativo, além de ausências dentárias inferiores. Aparelho disjuntor palatino instalado. **A4** Vista clínica do perfil esquerdo intraoral. Má oclusão representada por prognatismo mandibular – trespasse horizontal negativo, além de ausências dentárias inferiores. Aparelho disjuntor palatino instalado. **A5** Vista clínica oclusal intraoral. Má oclusão representada por atresia transversa da maxila. Agenesias dentárias (12 e 22). Aparelho disjuntor palatino instalado. **A6** Vista clínica frontal intraoral. Pós-operatório da disjunção cirúrgica do palato. Aparelho fixo inferior instalado, iniciando alinhamento e nivelamento. **A7** Vista clínica frontal intraoral. Aparelho fixo superior instalado 4 meses depois da disjunção cirúrgica, iniciando alinhamento e nivelamento. **A8** Vista clínica oclusal intraoral. Aparelho fixo superior instalado 4 meses após a disjunção cirúrgica. Melhora da circunferência do arco superior (*continua*).

CASO CLÍNICO 3

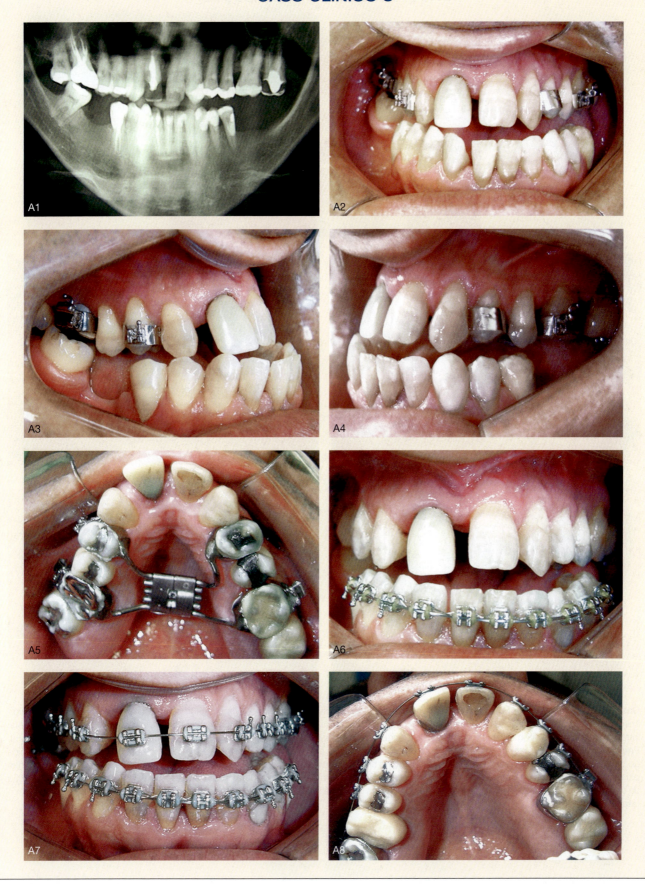

CASO CLÍNICO 3 (*Continuação*)

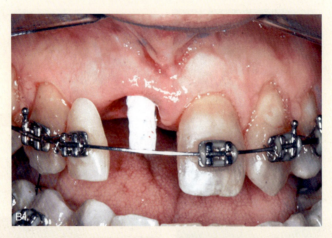

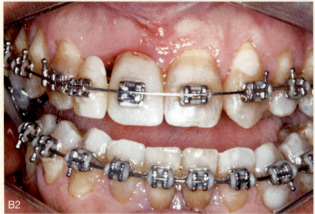

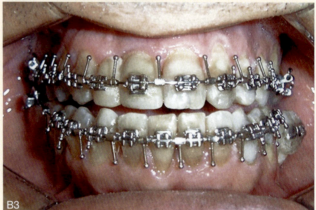

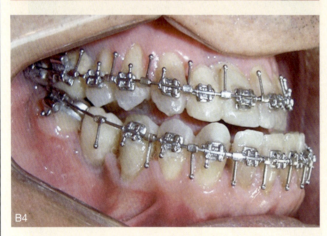

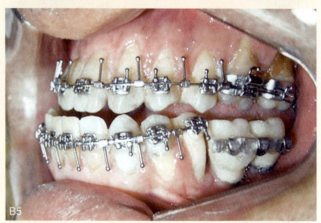

Caso clínico 3 (*continuação*) **B1** Vista clínica frontal intraoral. Exodontia do elemento 11, implante imediato com torque primário para carga imediata. Note pôntico provisório do elemento 12 em função da ausência de espaço mesiodistal para implante nesta área. **B2** Vista clínica frontal intraoral. Coroa provisória imediata do elemento 11. Colagem de acessório ortodôntico na coroa inserida no arco. **B3** Vista clínica frontal intraoral. Preparo ortodôntico pré-operatório finalizado com definição da cirurgia ortognática. Bom alinhamento e nivelamento dos arcos. **B4** Vista clínica do perfil direito intraoral. Preparo ortodôntico pré-operatório finalizado com definição da cirurgia ortognática. Note coroa provisória do 46 apenas para estabilização oclusal pós-cirúrgica. **B5** Vista clínica do perfil esquerdo intraoral. Preparo ortodôntico pré-operatório finalizado com definição da cirurgia ortognática. Note coroas provisórias dos elementos 36 e 37 apenas para estabilização oclusal pós-cirúrgica sem participação no arco ortodôntico (*continua*).

CASO CLÍNICO 3 (*Continuação*)

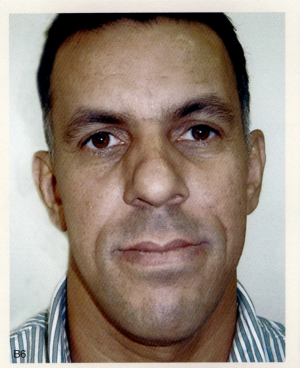
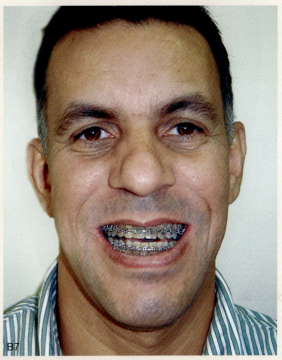
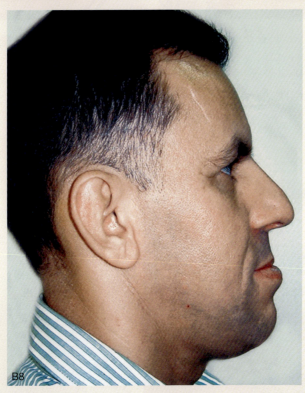

Caso clínico 3 (*continuação*) **B6** Vista da face frontal no pré-operatório. Note aumento da altura facial anteroinferior, justificando a abordagem cirúrgica na mandíbula. **B7** Vista da face frontal de sorriso no pré-operatório. Note aumento da altura facial anteroinferior, além do laterognatismo mandibular, justificando a abordagem cirúrgica no arco inferior. **B8** Vista da face do perfil no pré-operatório (*continua*).

CASO CLÍNICO 3 (*Continuação*)

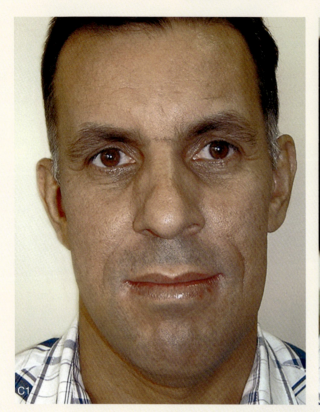
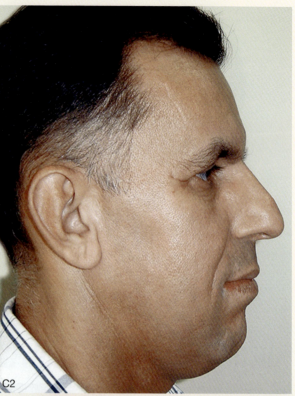
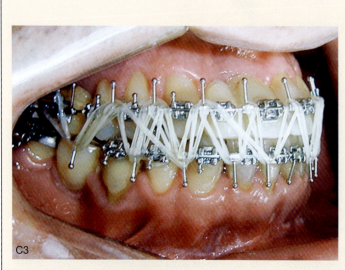
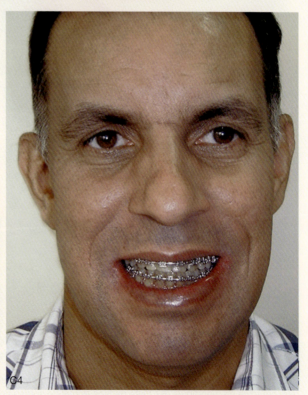

Caso clínico 3 (*continuação*) **C1** Vista da face frontal no pós-operatório imediato (15 dias). **C2** Vista da face do perfil no pós-operatório imediato (15 dias). **C3** Vista clínica do perfil direito intraoral no pós-operatório imediato (15 dias). Bloqueio intermaxilar com anéis elásticos e estabilidade oclusal auxiliada pelas coroas provisórias sobre os implantes superior e inferior. **C4** Vista da face frontal do sorriso no pós-operatório tardio (4 meses). Fase de refinamento ortodôntico com aumento da intercuspidação (*continua*).

CASO CLÍNICO 3 (*Continuação*)

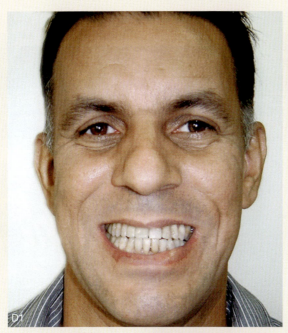
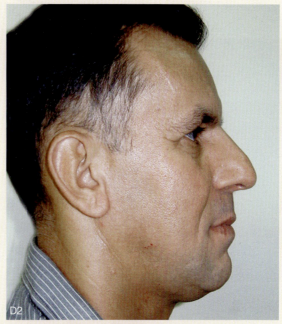
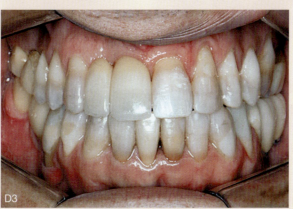
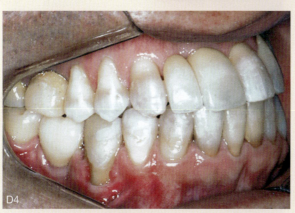
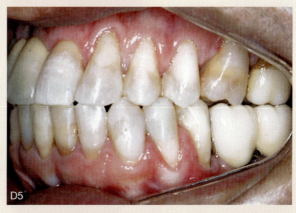

Caso clínico 3 (*continuação*) **D1** Vista da face frontal do sorriso após a remoção dos aparelhos fixos. **D2** Vista da face do perfil após a remoção dos aparelhos fixos. **D3** Vista clínica frontal intraoral. Finalização da ortodontia e coroas em porcelana confeccionadas nos elementos 12 (pôntico), 11, 46, 36 e 37 sobre implantes. Estabilidade oclusal conquistada por meio de ortodontia, cirurgia ortognática, implantodontia e prótese. **D4** Vista clínica do perfil direito intraoral. Finalização da ortodontia e coroas em porcelana confeccionadas nos elementos 12 (pôntico), 11, 46, 36 e 37 sobre implantes. Estabilidade oclusal conquistada por meio de ortodontia, cirurgia ortognática, implantodontia e prótese. **D5** Vista clínica do perfil esquerdo intraoral. Finalização da ortodontia e coroas em porcelana confeccionadas nos elementos 12 (pôntico), 11, 46, 36 e 37 sobre implantes. Estabilidade oclusal conquistada por meio de ortodontia, cirurgia ortognática, implantodontia e prótese (*continua*).

158 Casos Clínicos em Odontologia

CASO CLÍNICO 3 (*Continuação*)

ANTES — DEPOIS

E1   E2   E3   E4

Caso clínico 3 (*continuação*) **E1** a **E4** Comparação entre antes e depois das conquistas alcançadas pelos tratamentos realizados durante suas etapas (*continua*).

Capítulo 10. Cirurgia e Traumatologia Bucomaxilofacial e Implantodontia

CASO CLÍNICO 3 (*Continuação*)

ANTES — DEPOIS

Caso clínico 3 (*continuação*) **E5** a **E14** Comparação entre antes e depois das conquistas alcançadas pelos tratamentos realizados durante suas etapas.

Implantes após a cirurgia ortognática

Outros cenários e complexidades exigem a participação ativa e competente de cada especialista. Um encerramento diagnóstico muito preciso, prevendo a posição final dos dentes, será crucial para determinar a colocação adequada dos implantes caso ocorram grandes movimentos dentários. Os guias cirúrgicos transoperatórios são imprescindíveis para o resultado qualificado. O conhecimento técnico crescente por parte dos profissionais da odontologia vem sendo a chave para ampliar a interação da ortodontia com a implantodontia. Existe uma necessidade crescente de intercomunicação entre cirurgiões bucomaxilofaciais, protesistas, ortodontistas e implantodontistas. Com uma abordagem multidisciplinar eficiente, os resultados tendem a ser cada vez mais previsíveis e satisfatórios, restabelecendo a função e a estética, objetivo primário do atendimento dos profissionais.

No Caso clínico 4, apresentado a seguir, optou-se por realizar o implante dentário após a cirurgia ortognática, por não haver necessidade de estabilidade oclusal na área edêntula. Trata-se de uma paciente com deformidade esquelética dentofacial caracterizada por hipodesenvolvimento vertical da maxila associado à anquilose do elemento dentário 11 (incisivo central superior direito). Foi iniciada a ortodontia e realizada a exodontia do elemento anquilosado.

Posteriormente foi feita a cirurgia ortognática, a qual consistiu no reposicionamento inferior da maxila. Após a fase de recuperação pós-operatória foi realizado enxerto ósseo autógeno na área edêntula atrófica em decorrência da exodontia traumática do elemento 11 anquilosado. Enquanto se aguardava o período de consolidação do enxerto ósseo foi realizado o refinamento oclusal e ortodôntico. Finalmente o implante foi instalado 6 meses depois do enxerto. Aguardou-se período de reparação óssea e, no encerramento do caso, os aparelhos foram removidos e a coroa em porcelana foi confeccionada (Caso clínico 4 – Figuras *A1* a *A17*).

Nas Figuras *B1* a *B16* é possível observar a comparação dos procedimentos com fotos de antes e depois, sendo fácil a visualização das conquistas obtidas em cada etapa do tratamento.

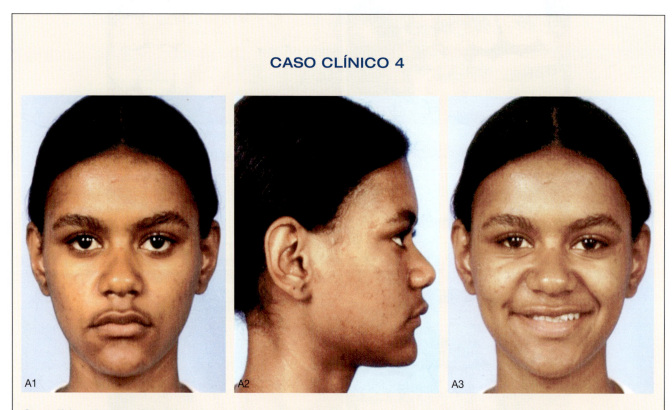

Caso clínico 4A1 Vista da face frontal no pré-tratamento. **A2** Vista da face do perfil. Hipodesenvolvimento vertical da maxila. **A3** Vista da face frontal do sorriso. Note a ausência de exposição dentária no sorriso de uma jovem de 20 anos em decorrência do hipodesenvolvimento vertical da maxila (*continua*).

CASO CLÍNICO 4 (*Continuação*)

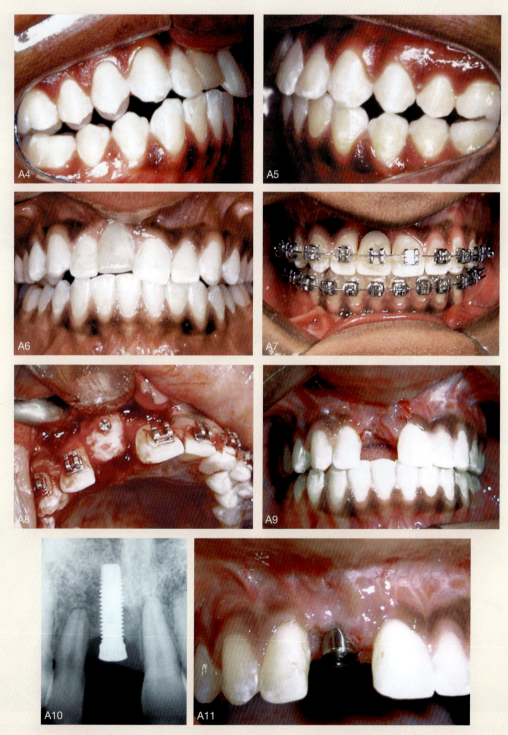

Caso clínico 4 (*continuação*) **A4** Vista clínica do perfil direito intraoral. Desoclusão severa com mordida aberta posterior. **A5** Vista clínica do perfil esquerdo intraoral. Desoclusão severa com mordida aberta posterior. **A6** Vista clínica frontal intraoral. Desoclusão severa com mordida aberta posterior e anterior associada à anquilose do elemento 11. Note a altura gengival do elemento anquilosado demonstrando o travamento do crescimento ósseo alveolar. **A7** Vista clínica frontal intraoral após cirurgia ortognática de reposicionamento inferior da maxila e exodontia do elemento 11 anquilosado. **A8** Transoperatório do enxerto ósseo autógeno na área edêntula do elemento 11 após a cirurgia ortognática. Ortodontia mantendo o espaço mesiodistal. **A9** Vista clínica frontal intraoral. Finalização da ortodontia após a cirurgia ortognática. Pós-operatório imediato do implante instalado. **A10** Radiografia periapical após implante instalado. Parafuso de fixação do enxerto ósseo autógeno foi removido no ato da instalação do truplante. **A11** Vista clínica frontal intraoral. Pós-operatório imediato da manipulação de tecido mole para instalação de cicatrizador (*continua*).

CASO CLÍNICO 4 (*Continuação*)

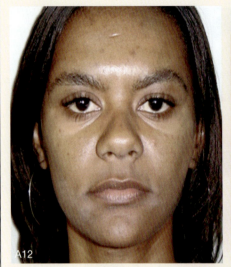
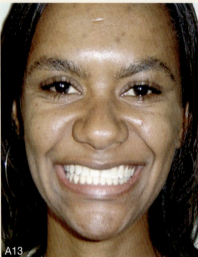
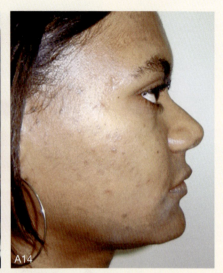
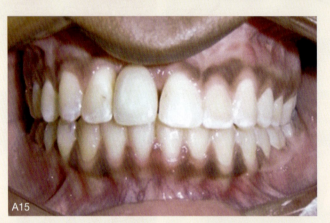
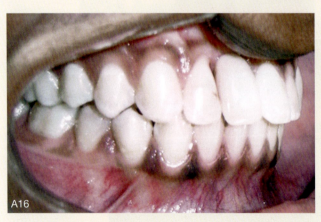
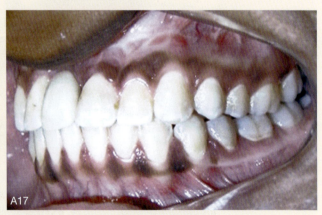

Caso clínico 4 (*continuação*) **A12** Vista da face frontal no pós-tratamento envolvendo ortodontia, cirurgia ortognática, implantodontia, enxerto ósseo e prótese. **A13** Vista da face frontal do sorriso no pós-tratamento ortodôntico-cirúrgico: alongamento maxilar. Note a exposição dentária na linha de sorriso modificada. **A14** Vista da face do perfil no pós-tratamento: reabilitação oclusal com a inter-relação da CTBMF, ortodontia e implantodontia. **A15** Vista clínica frontal intraoral. Finalização do tratamento. **A16** Vista clínica do perfil direito intraoral. Finalização do tratamento. Estabilidade oclusal. **A17** Vista clínica do perfil esquerdo intraoral. Finalização do tratamento. Estabilidade oclusal (*continua*).

Capítulo 10. Cirurgia e Traumatologia Bucomaxilofacial e Implantodontia

CASO CLÍNICO 4 (*Continuação*)
ANTES   DEPOIS

Caso clínico 4 (*continuação*) **B1** a **B8** Comparação entre antes (*figuras ímpares*) e depois (*figuras pares*) das conquistas obtidas com os tratamentos realizados durante suas etapas (*continua*).

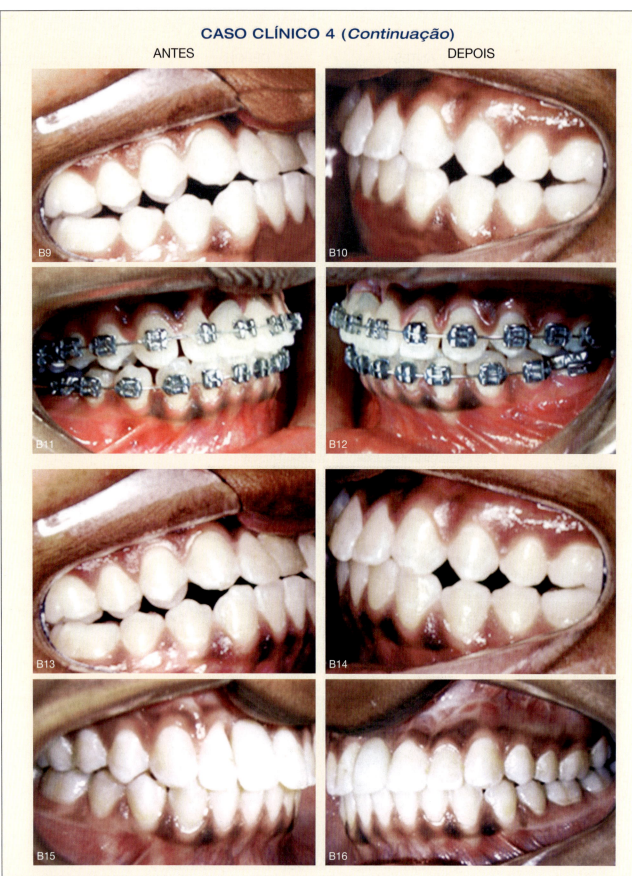

Caso clínico 4 (*continuação*) B9 a B19 Comparação entre antes (*figuras ímpares*) e depois (*figuras pares*) das conquistas obtidas com os tratamentos realizados durante suas etapas.

Implantes como parte do planejamento da cirurgia ortognática

A complexidade de cada caso está diretamente relacionada com a capacidade de realizarmos um diagnóstico correto, pois, quanto mais variáveis conseguimos detectar em cada planejamento, mais complexo se torna, porém com maiores chances de êxito. O principal desafio nos casos que envolvem mais de uma deformidade é detectar sua existência no momento do diagnóstico.

Uma primeira situação clínica pode ser encontrada nos casos de deformidades esqueléticas (maxila, mandíbula ou ambas) em pacientes dentados, em que a correção se sustenta no preparo ortodôntico prévio e na cirurgia ortognática posteriormente.

Uma segunda situação clínica envolve o paciente com deformidade esquelética (maxila, mandíbula ou ambas) associada a regiões parcialmente edêntulas, onde a correção das deformidades ficará correlacionada com a reabilitação implantodôntica, que poderá ser prévia, como no caso dos implantes antes da cirurgia ortognática, ou posterior, como no caso dos implantes após cirurgia ortognática, temas descritos anteriormente.

A grande dificuldade de tratamento dos pacientes com deformidades esqueléticas (maxila, mandíbula ou ambas) ocorre quando eles são totalmente edêntulos. Nesses casos, o planejamento e a condução do caso se tornam um grande desafio para os profissionais envolvidos com esses pacientes. Com base nisso apresentamos um caso clínico em que essa situação pode ser claramente observada por meio do acompanhamento detalhado.

O Caso clínico 5 (Figuras *A1* a *C14*) é de uma paciente do sexo feminino edêntula total, superior e inferior, associada a lateroprognatismo mandibular como sequela de fratura de mandíbula (processo condilar) na fase da adolescência e sem nenhum tratamento. Sua situação financeira ao longo da vida representou a principal dificuldade para realizar seu tratamento. Dessa maneira, ao assumirmos o caso, fizemos uma proposta de atuação em que toda a equipe envolvida nesse processo estaria disposta a agir com humanidade. Seus componentes eram: dentistas, técnicos, médicos, serviços de imagem, laboratórios e empresa de implante.

Todos se interessaram em resolver o grave problema da paciente sem cobrar honorários ou despesas com os materiais. Realmente um gesto do mais puro altruísmo (segundo o pensamento de Comte [1798-1857], tendência ou inclinação de natureza instintiva que incita o ser humano a se preocupar com o outro e que, não obstante sua atuação espontânea, deve ser aprimorada pela educação positivista, evitando-se a ação antagônica dos instintos naturais do egoísmo; amor desinteressado ao próximo; filantropia, abnegação).

Ao decidir assumir o caso, eu tinha o conhecimento e a confirmação de todos os envolvidos nesse processo, e aproveito esta oportunidade para agradecer as seguintes pessoas:

- Dr. Carlos Alfredo Delgado Queiroz (dentista protesista);
- Dr. Vinícius Machado (dentista radiologista, proprietário da Slice);
- Dr. Alexandre Mio Pós (médico anestesiologista);
- Enio Maximiliano (TPD e proprietário do laboratório Prodemax);
- E também a empresa de Implantes Bionnovation.

Cabe ressaltar que a Bionnovation foi a única representante do setor que atendeu prontamente nosso pedido e gentilmente cedeu todos os implantes e componentes protéticos para a reabilitação estético-funcional da paciente.

As etapas do tratamento podem ser descritas da seguinte maneira: exodontias dos remanescentes radiculares presentes, documentação fotográfica (extra e intrabucal), radiografias e tomografias, modelos de estudo e de trabalho, confecção e prova das próteses totais, sua duplicação e obtenção dos guias cirúrgicos. A partir desses procedimentos nosso planejamento foi definido, tendo início com as cirurgias de instalação dos implantes em maxila e mandíbula em ambiente ambulatorial sob sedação venosa (Caso clínico 5 – Figuras *A1* a *A16*).

Uma vez realizados os implantes superiores e inferiores, os componentes protéticos intermediários foram instalados, moldagens de transferência e modelos foram obtidos e próteses provisórias foram confeccionadas e montadas em articulador. Por conseguinte, o processo transcorreu do mesmo modo que em um paciente dentado, onde a cirurgia de modelos é realizada e o guia cirúrgico obtido para referência transoperatória da cirurgia ortognática. Nas próteses provisórias foram instaladas barras de Erich para permitir o bloqueio maxilomandibular, as quais foram parafusadas sobre os implantes durante a cirurgia ortognática e o bloqueio maxilomandibular realizado e mantido por 30 dias (Caso clínico 5 – Figuras *C1* a *C14*).

CASO CLÍNICO 5

Caso clínico 5A1 Vista frontal da face. Note o severo laterognatismo mandibular. **A2** Vista do perfil direito da face. Note o severo prognatismo mandibular. **A3** Vista inferior da face. Note o severo lateroprognatismo mandibular. **A4** Radiografia panorâmica no pré-tratamento. Note a presença de sequela de fratura do processo condilar do lado esquerdo e remanescentes dentários e radiculares. **A5** Vista clínica frontal intraoral do arco inferior após as exodontias. **A6** Vista clínica frontal intraoral do arco superior após as exodontias. **A7** Vista clínica oclusal superior intraoral. **A8** Vista clínica oclusal inferior intraoral. **A9** Radiografia panorâmica após a remoção dos remanescentes dentários dos arcos superior e inferior (*continua*).

Capítulo 10. Cirurgia e Traumatologia Bucomaxilofacial e Implantodontia **167**

CASO CLÍNICO 5 (*Continuação*)

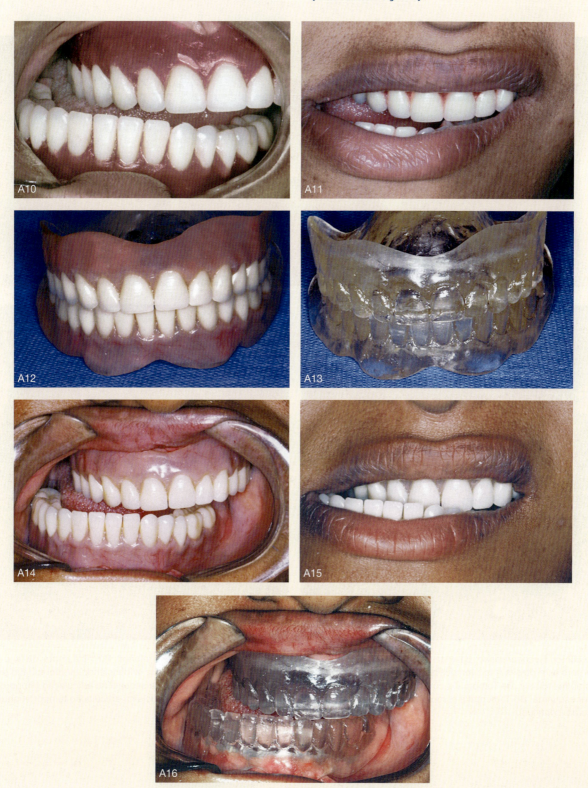

Caso clínico 5 (*continuação*) **A10** Confecção das próteses totais superior e inferior. Prova dos dentes em cera. **A11** Prova dos dentes em cera. **A12** Prensagem das próteses totais removíveis superior e inferior. **A13** Obtenção dos guias cirúrgicos da mandíbula e da maxila por meio da duplicação das próteses removíveis. **A14** Prova das próteses removíveis após as prensagens. **A15** Próteses totais em oclusão demonstrando o tamanho da deformidade esquelética da mandíbula. **A16** Guias cirúrgicos posicionados como planejamento para a cirurgia dos implantes, na maxila e na mandíbula (*continua*).

CASO CLÍNICO 5 (*Continuação*)

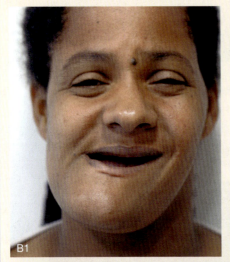
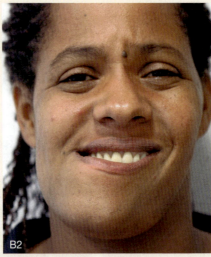
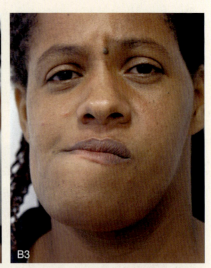
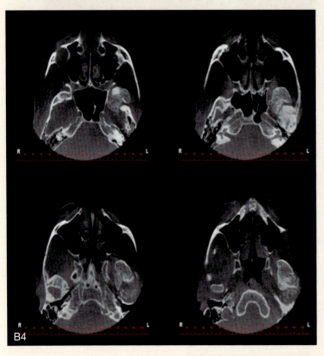
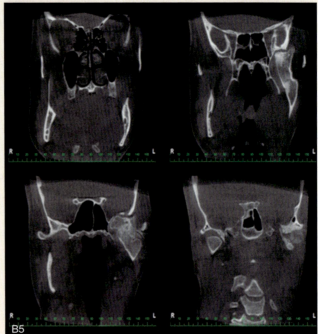

Caso clínico 5 (*continuação*) **B1** Vista frontal da face sem as próteses (edentulismo total superior e inferior). **B2** Vista frontal da face – sorriso – com as próteses totais removíveis. **B3** Vista frontal da face com as próteses totais removíveis, evidenciando a deformidade esquelética da mandíbula. **B4** Tomografia computadorizada (TC) em cortes axiais demonstrando a severa sequela na articulação temporomandibular esquerda. **B5** Tomografia computadorizada em cortes frontais demonstrando a severa sequela na articulação temporomandibular esquerda (*continua*).

CASO CLÍNICO 5 (*Continuação*)

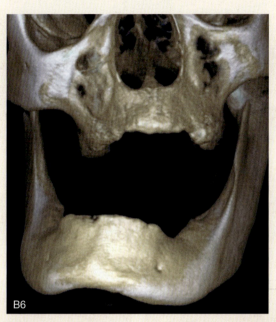

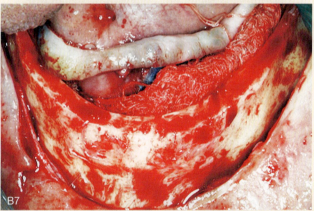

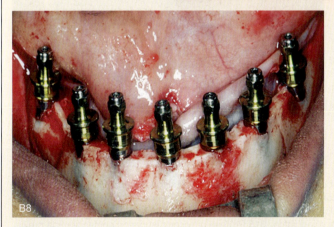
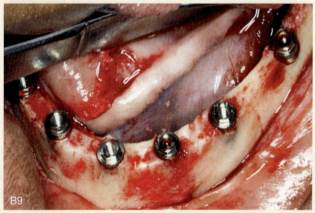

Caso clínico 5 (*continuação*) **B6** Tomografia com reconstrução 3D evidenciando a grave deformidade esquelética associada ao edentulismo total superior e inferior. **B7** Transcirúrgico de osteoplastia em rebordo mandibular para preparo do leito para instalação dos implantes. **B8** Transcirúrgico da instalação dos implantes inferiores. **B9** Ausência de exposição das roscas dos implantes (*continua*).

CASO CLÍNICO 5 (*Continuação*)

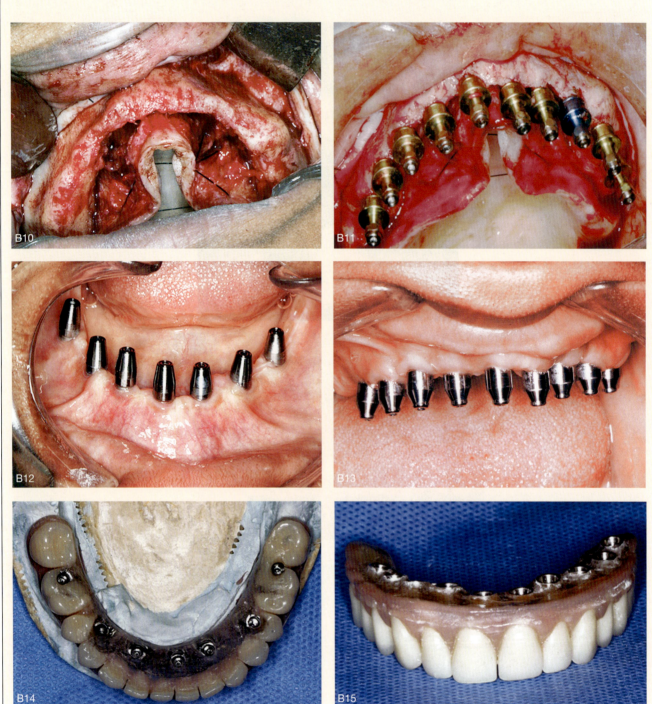

Caso clínico 5 (*continuação*) **B10** Transcirúrgico do acesso ao rebordo alveolar superior. **B11** Transcirúrgico dos implantes instalados no arco superior. **B12** Pós-operatório dos implantes da mandíbula com os minipilares (componentes intermediários) posicionados e seus protetores. **B13** Pós-operatório dos implantes da maxila com os minipilares (componentes intermediários) posicionados e seus protetores. **B14** Prótese provisória (inferior) confeccionada previamente à cirurgia ortognática. **B15** Prótese provisória (superior) confeccionada previamente à cirurgia ortognática (*continua*).

CASO CLÍNICO 5 (*Continuação*)

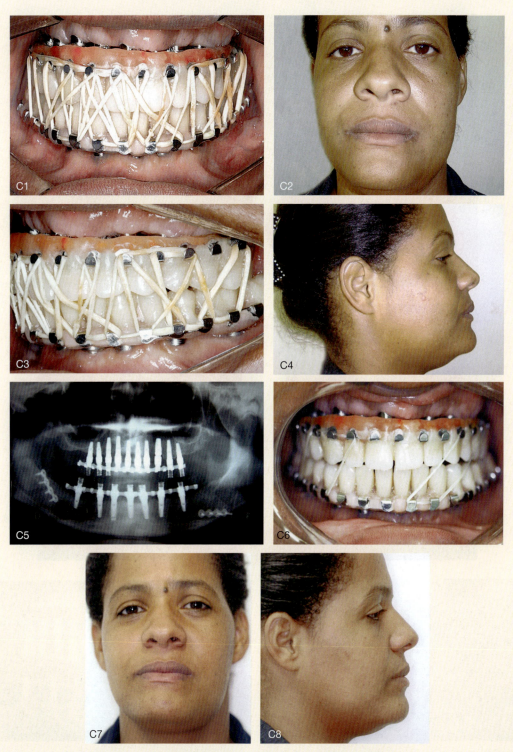

Caso clínico 5 (*continuação*) **C1** Vista clínica frontal intraoral no pós-cirúrgico imediato da ortognática com bloqueio elástico intermaxilar utilizando as próteses provisórias. **C2** Vista da face frontal no pós-cirúrgico imediato. Edema de face ainda presente durante o bloqueio intermaxilar. **C3** Vista do perfil esquerdo intraoral. Cirurgia ortognática realizada e bloqueio intermaxilar obtido por meio das próteses provisórias superior e inferior. **C4** Vista da face do perfil no pós-cirúrgico imediato. **C5** Radiografia panorâmica no pós-operatório. Fixação óssea rígida com miniplacas em mandíbula. Próteses provisórias fixas sobre os intermediários. **C6** Vista clínica frontal intraoral após remoção do bloqueio intermaxilar durante a fase de fisioterapia usando tração elástica esquerda para evitar recidiva cirúrgica. **C7** Vista da face frontal após remoção do bloqueio intermaxilar. Correção do laterognatismo mandibular. **C8** Vista da face do perfil após remoção do bloqueio intermaxilar. Correção do prognatismo mandibular (*continua*).

CASO CLÍNICO 5 (*Continuação*)

Caso clínico 5 (*continuação*) Vista do perfil da face comparando o pré-operatório (**C9** e **C10**) e o pós-operatório (**C11** e **C12**): correção do prognatismo mandibular. Radiografias panorâmicas comparativas (pré e pós-operatório – **C13** e **C14**).

DISCUSSÃO

O fato de que muitas complicações, mesmo quando tratadas corretamente, comprometem o sucesso dos tratamentos reabilitadores oclusais deveria estimular mais pesquisas e publicações no que se refere à etiologia, à prevenção e ao tratamento das complicações.[18,19]

Alguns autores[20] chegam a argumentar que, quanto mais longe do ideal está a situação anatômica pré-operatória, maior a possibilidade de complicações. Outros autores[21] afirmam que o aparecimento de complicações nos procedimentos cirúrgicos implantodônticos e maxilofaciais é inversamente proporcional à experiência do cirurgião que os executa.

CONSIDERAÇÕES FINAIS

Este capítulo objetiva alertar o profissional de odontologia para a necessidade de manter seu conhecimento atualizado, trabalhar com uma equipe multidisciplinar, estar atento à conduta emergencial tão logo ocorra o traumatismo e conduzir os casos eletivos dentro de um padrão de planejamento que aumente as margens de sucesso. As diversas especialidades odontológicas estão cada vez mais relacionadas, dependendo sua integração do entendimento dos profissionais que as conduzem.

Referências

1. Francischone CE, Oltramari PVP, Vasconcelos LW et al. Treatment for predictable multidisciplinary implantology, orthodontics, and restorative dentistry. Pract Proced Aesthet Dent 2003; 15(4):321-6.
2. Rufenacht CR. Fundamentos de estética. São Paulo: Liv. Ed. Santos, 1998. 375 p.
3. Slade G, Hoskin GW, Spencer AJ. Trends and fluctuations in the impact of oral conditions among older adults during a one year period. Community Dent Oral Epidemiol 1996; 24:317-21.
4. Rettore RJ. Anatomia do desdentado. In: Teixeira LMS, Reher P, Reher VGS (eds.) Anatomia aplicada à odontologia. 2. ed. Rio de Janeiro: Guanabara Koogan, 2008.
5. Talgren A. The continuing reduction of the residual alveolar ridges in complete denture wearers. J Prosthet Dent 1972; 31(120).
6. Branemark PL, Adell R, Breine U et al. Intraosseous anchorage of dental prostheses. Experimental studies. Scand J Plast Reconstr Surg 1969; 3(2):81-100.
7. Mcnutt MD, Chou C. Current trends in immediate osseous dental implant case selection criteria. J Dental Educ 2003; 67(8).
8. Boyan BD, Hummert TW, Dean DD, Schwartz Z. Role of material surfaces regulating bone and cartilage cell response. Biomaterials 1986; 17(2):137-46.
9. Raghavendra S, Wood MC, Taylor TD. Early wound healing around endosseous implants: a review of the literature. Int J Oral Maxillofac Impl 2005; 20(3):425-32.
10. Davies JE. In vitro modeling of the bone/implant interface. Anat Rec 1996; 245(2):426-45.
11. Sullivan D, Vicenzi G, Feldman S. Early loading os osseotite implants 2 months after placement in the maxilla and mandible: a 5-year report. Int J Oral Maxillofac Impl 2005; 20(6):905-12.
12. Diniz MC, Pinheiro MAS, Andrade Junior AC. Characterization of titanium surfaces for dental implants with inorganic contaminants. Braz Oral Res 2005; 19(2):106-11.
13. Davies JE. Understanding peri-implant endossuous healing. J Dent Educ 2003; 67(8):932-49.
14. Epker BN, Stella JP, Fish LC. Dentofacial deformities integrated orthodontic and surgical correction. 2. ed., Mosby, 1995:464-566.
15. Rettore R Jr et al. Implantes aloplásticos. In: Zanini AS (ed.) Cirurgia craniofacial – Malformações. 1. ed. Rio de Janeiro: Revinter, 2000.
16. Rettore R Jr. Emergências odontológicas. 1. ed. Belo Horizonte: O Lutador, 2000. 243 p.
17. McAllister BS. Histologic and radiographic evidence of vertical ridge augmentation utilizing distraction osteogenesis: 10 consecutively placed distractors. J Periodontol 2001; 72(12):767-79.
18. Balaji SM. Management of deficient anterior maxillary alveolus with mandibular parasymphyseal bone graft for implants. Implant Dentistry 2002; 11(4):363-8.
19. Sethi A, Kaus T. Ridge augmentation using mandibular block bone grafts: preliminary results of an ongoingprospective study. Int J Oral Maxillofac Implants 2001; 16:378-88.
20. Maiorana C, Santoro F, Rabagliati M, Salina S. Evaluation of the use of iliac cancellous bone and anorganic bovine bone in the reconstruction of the atrophic maxilla with titanium mesh: a clinical and histologic investigation. Int J Oral Maxillofac Implants 2001; 16:427-32.
21. Nkenke E, Tröger MR, Wiltfang J et al. Morbidity of harvesting of retromolar bone grafts: a prospective study. Clin Oral Implant Res 2002; 13:514-21.

Terapia Fotodinâmica em Resposta às Agressões Microbianas dos Tecidos Peri-Implantares

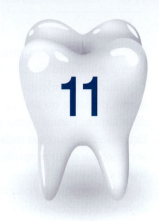

11

Lívio de Barros Silveira
Gerdal Roberto de Sousa
Betânia Maria Soares
Marcus Vinícius Lucas Ferreira

ALTERAÇÕES DOS TECIDOS PERI-IMPLANTARES EM RESPOSTA ÀS AGRESSÕES MICROBIANAS

A doença peri-implantar pode ser considerada um processo inflamatório nos tecidos ao redor dos implantes em que a mucosite constitui inflamação reversível dos tecidos moles ao redor dos implantes em função, sendo a peri-implantite caracterizada pela perda óssea peri-implantar.[1]

O termo *peri-implantite* deve ser usado especificamente para descrever processos inflamatórios destrutivos ao redor de implantes osseointegrados que apresentam consequentemente perda de suporte ósseo e formação de bolsa peri-implantar.[2] Essa definição implica que a cicatrização inicial ocorreu sem maiores problemas e que a osseointegração esperada nesses processos aconteceu como o previsto. Dessa maneira, é necessário diferenciar a perda óssea que ocorre após a instalação de implante em razão da remodelação óssea daquela resultante da presença de processo infeccioso tardio.

O tratamento dessas alterações peri-implantares representa o mais novo desafio para os cirurgiões-dentistas, uma vez que sua prevalência se situa entre 10% e 20% em 5 a 10 anos após sua instalação.[3]

No Brasil, cerca de 800 mil implantes e 2,4 milhões de componentes protéticos são instalados por ano, segundo a Associação Brasileira da Indústria Médica, Odontológica e Hospitalar (ABIMO), com a indústria nacional já absorvendo 90% desse mercado. Dados recentes demonstram que R$ 400 milhões são movimentados por ano, e o Brasil ocupa a segunda posição nesse campo em termos mundiais.[4]

O aumento da demanda pelos implantes influenciará a incidência das alterações inflamatórias peri-implantares, tornando o tratamento dessas afecções de suma importância no cenário odontológico. Novas tecnologias e o desenvolvimento de diferentes condutas terapêuticas contribuirão para diminuir essas alterações inflamatórias, mas sempre considerando que a prevenção ainda é o melhor caminho.[4]

Os sinais e sintomas típicos de uma peri-implantite e de uma mucosite peri-implantar podem ser descritos como:

- Sangramento e/ou supuração após sondagem.
- Tecido marginal edemaciado ou com eritema.
- Profundidade de sondagem superior a 4mm do sulco peri-implantar.
- Ausência de relato de dor, defeito ósseo típico com aspecto de cratera bem demarcado envolvendo todo o implante.
- Ausência de mobilidade do implante justificada pela osseointegração apical. Entretanto, caso a peri-implantite mantenha seu curso, a perda de tecido ósseo peri-implantar promoverá a mobilidade do implante e sua futura perda.[5-8]

No tratamento da peri-implantite é necessário identificar sua etiologia. Na cavidade oral, ambiente composto de diversas espécies de microrganismos, pressupõe-se que a peri-implantite seja também uma doença relacionada exclusivamente com a presença de biofilme bacteriano aderido sobre a superfície do implante. O desbridamento mecânico e o uso de antibióticos, sistêmicos ou locais, poderiam resultar no tratamento ou controle do processo patológico.[9]

Fundamentados nos princípios biomecânicos envolvidos no processo de osseointegração dos implantes, ou seja, seu correto posicionamento na arcada dentária, e inserção de uma prótese que não ultrapasse a capacidade mecânica do implante e não agrida os princípios biológicos elementares à reabilitação protética de dentes, podemos afirmar que o processo da peri-implantite está diretamente ligado à presença de um biofilme bacteriano na superfície peri-implantar. No entanto, fatores excêntricos a uma abordagem estritamente microbiana podem determinar a instalação de um processo infeccioso peri-implantar.[6,10]

Eventualmente, a peri-implantite pode se instalar como consequência de um processo inicialmente não microbiano, mas que poderá favorecer o surgimento e a instalação de uma microbiota extremamente patogênica, como uma peri-implantite oriunda da fratura de um implante, acompanhada de uma infecção bacteriana com presença de exsudato purulento. Outro exemplo é o excesso de cimento presente no sulco peri-implantar. Nesse caso, além de o cimento atuar como corpo estranho e levar à instalação de um processo inflamatório, sua superfície poderá servir como meio propício à formação de um biofilme patogênico.[11]

Para concluir, o tratamento da doença peri-implantar deve ser calcado em uma abordagem multifatorial que envolva o conhecimento da sua etiologia e evolução. O uso do *laser* ou de terapias que envolvam essa tecnologia será abordado neste capítulo.

ASPECTOS HISTOFISIOPATOLÓGICOS

Em pacientes edêntulos, o processo alveolar é coberto por uma mucosa com cerca de 2 a 4mm de espessura com epitélio queratinizado e tecido conjuntivo rico em fibroblastos, fibras colágenas e estruturas vasculares. O tecido conjuntivo é contínuo com a crista óssea cortical recoberta por periósteo (Figura 11.1).[1]

Após a instalação de um implante, uma passagem transmucosa é formada ao redor do pino de fixação. Uma mucosa peri-implantar é estabelecida e apresenta várias características em comum com o tecido gengival,[2] o qual é revestido de epitélio oral queratinizado, contínuo, com delgada barreira de epitélio não queratinizado ou epitélio juncional, voltado para o implante ou dente. No tecido conjuntivo próximo ao epitélio delgado há sempre um infiltrado de células inflamatórias (Figuras 11.2A e B).[1]

A substituição de dentes naturais por implantes proporciona uma nova superfície fisicamente diferente para colonizações bacterianas já residentes ou provenientes do desenvolvimento do biofilme.[12]

As colônias bacterianas identificadas em superfície de implantes osseointegrados foram *Porphyromonas gingivalis*, *Prevotella intermedia*, *Actinomyces naeslundii*, *Fusobacterium nucleatum*, *Treponema socranskii* e *Treponema denticola*, mantendo-se constante nos 28 dias. Implantes em indivíduos parcialmente edêntulos são colonizados por patógenos periodontais rapidamente até 14 dias, formando uma microbiota subgengival complexa após 28 dias.[12]

A estrutura da película sobre os implantes dentários apresenta uma diferença com relação à formada sobre o esmalte, que é a ausência de proteínas de baixo peso molecular, cistinas e mucinas, as quais podem resultar em diferenças qualitativas na formação do biofilme.[12]

As mudanças inflamatórias no tecido mole ao redor do implante são definidas como mucosite peri-implantar que, quando acompanhada por perda óssea progressiva, passa a ser denominada peri-implantite (Figuras 11.3A a C e 11.4A e B).[13]

Portanto, podemos definir a peri-implantite como um processo inflamatório que acomete os tecidos que circundam os implantes dentais em resposta a uma colonização bacteriana do sulco peri-implantar, atingindo as porções coronárias do implante e levando à perda do osso de suporte e à perda de osseointegração.

Tecido gengival	Mucosa peri-implantar
• Epitélio oral	• Epitélio oral

• Bem queratinizado
  • Contato com fino
	• Bem queratinizado
	  • Contato com fino

• Epitélio juncional	• Epitélio similar ao juncional

• Esmalte e junção amelocementária
  • 2mm de comprimento
	• Contato com o pilar do implante
	    • Poucas camadas espessas de células
	    • 2mm apical à margem dos tecidos mucosos
	    • 2mm de comprimento

• Conjuntivo	• Conjuntivo

• Supra-alveolar com 1mm de altura
    • 1mm a partir da crista osseoalveolar
  • Ligamento com 0,2 a 0,3mm de altura
  • Fibras principais em forma de leque
    • Cemento – tecidos mucosos e duros
	• Supraóssea com contato direto com a superfície (TiO$_2$)
	    • 1 a 1,5mm a partir da crista osseoalveolar
	    • 1mm de altura
	  • Ligamento com fibras principais – periósteo à crista óssea
	    • Margem de tecidos mucosos paralela à superfície do pilar

Figura 11.1 Aspectos morfológicos do tecido gengival e da mucosa peri-implantar.

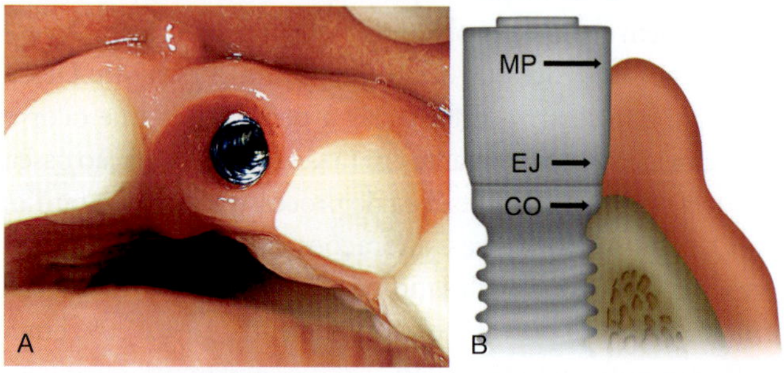

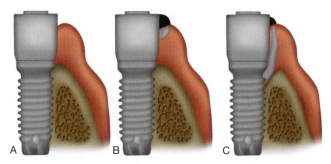

Figura 11.2 Aspecto clínico (A) e desenho esquemático (B) da mucosa peri-implantar normal. (MP: mucosa peri-implantar; EJ: epitélio similar ao juncional; CO: crista osseoalveolar.)

Figura 11.3 Desenho ilustrativo da mucosa peri-implantar (A), mucosite peri-implantar (B) e peri-implantite (C).

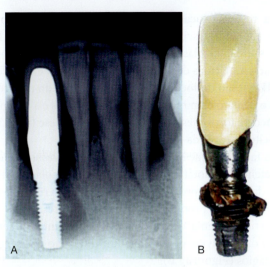

Figura 11.4A Imagem radiográfica de implante com perda óssea no espaço do dente 42. **B** Implante removido, evidenciando a presença de cálculo.

PATOGÊNESE DA DOENÇA PERI-IMPLANTAR

Ocorrendo a agressão provocada por agentes biológicos, o mecanismo de produção da lesão contém dois componentes: um de ação direta, promovida pelo agente agressor, e outro de ação indireta, pela resposta do indivíduo (Figura 11.5).[14]

A ação direta do microrganismo engloba a invasão das células com proliferação e morte celular – efeito citopático associado a substâncias tóxicas como: (a) exotoxinas, proteínas sintetizadas e liberadas por bactérias na fase de crescimento e com efeito citopático, liberadas por mecanismos vivos; e (b) endotoxinas, como lipopolissacarídeos (LPS) de bactérias gram-negativas que, como componentes estruturais ou substâncias armazenadas no interior do agente, são liberadas após sua morte e desintegração, apresentando grande importância em processos patológicos e ativando sistemas proteolíticos de contato. Após o reconhecimento pelos *toll like receptors* (TLR), que são potentes estimuladores da liberação de citocinas (TNF-α e IL-1), são ativados linfócitos, endotélio e células fagocitárias.[14]

A ação indireta se fundamenta na resposta do indivíduo mediante:

- Ativação de componentes do sistema proteolítico de contato das células fagocitárias e endoteliais com uma reação inflamatória no local de invasão.
- Indução da resposta imunitária aos diferentes antígenos do agente, sejam de superfície, estrutura ou excreção.
- Adesão dos antígenos do agente invasor à superfície celular e a outras estruturas teciduais, tornando-as alvo da ação de anticorpos e da imunidade celular dirigida aos epítopos.
- Similaridade entre os antígenos do microrganismo e as moléculas teciduais, justificando uma ação de autoagressão.[14]

Os microrganismos contêm moléculas sinalizadoras, denominadas *pathogen associated molecular pattern* (PAMP), proteínas, lipídios, carboidratos e ácidos nucleicos que, reconhecidos pelos TLR presentes nas células do indivíduo,

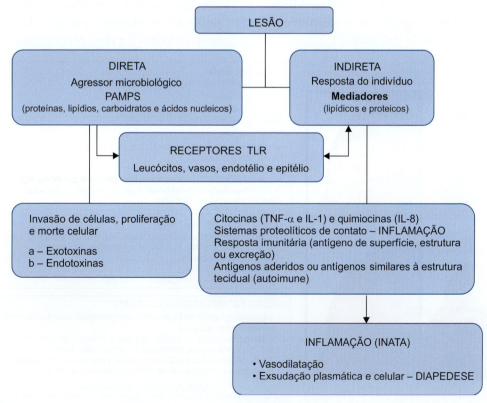

Figura 11.5 Organograma representativo da formação de uma lesão tecidual. (TNF: fator de necrose tumoral; IL: interleucina.)

traduzem o sinal, ativando fatores de transcrição e induzindo a síntese e a secreção de mediadores para iniciar os mecanismos de defesa.[14]

Moléculas sinalizadoras de perigo, como as *damage associated molecular pattern molecules* (DAMP) e as PAMP, são reconhecidas por receptores presentes em leucócitos, células dendríticas, endoteliais, epitélios e células formadoras de matriz. Após a ativação dos receptores celulares ocorrem: síntese e liberação de citocinas e quimiocinas; respostas celulares que melhoram as condições de sobrevivência com morte controlada por apoptose ou autofagia; ativação de sistemas enzimáticos e modificações vasculares para a saída de leucócitos, facilitando a quimiotaxia.[14]

Os tecidos biológicos produzem resposta local imediata e inespecífica (inflamação) com a modificação da microcirculação, proporcionando a saída de leucócitos e componentes do plasma para o meio extravascular na tentativa de neutralizar a agressão e reparar as lesões produzidas.[14]

Essa inflamação poderia ser definida como expressão morfológica da resposta imunitária inata (inespecífica), seguida de resposta adaptativa mais eficiente (específica), auxiliada por uma resposta sistêmica para contrabalançar seus efeitos danosos e adaptar o organismo à nova situação.[14]

A doença periodontal e a peri-implantar, ao apresentarem características multifatoriais, dependem não apenas da presença de microrganismos periodontopatogênicos, mas também da ação de suas enzimas, toxinas, produtos do metabolismo, que estimulam o aumento da quantidade de imunoglobulinas e citocinas inflamatórias circulantes, de ação local (no periodonto) ou distante (sistêmica) e das condições de suscetibilidade do hospedeiro.[14]

Na resposta local, após vasodilatação e aumento da permeabilidade vascular, os mediadores que saem dos leucócitos e das células endoteliais, como citocinas (IL-1 e TNF-α – moléculas de adesão para leucócitos) e quimiocinas (IL-8), são deslocados para o glicocálice do endotélio. Após o contato com receptores nos leucócitos e a marginação, ocorre forte adesão, facilitando a diapedese (saída dos leucócitos através da parede vascular).

Os fagócitos que se encontram fora dos vasos, guiados pelo efeito quimiotático como alvo de moléculas sinalizadoras da agressão, promovem amplificação da resposta inicial por meio da produção de mais mediadores.[13]

A etiopatogenia da mucosite peri-implantar, à semelhança da gengivite, poderia evoluir por meio dos seguintes estágios (Figura 11.6):[15]

- Lesão inicial (resposta imune inata) caracterizada por alterações vasculares, dilatação dos vasos e aumento do fluxo sanguíneo, mudanças no epitélio juncional e no epitélio perivascular, acúmulo de linfócitos e aumento de leucócitos no sulco peri-implantar, aumento do fluxo do fluido gengival, como presença de IgG, complemento, fibrina e neutrófilos, evoluindo para um infiltrado de macrófagos e células linfoides.
- Lesão precoce (4 a 7 dias) com formação de alças capilares entre cristas epiteliais, eritema, sangramento à sondagem, destruição do colágeno, fibras circulares e do tecido mucoso afetadas, alterações morfológicas vasculares, polimorfonucleares (PMN) encontrados no epitélio (quimiotaxia), fibroblasto citotóxico diminuindo a produção de colágeno e presença de infiltrado (linfócitos T, linfócitos B e raros plasmócitos).

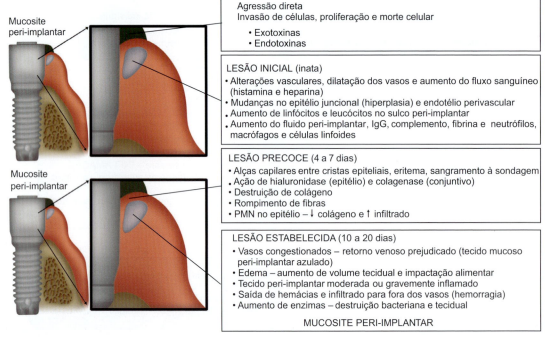

Figura 11.6 Desenho esquemático da evolução das lesões de mucosite peri-implantar.

- Lesão estabelecida (10 a 20 dias) com vasos congestionados, retorno venoso prejudicado, tecido mucoso peri-implantar azulado, moderada ou gravemente inflamado, extravasamento de hemácias para tecido conjuntivo, infiltrado plasmocitário presente, decomposição de hemoglobina, aumento de enzimas (fosfatase ácida e alcalina, β-glucuronidase, β-glucosidase, β-galactosidase, estearase, aminopeptidase, citocromo oxidase, elastase, desidrogenase lática e aril sulfatase), promovendo a destruição bacteriana e o dano tecidual.[15]

Na lesão avançada (resposta imune adaptativa) estão presentes não só ulceração do epitélio do sulco e denso infiltrado (plasmócitos, linfócitos e macrófagos), evidenciando o rompimento da barreira epitelial entre placa bacteriana e tecido peri-implantar, como também são identificadas altas concentrações de IgG, IgA, IgM, complemento e neutrófilos no fluido tecidual. A destruição do tecido com aprofundamento das medidas de sondagem resulta em formação de bolsa peri-implantar. Com o processo inflamatório se estendendo para o osso alveolar, torna-se evidente a reabsorção da crista óssea alveolar e, assim, instala-se a peri-implantite (Figura 11.7).[15]

As características clínicas da mucosite peri-implantar são similares às da gengivite, como vermelhidão e edema[1] situados na porção marginal de tecidos moles e entre o epitélio oral queratinizado e a barreira da aderência juncional (Figuras 11.8A e B).

Quando a placa se acumula na superfície do implante, o tecido conjuntivo subepitelial recebe grande número de células inflamatórias, levando a ulceração tecidual e perda de aderência.[13] Essas perdas são mais significativas ao redor do implante do que do dente.

Na resposta à formação da placa bacteriana, as lesões da mucosa peri-implantar tendem a se expandir e progredir mais apicalmente do que as lesões gengivais. A lesão da mucosa contém um número menor de fibroblastos do que a população celular do tecido gengival e, na lesão da mucosa, o colapso tecidual não será completamente recuperado pelo reparo padrão.

As alterações que levam à formação da bolsa peri-implantar, inicialmente pelos fatores agressores sobre o epitélio do sulco e o juncional, são proporcionadas pelas bactérias por meio de suas enzimas sintetizadas (hialuronidase, colagenase, condruitil sulfatase, β-glucuronidase, sulfatase, protease, ribonuclease, desoxirribonuclease e neuraminidase), como também pelos produtos de decomposição proteica (ácido sulfídrico, amônia, indol e escatol) e a lise direta pelas endotoxinas.[14]

A hialuronidase despolimeriza a substância intercelular, constituída de ácido hialurônico, aumentando a permeabilidade do tecido. Há uma desorganização da lâmina basal interna com rompimento dos hemidesmossomas e desmossomas, facilitando a penetração de bactérias, produtos químicos e da colagenase, que também age nos espaços intercelulares e no colágeno subepitelial e profundo.[14]

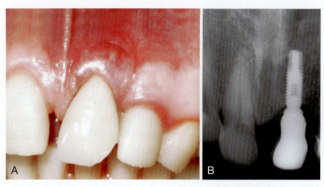

Figura 11.8A Imagem clínica de mucosite peri-implantar. **B** Imagem radiográfica sugerindo padrão ósseo de normalidade.

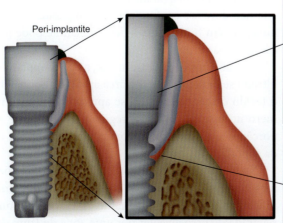

Figura 11.7 Desenho esquemático da evolução das lesões com formação de bolsa e instalação de peri-implantite.

A autoagressão gerada pelos tecidos depois da lesão celular, com liberação de histamina e outros mediadores, promove alterações teciduais resultantes da ação de produtos químicos sobre o glicocálice das células do epitélio e membrana celular. Esse processo promove alterações bioquímicas intracelulares, redução da concentração das calonas e aumento da atividade mitótica das células epiteliais, ocasionando hiperplasia do epitélio do sulco e do epitélio juncional.[14]

Após a agressão, o processo inflamatório leva a uma alteração circulatória pela filtração capilar anormal, acumulando líquido no espaço intersticial (edema) e promovendo aumento do volume do tecido mucoso, o que facilita a impactação alimentar e o recobrimento das bactérias, favorecendo o ambiente de anaerobiose. Nesse momento, já se faz presente a reação IgE associada aos mastócitos que, após degranular, libera histamina e heparina, colaborando na intensificação da infiltração leucocitária com o objetivo de neutralizar os efeitos dos agentes agressores.[15]

Alterações por substâncias químicas e acantose ocorridas no epitélio sulcular dificultam a nutrição, levando o tecido à degeneração hidrópica e, posteriormente, ao rompimento de células. A mucosa peri-implantar sofre ruptura localizada, resultando em destruição tecidual com formação da bolsa peri-implantar, a qual contém material séptico, o que agrava as lesões epiteliais, facilitando a difusão de substâncias bioquímicas e a exacerbação do processo inflamatório. Em caso da permanência do processo inflamatório haverá a destruição de fibras e a formação de bolsa pela migração do epitélio no sentido apical, o que aproximará e causará a destruição de tecido ósseo.[15]

Em análise comparativa com a periodontite, a extensão do infiltrado na peri-implantite dirige-se apicalmente ao epitélio da bolsa com maior quantidade de neutrófilos e macrófagos no tecido. A porção apical do tecido conjuntivo, infiltrado por células inflamatórias, fica exposta à luz da bolsa e ao material séptico, com sinais de inflamação aguda e elevado número de osteoclastos, que perduram por mais tempo, mesmo após a remoção da causa, resultando em perda óssea adicional (Figura 11.9).[16]

Peri-implantite é a condição clínica que inclui a presença de lesão inflamatória na mucosa com perda óssea peri-implantar, apresentando-se clinicamente com dor, inflamação, aumento gengival, sangramento e/ou supuração à sondagem e presença de bolsa infra e/ou supraóssea nas áreas de perda óssea radiográfica.[1] A principal causa é a ação da placa bacteriana sobre os tecidos peri-implantares[17] (Figura 11.10).

Esse processo infeccioso afeta, inicialmente, a porção marginal do tecido peri-implantar, permanecendo o implante estável; e a mobilidade, quando presente, ocorre somente no estágio final da perda óssea. A aparência clínica nem sempre está associada a sinais evidentes da patologia[1] e

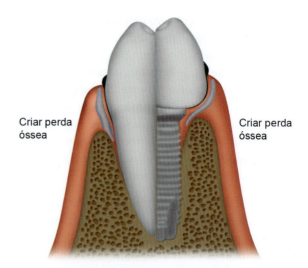

Figura 11.9 Desenho esquemático – periodontite × peri-implantite.

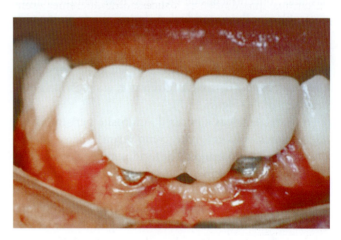

Figura 11.10 Imagem clínica de peri-implantite.

os defeitos ósseos são frequentemente encontrados em exames radiográficos. O padrão da perda óssea é angular, e o defeito decorrente em geral tem o formato de uma cratera no sentido marginal, precedida frequentemente de inflamação do tecido mole induzida por placa bacteriana.[11,18-24]

O termo *peri-implantite* refere-se a uma condição clínica que não deve ser confundida com implante perdido, mas, uma vez sem tratamento, a peri-implantite pode progredir e levar à sua perda.[1]

Os trabalhos demonstram que, na peri-implantite, o infiltrado se dissemina para a área apical da bolsa, atingindo o tecido ósseo. Neutrófilos se apresentam em grande número no epitélio da bolsa, região perivascular, e a maior porção do infiltrado se encontra perto do osso e distante da superfície do implante.[1]

No que diz respeito ao comportamento das lesões inflamatórias envolvendo tecido ósseo, existem diferenças significativas entre dente e implante. A lesão periodontal está separada do osso alveolar por uma zona de 1mm de altura de tecido conjuntivo não inflamado. Já a lesão peri-implantar se estende para o interior do osso alveolar, até mesmo nos espaços medulares. As forças biomecânicas excessivas também podem levar a estresse ou microfraturas no contato coronário entre osso e implante.[1]

A presença de periodontite em indivíduos parcialmente edentados influenciou alguns parâmetros clínicos peri-implantares. Implantes instalados em pacientes que relataram perda de seus dentes em razão da doença periodontal e naqueles com higiene bucal inadequada apresentaram maiores chances de desenvolver peri-implantite.[25]

MICROBIOTA PERI-IMPLANTAR

Os fatores etiológicos para o insucesso dos implantes podem ser classificados como precoces, quando não há osseointegração após o procedimento cirúrgico em virtude de fatores associados ao paciente ou à técnica cirúrgica, ou tardios, quando ocorre a sucessão de diferentes eventos por período prolongado ou avanço gradual do processo patológico que resultarão no comprometimento da estabilidade do implante. Constituem exemplos de agentes etiológicos associados à perda tardia do implante: sobrecarga oclusal e infecção por bactérias patogênicas.[26,27]

O biofilme bacteriano que se estabelece inicialmente na superfície do implante está relacionado com a saúde tecidual e corresponde àquele presente na superfície do tecido dental sadio. O biofilme consiste em uma comunidade microbiana séssil, envolvida por uma matriz extracelular e aderida à superfície dental ou implantar. Essa comunidade apresenta relações ecológicas complexas entre microrganismos não só de uma mesma espécie, como também de espécies diferentes, influenciadas por alterações no meio ambiente.[26,28]

A organização do biofilme possibilita a adesão e a persistência de microrganismos na estrutura dental ou peri-implantar, exercendo importante função na proteção microbiana contra a atividade do sistema imunológico do hospedeiro e a ação de antimicrobianos.[29] No biofilme associado ao estado de saúde há predominância de cocos e bacilos gram-positivos e de anaeróbios facultativos. Portanto, a microbiota indígena presente na cavidade oral exerce grande impacto no estabelecimento inicial do biofilme na superfície do implante, com a presença de doenças infecciosas na região bucal, como a periodontite, podendo alterar o ecossistema e favorecer a colonização de bactérias patogênicas na superfície do implante.[30]

A composição dos biofilmes bacterianos que se estabelecem inicialmente nas superfícies implantar e dental é similar em tamanho e composição até 3 meses. No decorrer do processo patológico tem sido demonstrada diferença entre espécies bacterianas presentes na periodontite e na peri-implantite, pois o biofilme é influenciado pelas propriedades das superfícies colonizadas.[30]

Em bolsas periodontais, com sangramento e secreção purulenta, tem sido detectada significativa presença de: *Porphyromonas gingivalis*, *Tannerella forsythia*, *Prevotella intermedia*, *Prevotella nigrescens*, *Eikenella corrodens*, *Campylobacter rectus*, *Capnocytophaga ochracea*, *Capnocytophaga sputigens* e *Treponema denticola*, bactérias que correspondem aos complexos vermelho e laranja, segundo Socransk e cols.,[31] e *Aggregatibacter actinomycetemcomitans*.

Koyanagi e cols.[32] verificaram que os sítios acometidos por peri-implantite apresentavam microbiota gram-negativa com maior diversidade de espécies do que os afetados por periodontite. As espécies bacterianas *Parvimonas micra*, *Peptostreptococcus stomatis*, *Pseudoramibacter alactolyticus* e *Solobacterium moorei* foram isoladas apenas na peri-implantite. Nesse estudo, *P. gingivalis* e *A. actinomycetemcomitans* apresentaram menor taxa de colonização (Figura 11.11).

Analisando a microbiota presente em sítios acometidos por bolsas peri-implantares, Charalampakis e cols.[33] observaram maior colonização de *P. intermedia* e *P. nigrescens*, seguida de bacilos gram-negativos aeróbios. O isolamento de *P. gingivalis* foi menos prevalente do que de *P. intermedia* e *P. nigrescens*. Já *T. forsythia* e *T. denticola* foram detectadas em grande proporção e *A. actinomycetemcomitans* apresentou menor colonização nos sítios estudados. A presença de *Staphylococcus epidermidis* e de *S. aureus* foi verificada nos sítios acometidos pela peri-implantite. A presença de *S. aureus* colonizando a superfície de bolsas peri-implantares tem sido descrita em razão de sua capacidade de adesão à superfície do titânio e não está comumente associada a doenças periodontais. Leveduras do gênero *Candida* também têm sido isoladas de infecções peri-implantares (Figura 11.11).[30]

PREVALÊNCIA

Todos os estudos forneceram dados a partir de amostras de conveniência normalmente obtidas de pacientes que foram tratados em um centro clínico durante um determinado período, e a maioria dos dados foi transversal ou coletada retrospectivamente.[3]

Atualmente se pode afirmar que a prevalência de peri-implantite parece ser da ordem de 10% a 20% dos implantes durante 5 a 10 anos após sua colocação, mas os números são bastante variáveis, uma vez que não são facilmente comparáveis e adequados para metanálise.[3]

Os fatores que afetam os dados da prevalência e devem ser considerados incluem a definição da doença, o diagnóstico diferencial, os limiares escolhidos para a profundidade de sondagem e a perda óssea, com o tabagismo sendo um dos fatores de risco mais importantes na progressão das peri-implantites. As variações dos métodos de tratamento e pós-tratamento de pacientes, principalmente na sondagem, apresentam diferenças no acompanhamento dos estudos.[3]

Assim, existe a necessidade de monitoramento dos pacientes com implantes a longo prazo para que os estudos longitudinais esclareçam bem a ocorrência dessa patologia.[3]

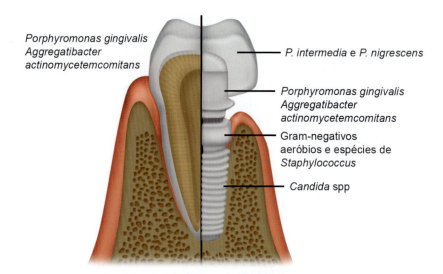

Figura 11.11 Comparação entre a microbiota presente nos sítios acometidos por periodontite e peri-implantite.

TRATAMENTO DAS DOENÇAS PERI-IMPLANTARES

A decisão quanto à estratégia de tratamento é fundamentada no diagnóstico e na gravidade da lesão peri-implantar, considerando fatores como:

- Presença do biofilme.
- Presença ou ausência de sangramento.
- Presença ou ausência de supuração.
- Aumento da profundidade de sondagem peri-implantar.
- Evidência e extensão da perda óssea alveolar por meio de estudos de imagem.[6]

A abordagem terapêutica das alterações peri-implantares consiste em remoção do biofilme supragengival, desbridamento cirúrgico da superfície do implante, eliminação da reação de granulação, da bolsa ou regeneração tecidual e, finalmente, estabelecimento de um regime eficiente de controle de placa.[22]

Apesar da influência de variáveis como a rugosidade da superfície do implante, a dificuldade de acesso e a localização do *microgap* (Figura 11.12), nos implantes submersos, as vantagens da sondagem, como a simplicidade do método, a avaliação imediata dos resultados e a eficiência em demonstrar um padrão topográfico da doença, a tornam indispensável para a manutenção do implante.[34]

Entre as opções terapêuticas podem ser utilizados o desbridamento mecânico e a terapia antimicrobiana local e sistêmica ou sua associação.

Após induzirem lesões peri-implantares em cães, os autores realizaram tratamentos por via sistêmica com antibióticos (amoxicilina e metronidazol) sem a realização do desbridamento mecânico. Os resultados foram insatisfatórios, pois o infiltrado inflamatório persistiu na mucosa, bem como nas áreas adjacentes ao tecido ósseo. Esse estudo demonstrou que o regime de tratamento restrito somente à terapia antimicrobiana não foi efetivo, sendo necessária a associação da remoção meticulosa do biofilme da superfície do implante.[6]

Terapias mecânicas

Entre os métodos propostos para a desinfecção da superfície dos implantes podemos considerar o jato de pó de bicarbonato (Figura 11.13), as curetas de teflon (Figuras 11.14*A* e *B*) e metálicas e o *laser* de alta intensidade para desinfecção térmica dos implantes.[35]

Terapia antimicrobiana e antisséptica

O tratamento de desinfecção da área afetada pode ser executado por meio da administração sistêmica de antibióticos, bem como de dispositivos locais para liberação controlada desses fármacos. A medicação antimicrobiana deve ser utilizada em concentração alta o suficiente para penetrar no biofilme submucoso e permanecer no sítio infectado por pelo menos 7 a 10 dias.[3]

Buchter e cols.,[36] ao testarem as microesferas de minociclina colocadas na bolsa peri-implantar (1mg de minoci-

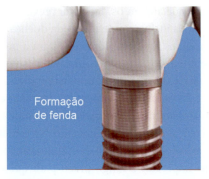

Figura 11.12 Formação da fenda entre implante e coroa.

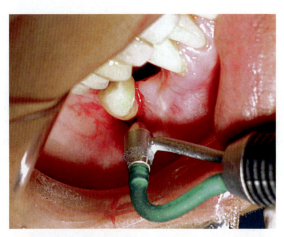

Figura 11.13 Remoção mecânica do biofilme com jato de bicarbonato.

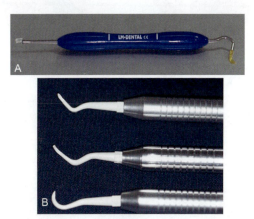

Figura 11.14 Curetas plásticas para desbridamento mecânico. **A** Cureta LM-DENTAL – Finlândia. **B** Curetas plásticas com pontas recambiáveis.

clina e 3mg de poliglicólico-co-di-lactato) e a irrigação subgengival com 0,1% de digluconato de clorexidina gel como coadjuvante para o desbridamento mecânico no tratamento da peri-implantite, concluíram que não houve mudança significativa nos níveis de inserção clínica durante os 12 meses de observação.[37-39]

Terapia fotodinâmica antimicrobiana (aPDT)

A base conceitual para o tratamento da peri-implantite consiste na eliminação ou supressão adequada de organismos patogênicos na microbiota subgengival. Em geral, têm sido utilizados métodos químicos locais e sistêmicos (antissépticos, antibióticos), físicos (raspagem, ultrassom, curetagem) ou sua combinação. A terapia antimicrobiana não está isenta de efeitos colaterais e apresenta dificuldade de penetrar em biofilmes.[40-42]

O uso indiscriminado de agentes antimicrobianos promove a seleção natural de cepas bacterianas resistentes e abre a oportunidade para recombinação genética dos fatores de resistência e mutação, o que pode ser interpretado como um dos maiores problemas para o século XXI, visto que a capacidade de adaptação desses seres é muito grande e a cada medicamento colocado no mercado em pouco tempo surge uma cepa resistente.[43-45]

No transcurso da evolução do tratamento antimicrobiano surgiu a terapia fotodinâmica antimicrobiana (aPDT – *Antimicrobial Photodynamic Therapy*), de ação local, que se baseia na utilização de substâncias com propriedades fotossensibilizadoras (Figura 11.15) aplicadas sobre os tecidos biológicos e, posteriormente, ativadas por uma fonte de luz.

As células consideradas o alvo da terapia são coradas com fotossensibilizador (FS) e irradiadas com *lasers* ou diodo emissor de luz (LED). A molécula do FS passará para um estado mais instável, excitado, e, voltando ao estado mais estável, irá transferir essa energia, prótons e elétrons para o sistema (oxigênio, hidroxilas), propiciando um efeito fotoquímico que, normalmente, leva à morte celular (Figura 11.16).[46-48]

A utilização de uma alternativa terapêutica eficiente e disponível, como a fotossensibilização letal ou a aPDT, tem o intuito de reduzir esse processo de adaptação microbiana e, além disso, minimizar os elevados gastos financeiros com a conservação desses medicamentos.

Estudos *in vitro* e clínicos têm demonstrado a efetividade da aPDT contra bactérias periodontopatogênicas. Sousa[49] demonstrou *in vitro* o potencial da fotossensibilização letal na redução bacteriana de *Aggregatibacter actinomycetemcomi-*

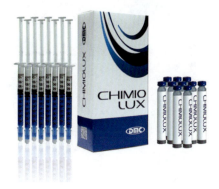

Figura 11.15 Fotossensibilizador utilizado no procedimento de terapia fotodinâmica antimicrobiana (aPDT). (Marca comercial: Chimiolux® – DMC Group e Aptivalux Bioengenharia Ltda.)

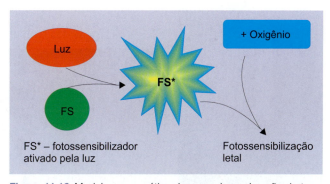

Figura 11.16 Modelo esquemático do mecanismo de ação da terapia fotodinâmica antimicrobiana. (Modificada da referência 50.)

tans, *Fusobacterium nucleatum* e *Prevotella intermedia*, utilizando o azul de ortotoluidina (TBO) a 0,01%, irradiado, por 3 minutos, por *lasers*, emitindo em 660nm (40mW e 100mW), e pelo LED, emitindo em 630nm (100mW). Umeda e cols.[51] testaram a aPDT *in vitro* contra *Porphyromonas gingivalis* e *A. actinomycetemcomitans*, utilizando o seguinte protocolo: LED (5W, pico de emissão em 650nm, 4 e 8J/cm², 10 e 20 segundos de irradiação, distância de irradiação de 22mm) e, como fotossensibilizadores (FS), azul de metileno (AM) e TBO a 0,2 a 20µg/mL. Os resultados mostraram que a irradiação por 10s a 22mm de distância das bactérias expostas a ambos os FS a 10µg/mL promoveu a eliminação bacteriana completa.

Estudos clínicos têm observado que a combinação da técnica de raspagem e de alisamento radicular (RAR) com a fotodesinfecção resulta em melhora clínica significativa.[52-54]

Associada ao tratamento convencional, a aPDT pode ser uma nova modalidade usada com o objetivo de maximizar os resultados antimicrobianos a serem obtidos nos tratamentos das mucosites e peri-implantites (Figuras 11.17*A* a *K*).

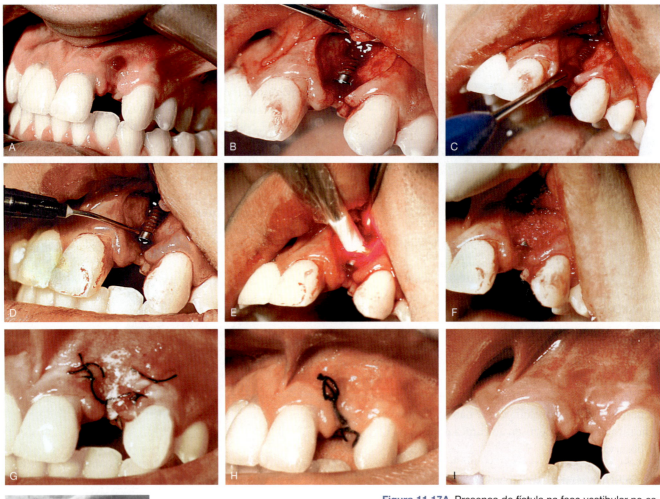

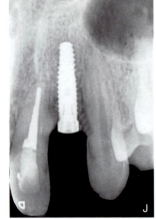

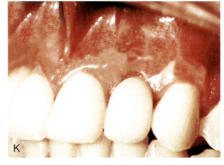

Figura 11.17A Presença de fístula na face vestibular no espaço do dente 22 com aparecimento 60 dias após a instalação de implante. **B** Retalho rebatido evidenciando a perda óssea vestibular, bem como a exposição das espiras do implante. **C** Desbridamento mecânico com cureta plástica (Marca comercial LM® – Finlândia). **D** Deposição do fotossensibilizador Chimiolux® – DMC Group – Aptivalux Bioengenharia Ltda. antes do uso do *laser* para descontaminação por terapia fotodinâmica antimicrobiana. **E** Irradiação com *laser* de baixa intensidade – Therapy XP DMC Group® (comprimento de onda de 660nm, potência de 100mW e tempo de 40s por cm²). **F** Enxerto ósseo cobrindo as espiras do implante (Bio-Oss® – Geistlich). **G** Sutura convencional com fio de seda 4.0 e cola biológica (cianoacrilato). **H** Sete dias de pós-operatório. **I** Trinta dias de pós-operatório. **J** Imagem radiográfica com 60 dias de pós-operatório. **K** Imagem clínica com coroa parafusada em cerâmica após 120 dias.

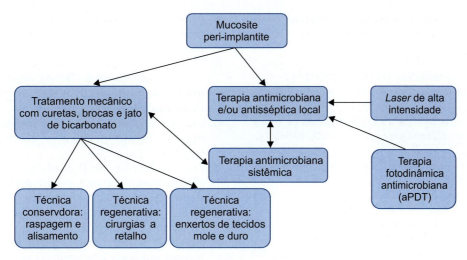

Figura 11.18 Esquema de tratamento para as alterações peri-implantares utilizando *laser* de alta e baixa intensidade e terapia fotodinâmica antimicrobiana.

Além do efeito antimicrobiano promovido pela aPDT, sabe-se que a luz apresenta propriedades terapêuticas que podem modular o processo inflamatório da doença periodontal. Segundo Cruañes,[55] o *laser* de baixa intensidade pode proporcionar, sobre os tecidos vivos, efeito analgésico, anti-inflamatório, antiedematoso e cicatrizante. Silveira[56] observou aumento do número de macrófagos e do volume de fluido sulcular gengival após irradiação com luz emitida na faixa do vermelho do espectro (680nm) e infravermelho (780nm) e redução dos neutrófilos quando da utilização do *laser* emitindo na faixa do vermelho (680nm).

A Figura 11.18 apresenta o resumo do tratamento com a utilização de *laser* de alta e baixa intensidade e terapia fotodinâmica antimicrobiana para as alterações peri-implantares.

CONSIDERAÇÕES FINAIS

Com base em estudos recentes, podemos concluir que, uma vez diagnosticadas as alterações peri-implantares, devem ser utilizadas técnicas que combinem mais de um procedimento, visando à redução bacteriana, como: aPDT + agentes antimicrobianos; *laser* de alta intensidade + agentes antimicrobianos; escovas de titânio + agentes antimicrobianos. As condutas propostas parecem oferecer os melhores prognósticos independentemente da técnica regenerativa a ser aplicada após a descontaminação da superfície dos implantes. Sugerimos que, após o tratamento, sejam mantidas uma rotina de controle desses pacientes a cada 6 meses e uma criteriosa orientação sobre a rotina diária de higiene bucal.

Referências

1. Berglundh T, Lindhe J, Lang NP. Mucosite peri-implantar e peri--implantite. In: Lindhe J, Lang NP, Karring T (eds.) Tratado de periodontia clínica e implantologia oral. 5. ed. Rio de Janeiro: Guanabara Koogan, 2010:507-16.
2. Albrektsson T, Isidor F. Consensus report: implant therapy. In: Lang NP, Karring T. Proceedings of the 1st European Workshop on Periodontology. Berlin: Quintessense, 1994:365-9.
3. Mombelli A, Muller N, Cionca N. The epidemiology of periimplatitis. Clin Oral Implant Res 2012; 23:67-76.
4. Implantes dentários: a indústria nacional já atende 90% deste mercado. Cons Fed Odonto Ed. Especial 2014 Abril:9.
5. Mombelli A. Prevention and therapy of peri-implant infections. In: Lang NP, Karring T, Lindhe J (eds.) Proceedings of the 3rd Euopean Workshop on Periodontology. Berlin: Quintessense, 1999:281-303.
6. Lindhe J, Lang NP, Karring T. Tratado de periodontia clínica e implantologia oral. 5. ed. Rio de Janeiro: Guanabara Koogan, 2010:841-4.
7. Zitzmann NU, BerglundhT, Ericsson I, Lindhe J. Spontaneus progression of experimentally induced periimplantitis. J Clin Periodontol 2004; 31:845-9.
8. Lang N, Berglundh T. Proceedings of the 7th European Workshop on Periodontolgy. J Clin Periodontol 2011; 38:178-81.
9. Mombelli A, Lang NP. Clinical parameters for the evaluation of dental implants. Periodontology 2000 1994; 4:81-6.
10. Renvert S, Roos-Jansaker A, Claffey N. Non-surgical treatment of peri-implant mucositis and peri-implantitis: a literature review. J Clin Periodontol 2008; 35:305-15.
11. Heitz-Mayfield LJ. Peri-implant disease: diagnosis and risk indicators. J Clin Periodontol 2008; 35:292-304.
12. Teles RP, Haffejee AD, Socransky SS. Infecções peri-implantares. In: Lindhe J, Lang NP, Karring T (eds.) Tratado de periodontia clínica e implantologia oral. 5. ed. Rio de Janeiro: Guanabara Koogan, 2010:255-66.
13. Resende CP, Ramos MB, Daquila CH et al. Perimplantitis. RGO 2005; 53:321-4.
14. Pereira FEL. Etiopatogênese geral das lesões. In: Bogliolo L. Patologia geral. 7. ed. Rio de Janeiro: Guanabara Koogan, 2009:21-42.
15. Silveira JC. Patogenia e histopatologia da bolsa periodontal. In: Lascala NT, Moussalli NH (eds.) Periodontia clínica II. São Paulo: Artes Médicas, 1989:186-97.
16. Cortelli SC, Duarte PM, Cortelli JR. Periodontite e peri-implantite são doenças distintas? In: Opperman RV, Rosing CK, Weidlich P, Fiorini T (eds.). Periodontia para todos da prevenção ao implante. Nova Odessa: Editora Napoleão, 2013:60-71.

17. Ferreira GR, Faverani LP, Gomes PCM et al. Complicações na reabilitação bucal com implantes osseointegráveis. Rev Odontol Araç 2010; 31:51-5.
18. Triplett RG, Adam Andrews JA, Hallmon WW. Management of peri-implantitis. Maxillofac Surg Clin N Am 2003; 15:129-38.
19. Humphrey S. Implant maintenance. Dent Clin N Am 2006; 50: 463-78.
20. Paquette DW, Brodala N, Williams RC. Risk factors for endosseous dental implant failure. Dent Clin N Am 2006; 50:361-74.
21. Lindhe J, Meyle J. Peri-implant diseases: Consensus Report of the Sixth European Workshop on Periodontology. J Clin Periodontol 2008; 35:282-5.
22. Cerero LL. Infecciones relacionadas con los implantes dentarios. Enferm Infecc Microbiol Clin 2008; 26:589-92.
23. Greenstein G, Cavallaro Jr J, Tarnow D. Dental implants in the periodontal patient. Dent Clin N Am 2010; 54:113-28.
24. Berglundh T, Lindhe J. Reosseointegração. In: Lindhe J, Lang NP, Karring T (eds.) Tratado de periodontia clínica e implantologia oral. 5. ed. Rio de Janeiro: Guanabara Koogan, 2010:1004-9.
25. Silva GLM, Ferreira SD, Zenóbio EG. Mucosite peri-implantar e peri-implantite: prevalência e indicadores de risco em indivíduos parcialmente edêntulos. Periodontia 2007; 17:90-7.
26. Mombelli A, Décaillet F. The characteristics of biofilms in peri-implant disease. J Clin Periodontol 2011; 38:203-13.
27. Silva ESC. Avaliação da diversidade bacteriana do biofilme subgengival peri-implantar pela técnica de Sander [tese]. Guarulhos, Universidade de Guarulhos 2013.
28. Aspiras MB, Barros SP, Moss KL et al. Clinical and subclinical effects of power brushing following experimental induction of biofilm overgrowth in subjects representing a spectrum of periodontal disease. J Clin Periodontol 2013; 40:1118-25.
29. Linden GJ, Lyons A, Scannapieco FA. Periodontal systemic associations: review of the evidence. J Clin Periodontol 2013; 40:S8-S19.
30. Heitz-Mayfield LJA, Lang NP. Comparative biology of chronic and aggressive periodontitis vs. peri-implantitis. Periodontology 2000, 2010; 53:167-81.
31. Socransky SS, Haffajee AD, Cugini MA. Microbial complexes in subgingival plaque. J Clin Periodontol 1998; 25:134-44.
32. Koyanagi T, Sakamoto M, Takeuchi Y. Analysis of microbiota associated with peri-implantitis using 16S rRNA gene clone library. Journal of Oral Microbiology 2010; 2:5104.
33. Charalampakis G, Leonhardt Å, Rabe P, Dahlén G. Clinical and microbiological characteristics of peri-implantitis cases: a retrospective multicentre study. Clin Oral Impl Res 2012; 23:1045-54.
34. Humphrey S. Implant maintenance? Dent Clin N Am 2006; 50: 463-78.
35. Roos-Jansåker A-M, Renvert S, Egelberg J. Treatment of peri-implant infections: a literature review. J Clin Periodontol 2003; 30: 467-85.
36. Buchter A, Meyer U, Kruse-Losler B et al. Sustained release of doxycycline for the treatment of peri-implantitis: randomised controlled trial. Brit J Oral Max Surg 2004; 42:439-44.
37. Renvert S, Lessem J, Dahlen G et al. Topical minocycline microspheres versus topical chlorhexidine gel as an adjunct to mechanical debridement of incipient peri-implant infections: a randomized clinical trial. J Clin Periodontol 2006; 33:362-9.
38. Renvert S, Lessem J, Dahlen G et al. Mechanical and repeated antimicrobial therapy using a local drug delivery system in the treatment of peri-implantitis: a randomized clinical trial. J Periodontol 2008; 79:836-44.
39. Renvert S, Roos-Jansåker AM, Claffey, N. Non-surgical treatment of peri-implant mucositis and peri-implantitis: a literature review. J Clin Periodontol 2008; 35:305-15.
40. Gonçalves PJ. Estudos das características fotofísicas da porfirina meso-tetrasulfo-natofenil (TPPS4): efeitos da protonação e interação com micelas de CTAB. [Tese de Doutorado]. São Paulo: Universidade de São Paulo, 2006.
41. Okamoto H, Iwase T, Morioka T. Dye-mediated bactericidal effect of He-Ne laser irradiation on oral microorganisms. Lasers Surg Med 1992; 12:450-8.
42. Feuerstein O, Moreinos D, Steinberg D. Synergic antibacterial effect between visible light and hydrogen peroxide on Streptococcus. J Antimicrob Chemother 2006; 57:872-6.
43. Ng R, Singh F, Papamanou DA. Endodontic photodynamic therapy ex vivo. J Endod 2011; 37:217-22.
44. Siqueira JF, Rôças I. Clinical implications and microbiology of bacterial persistence after treatment procedures. J Endod 2008; 34:1291-301.
45. Soares BM, Silva DL, Sousa GR et al. In vitro photodynamic inactivation of Candida spp. growth and adhesion to buccal epithelial cells. J Photochem Photobiol B Biol 2009; 94:65-70.
46. Chan Y, Lai CH. Bactericidal effects of different laser wavelengths on periodontopathic germs in photodynamic therapy. Lasers Med Sci 2003; 18:51-5.
47. Komerik N, Nakanishi H, Macrobert AJ et al. In vivo killing of Porphyromonas gingivalis by toluidine blue-mediated photosensitization in an animal model. Antimicrob Agents Chemother 2003; 47:932-40.
48. Wainwright M. Photodinamic antimicrobial chemotherapy (PACT). J Antimicrob Chemother 1998; 42:13-28.
49. Sousa GR. Análise comparativa da emissão de luz por LED e lasers emitindo no vermelho do espectro eletromagnético na redução bacteriana de bactérias periodonto-patogênicas. Estudo "in vitro" [Tese de Doutorado] Belo Horizonte: Universidade Federal de Minas Gerais, 2007.
50. Hamblin MR, Hasan T. Photodynamic therapy: a new antimicrobial approach to infectious disease? Photochem Photobiol Sci 2004; 3:436-50.
51. Umeda M, Tsuno A, Okagami Y et al. Bactericidal effects of a high-power, red light-emitting diode on two periodontopathic bacteria in antimicro-bial photodynamic therapy in vitro. J Investig Clin Dent 2011; 2:268-74.
52. Andersen R, Loebel N, Hammond D, Wilson M. Treatment of periodontal disease by photodisinfection compared to scaling and root planing. J Clin Dent 2007; 18:34-8.
53. Braun A, Dehn C, Krause F, Jepsen S. Short-term clinical effects of adjunctive antimicrobial photodynamic therapy in periodontal treatment: a randomized clinical trial. J Clin Periodontol 2008; 35:877-84.
54. Lui H. Photodinamic therapy for psoriasis. Dermweb, 1996, dez. Acesso em julho de 2014. Disponível em: http://www.dermweb.com/laser/pdt-psor.html.
55. Cruañes JC. La terapia laser, hoy. Barcelona: Centro de Documentacíon Laser de Meditec, 1984:39-69.
56. Silveira LB. Verificação do comportamento do mastócito na parede não mineralizada da bolsa periodontal supraóssea submetida à radiação laser de baixa intensidade "Estudo in Anima nobile" [Dissertação]. São Paulo (SP): Instituto de Pesquisas Energéticas e Nucleares (IPEN), 2001.

Biomateriais em Implantodontia

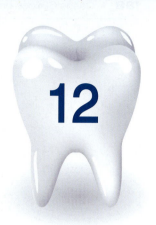

12

Parte A
ENXERTOS XENÓGENOS E ALOPLÁSTICOS E PROTEÍNAS ÓSSEAS MORFOGENÉTICAS
Robertson Wagner Carvalho Batista

ENXERTOS XENÓGENOS

Uso na elevação do soalho do seio maxilar

A elevação do soalho do seio maxilar pode ser obtida por meio de técnicas cirúrgicas, havendo muitas opções de tratamento descritas na literatura.[1] As mais importantes variáveis são a abordagem cirúrgica, o tempo de inserção dos implantes em relação ao enxerto, o material enxertado e o implante usado.

Vários materiais têm sido propostos para uso na elevação do soalho do seio maxilar, como osso autógeno, alógeno, xenógeno, materiais aloplásticos e a mistura de vários materiais.[1,2] O autógeno tem mostrado claramente suas propriedades osseocondutoras e osseoindutoras quando usado como preenchedor de defeitos ósseos.[3] Entretanto, a coleta do osso autógeno pode expor os pacientes ao aumento da morbidade pós-operatória, com potencial presença de dor prolongada e dano neural no local doador.[4] O uso de materiais de enxerto que não envolve coleta óssea pode evitar essas implicações clínicas.

Dentre os biomateriais mais usados, Cordaro e cols.[5] descreveram resultados de um estudo clínico multicêntrico demonstrando não haver diferenças na quantidade de osso neoformado entre fosfato de cálcio bifásico (Straumann® Bone Ceramic) e osso bovino inorgânico xenógeno (Bio-Oss®, Geistlich AG, Wolhusen, Switzerland) quando usado como material de enxerto para elevação do soalho do seio maxilar. Em relação ao aspecto histológico e histomorfométrico, após 180 a 240 dias de cicatrização, ambos os materiais substitutos para enxerto ósseo aparentaram ser igualmente adequados para uso na elevação do seio maxilar.

O uso de osso bovino inorgânico xenógeno (Bio-Oss®, Geistlich AG, Wolhusen, Switzerland) apresenta vasta documentação na literatura para o procedimento de elevação do soalho de seio maxilar.[6] Neste capítulo, descrevemos o caso clínico de um paciente com atrofia óssea na maxila esquerda, sendo realizado procedimento cirúrgico de elevação do soalho do seio maxilar pela técnica traumática de acesso à parede lateral do seio, por preenchimento com enxerto ósseo xenógeno e por uso de membrana de colágeno reabsorvível.

CASO CLÍNICO 1

Procedimento de elevação do soalho do seio maxilar com uso de Bio-Oss® como material de enxerto (Figuras A a O).

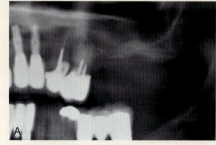
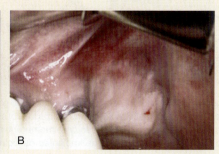

Caso clínico 1A Aspecto radiográfico inicial – seio maxilar esquerdo. **B** Aspecto clínico inicial – seio maxilar esquerdo (*continua*).

CASO CLÍNICO 1 (*Continuação*)

Caso clínico 1 (*continuação*) **C** Acesso cirúrgico da parede lateral do seio maxilar. **D** Elevação da parede lateral do seio maxilar e descolamento da membrana de Schneider. **E** Biomaterial xenógeno utilizado – osso bovino inorgânico (Bio-Oss®, Geistlich AG, Wolhusen, Switzerland). **F** Preenchimento da cavidade preparada. **G** Proteção com membrana reabsorvível de colágeno bovino (Gen-Derm® – Genius-Baumer – SA). **H** Sutura. **I** Reabertura cirúrgica para instalação de implantes osseointegráveis – 8 meses depois. **J** Coleta óssea com broca trefina para avaliação histológica (*continua*).

Capítulo 12. Biomateriais em Implantodontia **189**

CASO CLÍNICO 1 (*Continuação*)

Caso clínico 1 (*continuação*) **K** Aspecto radiográfico 8 meses após enxerto. **L** Aspecto tomográfico 8 meses após enxerto. **M** Aspecto tomográfico 8 meses após enxerto. **N** Aspecto tomográfico 8 meses após enxerto. **O** Biópsia óssea removida do local cirúrgico. Coloração em hematoxilina/eosina. Note partículas residuais do biomaterial (*seta vermelha*) circundadas por células mesenquimais, sugerindo remodelação óssea (*seta amarela*) e tecido já remodelado (*seta verde*).

Uso para preenchimento alveolar pós-extração

Após a remoção de um dente, o local edêntulo fica exposto à remodelação e redução. Também as direções horizontal e vertical se tornam diminuídas. Em cada alvéolo, a parede vestibular pós-extração pode ficar mais reduzida do que a parede óssea lingual/palatina correspondente.[7]

Para manter a dimensão do rebordo após a remoção do dente, enxertos ósseos e substitutos ósseos têm sido colocados nos alvéolos de extração.[8] Nevins e cols.,[9] em estudo realizado em humanos, concluíram que os alvéolos frescos de extração nos maxilares enxertados com osso mineral bovino desproteinizado demonstraram menos perda da parede vestibular do rebordo do que nos locais não enxertados, achados esses confirmados em experimentos animais.[10-12]

Mensurações realizadas em secções histológicas demonstraram que alvéolos enxertados com o uso de osso mineral bovino desproteinizado tornam possível preservar mais a dimensão do rebordo. Em revisão sistemática de preservação de rebordo após extração dental, Vignoletti e cols.[8] concluíram que alvéolos enxertados com biomateriais resultam em menos contração vertical e horizontal da crista óssea, mas também não estão claras na literatura as evidências quanto ao tipo de biomaterial a ser indicado.

Também não é consensual a indicação do uso de membranas sobre o alvéolo para impossibilitar que células não osteogênicas proliferem no seu interior, pois poderá exercer influência sobre o suprimento sanguíneo proveniente do osso subjacente do alvéolo e promover necrose tecidual e deiscências.[13]

CASO CLÍNICO 2

Este caso clínico demonstra um pré-molar inferior extraído por indicação periodontal e o procedimento de enxerto alveolar imediato com uso de biomaterial xenógeno coberto por membrana reabsorvível e gengiva artificial (Figuras *A* a *N*).

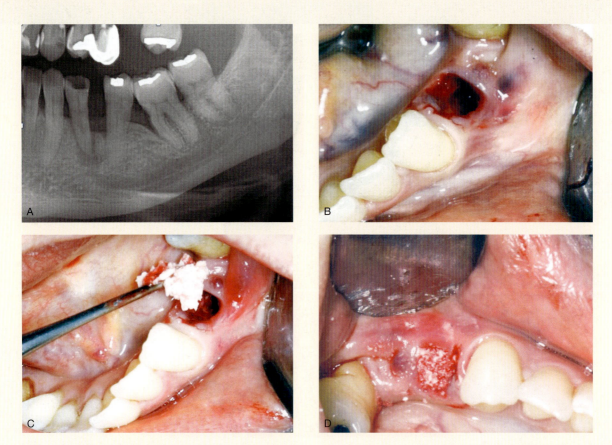

Caso clínico 2A Imagem radiográfica inicial do dente 34 (primeiro pré-molar inferior). Note a necessidade de preservação do alvéolo pela proximidade do forame mentoniano e impossibilidade futura de instalação de implante osseointegrável. **B** Alvéolo pós-extração. Note a quantidade insuficiente de gengiva inserida. **C** Biomaterial xenógeno utilizado – osso bovino inorgânico (Bio-Oss®, Geistlich AG, Wolhusen, Switzerland). **D** Alvéolo preenchido (*continua*).

Capítulo 12. Biomateriais em Implantodontia

CASO CLÍNICO 2 (*Continuação*)

Caso clínico 2 (*continuação*) **E** Uso de membrana de colágeno reabsorvível (Lumina coat – Critéria®). **F** Adaptação da membrana. **G** Preparação do tecido para adaptação de enxerto gengival. **H** Gengiva artificial utilizada (Mucograft Seal®, Geistlich AG, Wolhusen, Switzerland). **I** Gengiva artificial adaptada. **J** Cicatrização 20 dias após enxerto. **K** Gengiva cicatrizada após 6 meses. **L** Seis meses depois – osso neoformado (*seta 1:* forame mentoniano; *seta 3:* material reparado). **M** Canal mandibular. **N** Aspecto radiográfico final.

Uso na expansão cirúrgica do rebordo *split crest* e instalação imediata de implantes

Os enxertos xenógenos também podem ser indicados para uso por meio da técnica de expansão cirúrgica do rebordo em que exista pouca espessura, mas altura adequada para implantes na maxila ou mandíbula. Algumas variações dessa técnica têm sido propostas em um ou dois estágios cirúrgicos, com inserção tardia ou imediata de implantes, somente com uso de instrumentos manuais ou em combinação com brocas e ultrassom cirúrgico.[14]

O objetivo do uso do material xenógeno nessa técnica é criar um arcabouço para proliferação vascular e posterior reparação do rebordo, por ser um material reconhecidamente osseocondutor.

Garcez-Filho e cols.[15] descreveram um acompanhamento de 10 anos de implantes de diâmetro fino instalados em maxila posterior imediatamente após o procedimento de expansão cirúrgica do rebordo, e relataram taxa de sobrevida de 97% e taxa de sucesso de 95%.

Em estudo de casos clínicos, Scarano e cols.[14] demonstraram o uso do ultrassom cirúrgico na técnica de expansão do rebordo em mandíbula em procedimento de dois estágios. As corticotomias foram realizadas e, após 4 semanas, nova cirurgia foi realizada para fratura do segmento ósseo, instalação de implantes e preenchimento com biomaterial xenógeno corticoesponjoso. O índice de sucesso dos implantes foi de 96,88%. Os espécimes histológicos mostraram boa integração das partículas do biomaterial, assim como osso neoformado. A análise histomorfométrica demonstrou 64% de osso neoformado, 8% de espaços medulares e 27% de biomaterial residual. Esse estudo mostrou alto índice de sucesso dos implantes com a técnica e bom ganho de espessura horizontal em rebordos mandibulares.

CASO CLÍNICO 3

Descreve-se aqui um caso clínico com a instalação imediata de implantes na expansão cirúrgica do rebordo ósseo, preenchimento com material xenógeno e uso de membrana de colágeno reabsorvível (Figuras *A* a *R*).

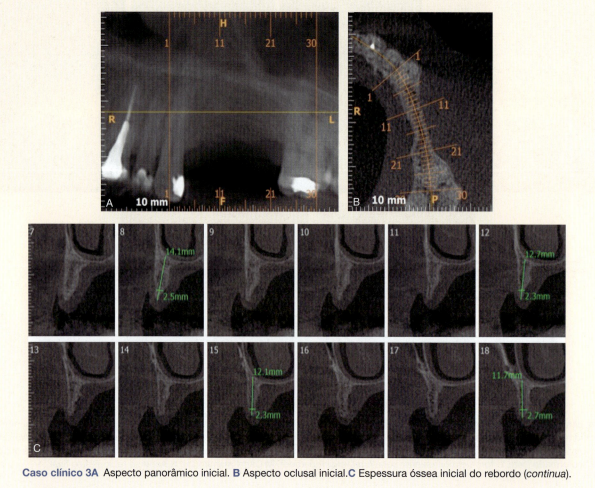

Caso clínico 3A Aspecto panorâmico inicial. **B** Aspecto oclusal inicial. **C** Espessura óssea inicial do rebordo (*continua*).

CASO CLÍNICO 3 (*Continuação*)

Caso clínico 3 (*continuação*) **D** Osteotomia do rebordo. **E** Osteotomia realizada. **F** Expansão óssea inicial com uso de osteótomo. **G** Fratura óssea realizada. **H** Fresagem com broca para instalação de implantes. **I** Instalação de implante tipo Cone Morse. **J** Implantes instalados em rebordo expandido. **K** Preenchimento do rebordo expandido com Bio-Oss®. **L** Uso de membrana reabsorvível sobre o biomaterial. **M** Sutura para fechamento hermético do retalho. **N** Imagem dos implantes instalados. **O** Espaço expandido visível entre implantes. **P** a **R** Implante circundado por tecido ósseo.

194 Casos Clínicos em Odontologia

Expansão cirúrgica de rebordo em dois estágios para instalação posterior de implantes (Caso clínico 4 – Figuras *A* a *S*).

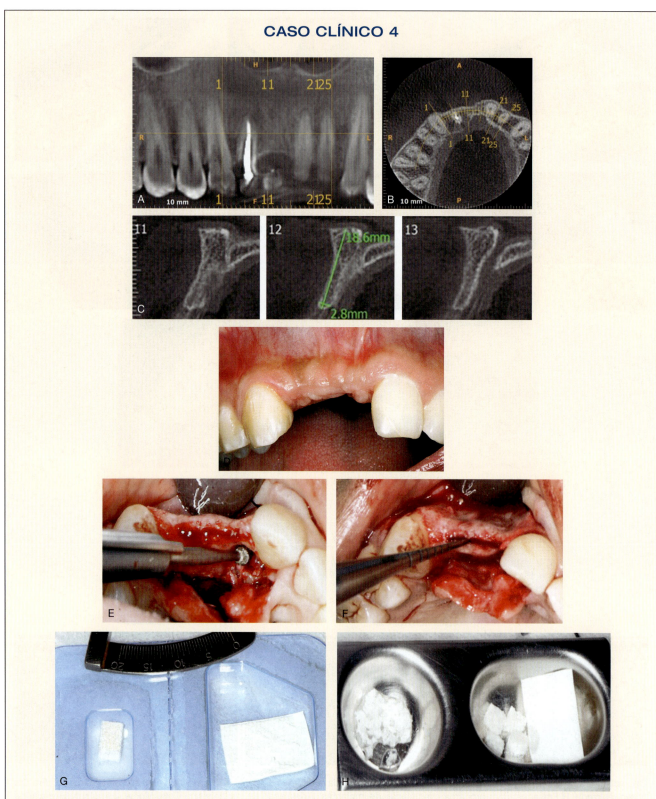

Caso clínico 4A Aspecto panorâmico inicial. **B** Aspecto tomográfico oclusal. **C** Aspecto tomográfico. **D** Aspecto clínico inicial 4 meses após exodontia do dente 12 (incisivo lateral superior direito). **E** Acesso cirúrgico e esvaziamento de forame nasopalatino. **F** Expansão cirúrgica do rebordo. **G** Material utilizado: Bio-Oss Collagen® e membrana reabsorvível Bio-Guide®. **H** Preparação do biomaterial e hidratação com soro fisiológico (Bio-Oss® particulado, Bio-Oss Collagen® e membrana reabsorvível Bio-Guide®) (*continua*).

CASO CLÍNICO 4 (*Continuação*)

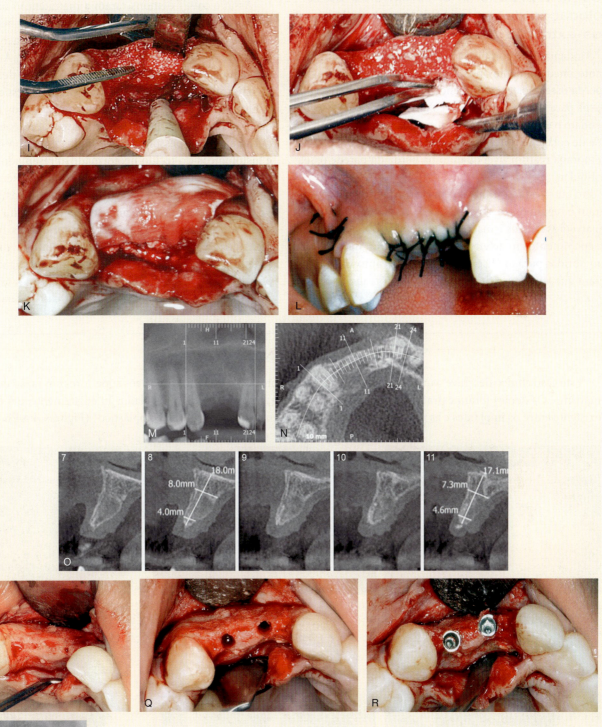

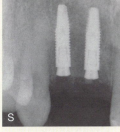

Caso clínico 4 (*continuação*) **I** Inserção do Bio-Oss Collagen®. **J** Preenchimento do forame nasopalatino com Bio-Oss® particulado e Bio-Oss Collagen®. **K** Adaptação da membrana Bio-Guide®. **L** Sutura realizada. **M** Aspecto radiográfico final após 8 meses. **N** Aspecto oclusal após 8 meses. **O** Imagem da espessura óssea após 8 meses. **P** Imagem da espessura óssea na instalação dos bimplantes. **Q** Fresagem realizada para os implantes. **R** Implantes Cone Morse instalados 2mm infraósseo. **S** Imagem dos implantes instalados.

ENXERTOS ALOPLÁSTICOS

Uso para preenchimento simultâneo à colocação de implantes em alvéolos pós-extração

Ainda não está comprovado que a instalação de um implante imediatamente após a extração de um dente evite a perda óssea posterior, podendo ser necessários enxertos ósseos para preenchimento alveolar. Araújo e cols.[11] recomendam o uso de osso bovino mineralizado com adição de 10% de colágeno porcino (Bio-Oss Collagen®) com uso de membrana reabsorvível quando há perda da parede óssea vestibular.

Em outro estudo realizado em cães, Araújo e cols.[16] avaliaram o reparo ósseo após fixação de implantes imediatos em alvéolos frescos e inserção de Bio-Oss Collagen® para preenchimento em defeitos peri-implantares. Biópsias foram obtidas para análise histológica, e os autores descreveram que a presença de Bio-Oss Collagen® mudou o processo de cicatrização dos tecidos duros, o que melhorou o contato osso/implante.

Assaf e cols.[17] demonstraram a manutenção da parede óssea vestibular de alvéolos quando utilizaram betafosfato tricálcico (Straumann® Bone Ceramic) nos espaços formados entre o implante e o remanescente alveolar. Avaliações por meio de tomografia computadorizada (TC) de feixe cônico permitiram mensurar um incremento na espessura da parede vestibular dessas áreas, ao contrário dos alvéolos, que não receberam material de enxerto e apresentaram redução em sua espessura. Os resultados microtomográficos e histológicos do tecido neoformado apresentados revelaram que o aspecto é similar ao do osso. Em determinadas situações clínicas, como estética gengival e manutenção de tecido mole na região anterior, essa estrutura tecidual pode ser adequada. Contudo, as propriedades biomecânicas para a utilização de implante dental por meio desse osso induzido pelo enxerto merecem investigação mais profunda.

CASO CLÍNICO 5

Este caso clínico descreve o que aconteceu com um paciente que perdeu três incisivos superiores em razão de traumatismo. Os dentes foram extraídos de maneira atraumática, implantes foram instalados imediatamente, e o espaço existente entre os implantes e as paredes dos alvéolos foi preenchido com material aloplástico* (Figuras *A* a *P*).

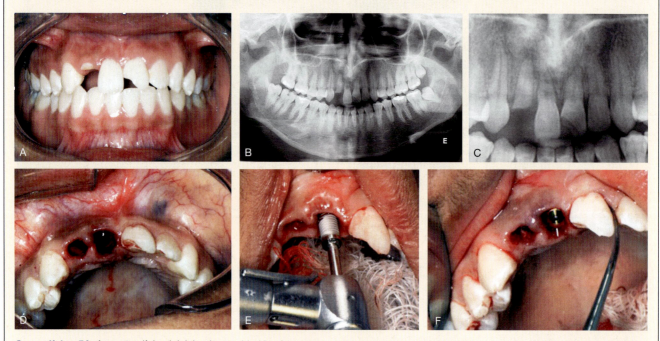

Caso clínico 5A Aspecto clínico inicial – dentes 11, 12 e 21 comprometidos por trauma – mobilidade graus 2 e 3. **B** Aspecto panorâmico inicial. **C** Imagem dos dentes traumatizados. **D** Alvéolos dos dentes 11 e 12 pós-extração. **E** Instalação de implante. **F** Uso de periótomo para exodontia atraumática do dente 21 (*continua*).

---

*Caso clínico cedido pelos Professores Robertson Wagner Carvalho Batista e Carlos Eduardo Gomes Couto Filho.

CASO CLÍNICO 5 (*Continuação*)

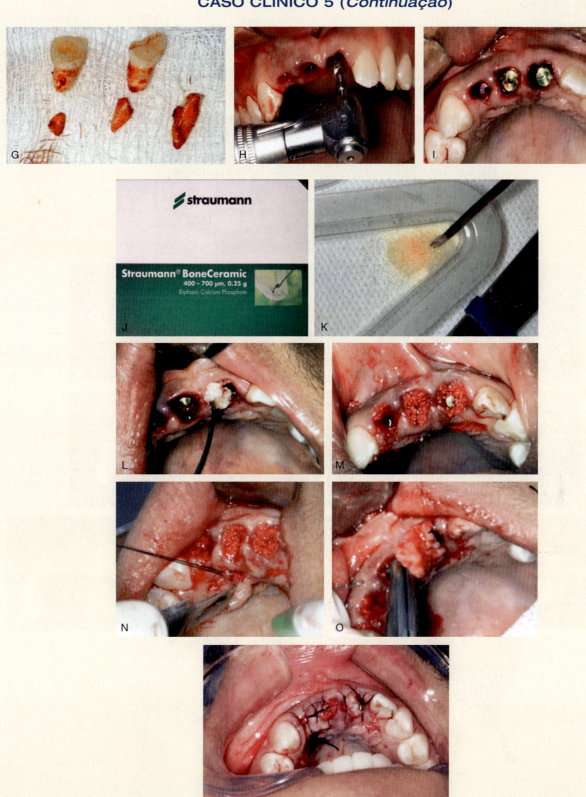

Caso clínico 5 (*continuação*) **G** Restos radiculares extraídos. **H** Fresagem para implante. **I** Implantes instalados. Note o espaço entre os implantes e as paredes dos alvéolos. **J** Material de preenchimento usado: Straumann® Bone Ceramic. **K** Hidratação do material. **L** Preenchimento dos alvéolos. **M** Alvéolos preenchidos. **N** Remoção de enxerto de tecido conjuntivo no próprio local na região palatina. **O** Adaptação de enxerto de tecido conjuntivo para proteção do enxerto ósseo. **P** Enxerto suturado.

Combinação de enxerto xenógeno e osso autógeno: uso de arcabouço de tela de titânio

CASO CLÍNICO 6

Neste caso clínico são descritos a atrofia óssea severa em região anterior superior e o uso de osso xenógeno combinado com osso autógeno sustentados por arcabouço de tela de titânio fixado por tachinhas (Figuras A a O).

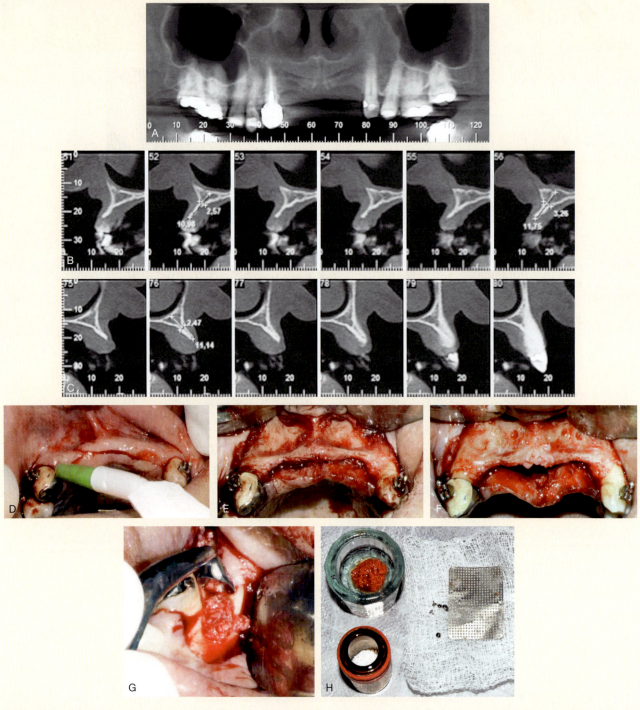

Caso clínico 6A Aspecto panorâmico inicial. **B** Atrofia óssea severa – lado direito. **C** Atrofia óssea severa – lado esquerdo. **D** Aspecto clínico inicial e incisão cirúrgica de acesso. **E** Atrofia óssea severa anterior e superior. **F** Decorticalização do leito receptor. **G** Coleta de osso autógeno com raspador ósseo – linha oblíqua externa da mandíbula. **H** Osso autógeno coletado, osso xenógeno (Bio-Oss®), tachinhas e tela de titânio (Bionnovation®) (*continua*).

Capítulo 12. Biomateriais em Implantodontia **199**

CASO CLÍNICO 6 (*Continuação*)

Caso clínico 6 (*continuação*) **I** Adaptação da tela de titânio. **J** Adaptação inicial da tela de titânio na região palatina fixada com tachinhas e colocação do osso autógeno associado ao Bio-Oss®. **K** Adaptação final da tela de titânio recortada na face vestibular. **L** Sutura realizada. **M** Espessura óssea após 4 meses – lado direito. **N** e **O** Espessura óssea após 4 meses – lado esquerdo.

PROTEÍNAS ÓSSEAS MORFOGENÉTICAS

As proteínas ósseas morfogenéticas (BMP) foram identificadas em trabalhos do Dr. Marshall Urist, demonstrando formação óssea ectópica após implantação de matrizes ósseas desmineralizadas em animais.[18] Tecnologias recombinantes têm sido empregadas para produzir BMP em quantidades farmacologicamente relevantes para sustentar a formação óssea e para indicações ortopédicas. O uso de rhBMP2 em uma esponja de colágeno reabsorvível carreadora foi aprovada em 2002 pela U.S. Food and Drug Administration (FDA) para a ortopedia, estando indicado para a fusão de espinha e a reparação de fraturas de ossos longos e aprovado para indicações maxilofaciais em 2007.[19]

A principal indicação aprovada, considerada *on label*, é para aumento de seio maxilar e reparação alveolar. O uso do produto rhBMP-2/ACS disponível comercialmente (Infuse Bone Graft®, Medtronic) para aumento de rebordo é considerado uma aplicação *off label* pela FDA, ou seja, diferente das indicações convencionais. A designação *off label* não impede os clínicos de considerar a aplicação do rhBMP-2/ACS, mas antes os pacientes devem ser informados e todos os efeitos adversos precisam ser bem documentados.[20] Existem evidências também de seu uso em combinação com carreadores alternativos e outros agentes.[21]

A rhBMP-2 é um fator de crescimento local que induz a formação óssea no local de aplicação. A proteína é quimiotática para células-tronco mesenquimais e induz células osteoprogenitoras a se diferenciarem em osteoblastos.[22]

Embora a esponja de colágeno absorvível (ACS) se tenha mostrado um excelente carreador para a rhBMP-2, suas pobres propriedades de suporte podem não resistir à compressão dos tecidos moles. Então, uma tela de titânio tem sido sugerida como método para fornecer e manter um espaço e proteger o enxerto de rhBMP-2/ACS de modo a possibilitar o crescimento ósseo satisfatório.[21,23]

A adição de uma matriz osseocondutora ao complexo rhBMP-2/ACS, como o enxerto particulado, também tem sido sugerida como estratégia para fornecer suporte adicional e uma matriz para migração celular.[21,24]

A suplementação com uma porção de osso particulado pode também fornecer suporte adicional sem diluir a quantidade de rhBMP-2, o que também diminui o custo do procedimento, porque torna menos necessária a BMP.[21,24]

A exemplo disso, em estudo retrospectivo, Misch e cols.[20] avaliaram a utilização de enxerto composto de rhBMP-2/ACS e enxerto ósseo mineralizado particulado protegido por tela de titânio para aumento ósseo vertical em 16 procedimentos de aumento de rebordo em 15 pacientes. A TC Cone Beam (CBCT) foi usada para mensurar o ganho ósseo vertical usando essa técnica. O objetivo foi determinar a quantidade de aumento ósseo vertical que pode ser obtido com essa abordagem para fornecer aos clínicos orientação para seu uso. O aumento de rebordo permitiu a colocação de 40 implantes após 6 meses de cicatrização. Todos os 40 implantes integraram e foram usados para suporte protético.

CASO CLÍNICO 7

Este caso clínico ilustra a história de um paciente que apresenta fenda labial, alveolar e palatina. Nesse procedimento cirúrgico, a fissura alveolar foi tratada com uso de osso autógeno e proteína morfogenética óssea (rhBMP-2/ACS) coberta com membrana de colágeno reabsorvível* (Figuras A a M).

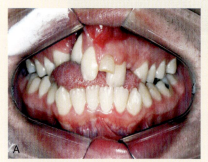 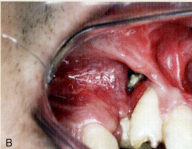 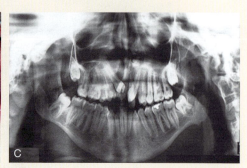

Caso clínico 7A e **B** Aspecto clínico inicial. **C** Aspecto radiográfico panorâmico inicial da fissura alveolar na arcada superior (*continua*).

---

*Caso clínico gentilmente cedido pelos Professores-Doutores Danillo Costa Rodrigues, Roger Willian Fernandes Moreira, Érica Cristina Marchiori e Fábio Ricardo Loureiro Sato (UNICAMP).

Capítulo 12 Biomateriais em Implantodontia **201**

CASO CLÍNICO 7 (*Continuação*)

Caso clínico 7 (*continuação*) **D** Delimitação da incisão para acesso da área cirúrgica. **E** Cavidade da fissura alveolar a ser preenchida. **F** Fratura de bloco ósseo na área doadora. **G** Fragmento ósseo removido. **H** Preenchimento com osso autógeno. **I** Cavidade totalmente preenchida. **J** Proteína morfogenética óssea (rhBMP-2 – Infuse Bone Graft® – Medtronic) aplicada sobre o carreador de colágeno reabsorvível preparado na mesa clínica. **K** Colocação de rhBMP-2 no leito cirúrgico sobre o osso autógeno. **L** Recobrimento com membrana de colágeno reabsorvível. **M** Sutura realizada.

Parte B
ENXERTOS HOMÓLOGOS OU ALÓGENOS E TERAPIA CELULAR APLICADA À REGENERAÇÃO ÓSSEA

Luís Guilherme Scavone Macedo
André Antônio Pelegrine

ENXERTOS HOMÓLOGOS OU ALÓGENOS

Diante da necessidade de encontrar um substituto ósseo ideal para evitar os procedimentos autógenos, os enxertos ósseos homólogos ou alógenos, como denominados na literatura, surgem como opção.[25-29] Homólogos correspondem aos tecidos retirados de um indivíduo e transferidos a outro da mesma espécie, ou seja, um transplante. Nesse caso, estamos nos referindo aos enxertos que são provenientes dos Bancos de Tecidos Musculoesqueléticos.

Quando nos referimos aos procedimentos envolvendo transplantes ósseos, a grande dúvida por parte dos profissionais e pacientes é em relação à segurança dos biomateriais, ou seja, se transmitem alguma doença ou, ainda, se estimulam uma resposta imunológica de alta intensidade que possa levar à reabsorção dos enxertos. Afinal, uma das características que tornam o tecido homólogo um biomaterial é a biocompatibilidade, além da atividade biológica em permitir a formação de tecido.

O biomaterial homólogo pode ser proveniente dos Bancos de Tecidos Musculoesqueléticos na forma liofilizada, o qual sofre processo de remoção de cerca de 95% da água do interior dos tecidos quando submetido a altas temperaturas, o que permite seu armazenamento em temperatura ambiente e diminui sua antigenicidade.[30-32] Como isso altera a característica física do material, ele só pode estar disponível na forma de partículas mineralizadas (FDBA) ou desmineralizadas (DFDBA).

Atualmente, a literatura recomenda a utilização do biomaterial nas formas fresca e congelada, ou seja, após a obtenção de tecidos submetidos a testes sorológicos que comprovem sua antigenicidade; estes serão processados inicialmente com a remoção de todo o tecido mole (esqueletização) e posteriormente submetidos ao congelamento a baixas temperaturas, ou seja, entre –70 e –80°C. Esse processo permite que o material seja armazenado durante 5 anos nos Bancos de Tecidos Musculoesqueléticos e retirado e encaminhado ao profissional de acordo com a necessidade de uso.

O congelamento nesses patamares de temperatura altera a morfologia celular dos tecidos, tornando-os antigênicos, porém não alteram a característica física do material, o que amplia suas indicações e vantagens sobre outros biomateriais. Esse procedimento se fundamenta nos protocolos da American Association of Tissue Bank (AATB) de 1992,[34] nos Estados Unidos, e da European Association of Tissue Bank (EATB), de 1997,[35] mundialmente aceitos como referência nos processos de transplantes, assim como em acordo entre o Ministério da Saúde do Brasil e o Sistema Nacional de Transplante (SNT).

Quanto à questão imunológica, os resultados de estudos na literatura não só demonstraram a semelhança entre os enxertos homólogos e os autógenos por meio de comparações imuno-histoquímicas, tomográficas e histológicas,[36,37] como também mostraram a formação de novo tecido ósseo em volumes compatíveis aos encontrados nos enxertos autógenos durante o período estudado e sem diferenças de densidade entre ambos. As análises imuno-histoquímicas se mostraram semelhantes, mas os enxertos homólogos apresentaram maior presença do TRAP, uma enzima presente nos osteoclastos que demonstra maior atividade de reabsorção, o que se justifica pela característica acelular do material homólogo.[38,39]

Assim como outras classes de biomateriais, os enxertos homólogos não apresentam celularidade, não podendo ser considerados osseogênicos. Ainda em virtude de seu processamento, as proteínas são perdidas, o que tira dos enxertos a capacidade de indução. Desse modo, a única característica que podemos atribuir aos enxertos homólogos é a de osseocondução, ou seja, a formação de um arcabouço físico que permita a invaginação vascular e, posteriormente, a penetração celular, criando condições para a formação de novo tecido ósseo. Segundo Cornell e cols.,[40] a característica de osseocondução é dependente de sua estrutura física, o que torna os enxertos homólogos semelhantes aos enxertos autógenos nesse aspecto.

Em virtude de suas características físicas e biológicas, a literatura demonstra resultados interessantes quando esses enxertos são instalados em ambientes celularizados e vascularizados, porém eles não são opção para maxilas e mandíbulas extremamente atróficas.[41-44] Os estudos demonstram que as células importantes para formação óssea, quando não estão presentes no tecido, devem estar no leito receptor.[45,41] Assim, a utilização de exames de imagem por meio de TC, associados ou não aos *softwares* de planejamento, torna possível a avaliação não somente da quantidade de tecido, mas também de sua qualidade e densidade, sendo de extrema importância.

Os resultados dos estudos de biologia óssea mostraram que 60% do potencial de regeneração do tecido ósseo é proveniente do tecido medular, de modo que, uma vez que a previsibilidade dos resultados com o uso dos biomateriais homólogos depende diretamente dos nutrientes presentes no leito receptor, faz-se necessária a presença de tecido medular no leito receptor.[45,46] As Figuras 12.1 e 12.2 demonstram a qualidade do leito receptor, apesar da atrofia existente, e o resultado após realização dos enxertos homólogos. A presença do tecido medular deve ser considerada de extrema importância durante o planejamento cirúrgico do caso clínico, pois sua ausência implica baixa disponibilidade de nutrientes e possibilidade de fracasso, como mostrado na Figura 12.3.

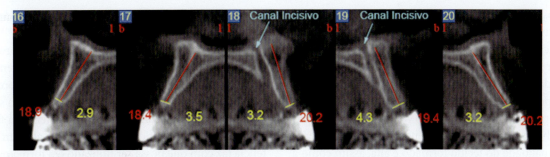

Figura 12.1 TC antes da realização dos enxertos homólogos, mostrando a presença de tecido medular.

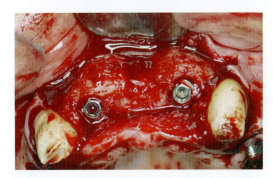

Figura 12.2 Enxerto ósseo homólogo 7 meses após a reparação com implantes instalados. É possível notar o ganho de volume e a qualidade do tecido.

Em vista de suas características e das considerações biológicas já feitas, em algumas situações clínicas é possível a utilização do material com grande previsibilidade de sucesso. Essas situações clínicas se caracterizam pela disponibilidade celular e vascular, seguindo os princípios da regeneração óssea guiada (ROG). Assim, a utilização de partículas de biomaterial homólogo pode promover rápida vascularização e neoformação de tecido ósseo, proporcionando a instalação dos implantes e sua manutenção a longo prazo em vista da capacidade de adaptação e remodelação do tecido formado (Figuras 12.5A a E).

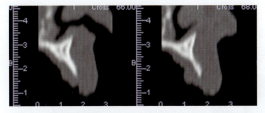

Figura 12.3 TC para planejamento cirúrgico, mostrando ausência de tecido medular e grande atrofia no rebordo. Caso clínico sem indicação de uso de enxertos homólogos.

Ainda seguindo esse raciocínio, uma vez que os biomateriais homólogos necessitam de vasos e células que se encontram no leito receptor, são necessárias manobras técnicas para aumentar a intensidade dos nutrientes aos enxertos. Assim, pequenas perfurações na cortical do leito receptor com distâncias aproximadas de 3mm permitem esse aporte na interface[41,45,47] (Figura 12.4).

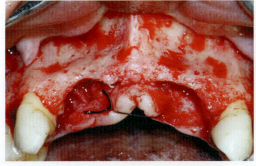

Figura 12.4 Decorticação: perfurações corticais possibilitam decorticalização e maior aporte de nutrientes ao enxerto.

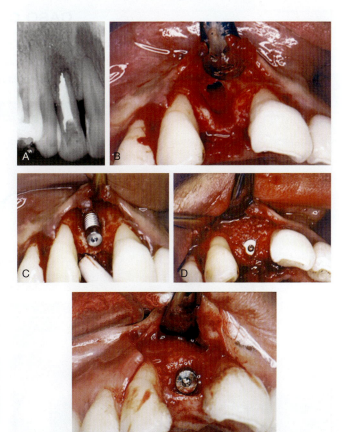

Figura 12.5 A Aspecto radiográfico inicial, mostrando reabsorção radicular externa. **B** Aspecto clínico, demonstrando defeito ósseo com ausência da parede óssea vestibular. **C** e **D** Instalação do implante seguida de preenchimento com material homólogo particulado segundo princípios da ROG. **E** Aspecto do tecido formado 6 meses após realização do enxerto com técnica de ROG.

Os casos de pneumatização sinusal consistem em indicações previsíveis para o uso dos biomateriais homólogos, em que as características do seio maxilar possibilitam a vascularização por meio da membrana sinusal e das próprias paredes ósseas da cavidade, as quais servirão como fonte de célula e ainda permitem a estabilização do material de enxerto. Estudos demonstraram que, além do volume alcançado com o uso dos biomateriais homólogos no interior da cavidade sinusal, a qualidade do tecido formado é alta, assim como a quantidade de novo tecido ósseo formado em proporção à quantidade de partícula residual do material.[38,48,49] O fato é de extrema importância para a longevidade dos implantes, uma vez que o tecido formado não terá somente a função de preenchimento, mas também irá se comportar de modo funcional, ou seja, irá receber a carga proveniente da mastigação e se adaptar a essas necessidades.

Um dos grandes desafios com o uso de biomateriais é conseguir uma estrutura física que permita os preparos necessários para sua adaptação ao leito receptor e posterior fixação sem que ocorram trincas ou fraturas no material. A maioria dos biomateriais, em vista dos métodos de processamento, se torna friável e sem resistência.[41,50,51] Essa característica impede a utilização em defeitos maiores com ausência de paredes ósseas, onde os enxertos apresentam caráter aposicional e, por consequência, devem se apresentar na forma de blocos. O fato de o material homólogo ser de origem humana, apresentar a mesma característica física tecidual e não ser submetido a processos que alteram sua resistência faz com que possa ser utilizado em formato de blocos corticais, corticomedulares e medulares[52-54] (Figura 12.6).

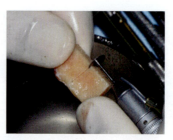

Figura 12.6 Preparo do bloco homólogo corticomedular para adaptação ao leito receptor.

CASO CLÍNICO 8

Este caso clínico é um exemplo da ampla indicação do material. Trata-se de atrofia na região anterior de maxila com ausência de paredes ósseas, onde se faz necessária a utilização de blocos aposicionais para que se alcance o volume ósseo desejado e, posteriormente, a colocação dos implantes na posição protética ideal (Figuras A a G).

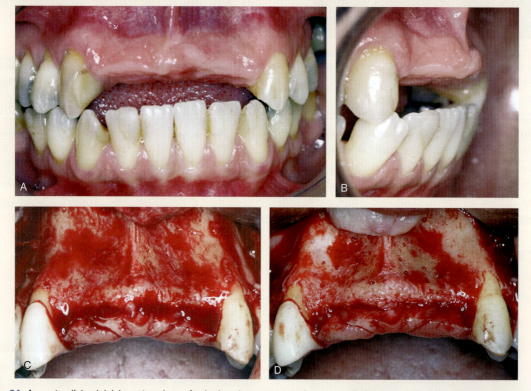

Caso clínico 8A Aspecto clínico inicial mostrando ausência dos elementos anteriores e atrofia horizontal. **B** Vista lateral, onde podem ser percebidas a depressão horizontal e a discrepância em relação aos dentes inferiores. **C** Aspecto inicial do leito receptor. Note a grande depressão horizontal na região vestibular. **D** Decorticalização do leito receptor para permitir vascularização na interface com os blocos homólogos (*continua*).

CASO CLÍNICO 8 (*Continuação*)

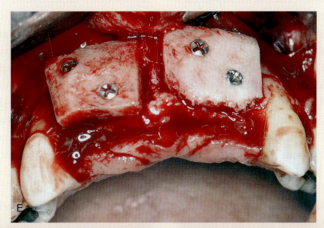

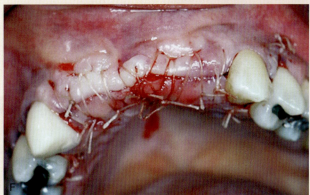
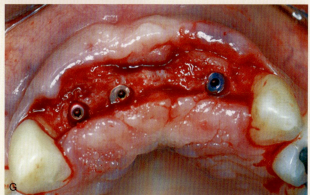

Caso clínico 8 (*continuação*) **E** Aspecto dos blocos homólogos instalados e fixados. Após esses procedimentos, faz-se a regularização das bordas dos blocos, evitando a presença de arestas. **F** Sutura final. **G** Aspecto com os implantes instalados na correta posição protética. Note o volume anterior do tecido ósseo 7 meses após a realização dos enxertos.

Cabe ainda ressaltar que, assim como em qualquer outro tipo de transplante, existe legislação específica para o profissional que queira se tornar um transplantador, de maneira que o SNT possa controlar não somente os profissionais, mas também os próprios pacientes, o que torna o processo seguro. Os títulos de Especialista em Implantodontia, Periodontia e/ou Cirurgia, devidamente registrados no Conselho Federal de Odontologia (CFO), dão condição ao cirurgião-dentista de se tornar um transplantador e estar apto a realizar esses procedimentos.

TERAPIA CELULAR APLICADA À REGENERAÇÃO ÓSSEA

Como a maioria dos biomateriais substitutos ósseos utilizados como material de enxertia serve somente como arcabouço, não apresentando a real celularidade para sua utilização com propriedades osteogênicas, o grande desafio para os pesquisadores das diferentes áreas de regeneração óssea é conseguir enriquecer esses substitutos ósseos com células viáveis e fatores de crescimento para que esse material adquira características próximas àquelas apresentadas pelo osso autógeno, maximizando, assim, os resultados regenerativos. Nesse sentido, a medula óssea se apresenta como o tecido mais citado na literatura científica como fonte de células com potencial para formação óssea.

A medula óssea adulta apresenta células-tronco hematopoéticas e mesenquimais.[55] As células-tronco hematopoéticas são responsáveis pela renovação dos elementos sanguíneos circulantes e as células-tronco mesenquimais se diferenciam em diversas linhagens relacionadas com os tecidos mesenquimais. Na literatura, os primeiros indícios de que a medula pode formar osso remonta a mais de 100 anos, por meio dos trabalhos de Goujon, em 1869.[56]

Segundo Lemoli e cols.,[57] essas células têm alto potencial de originar tecidos como o ósseo e o cartilaginoso. O número de células mesenquimais com características multipotentes presentes na medula óssea mostra que os transplantes que utilizam esse tecido exibem um fator bastante promissor na apresentação de osteoblastos em regenerações ósseas.[58]

Nos últimos anos vem sendo observado aumento da utilização de células-tronco medulares para regeneração óssea, e alguns experimentos *in vitro*[59,60] e *in vivo*[61,62] demonstraram excelentes resultados nessa linha de pesquisa. Recentemente, Pelegrine e cols.[63] e Aloise e cols.[64] demonstraram incremento nos resultados da enxertia óssea quando do uso da terapia celular associado a um biomaterial osseocondutor (hidroxiapatita bovina).

A técnica de aspiração da medula óssea é muito simples, rápida, apresenta risco mínimo de infecção e não necessita de internação, incisão, sutura ou técnicas anestésicas mais profundas. Além disso, é muito menos invasiva do que a coleta de osso autógeno de um segundo local cirúrgico[65] (Figura 12.7).

O aspirado de medula óssea autóloga associado a algum tipo de matriz reabsorvível tem propriedades para simular osseoindução, osseocondução e osseogênese, pois as células-tronco adultas se diferenciam em osteoblastos.[58] No entanto, nos últimos anos vêm sendo publicados inúmeros estudos sobre a concentração de células medulares por meio de centrifugação. Quando comparada ao uso da medula óssea fresca, a técnica de concentração de células medulares apresenta maior número de células nucleadas, assim como mais unidades formadoras de colônias fibroblásticas, maior porcentagem de aderência ao plástico quando em cultivo e características de diferenciação em ao menos três linhagens celulares distintas, características essas relacionadas com as células-tronco mesenquimais.[66-68]

Como os procedimentos de concentração de células medulares se mostraram mais efetivos em regeneração óssea do que o uso da medula óssea fresca, e como a utilização de técnicas para isolamento e cultivo celular dificilmente representará uma possibilidade de uso clínico rotineiro, foram empreendidos esforços para o desenvolvimento de um sistema fechado portátil e automatizado.

Nesse sentido, há poucos anos foi desenvolvido o BMAC™ System (Harvest Technologies Corp. Suite 10040 Grissom Road Plymouth, MA, USA), sistema que consiste em uma centrífuga (SmartPReP 2 – Figura 12.8) e um *kit* para processamento de medula óssea (BMAC2 30-01 – Figura 12.9). Com o sistema, o profissional habilitado pode, após a aspiração da medula óssea, realizar o processamento para obtenção de seu concentrado no local da punção sem a necessidade de locomoção do paciente.

As quantidades possíveis de medula óssea aspirada e anticoagulada para utilização nesse sistema são de 30mL, 60mL, 120mL ou 240mL. Sua obtenção deve seguir rigorosamente a metodologia recomendada e sempre realizada por um profissional habilitado. Na odontologia, o volume de 30mL de medula óssea é o mais utilizado (Figura 12.10).

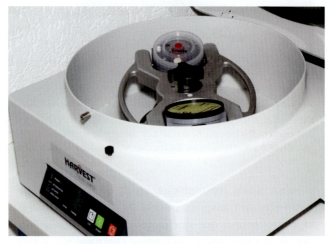

Figura 12.8 Centrífuga SmartPReP 2™.

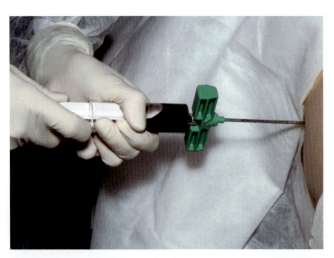

Figura 12.7 Aspiração de medula óssea autóloga da crista ilíaca posterior sob anestesia local.

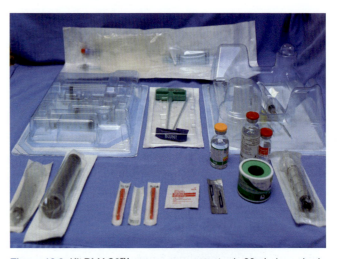

Figura 12.9 *Kit* BMAC2™ para processamento de 30mL de aspirado de medula óssea.

Capítulo 12. Biomateriais em Implantodontia **207**

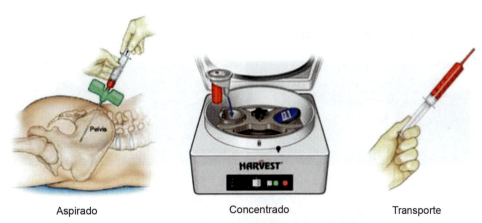

Aspirado   Concentrado   Transporte

Figura 12.10 Esquema representativo do processamento do aspirado de medula óssea em um sistema fechado BMAC™.

CASO CLÍNICO 9

Este caso clínico ilustra o tratamento de maxila atrófica por meio do uso de blocos xenógenos (Bioteck, Itália) embebidos com o concentrado do aspirado da medula óssea obtido por meio do BMAC System (Figuras *A* a *J*).

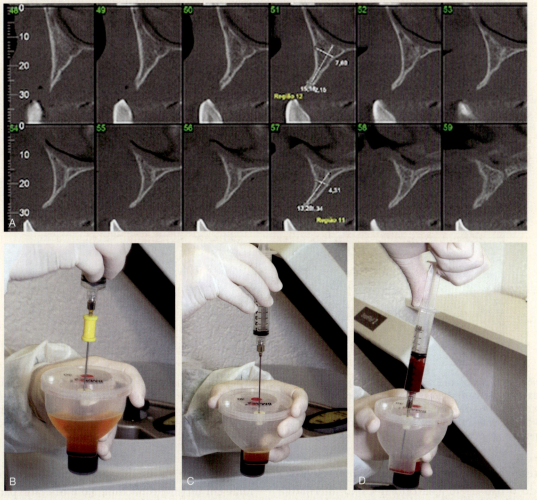

Caso clínico 1A TC demonstrando ausência de espessura óssea adequada em região de pré-maxila. **B** Medula óssea imediatamente após centrifugação. Note o plasma sobrenadante e o concentrado celular na porção inferior. **C** Descarte do plasma. **D** Ressuspensão do concentrado celular (*continua*).

CASO CLÍNICO 9 (*Continuação*)

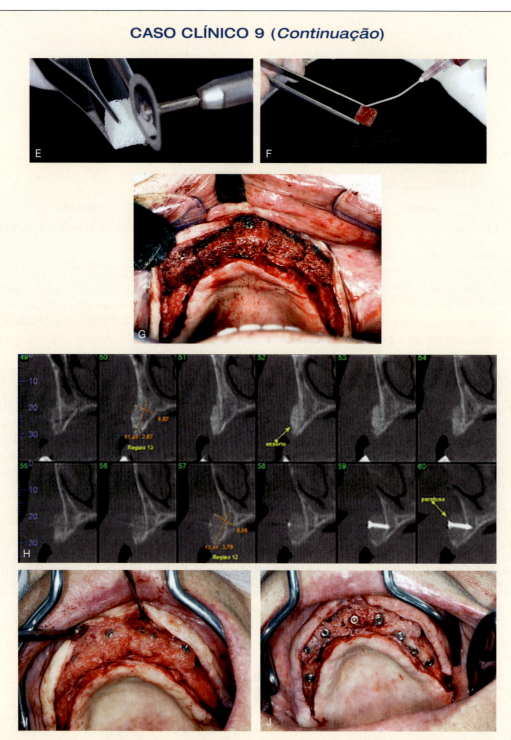

Caso clínico 9 (*continuação*) **E** Biomaterial xenógeno utilizado (Bioteck, Itália). **F** Biomaterial sendo impregnado com o concentrado do aspirado da medula óssea. **G** Imagem imediatamente após a fixação de blocos xenógenos impregnados com o concentrado do aspirado da medula óssea. **H** TC demonstrando ganho ósseo 5 meses após o procedimento de enxertia óssea. **I** Procedimento de reabertura para instalação de implantes. Note a presença de adequado volume ósseo na região de pré-maxila, que se encontrava atrófica. **J** Implantes osseointegráveis em posição.

Diante do exposto, pode-se concluir que deve ser ponderado o uso da terapia celular como alternativa à enxertia óssea autógena, especialmente em casos de maior complexidade. No entanto, faz-se mister compreender que, na atualidade, a utilização da terapia celular em território nacional só é liberada para uso em pesquisas clínicas e com a devida aprovação do comitê de ética.

Referências

1. Chiapasco M, Zaniboni M, Boisco M. Augmentation procedures for the rehabilitation of deficient edentulous ridges with oral implants. Clin Oral Implants Res 2006 Oct; 17(2 Suppl):136-59.
2. Del Fabbro M et al. Systematic review of survival rates for implants placed in the grafted maxillary sinus. Int J Periodontics Restorative Dent, Chicago, 2004; 24(6):565-77.
3. Burchardt H. The biology of bone graft repair. Clin Orthop Relat Res 1983 Apr. (174):28-42.
4. Sindet-Pedersen S, Enemark H. Reconstruction of alveolar clefts with mandibular or iliac crest bone grafts: a comparative study. J Oral Maxillofac Surg 1990; 48(6):554-8.
5. Cordaro L, Bosshardt DD, Palattella P et al. Maxillary sinus grafting with Bio-Oss or Straumann Bone Ceramic: histomorphometric results from a randomized controlled multicenter clinical trial. Clinical Oral Implants Research Aug 2008; 19(8):796-803.
6. Artzi Z, Tal H, Dayan D. Porous bovine bone mineral in healing of human extraction socket. Pt2: histomorphometric evaluations at 9 month. J Periodontol, Chicago, 2001 Feb; 72(2):152-9.
7. Van der Weijden F, Dell'Acqua F, Slot DE. Alveolar bone dimensional changes of post-extraction sockets in humans: a systematic review. J Clin Periodontol 2009 Dec; 36(12):1048-58.
8. Vignoletti F, Matesanz P, Rodrigo D et al. Surgical protocols for ridge preservation after tooth extraction: a systematic review. Clinical Oral Implants Research 2012 Feb; 23(5 Suppl):22-38.
9. Nevins M, Camelo M, De Paoli S et al. A study of the fate of the buccal wall of extraction sockets of teeth with prominent roots. Int J Periodontics Restorative Dent 2006; 26(1):19-29.
10. Araújo M, Linder E, Wennström J, Lindhe J. The influence of Bio-Oss collagen on healing of an extraction socket: an experimental study in the dog. Int J Periodontics Restorative Dent 2008 Apr; 28(2):123-35.
11. Araújo MG, Liljenberg B, Lindhe J. Dynamics of Bio-Oss Collagen incorporation in fresh extraction wounds: an experimental study in the dog. Clinical Oral Implant Research 2010; 21(1):55-64.
12. Araújo MG, Lindhe J. Ridge preservation with the use of Bio-Oss collagen: a 6-month study in the dog. Clinical Oral Implant Research may 2009 May; 20(5):433-40.
13. Assche N et al. Randomized controlled trial to compare two bone substitutes in the treatment of bony dehiscences. Clin Implant Dent Relat Res 2012 Aug; 15(4):558-68.
14. Scarano A, Piattelli A, Murmura G et al. Delayed expansion of the atrophic mandible by ultrasonic surgery: a clinical and histologic case series. Int J Oral Maxillofac Implants 2015; 30(1):144-9.
15. Garcez-Filho JL, Tolentino L, Sukekava F et al. Long-term outcomes from implants installed by using split-crest technique in posterior maxillae: 10 years of follow-up. Clin Oral Implants Res 2015 Mar; 26(3):326-31.
16. Araújo MG, Linder E, Lindhe J. Bio-Oss Collagen in the buccal gap at immediate implants: a 6-month study in the dog. Clin Oral Implants Res 2011 Jan; 22(1):1-8.
17. Assaf JH, Zanatta FB, Brito RB Jr, França FM. Computed tomographic evaluation of alterations of the buccolingual with of the alveolar ridge after immediate implant placement associated with the use of a synthetic bone substitute. Int J Oral Maxillofac Implants 2013 May-Jun; 28(3):757-63.
18. Urist MR. Bone: formation by autoinduction. Science 1965 Nov; 150(3698):893-9.
19. Bessa PC, Casal M, Reis RL. Bone morphogenetic proteins in tissue engineering: the road from the laboratory to the clinic, part I (basic concepts). J Tissue Eng Regen Med 2008; 2(1):1-13.
20. Misch C, Jensen OT, Pikps MA, Malmquist JP. Vertical bone augmentation using recombinant bone morphogenetic protein, mineralized bone allograft, and titanium mesh: a retrospective cone beam computed tomography study. Int J Oral Maxillofac Implants 2015 Jan-Feb; 30(1):202-7.
21. Misch CM. Bone augmentation of the atrophic posterior mandible for dental implants using rhBMP-2 and titanium mesh: clinical technique and early results. Int J Periodontics Restorative Dent 2011 Nov-Dec; 31(6):581-9.
22. Wikesjö UM, Qahash M, Huang YH et al. Bone morphogenetic proteins for periodontal and alveolar indications; biological observations – clinical implications. Orthod Craniofac Res 2009 Aug; 12(3):263-70.
23. Freitas RM, Spin-Neto R, Marcantonio E JR, Dias Pereira LA, Wikesjö UM, Susin C. Alveolar ridge and maxillary sinus augmentation using rhBMP-2: a systematic review. Clin Implant Dent Relat Res 2015; 17(1 Suppl):192-201.
24. Misch CM. The use of recombinant human bone morphogenetic protein-2 for the repair of extraction socket defects: a technical modification and case series report. Int J Oral Maxillofac Implants 2010 Nov-Dec; 25(6):1246-52.
25. Perrott DH, Smith RA, Kaban LB. The use of fresh frozen allogeneic bone for maxillary and mandibular reconstruction. Int J Oral Maxillofac Surg 1992 Oct; 21(5):260-5.
26. Petrungaro PS, Amar S. Localized ridge augmentation with allogenic block grafts prior to implant placement: case reports and histological evaluation. Implant Dent 2005; 14(2):139-48.
27. Carinci F, Brunelli G, Zollino I et al. Mandibles grafted with fresh-frozen one: an evaluation of implant outcome. Implant Dent 2009 Feb; 18(1):86-95.
28. D'Aloja C, D'Aloja E, Santi E, Franchini M. The use of fresh-frozen bone in oral surgery: a clinical study of 14 consecutive cases. Blood Transfus 2011 Jan; 9(1):41-5.
29. Macedo LGS, Mazzucchelli-Cosmo LA, Macedo NL et al. Fresh-frozen human bone allograft in vertical ridge augmentation: clinical and tomographic evaluation of bone formation and resorption. Cell Tissue Bank 2012 Dec; 13(4):577-86.
30. Pelker RR, Friedlaender GE, Marlhan TC et al. Effects of freezing and freeze-drying on the biomechanical properties of rat bone. J Orthop Res 1984; 1(4):405-11.
31. Laitinen M, Kivikari R, Hirn M. Lipid oxidation may reduce the quality of a fresh-frozen bone allograft. Is the approved storage temperature too high? Acta Orthop 2006; 77(3):418-21.
32. Reikerås O, Sigurdsen UW, Shegarfi H. Impact of freezing on immunology and incorporation of bone allograft. J Orthop Res 2010; 28(9):1215-9.
33. Reikerås O. Impact of freezing on bone graft incorporation biomechanicals evaluation in rat. Clinical Biomechanics 2010; 25(2):177-80.
34. AATB. General standards for tissue banking, technical manual for muscle-skeletal tissue banking. 1992.
35. European Association of Musculoskeletal Transplantation. Common standards for musculoskeletal tissue banking. Vienna, European Association of Tissue Banks and European Association of Musculoskeletal Transplantation, 1997.
36. Reikerås O, Shegarfi H, Naper C et al. Impact of MHC mismatch on bone incorporation: an experimental study in rats. J Orthop Res 2008 Jul; 26(7):925-31.
37. Kappe T, Cakin B, Mattes T et al. Infection after bone allograft surgery: a prospective study by a hospital bone bank using frozen femoral heads from living donors. Cell Tissue Bank 2010 Aug; 11(3):253-9.

38. Hawthorne AC, Xavier SP, Okamoto R, Salvador SL, Antunes AA, Salata LA. Immunohistochemical, tomographic, and histological study on onlay bone graft remodeling. Part III: allografts. Clin Oral Implant Res 2013 Oct; 24(10):1164-72.
39. Spin-Neto R, Stavropolous A, Coletti FL et al. Graft incorporation and implant osseointegration following the use of autologous and fresh-frozen allogeneic block bone grafts for lateral ridge augmentation. Clin Oral Implant Res 2014 Feb; 25(2):226-33.
40. Cornell CN, Einhorn TA, Lane JM. Current understanding of osteoconduction in bone regeneration. Clin Orthop 1998 Oct; (355 Suppl):267-73.
41. Smiler D, Soltan M. The Bone Grafting Decision Tree: a systematic methodology for achieving new bone. Implant Dentistry 2006; 15(2):122-8.
42. Peleg M, Sawatari Y, Marx RN et al. Use of corticocancellous allogeneic bone blocks for augmentation of alveolar bone defects. Int J Oral Maxillofac Implants 2010 Jan-Feb; 25(1):153-62.
43. Chiapasco M, Colletti G, Coggiola A et al. Clinical outcome of the use of fresh frozen allogeneic bone grafts for the reconstruction os severely resorbed alveolar ridges: preliminary results of a prospective study. Int J Oral Maxillofac Implants 2015 Mar-Apr; 30(2):450-60.
44. Chiapasco M, Di Martino G, Anello T et al. Fresh Frozen versus Autogenous Iliac Bone for the Rehabilitation of the Extremely Atrophic Maxilla with Onlay Grafts and Endosseous Implants: Preliminary Results of a Prospective Comparative Study. Clin Implant Dent Relat Res 2015 Jan; 17(1 Suppl):251-66.
45. Delloye C, Simion P, Nyssen-Behets C et al. Perforations of cortical bone allografts improve their incorporation. Clin Orthop Relat Res 2002 Mar; (396):240-7.
46. Stevenson S. Enhancement of fracture healing with autogenous and allogeneic bone grafts. Clin Orthop Relat Res 1998 Oct; (355 Suppl):239-46.
47. Lee SH, Lim P, Yoon HJ. The influence of cortical perforation on guided bone regeneration using synthetic bone substitutes: a study of rabbit cranial defects. Int J Oral Maxillofac Implants 2014 Mar-Apr; 29(2):464-71.
48. Cosmo LAM, Macedo LGS, Pelegrine AA, Macedo NL. Enxerto ósseo em levantamento de seio maxilar com osso humano fresco congelado. Implant News 2007; 4(3):249-53.
49. Gapski R, Misch C, Stapleton D et al. Histological, histomorphometric, and radiographic evaluation of a sinus augmentation with a new bone allograft: a clinical case report. Implant Dent 2008; 17(4):430-8.
50. Marx RE, Miller RI, Ehler WJ et al. A comparison of particulate allogeneic and particulate autogenous bone grafts into maxillary alveolar clefts in dogs. J Oral Maxillofac Surg 1984; 42(1):3-9.
51. Laitinen M, Kivikari R, Hirn M. Lipid oxidation may reduce the quality of a fresh-frozen bone allograft. Is the approved storage temperature too high? Acta Orthop 2006; 77(3):418-21.
52. Munting E, Wilmart JF, Wijne A et al. Effect of sterilization on osteoconduction: comparison of five methods in demineralized rat bone. Acta Orthop Scand 1988; 59(1):34-8.
53. Spin-Neto R, Stavropolous A, Dias Pereira LA et al. Fate of autologous and fresh frozen allogeneic block bone grafts used for ridge augmentation. A CBCT-based analysis. Clin Oral Implant Res 2013 Feb; 24(2):167-73.
54. Macedo LGS, Mazzucchelli-Cosmo LA, Macedo NL et al. Fresh-frozen human bone allograft in vertical ridge augmentation: clinical and tomographic evaluation of bone formation and resorption. Cell Tissue Bank 2012; 13:577-86.
55. Kotobuki N, Hirose M, Takakura Y, Ohgushi H. Cultured autologous human cells for hard tissue regeneration: preparation and characterization of mesenchymal stem cells from Bone Marrow. Artif Organs 2004 Jan; 28(1):33-9.
56. Hernigou P, Homma Y. Tissue bioengineering in orthopedics. Clin Case Miner Bone Metb 2012 Jan-Apr; 9(1):21-3.
57. Lemoli RM, Bertolini F, Cancedda R et al. Stem cell plasticity: time for a reappraisal? Hematologica 2005 Mar; 90(3):360-8.
58. Smiler D, Soltan M, Albitar M. Toward the identification of mesenchymal stem cells in bone marrow and peripheral blood for bone regeneration. Implant Dent 2008 Sep; 17(3):236-47.
59. Martin I, Muraglia A, Campanile G et al. Fibroblast growth factor-2 supports ex vivo expansion and maintenance of osteogenic precursors from human bone marrow. Endocrinology 1997; 138(10):4456-62.
60. Quarto R, Mastrogiacomo M, Cancedda R et al. Repair of large bone defects with the use of autologous bone marrow stromal cells. N Engl J Med. 2001 Feb; 344(5):385-6.
61. Connolly JF. Clinical use of marrow osteoprogenitor cells to simulate osteogenesis. Clin Orthop Relat Res 1998; (355 Suppl): 257-66.
62. Rickert D, Sauerbier S, Nagursky H et al. Maxillary sinus floor elevation with bovine bone mineral combined with either autogenous bone or autogenous stem cells: a prospective randomized clinical trial. Clin Oral Impl Res 2011; 22(3):251-8.
63. Pelegrine AA, Aloise AC, Zimmermann A et al. Repair of critical-size bone defects using bone marrow stromal cells: a histomorphometric study in rabbit calvaria. Part I: use of fresh bone marrow or bone marrow mononuclear fraction. Clin Oral Implants Res 2014; 25(5):567-72.
64. Aloise AC, Pelegrine AA, Zimmermann A et al. Repair of critical-size bone defects using bone marrow stem cells or autogenous bone with or without collagen membrane: a histomorphometric study in rabbit calvaria. Int J Oral Maxillofac Implants 2015; 30(1):208-15.
65. Hernigou P, Desroches A, Queinnec S et al. Morbidity of graft harvesting versus bone marrow aspiration in cell regenerative-therapy. Int Orthop 2014; 38(9):1855-60.
66. Yamada Y, Nakamura S, Ito K et al. Injectable tissue-engineered bone using autogenus bone marrow-derived stromal cells for maxillary sinus augmentation: clinical application report from a 2-6 years follow-up. Tissue Eng Part A 2008 Oct; 14(10):1699-707.
67. Sakai S, Mishima H, Ishii T et al. Concentration of bone marrow aspirate for osteo-genic repair using simple centrifugal methods. Acta Orthop 2008; 79(3):445-8.
68. Sauerbier S, Stricker A, Kuschinierz J et al. In vivo comparison of hard tissue regeneration with human mesenchymal stem cells processed with either the FICCOL method or the BMAC method. Tissue Eng Part C Methods 2009 Apr; 16(2)215-9.
69. Hermann P, Huber SL, Herrler T et al. Concentration of bone marrow total nucleated cells by a point-of-care device provides a high yield an high yield and preserves their functional activity. Cell Transplant 2008; 16(10):1059-69.
70. Jager M, Herten M, Fochtmann U et al. Bridging the gap: bone marrow aspiration concetrate reduces autologous bone grafting in osseos defects. J Orthop Res 2011; 29(2):173-80.

Transplante Ósseo Homógeno na Reconstrução de Rebordos Alveolares Atróficos

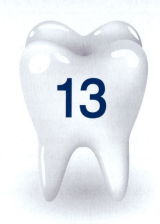

13

André Webber Rosa
André Luciano Pasinato da Costa
Diego Isola Caminha
Marlon Santos

INTRODUÇÃO

Atualmente, a implantodontia passa por um período pleno de estabilidade terciária e observação da manutenção dos tratamentos reabilitadores a longo prazo. No entanto, ainda necessita de técnicas previsíveis de reconstrução de rebordos alveolares atróficos.[1]

Várias técnicas foram desenvolvidas para a reconstrução de áreas de atrofia óssea para posterior instalação dos implantes.[1] Entretanto, a tentativa de regeneração de tecido ósseo com fins implantodônticos ainda é considerada um desafio. De modo geral, todas as técnicas apresentam algum aspecto negativo, como, por exemplo, no caso de enxerto de osso autógeno, a morbidade encontrada no pós-operatório, ou no caso de biomateriais sintéticos, onde se encontra apenas a osteocondução.[1,2]

Apesar disso, os enxertos com osso autógeno ainda são considerados o padrão-ouro para regeneração óssea guiada. Esses tipos de enxertos ósseos provenientes do próprio indivíduo carregam células osteocompetentes e fatores de crescimento com capacidade de formar osso novo e ativar o crescimento de uma camada óssea mais espessa. Esses processos biológicos são denominados osteogênese e osteocondução. Trata-se de um material completo para enxertia, pois apresenta como características a biocompatibilidade, servem como arcabouço (osteocondução) e promovem osteogênese através das proteínas osteoindutoras contidas no próprio enxerto. Essas condições tornam possível o processo de revascularização e neoformação óssea nas regiões enxertadas que apresentem escassez de células mesenquimais indiferenciadas. Além dessas características, esses enxertos contam também com células mesenquimais osteoprogenitoras, o que os torna o padrão-ouro.[2,3,4]

A desvantagem desse tipo de enxerto é a necessidade de uma área doadora que, por sua vez, sofre um trauma maior do que o leito receptor, aumentando a morbidade pós-operatória.[5] A captura dos blocos é um procedimento invasivo que apresenta riscos variados de lesões, dependendo da área doadora escolhida. Quando o sítio é extraoral, o procedimento deve ser realizado em bloco cirúrgico, e quando intraoral, como a partir da sínfise ou área retromolar, pode ocasionar lesões do nervo alveolar inferior, de tecido mole e deiscência da sutura, podendo ocasionar infecções da área doadora.[6-8]

A busca por substitutos que apresentem as mesmas propriedades do osso autógeno com o objetivo de reduzir a morbidade dos procedimentos cirúrgicos deu margem ao desenvolvimento de materiais sintéticos à base de hidroxiapatita. Outra alternativa é representada pelos enxertos exógenos, desenvolvidos a partir de osso bovino liofilizado, os quais, no entanto, ainda têm aplicação limitada por não serem osteoindutores.[9]

Com o desenvolvimento tecnológico, os bancos de ossos passaram a ser mais confiáveis, tornando possível a realização de transplantes ósseos com maior segurança[9] e a reconstrução de rebordos alveolares atróficos mediante a utilização de transplante ósseo homógeno, que apresenta a vantagem, em relação ao osso autógeno, de redução do trauma operatório e uma oferta quase ilimitada de material reconstrutivo.[7]

Historicamente, o transplante homógeno para enxertos em bloco é utilizado desde os anos 1960 para correção de deformidades maxilofaciais, apresentando resultados bastante semelhantes aos da enxertia autógena, mas com vascularização e incorporação mais lentas e maior reabsorção.[10,11]

O osso homógeno (ou alógeno) é um tecido ósseo transplantado a partir da mesma espécie receptora, mas de genótipo diferente. O uso desse biomaterial está indicado na ausência de osso autógeno para captação ou em casos de o paciente apresentar resistência diante da necessidade de manipulação de uma segunda área cirúrgica para retirada do enxerto, atividade que está frequentemente associada a problemas na fase pós-operatória, como edema, dor e, em alguns casos, infecção.[12]

O tecido ósseo homógeno oferece como vantagens a união anatômica em defeitos alveolares, mostrando união biológica junto ao tecido ósseo receptor por meio da formação de calo ósseo, revascularização e neoformação óssea, assim como a aderência de tecidos moles no tecido transplantado.[13]

Os riscos desse tipo de enxerto estão associados à transmissão de doenças e ao potencial de antigenicidade, complicações que podem ser controladas por meio dos métodos de congelamento, protocolo de coleta em doadores saudáveis e armazenamento. O risco infeccioso pode ser diminuído por meio de testes sorológicos dos doadores, descarte de material que produza cultura bacteriológica positiva, manipulação do enxerto sob condições assépticas e esterilização por radiação ou por óxido de etileno.[14,15]

A resposta imune pode ser um fator complicador, levando, em alguns casos, à rejeição dos enxertos. Contudo, estudos realizados após ressecção dos tumores ósseos articulares em pacientes que receberam enxertos homógenos congelados frescos demonstram que ocorre a incorporação do enxerto, e os resultados da biópsia histológica sobre a neoformação óssea demonstram que, apesar do potencial antigênico dos enxertos, estes não apresentam nenhuma resposta em acompanhamento de longo prazo. A análise histológica não revelou sinais de reação imunológica nem registrou qualquer episódio de rejeição dos enxertos.[16]

A capacidade de transmissão dos vírus da imunodeficiência humana (HIV), da hepatite B (HBV) e da hepatite C (HCV), das bactérias e dos príons continua preocupando. Muitos bancos de tecidos desenvolveram protocolos rígidos de esterilização para garantir uma segurança ainda maior dos blocos com a finalidade de transplantes ósseos.[15] Em um estudo em que 2.000 enxertos ósseos coletados e processados a partir de 888 doadores foram transplantados em mais de 1.500 pacientes na Austrália e na Nova Zelândia, foi desenvolvido protocolo rigoroso para eliminar a transmissão do HIV por enxertos congelados frescos, não sendo relatado nenhum caso de transmissão do vírus,[17] embora raramente possa ocorrer a transmissão do HIV-1 por doadores de órgãos. As melhorias nos métodos utilizados para rastrear os doadores para o HIV-1, os avanços nas técnicas de inativação do vírus, o relato imediato de infecção pelo HIV em receptores e a rastreabilidade de enxertos distribuídos ajudam a reduzir ainda mais esse risco, tornando-o mesmo extremamente baixo.[18]

Quanto à incidência de infecção relacionada com enxertos homógenos com culturas bacterianas positivas antes do transplante para o receptor, culturas de esfregaço de homoenxertos realizadas antes dos transplantes revelaram 1% de resultados positivos, mas nenhum desses receptores apresentou sinais clínicos de infecção após o tratamento. A cultura positiva para homoenxertos não está relacionada com a infecção subsequente do sítio cirúrgico.[19]

Em virtude dessa possibilidade de transmissão de doenças por meio do transplante ósseo, a procedência, a rastreabilidade e o tratamento desse tecido são importantes para o sucesso da técnica. No Brasil são adotadas regras rígidas para a regulamentação dos bancos de tecidos musculoesqueléticos. Os cirurgiões-dentistas especialistas em implantodontia, periodontia e cirurgia e traumatologia bucomaxilofaciais, além de cadastrados no Sistema Nacional de Transplantes (SNT), estão habilitados a utilizar esse tecido.[20]

Toda a manipulação de órgãos e tecidos, desde a captação até a distribuição final, deve estar de acordo com as determinações do SNT e com as normas estabelecidas pelo Ministério da Saúde. Existem protocolos, leis e decretos que regulamentam todos os procedimentos que devem ser realizados para que o processo de transplante de órgãos no Brasil se torne seguro, confiável e bem aceito pela população.[21]

O processo de avaliação de um doador é extremamente rigoroso para evitar o risco de possíveis contaminações e transmissão de doenças aos receptores dos tecidos e para determinar quaisquer infecções ou doenças que acometam as pessoas.[20,21]

O protocolo de exclusão de doadores contém uma lista extensa de restrições, que vão desde a ingestão de substâncias tóxicas ou drogas ilícitas até comportamentos ou situações que incluam, no período de 12 meses, fatores como doenças sexualmente transmissíveis, neoplasias, doenças virais, como AIDS e hepatite, diversos tipos de infecções, entre outros problemas que contraindicam a doação de tecidos por essas pessoas.[21]

ARQUITETURA ÓSSEA

A arquitetura óssea é de suma importância no comportamento do tecido transplantado, pois influenciará a vascularização e o metabolismo celular. A diferença entre o osso cortical e o esponjoso é mais importante do que qualquer outro fator no prognóstico dos enxertos.[22] Em enxertos em bloco homógenos, a arquitetura óssea tem uma influência significativa em sua incorporação dimensional e remodelação (Figuras 13.1 e 13.2).

Blocos corticais homógenos parecem mostrar menos quantidade de osso vital, enquanto blocos homógenos corticoesponjosos parecem sofrer maior reabsorção ao longo do tempo.[23]

Quanto mais medular for o tecido, maiores serão a vascularização e a reabsorção, e quanto mais cortical, menores a vascularização e a reabsorção. Essa afirmação não é uma regra, pois existem vários indícios de que pode ocorrer o contrário, o que nos leva a entender que outros fatores estão envolvidos no processo de reabsorção e vascularização, como a sensibilização imunológica do receptor. Por isso, é necessário dosar essas diferentes arquiteturas ósseas, utilizando um padrão corticomedular que proporcionará o benefício da vascularização e maior celularização na parte medular do tecido transplantado em contato com o leito

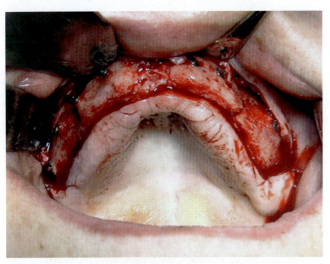

Figura 13.1 Transplante homógeno em maxila reabsorvida com bloco de osso homógeno cortical após 8 meses.

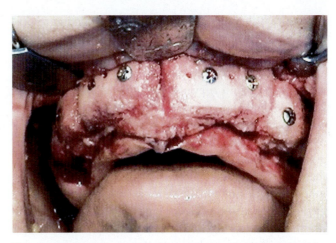

Figura 13.3 Transplantes homógenos em maxila atrófica com bloco de osso homógeno fresco congelado corticomedular e recém-enxertado. Note a penetração de sangue através das medulares do arcabouço.

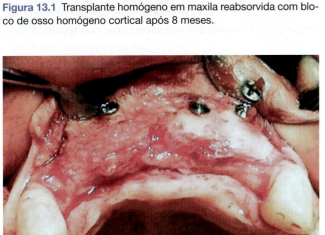

Figura 13.2 Transplante homógeno em maxila atrófica com bloco de osso homógeno fresco congelado corticomedular após 6 meses.

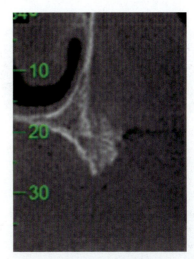

Figura 13.4 TC 6 meses após a instalação de bloco homógeno fresco congelado. Note a arquitetura corticomedular incorporada ao leito receptor.

receptor. O *turnover* ósseo nesse tipo de arquitetura corticomedular evolui para uma medular mais vascularizada e incorporada e uma cortical com menor reabsorção.

Em blocos corticoesponjosos homógenos, a parte medular deve entrar em contato com o leito receptor previamente ativado e a parte cortical do tecido transplantado deve entrar em contato com o periósteo. Essa manobra cirúrgica pode ter como benefício a menor reabsorção, mantendo o arcabouço e assegurando a estabilidade da parte medular.

A reabertura desses enxertos também irá variar de acordo com a arquitetura óssea e os blocos corticomedulares e tem como prazo o período de 6 meses. Para os blocos corticais é indicada a reabertura para instalação dos implantes aos 8 meses. O critério para essa decisão é clínico, observado a partir do exame do paciente e dos exames tomográficos, conforme a incorporação e a reabsorção dos enxertos (Figuras 13.3 e 13.4).

EXAMES DE IMAGEM E BIOMODELOS PROTOTIPADOS

A tomografia computadorizada (TC) é muito importante na análise prévia da indicação do procedimento de enxertia, estando envolvida em todas as etapas do tratamento, como na análise e planejamento pré-operatório para instalação de implantes, controle pós-operatório e avaliação da estabilidade terciária.

Atualmente, a utilização de exames radiográficos bidimensionais, apesar de possibilitar a observação das áreas que receberão enxertos, tem se tornado obsoleta.

A representação gráfica bidimensional apresenta limitações no que diz respeito à sobreposição de estruturas, ampliação, magnificação, distorção e erros de posicionamento.[24] A utilização de TC ofereceu uma visão tridimensional das áreas que serão operadas e de suas estruturas anatômicas, além de aumentar a qualidade de incorporação dos enxertos, da arquitetura óssea, das reabsorções e da quantidade de osso remanescente.

A informação obtida pelas TC pós-operatórias é tão importante quanto o exame tomográfico antes da instalação dos implantes, sendo observadas a qualidade da incorporação e a quantidade do enxerto remanescente. Por meio dos arquivos DICOM, obtidos com a aquisição tomográfica, é possível reconstruir tridimensionalmente a área, materializando essas imagens pelos protótipos de biomodelos impressos em 3D. Durante o procedimento cirúrgico de instalação dos blocos enxertados, a adaptação do bloco de osso homógeno deve ser a mais precisa e manter estreito contato com o leito receptor.

A utilização de biomodelos prototipados pode aumentar a precisão e a adaptação do bloco homógeno, além de reduzir o tempo operatório (Figuras 13.5A e B e 13.6).

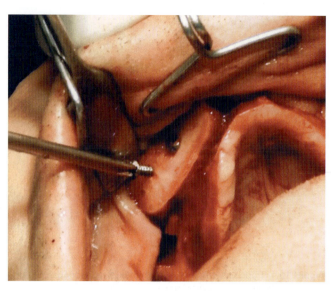

Figura 13.6 Bloco de osso homógeno instalado em rebordo atrófico.

TÉCNICA CIRÚRGICA

É muito importante manter a cadeia asséptica e seguir rigorosos protocolos de biossegurança. O manuseio e o cuidado com o tecido a ser transplantado têm grande importância, evitando contaminações no bloco de osso homógeno e no leito operatório. Esse tecido ainda não apresenta osteogênese nem vascularização, ficando muito suscetível a infecções.

Contaminações transoperatórias e infecções pós-operatórias geralmente apresentam consequências desastrosas, como exposição do enxerto, podendo levar a grandes reabsorções e até à inviabilidade ou à perda do bloco. São desejáveis incisões precisas e realizadas em mucosa queratinizada, mais próximas da lingual e da palatina, pois agregam mais resistência à sutura, além de proporcionar cicatrização mais favorável à futura reabilitação com retalhos para otimização peri-implantar (Figura 13.7).

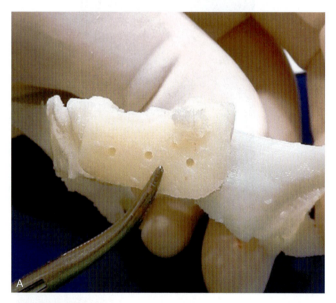

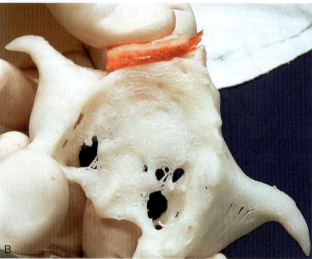

Figura 13.5A e **B** Bloco de tecido ósseo homógeno fresco congelado adaptado ao biomodelo prototipado.

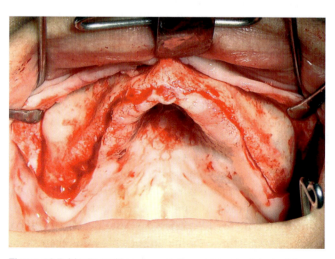

Figura 13.7 Maxila atrófica com retalho mucoperiostal rebatido com incisão palatinizada e incisões relaxantes bilaterais.

Para o descolamento do retalho mucoperiostal é muito importante realizar infiltração subperiostal com solução anestésica contendo vasoconstritor antes do descolamento do retalho do leito receptor, o que auxilia a desinserção do periósteo junto ao leito receptor e promove a hemostasia necessária para facilitar a técnica cirúrgica.

Ao descolamento, deve-se ter cuidado para evitar dilacerações do retalho mucoperiostal, o tipo de intercorrência que pode levar ao fracasso do procedimento. São comuns necroses em áreas laceradas do retalho, levando a exposições tardias do enxerto homógeno.

A adaptação e a ausência de *gap* entre os blocos transplantados ao leito receptor são essenciais para a vascularização desse tecido e sua incorporação. A técnica para enxertos corticais homógenos e corticomedulares pode apresentar algumas diferenças. A adaptação no leito receptor desses tecidos é diferente, bem como sua incorporação.

Uma manobra cirúrgica como a decorticação do leito receptor previamente à colocação dos blocos com a finalidade de retirar o tecido cortical pobre em vasos sanguíneos, expondo parcialmente a parte medular, possibilita que o endósteo medular tenha maior área de contato com o osso enxertado, promovendo maiores nutrição e vascularização ao tecido também enxertado (Figura 13.8).

Quando o enxerto a ser realizado é corticomedular, é importante realizar a compressão e a compactação da parte medular do enxerto com o intuito de melhorar a densidade óssea, manobra que melhora a estabilidade desse enxerto, pois diminui os espaços entre as medulares (Figura 13.9).

O fechamento da ferida consiste em importante passo para o sucesso da técnica. A exposição do tecido enxertado pode representar o fracasso do caso, sendo desejável uma sutura bem realizada.

Não pode haver tensão na ferida suturada, o que pode levar à deiscência de sutura se esse cuidado não for observado. Devem ser tomadas as medidas necessárias para que a tensão da ferida não se torne um problema. Para isso podemos estender relaxantes, realizar pequenas incisões no periósteo ou divulsionar planos musculares adjacentes. Para a prevenção de deiscência, suturas de reforço podem ser utilizadas por meio de pontos tipo Donati (U), completando com sutura contínua festonada, o que tambem pode conferir à ferida boa estabilidade e fechamento (Figuras 13.10A e B).

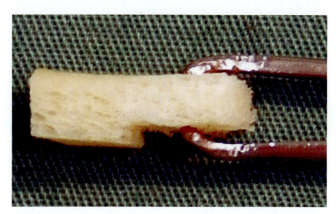

Figura 13.9 Bloco homógeno fresco congelado de modo corticomedular ilustrando a melhora da densidade para posterior enxertia.

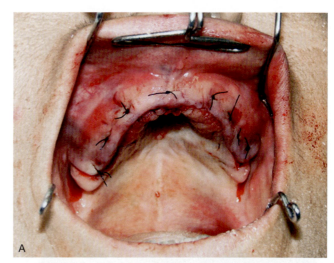

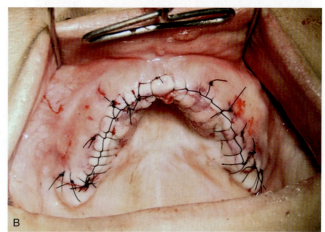

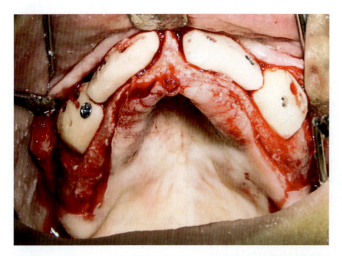

Figura 13.8 Enxerto homógeno fresco congelado em bloco cortical e enxertado em maxila atrófica. Note a adaptação dos blocos.

Figura 13.10A Ponto tipo Donati (U). **B** Sutura contínua festonada.

CUIDADOS PÓS-OPERATÓRIOS E MANEJO DAS COMPLICAÇÕES

Os cuidados pós-operatórios em enxertos homógenos consistem em um passo tão importante quanto o próprio procedimento, pois a não observância desses fatores pode ocasionar inúmeros problemas e complicações. A reabsorção da enxertia é uma possibilidade a ser considerada, pois existem inúmeros fatores envolvidos no fracasso de qualquer modalidade de enxertia, como exposição do enxerto por compressão da prótese, apertamento e bruxismo, infecção e reabsorção sem causa aparente.

As próteses sobre áreas enxertadas devem estar aliviadas, pois podem aumentar o risco de exposição do enxerto por meio da compressão na área operada. Também é importante que o paciente submetido a grandes áreas enxertadas permaneça 30 dias sem utilizar a prótese, até que a ferida esteja cicatrizada e adquira resistência.

A reabsorção de parte desse enxerto pode ocorrer em diversas proporções, dependendo do metabolismo ósseo do paciente e da compactação da medular do osso enxertado. Portanto, é altamente recomendável a utilização de espessura maior do que o ideal na reabilitação.

Em caso de exposição da área enxertada, é necessário o recobrimento desse tecido o mais rápido possível. Uma vez que ocorra a contaminação do enxerto nos períodos em que ainda não houve a proliferação da vascularização, principalmente se o enxerto for medular ou corticomedular, é provável que se dê a perda desse enxerto (Figura 13.11).

Se a exposição ocorrer tardiamente ou acontecer nova exposição após tentativa frustrada de recobrimento, deve ser providenciada a remoção do enxerto, o qual já está contaminado. Para evitar a contaminação, além de bochechos com clorexidina a 0,12%, a aplicação tópica de clorexidina a 0,2% em gel pode impedir a perda total do enxerto.

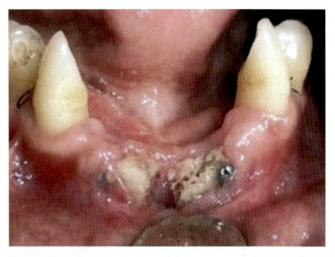

Figura 13.11 Enxerto corticomedular com exposição em razão da deiscência de sutura.

CASO CLÍNICO 1

Técnica cirúrgica e análises tomográfica, histológica e histomorfométrica (Figuras A a R)

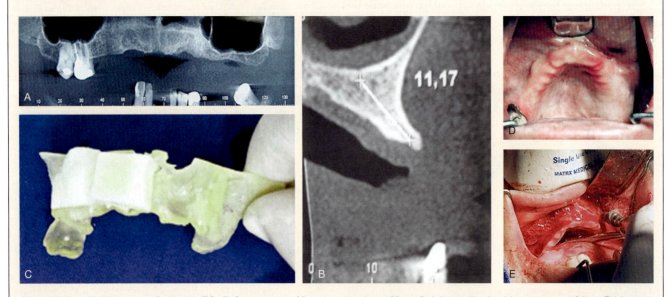

Caso clínico 1A Vista panorâmica da TC. **B** Corte tomográfico de rebordo atrófico. **C** Adaptação dos blocos ao protótipo. **D** Vista da maxila atrófica antes da incisão e descolamento do retalho. **E** Decorticação da maxila (*continua*).

Capítulo 13. Transplante Ósseo Homógeno na Reconstrução de Rebordos Alveolares Atróficos **217**

CASO CLÍNICO 1 (*Continuação*)

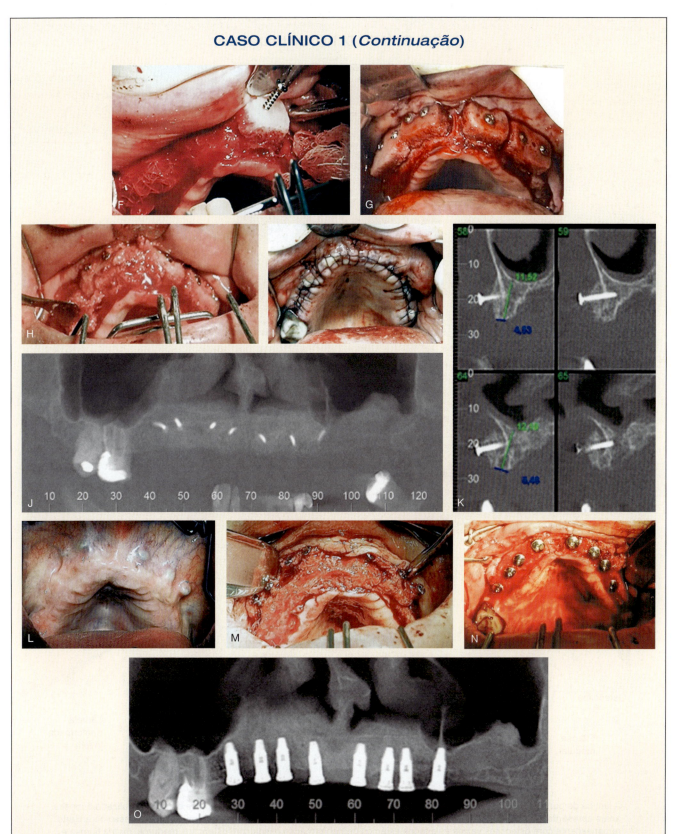

Caso clínico 1 (*continuação*) **F** Fixação dos blocos homógenos corticomedulares. **G** Blocos ósseos fixados. **H** Preenchimento dos *gaps* com osso homógeno fresco congelado. **I** Reposicionamento do retalho e fechamento da ferida. **J** Vista panorâmica da TC com 6 meses após instalação dos blocos homógenos. **K** Cortes da TC, mostrando o ganho de espessura óssea com os enxertos e a união dos tecidos. **L** Vista clínica após 6 meses e antes da cirurgia de colocação dos implantes dentários. **M** Vista após retalho descolado, observando-se a qualidade do tecido e a incorporação do osso homógeno enxertado e reabsorção parcial do enxerto com viabilidade para instalação dos implantes. **N** Implantes instalados. **O** Vista panorâmica da TC dos implantes osseointegrados 8 meses após a instalação (*continua*).

CASO CLÍNICO 1 (*Continuação*)

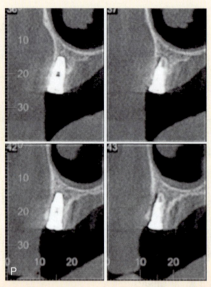

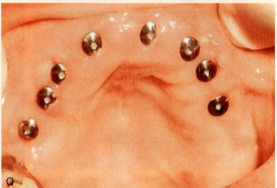

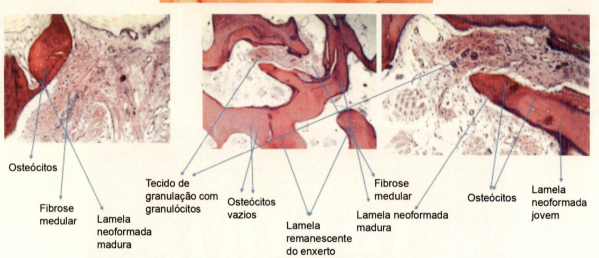

A lâmina de punção de enxerto de osso homógeno fresco congelado, corticomedular de epífise de patela realizado 6 meses antes apresentando duas regiões e dois diferentes aumentos. Coloração hematoxilina e eosina. Apresenta osso do enxerto remanescente com osteócitos vazios e variados estágios de neoformação óssea com osteócitos maduros, matriz fibrosa e osteoblastos se organizando para neoformação óssea com a presença de tecido de granulação e granulócitos característicos desse tecido.

Caso clínico 1 (*continuação*) **P** Corte tomográfico dos implantes osseointegrados 8 meses após a instalação. **Q** Cicatrizadores instalados. **R** Análise histológica e histomorfométrica de biópsia óssea para retirada do enxerto 6 meses após a instalação.

CASO CLÍNICO 2
Avaliação tomográfica e análise histológica e histomorfométrica (Figuras A a O)

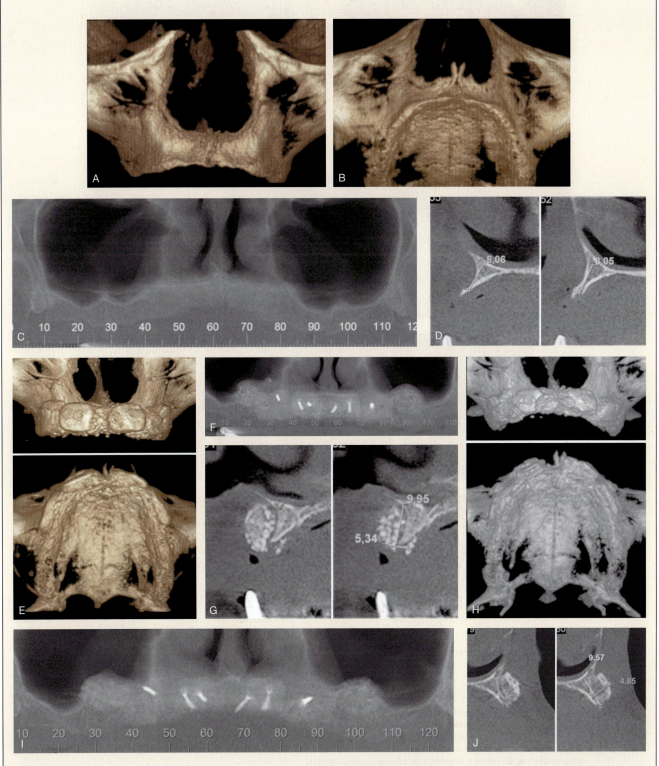

Caso clínico 2A e **B** Vista panorâmica da TC da maxila atrófica. **C** Reconstrução 3D da TC da maxila atrófica. **D** Cortes tomográficos da maxila atrófica. **E** Reconstrução 3D da TC 15 dias após a colocação do enxerto. **F** Vista panorâmica da TC 15 dias após a colocação do enxerto. **G** Cortes tomográficos 15 dias após a colocação do enxerto. **H** Reconstrução 3D da TC 15 dias após a colocação do enxerto. **I** Vista panorâmica da TC 6 meses após a colocação do enxerto. **J** Cortes tomográficos 6 meses após a colocação do enxerto (*continua*).

CASO CLÍNICO 2 (*Continuação*)

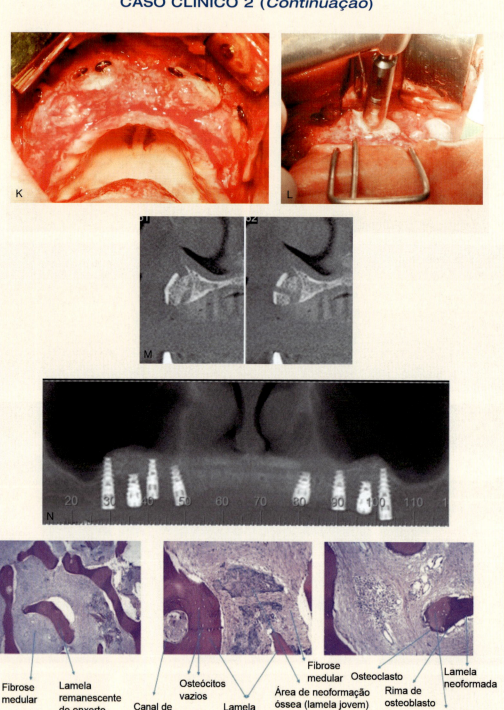

A lâmina de punção de enxerto de osso homógeno fresco congelado, corticomedular de epífise proveniente de patela realizado 6 meses antes em três diferentes aumentos. Coloração hematoxilina e eosina. Apresenta osso do enxerto remanescente com canal de Havers e osteócitos vazios, além dos osteoclastos promovendo a reabsorção e osteoblastos realizando a neoformação óssea. Existem também matriz fibrosa e osteoblastos se organizando para neoformação óssea e presença de células multinucleadas.

Caso clínico 2 (*continuação*) **K** Maxila reconstruída com osso homógeno fresco congelado após 6 meses. **L** Retirada da biópsia óssea com broca trefina de 4,3mm. **M** Vista panorâmica dos implantes instalados e osseointegrados. **N** Cortes tomográficos dos implantes instalados e osseointegrados. **O** Análise histológica e histomorfométrica.

Os enxertos homógenos se caracterizam por apresentar osteocondução, por fornecerem estrutura para migração das células, e osteoindução, por conterem uma família de proteínas designadas como proteínas morfogenéticas do osso (BMP), as quais são preservadas mesmo após congelamento.[25-27] Essas proteínas são responsáveis pela quimiotaxia de células mesenquimais indiferenciadas e pela indução de sua diferenciação em células osteoprogenitoras.[28]

Quanto à reabsorção, em ensaio clínico com 22 pacientes utilizando enxertos ósseos homógenos corticoesponjosos frescos e congelados para reconstrução da maxila atrófica, observou-se que a reabsorção óssea vestibular entre a enxertia homógena e a instalação dos implantes foi de aproximadamente 7,1% de perda total de espessura durante o período de incorporação. Dos implantes dentários, 130 foram colocados com boa estabilidade primária. Quatro apresentaram falha precoce antes da entrega da prótese (96,7% de sobrevivência do implante). A exposição precoce de blocos ocorreu em quatro situações, e uma delas foi completamente reabsorvida. Todos os pacientes foram reabilitados com sucesso.[29]

Diversos achados importantes foram encontrados por estudos com análise histológica, sendo observado que os tecidos homógenos estavam livres de células inflamatórias. Os espaços medulares foram quase sempre preenchidos por tecido conjuntivo bem vascularizado e sem sinais de inflamação. As secções examinadas revelaram a presença de osso lamelar vital e algumas áreas do tecido ósseo ao redor de osso não vital tecidual representadas por lacunas de osteócitos vazio.[5,7,29,30]

O processo de formação óssea foi bem identificado pela presença de grande quantidade de osso maduro, confirmada por sistemas de canais de Havers e de Volkmann bem desenvolvidos com a presença de células contendo osteócitos e osteoblastos.[5] As amostras do osso homógeno mostraram um osso vascularizado com células-tronco osteoprogenitoras e grau médio/alto de remodelação óssea, com pequenas áreas de osso necrosado sendo observadas esporadicamente. As secções obtidas a partir de osso autógeno revelaram estágio avançado de remodelação óssea[30] e foram encontrados padrões de formação óssea semelhantes entre os ossos autógeno e homógeno.[5,7,29,30]

As análises histomorfométricas revelaram estreito contato do tecido transplantado com o osso enxertado.[28] O volume ósseo vital total foi de 83%, com a incorporação de 58% e 25% sem ser incorporado. Esses resultados são encorajadores se comparados com os dos enxertos ósseos autógenos.[5,7,28,29,30]

A análise histológica e histomorfométrica comparativa entre osso autógeno e osso homógeno fresco congelado não mostrou diferença significativa entre os ossos homógeno e autógeno.[30]

CONSIDERAÇÕES FINAIS

Apesar de existirem muitas opções de biomateriais e técnicas de reconstrução óssea alveolar, todas com relativo sucesso, muitas ainda não apresentam evidências de alto nível (ensaios clínicos randomizados e revisões sistemáticas da literatura com metanálise) que embasem as intervenções clínicas em seres humanos com previsibilidade e sucesso a longo prazo.

Os estudos disponíveis sobre o transplante de osso homógeno afirmam que este apresenta uma matriz osteocondutora satisfatória em associação à possibilidade de osteoindução por meio de proteínas osteoindutoras morfogenéticas.

Desse modo, esses enxertos se apresentam como uma alternativa biologicamente aceitável para o aumento dos rebordos alveolares atrésicos. No entanto, são necessários mais estudos com acompanhamento de longo prazo para confirmação desses tecidos como uma alternativa confiável para a realização de intervenções clínicas em humanos.

Referências

1. Benetton AA, Borges LFA, Marques C. Reconstrução de maxila atrófica com osso homólogo fresco e congelado e reabilitação protética com implantes com carga imediata. Revista Implant News 2007; 4(5):529-34.
2. Pelegrine AA, Aloise AC. Células-tronco em implantodontia. 1. ed., Editora Napoleão 2013.
3. Lyford RH, Mills MP, Knapp CI et al. Clinical evaluation of freeze-dried blockallografts for alveolar ridge augmentation: a case series. Int J Periodontics RestorativeDent 2003 Oct; 23(5):417-25.
4. Shasha N, Krywulak S, Backstein D et al. Long-term follow-up of fresh tibial osteochondral allografts for failed tibial plateau fractures. J Bone Joint Surg Am 2003; 85:33-39.
5. Boniello R, Gasparini G, D'Amato G et al. Reconstruction of severe atrophic jaws with Fresh Frized Bone Allografts: clinical histologic and histomorphometric evaluation. Eur Rev Med Pharmacol Sci 2013 May; 17(10):1411-8.
6. Misch CM. Comparison of intraoral donor sites for onlay grafting prior to implant placement. Int J Oral Maxillofac Implants 1997; 12(6):767-76.
7. Contar CM, Sarot JR, da Costa, MB et al. Fresh-frozen bone allografts in maxillary ridge augmentation: histologic analysis. J Oral Implantol 2011 Apr; 37(2):223-31.
8. Monje A, Pikos MA, Chan HL et al. On the feasibility of utilizing allogeneic bone blocks for atrophic maxillary augmentation Bio-Med Research International Volume 2014.
9. Talvane S, Maia FBM, Palitóll APPG. Enxerto ósseo homógeno para reconstrução de maxila atrófica. Rev Cir Traum Bucomaxilo Fac, Camaragibe, 2011 Jan/Mar; 11(1):9-12.
10. Del Valle RA, Carvalho ML, Gonzalez MR. Estudo do comportamento de enxerto ósseo com material doador obtido dos bancos de tecidos musculoesqueléticos. Revista de Odontologia da Universidade Cidade de São Paulo 2006 Mai-Ago; 18(2)189-94.
11. Tremea AC. Banco de ossos e segurança na utilização de enxertos homógenos – Revisão de literatura. Monografia (Especialização em Implantodontia) – Odontopós, Porto Alegre, 2012. 124 p.
12. Misch CE. Prótese sobre implantes. 1. ed. São Paulo: Editora Santos, 2006.

13. Delloye C, Cornu O, Druez V et al. Bone allografts – what they can offer and what they cannot? J Bone Joint Surg 2007; 89-B:574-9.
14. Baptista AD et al. Estudo histológico dos enxertos ósseos homólogos humanos (A Histological Study of Human Allografts). Acta Ortop Bras 2003; 11(4):220-4.
15. Levandowski Jr. et al. Utilização do osso alógeno em bloco para aumento de rebordo alveolar: revisão da literatura. Revista Implantnews 2008; 5(1):51-7.
16. Aho AJ, Eskola J, Ekfors T. Immune responses and clinical outcome of massive human osteoarticular allografts. Clin Orthop Relat Res 1998 Jan; 346:196-206.
17. Malhotra R, Morgan DA. P24 antigen screening to reduce the risk of HIV transmission by seronegative bone allograft donors. Natl Med J India 2000 Jul-Aug; 13(4):190-2.
18. Simonds RJ, Holmberg SD, Hurwitz RL et al. Transmission of human immunodeficiency virus type 1 from a seronegative organ and tissue donor. N Engl J Med 1992 Mar 12; 326(11): 726-32.
19. Wu C, Hsieh P, Fan Jiang J et al. A positive bacterial culture from allograft bone at implantation does not correlate with subsequent surgical site infection. Bone Joint J 2015 Mar; 97-B(3):427-31.
20. Brasil. Ministério da Saúde. Secretaria de Atenção À Saúde. Departamento de Atenção Especializada. Coordenação-Geral do Sistema Nacional de Transplantes Nota Técnica nº 005/2011 – Getor/Ggsto/Dimcb/Anvisa,14 de setembro de 2011.
21. Pelegrine AA, Macedo LGC, Cosmo LAM. Transplante ósseo na odontologia, aplicabilidade clínica e evidências sobre o uso de tecidos proveniente de bancos de ossos. Editora Napoleão, 2008.
22. Dinato JC, Polido WD. Implantes osseointegrados: cirurgia e prótese. São Paulo: Artes Médicas, 2004.
23. Spin-Neto R, Stavropoulos A, Coletti FL et al. Remodeling of cortical and corticocancellous fresh-frozen allogeneic block bone grafts – a radiographic and histomorphometric comparison to autologous bone grafts. Clin Oral Implants Res 2015 Jul; 26(7):747-52.
24. Joly JC, Carvalho PFM, Silva RC. Peri-implantodontia estética – 2 vols. Editora Quintessence, 2015.
25. Urist MR. Bone: formation by autoinduction. Science, New Series, 1965; 150:893-9.
26. Brand RA. Physiologic basis of bone-graft surgery. Clin Orthop Relat Res 2008; 466:2015-6.
27. Bostrom MPG, Seigerman DA. The clinical use of allografts, demineralized bone matrices, synthetic bone graft substitutes and osteoinductive growth factors: a survey study. Hospital for Special Surgery Journal (HSSJ) 2005; 1:19-8.
28. Molon RS et al. Reconstrução de maxila atrófica utilizando enxerto ósseo homógeno. Rev Cir Traum Bucomaxilo-Fac, Camaragibe, 2009; 9(4):25-30.
29. Pereira E, Messias A, Dias R et al. Horizontal resorption of fresh-frozen corticocancellous bone blocks in the reconstruction of the atrophic maxilla at 5 months. Clin Implant Dent Relat Res 2014 Oct 27.
30. Chiapasco M, Giammattei M, Carmagnola D et al. Iliac crest fresh-frozen allografts and autografts in maxillary and mandibular reconstruction: a histologic and histomorphometric evaluation. Minerva Stomatol 2013 Jan-Feb; 62(1-2):3-16.

Traumatismos Dentários

14

Ronaldo Rettore Júnior

INTRODUÇÃO

Quando se estuda o histórico dos traumatismos dentários, é possível verificar que eles começam, na maioria das vezes, como um fato agudo e inesperado, ocasionando uma situação de transtorno para o paciente, os familiares e o profissional que realizará o procedimento. É importante que o dentista clínico e o especialista tenham conhecimentos para que em seus consultórios ou em serviços de urgência solucionem de maneira rápida e eficiente os casos de traumatismo em seus pacientes, reduzindo assim o estresse e a ansiedade destes e de seus familiares, assim como o potencial de sequelas de tratamentos não realizados ou conduzidos inadequadamente.[1]

Alguns aspectos muito importantes devem ser destacado quando estamos envolvidos em um caso de traumatismo dentário, como:

- Fatores etiológicos e predisponentes.
- Frequência e incidência.
- Exame clínico e história clínica.
- Exame radiográfico.
- Diagnóstico e plano de tratamento.
- Controle clínico e radiográfico.

FATORES ETIOLÓGICOS E PREDISPONENTES

Os fatores etiológicos e predisponentes estão estreitamente ligados à incidência e à frequência dos traumatismos dentários. Pode-se esperar uma frequência muitas vezes maior de casos de traumatismos na dentadura decídua e mista do que na permanente, exatamente em razão da faixa etária, pois as crianças são mais propensas a sofrer esses acidentes do que os adultos.[2]

Como causas mais comuns de envolvimento dos dentes em traumatismos podemos citar os acidentes durante a prática de esportes coletivos ou individuais e também os acidentes em geral, como os automobilísticos e as brigas e agressões.[1,2]

Por se tratar de situações de urgência que na maioria dos casos envolvem as crianças, é importante que o profissional esteja atento à coleta dos dados durante sua anamnese, mais especificamente à detecção da origem desse tipo de acidente. São muito comuns na nossa sociedade os casos de violência e de maus-tratos envolvendo crianças. Desse modo, o profissional deve desconfiar de histórias inconsistentes ou de situações clínicas que não condizem com o relato dos familiares ou acompanhantes. Posteriormente, caso o profissional seja convocado para prestar informações ao Conselho ou à Justiça, esses dados serão de grande importância para esses órgãos.[3]

Os fatores predisponentes estão associados àquelas situações que aumentam a probabilidade de traumatismos dentários, as quais podem se relacionar com as condições que favorecem a projeção dos dentes superiores anteriores, como:

- Oclusão de classe II (Angle) – 1ª divisão.
- Fase do "patinho feio" (projeção natural dos incisivos superiores).
- Maus hábitos (chupar dedo ou bico).
- Respiradores bucais.

Esses fatores estariam direta ou indiretamente contribuindo para a projeção dos dentes superiores anteriores, o que aumentaria a chance de esses pacientes serem acometidos por acidentes que poderiam provocar traumatismos dentários.[4]

FREQUÊNCIA E INCIDÊNCIA

Como já comentado, as crianças são as mais atingidas em casos de traumatismo, até mesmo em virtude da ausência completa do senso de perigo e também das atitudes de irresponsabilidade. Dentre elas, obviamente, as mais atingidas são as do sexo masculino, pela crença de se sentirem como "super-heróis". Entre os adultos, a prevalência também é maior no sexo masculino, muito provavelmente em razão da prática de esportes ou das agressões.[4,5]

A localização dos traumatismos dentários indiscutivelmente afeta sobremaneira os dentes superiores anteriores, sendo os incisivos centrais mais atingidos do que os laterais.[1]

Dois grandes momentos envolvem a maior incidência desses acidentes em crianças: o *primeiro* é o período de aprendizado para andar, que coincide com a idade de 1,5 a 2 anos (nessa faixa etária, os dentes envolvidos seriam os decíduos); o *segundo* momento é aquele em que a criança acredita que tudo pode acontecer e começa a fantasiar situações inusitadas (dos 7 aos 11 anos de idade – nessa fase, os dentes envolvidos seriam os permanentes).

O quadro a seguir apresenta o fator etiológico de maior incidência, o traumatismo mais frequente e a época do ano em que mais acontecem os traumatismos dentários:

Etiologia	Queda ao solo (Figura 14.1)
Trauma	Dentes decíduos = Luxação Dentes permanentes = Fraturas de esmalte
Estação do ano	Verão

EXAME INICIAL DO PACIENTE

Não cabe destacar aqui mais uma vez a importância de um exame clínico correto, adequado e minucioso. Além disso, os pacientes com história de traumatismo dentário necessitam de uma avaliação sistêmica correlacionada com o trauma, pois mais importante do que manter a condição saudável de um elemento dentário é salvar a vida do paciente.[6]

Portanto, antes de ser iniciado o atendimento do paciente com traumatismo dentário é necessário verificar e questionar sua condição sistêmica. Para tanto são importantes algumas perguntas ao paciente ou a seu familiar/acompanhante:[6,4]

- Houve período de inconsciência?
- Há sintomas de cefaleia ou amnésia?
- Há sintomas de náuseas ou vômitos?

Caso sejam positivas as respostas a essas perguntas, o procedimento odontológico não deve ser iniciado e o paciente deve ser prontamente encaminhado para atendimento médico hospitalar a fim de se submeter a rigorosa avaliação neurológica.[7]

Caso não haja envolvimento neurológico, o profissional poderá iniciar o questionamento abordando a área odontológica com as seguintes perguntas fundamentais:

- **Como** ocorreu o acidente?
- **Onde** ocorreu o acidente?
- **Quando** ocorreu o acidente?

As respostas a essas perguntas poderão ser suficientes para informar o profissional a respeito das diversas condições. A resposta a respeito de como ocorreu o acidente pode indicar a localização de possíveis áreas de absorção e dissipação dos impactos. Por exemplo, se a criança bateu com o queixo, pode-se suspeitar de possíveis fraturas longitudinais dos dentes posteriores (Figura 14.2) ou de possíveis fraturas de mandíbula (mento, ângulo ou processo condilar).[1,4,5]

A resposta a respeito de onde ocorreu o acidente pode indicar a possibilidade de contaminação das feridas ou de possíveis corpos estranhos que tenham se acumulado nos tecidos. A pergunta mais importante sob o ponto de vista de escolha da conduta, principalmente acerca do sucesso do procedimento, talvez seja aquela que diz respeito ao tempo decorrido desde o acidente. O fator tempo é decisivo no prognóstico dos traumatismos dentários[8] (Figuras 14.3 a 14.7).

Outros questionamentos terão grande significado no diagnóstico e no prognóstico do atendimento, os quais incluem perguntas sobre possíveis traumatismos. As respostas a essas perguntas poderiam explicar alguns achados clínicos ou radiográficos, como uma obliteração do conduto radicular de determinado elemento dentário ou sobre alguma alteração que o paciente passou a observar ao morder ou tentar encaixar os dentes. Essa alteração oclusal poderia servir como ponto de partida para a procura de alguma luxação dentária, fratura alveolar, mandibular ou até desarticulação temporomandibular. E, por fim, o paciente deve ser indagado so-

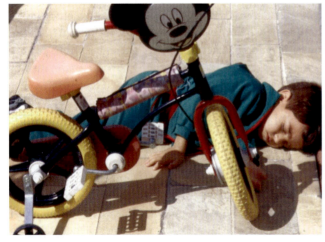

Figura 14.1 Queda de bicicleta como principal fator etiológico dos traumatismos.

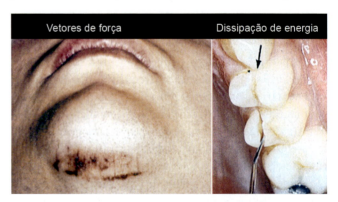

Figura 14.2 O impacto frontal na mandíbula (mento) pode não só acarretar fraturas dentárias longitudinais, como também dar margem a que passem despercebidas no momento do exame inicial.

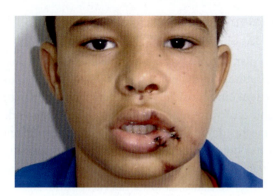

Figura 14.3 Traumatismo dentário e facial de origem esportiva (queda de bicicleta). Lesões em pele da face e mucosa labial superior e inferior, além de trauma nasal.

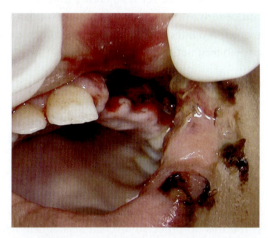

Figura 14.4 Múltiplas lesões cortocontusas em mucosa labial com áreas de necrose e perdas dentárias. Muitas horas decorridas entre o acidente e o atendimento.

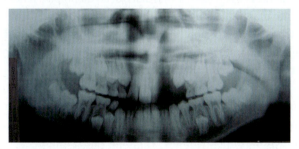

Figura 14.5 Radiografia panorâmica. Avulsões dentárias dos incisivos central e lateral superiores permanentes do lado esquerdo.

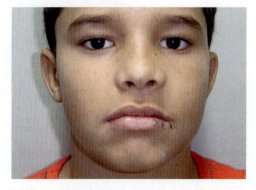

Figura 14.6 Decorridos 10 dias do atendimento inicial, paciente com ótima cicatrização de tecido mole.

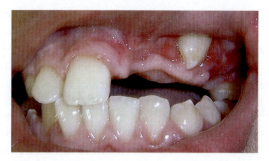

Figura 14.7 Vista clínica frontal intraoral 20 dias após o acidente. Dano irreversível com as perdas dos elementos dentários permanentes (21 e 22). Erupção precoce do elemento 23 e exfoliação do dente decíduo na área do trauma. Cicatrização gengival avançada.

bre possível reação dolorosa ao frio ou ao calor e sua resposta pode levar o profissional a suspeitar de uma possível exposição dentinária ou pulpar.[1,3,5]

A sequência ideal para o atendimento clínico do paciente vítima de traumatismo dentário, após preenchidos os requisitos dos questionamentos já feitos, é assim indicada:[9]

- Limpeza da região.
- Avaliação do tecido mole.
- Avaliação do tecido duro.
- Avaliação de mobilidade dentária.
- Deslocamento dentário.
- Avaliação da sensibilidade à palpação.
- Avaliação da sensibilidade à percussão.
- Avaliação radiográfica.
- Diagnóstico final.
- Plano de tratamento.

CLASSIFICAÇÃO DOS TRAUMATISMOS DENTÁRIOS

Importa destacar a necessidade de avaliação dos ferimentos dos tecidos moles e, em caso de suspeita da presença de corpos estranhos, deve-se proceder ao exame radiográfico nessas regiões. É importante lembrar que o tempo de exposição à radiação deve ser 25% menor do que o utilizado para uma tomada radiográfica periapical convencional.[10] Após o exame do tecido mole, o tecido dentário deve ser avaliado com o objetivo de detectar possíveis fraturas. O teste de mobilidade irá determinar o grau de movimentação, especialmente no sentido axial do dente, enquanto o de palpação e o de percussão deverão ser feitos manualmente com os dedos posicionados sobre as estruturas lesionadas. O teste de sensibilidade elétrica ou térmica deve, sempre que possível, ser efetuado para maior fidelidade ao diagnóstico pulpar. Quanto à classificação didática das principais lesões causadas aos tecidos dentários, destacam-se:[11]

- **Fraturas:** coronária, coronariorradicular, radicular e do processo alveolar.
- **Lesões do ligamento periodontal:** luxação lateral, concussão e subluxação, intrusão, extrusão e avulsão.

Nesse contexto, alguns casos clínicos serão apresentados para descrever e ilustrar situações cotidianas no ambiente ambulatorial e hospitalar, levando em consideração o diagnóstico, o tratamento e as complicações de alguns modelos de traumatismo alveolodentário.

Fratura do processo alveolar

Nessa modalidade de traumatismo, a fratura ocorre em todo o processo alveolar e não somente em uma parte da placa óssea vestibular, como nos casos da luxação lateral.[12]

A fratura alveolar geralmente é resultante de fortes impactos na região anterossuperior, causados por um agente contundente de maior área de contato, pois, do contrário, ocorreriam outras modalidades de traumatismo. Desse modo, essas fraturas envolvem dois dentes ou mais e, frequentemente, seguem o ligamento periodontal na direção vertical.[13]

Aspectos clínicos

Nessa entidade, o aspecto clínico é geralmente muito mais preciso em revelar a extensão da fratura do que o exame radiográfico. Dessa maneira, no momento do exame clínico, o profissional irá perceber que diversos dentes se movem durante o teste de mobilidade de um deles. Outro dado importante é a presença de um hematoma adjacente ao tecido gengival ou à mucosa, o que representa forte indicação para o diagnóstico de fratura alveolar.[14]

Sob o ponto de vista radiográfico, deve haver preocupação quanto ao diagnóstico diferencial das fraturas radiculares. Por essa razão, várias tomadas radiográficas devem ser feitas em diversas angulações verticais, o que deverá revelar uma linha de fratura que se move para cima e para baixo ao longo da superfície radicular no caso de uma fratura alveolar. No caso de uma fratura radicular, essa mesma linha não irá se mover. Se as imagens radiográficas não forem suficientes para fechar um diagnóstico, a tomografia computadorizada (TC) será grande aliada no diagnóstico diferencial dos outros traumatismos dentários. Convém dar preferência aos cortes axiais e sagitais ao longo de todo o processo alveolar, incluindo as raízes dentárias afetadas.[14,15]

Tratamento imediato

As bases para o tratamento das fraturas do processo alveolar são semelhantes àquelas preconizadas para as fraturas ósseas em qualquer região do organismo. Consistem em reposicionamento do segmento fraturado e imobilização por um período de 4 a 6 semanas. Pode haver a mesma dificuldade para o reposicionamento encontrada nas luxações laterais, com o travamento radicular na região periapical. Se isso ocorrer, as mesmas medidas deverão ser tomadas, como a liberação, utilizando-se de pressão bidigital ou até mesmo por meio de instrumentos manuais.

A imobilização pode ser feita com a utilização de fios de aço ou de resinas compostas, que devem ser fixadas em pelo menos três dentes adjacentes de cada lado que não os afetados pelo traumatismo.[16]

Tratamento definitivo e prognóstico

Após o período de 4 a 6 semanas, a imobilização pode ser removida e realizada uma tomada radiográfica para controle do traumatismo. Verificam-se a integridade dos tecidos moles e a presença ou não de mobilidade da parte afetada. Caso haja algum nível de mobilidade, a imobilização deve ser mantida por mais 4 semanas.[15]

Talvez o aspecto mais crítico do processo de cicatrização das fraturas do processo alveolar seja aquele relacionado com o traumatismo pulpar. Quando o nível da fratura se localiza apicalmente em relação às pontas das raízes dos dentes envolvidos, a vascularização da polpa é relativamente mantida e a necrose pulpar muitas vezes é rara. De outro modo, se os ápices radiculares estiverem envolvidos na linha de fratura, o processo de cicatrização dificilmente ocorrerá de maneira satisfatória.[16]

Assim como em todos os prognósticos de traumatismos dentários, o tempo decorrido entre o acidente e o tratamento inicial irá determinar o percentual de sucesso da terapêutica implementada[17] (Figuras 14.8 a 14.10).

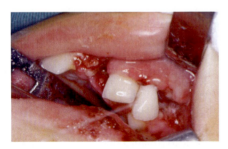

Figura 14.8 Traumatismo alveolodentário com fratura alveolar e luxação lateral associadas. Paciente internado no hospital com traumatismo abdominal grave, somente sendo possível a abordagem odontológica 7 dias após o acidente. Note áreas de necrose na mucosa gengival decorrentes do retardo do tratamento.

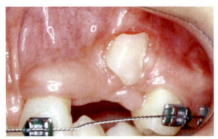

Figura 14.9 Alguns meses após o traumatismo alveolodentário com fratura alveolar e luxação lateral associadas. Perda do elemento 22 no ato do tratamento, e nesse momento se nota a reabsorção inflamatória radicular no elemento 23, também anquilosado.

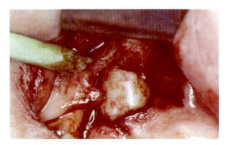

Figura 14.10 Transoperatório da remoção cirúrgica do elemento 23 anquilosado como sequela do traumatismo alveolodentário (fratura alveolar) não tratado adequadamente em tempo hábil.

CASO CLÍNICO 1

Paciente do sexo masculino, adulto jovem, vítima de acidente de trânsito durante seu horário de trabalho em uma firma de peças de grande porte para a indústria automobilística na Região Metropolitana de Belo Horizonte, sofreu várias escoriações na pele da face, além de fratura alveolar na região dos dentes incisivos centrais superiores. Houve grande deslocamento do segmento fraturado, inviabilizando a abordagem incruenta para redução da fratura. Por isso, foi realizado procedimento cirúrgico para manipulação dos segmentos ósseos fraturados e sua correta e adequada redução.

Em seguida, foram realizadas a contenção e a imobilização por meio de fixação semirrígida (resina e fios de aço trançados) para essa finalidade. Essa imobilização foi mantida, de acordo com o protocolo, por 6 semanas, sendo posteriormente retirada no momento da alta clínica. O paciente ficou satisfeito, tendo recebido o tratamento adequado no momento oportuno e sem sequelas. Reabilitação estética e funcional satisfatórias (Figuras A a U).

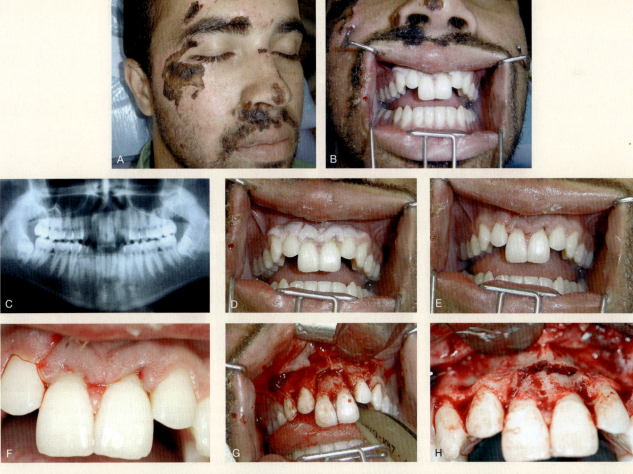

Caso clínico 1A Vista da face do perfil direito. Escoriações na pele após acidente automobilístico com fratura alveolar na região anterossuperior. **B** Vista clínica frontal intraoral. Fratura alveolar na região dos dentes 11 e 21 com severo deslocamento palatino. Note a dificuldade de higienização com acúmulo de placa em todas as áreas gengivais. **C** Radiografia panorâmica. Ausência de outros sinais de fratura. **D** Vista clínica frontal intraoral. Note o severo deslocamento do segmento dos dentes 11 e 21 e o grande acúmulo de placa bacteriana. **E** Início do atendimento. Realizada a anestesia local associada à sedação endovenosa em ambiente ambulatorial após os exames pré-operatórios liberados para o procedimento proposto. Antes do ato operatório foi feita rigorosa limpeza gengival. Note a diferença em relação a **D**. **F** Vista aproximada da situação clínica antes do início da abordagem cirúrgica. Note o grau de deslocamento vertical do segmento dos elementos 11 e 21. **G** Transoperatório da redução cruenta da fratura alveolar. Realizada a abordagem cirúrgica com incisões relaxantes bilaterais para visualização da área afetada. Máscara da laringe posicionada pelo médico anestesista antes da abordagem cirúrgica para favorecer a ventilação. **H** Vista aproximada após a abordagem cirúrgica demonstrando o grau de deslocamento ósseo e a dificuldade de redução se não fosse feita a redução cruenta (*continua*).

CASO CLÍNICO 1 (*Continuação*)

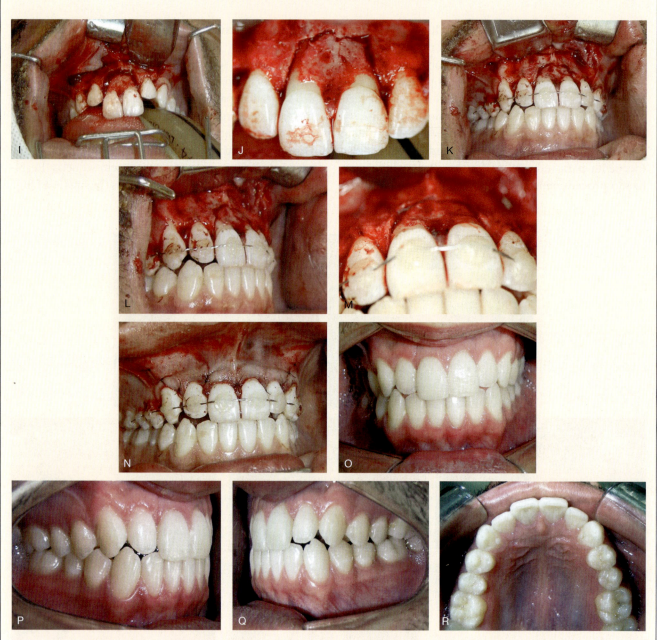

Caso clínico 1 (*continuação*) **I** Transoperatório demonstrando completa liberação das áreas fraturadas para favorecer o procedimento de redução dos segmentos ósseos. **J** Vista transcirúrgica aproximada. Redução cruenta conquistada sem tensão e sem aparatos de pressionamento, o que é importante para a estabilidade da contenção. **K** Após conquistada a liberação dos segmentos ósseos, procedeu-se à montagem do aparato para imobilização semirrígida (resinas e fios de aço). **L** Vista transoperatória do perfil intraoral. Note a perda óssea cervical do elemento 11 decorrente do trauma. Redução e fixação semirrígida. Foram removidos contatos interoclusais durante a fase de consolidação óssea. **M** Vista transcirúrgica aproximada para avaliar o perfeito alinhamento ósseo numa visão inferior. Confirmado o posicionamento correto. **N** Finalização do ato cirúrgico com o reposicionamento do retalho e sutura simples coaptando adequadamente as margens da ferida. **O** Vista clínica frontal intraoral. Caso finalizado após a fase de contenção e remoção da imobilização. Tecidos moles e duros completamente restabelecidos, tendo como resultado a harmonia estética e funcional. Ausência de retração gengival mesmo com a perda óssea traumática e retalho cirúrgico. **P** Vista clínica do perfil direito intraoral. **Q** Vista clínica do perfil esquerdo intraoral. Caso finalizado após a fase de contenção e remoção da imobilização. Tecidos moles e duros completamente restabelecidos. **R** Vista clínica oclusal intraoral. Caso finalizado após a fase de contenção e remoção da imobilização. Arco superior harmônico e saudável (*continua*).

CASO CLÍNICO 1 (*Continuação*)

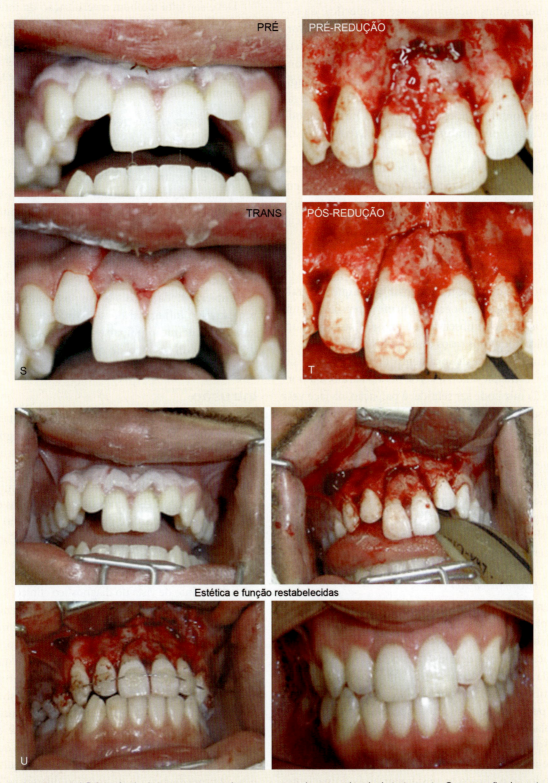

Caso clínico 1 (*continuação*) **S** Sequência de tratamento com imagens antes, durante e depois do tratamento. Comparações importantes para que se possa observar a evolução do caso. **T** Sequência de tratamento com imagens antes da redução da fratura e logo depois, demonstrando estabilidade da redução. **U** Diante de um correto diagnóstico e de uma conduta adequada, o tratamento se torna ideal e o resultado, previsível. Estética e função restabelecidas com preservação das estruturas nobres do órgão dental.

Luxação lateral

A patogênese dessa entidade é determinada pela ação de forças horizontais incidindo sobre a superfície da coroa dentária, deslocando-a para palatino, com isso forçando sua porção apical para vestibular. Esse impacto provoca o rompimento de fibras do ligamento periodontal e também do plexo vasculonervoso na sua porção apical. Além disso, ocorre também uma compressão do ligamento periodontal na porção palatina da raiz que pode estar associada a uma fratura da parede alveolar em sua porção vestibular.[1,9]

Fica evidente que esse trauma produz forças de compressão em determinadas regiões (área palatina da raiz em sua porção cervical) e, em outras, produz forças de tração[18] (área palatina da raiz em sua porção apical e plexo vasculonervoso apical).

Aspectos clínicos

Pelo fato de o dente se movimentar quase que integralmente no alvéolo, permanecendo firme e preso em uma nova posição, pode-se observar, à percussão, um som surdo e metálico como nos casos de anquilose.

Frequentemente, o deslocamento dentário ocorre no sentido horizontal, levando a coroa para palatino, e a porção apical da raiz pode ser sentida, à palpação, na face vestibular. O sangramento proveniente do sulco gengival estará presente, mas a mobilidade estará ausente.[9]

Do ponto de vista radiográfico, esse trauma apresentará uma imagem radiolúcida de espessamento do espaço do ligamento periodontal. Nos casos em que houver movimentação mesial ou distal irá ocorrer aumento na área radiolúcida nas regiões mesial ou distal. Caso ocorra a movimentação no sentido vestibular, o aumento da área radiolúcida irá aparecer na região apical da raiz.[19]

Tratamento imediato

Os dentes acometidos em razão desse traumatismo deverão passar por tratamento que consiste no reposicionamento com o menor esforço possível. Os princípios do reposicionamento devem obedecer à sequência fundamentada na liberação do travamento apical da lâmina óssea vestibular. Essa manobra de liberação pode ser conquistada pela pressão digital ou mediante a utilização de um descolador ou, até mesmo, com instrumento cirúrgico para reposicionar o dente apicalmente. São importantes o cuidado e a cautela do profissional durante essa conduta. Desse modo, se o clínico se posicionar atrás do paciente, ele poderá observar e sentir pela palpação bidigital o ápice dental se deslocando do seu travamento ósseo.[20]

Após concluído o reposicionamento no sentido vestibulopalatino, deve-se proceder a uma pressão no sentido apical com a finalidade de movimentar o dente para sua posição normal. A partir daí, deve ser realizada a imobilização por meio de fios de náilon, de aço ou de resinas compostas.[21]

Deve ser feita também a verificação da integridade do tecido ósseo vestibular, assim como do tecido mole atingido. Não se pode esquecer de remover as interferências oclusais antes da liberação do paciente. Uma tomada radiográfica para confirmação da conduta serve também para o controle do caso.[22]

Tratamento definitivo e prognóstico

Após o período de 2 a 3 semanas, a imobilização deve ser removida e realizada uma tomada radiográfica para controle da cicatrização. Em algumas situações mais graves poderá ocorrer aumento na atividade osteoclástica, o que pode resultar em colapso do periodonto marginal. Nesses casos pode ser necessária a opção pela manutenção da imobilização por mais 2 meses.[23]

No caso de haver o aparecimento de uma reabsorção inflamatória externa, a terapia endodôntica radical deve ser implementada o mais breve possível, utilizando-se de um curativo intracanal de hidróxido de cálcio. De modo geral, a cicatrização pulpar e a periodontal irão depender diretamente do estágio de desenvolvimento radicular na época do traumatismo.[1,9,23]

Intrusão

Sem dúvida, de todos os traumatismos dentários existentes, a intrusão é o que apresenta índice de prognóstico mais desfavorável. Nessa modalidade, a polpa e as estruturas de suporte sofrem uma pressão extremamente forte contra o interior do alvéolo causada por um impacto em sentido axial. A intensidade do dano e as consequências geradas estão estreitamente ligadas à idade do paciente, assim como ao nível de formação radicular do elemento dentário[24] (Figura 14.11).

Aspectos clínicos

Sob o ponto de vista do diagnóstico clínico, a intrusão na dentição de paciente adulto depende da diferença da altura entre a borda incisal do dente afetado pelo trauma e a borda incisal do dente vizinho não afetado. Entretanto, na dentição mista, o que ocorre com os pacientes jovens é que os dentes estão em diferentes níveis desse processo de erupção, o que gera dúvida sobre a existência de trauma intrusivo em determinado dente ou a presença de um dente em processo normal de erupção. No entanto, o teste de percussão irá revelar que o dente afetado pelo trauma apresenta som surdo ou metálico.[25]

Outro aspecto importante refere-se à pesquisa radiográfica na propedêutica do diagnóstico diferencial com outros traumatismos dentários. No momento do atendimento de paciente vitima de avulsão dentária, o profissional deverá realizar o exame radiográfico da área lesionada para confirmar o diagnóstico, descartando a possibilidade da ocorrência de intrusão dentária[26] (Figura 14.12).

Capítulo 14 Traumatismos Dentários **231**

CASO CLÍNICO 2

Um paciente sofreu traumatismo dentário caracterizado pelo deslocamento dos incisivos centrais para palatino após acidente de trânsito, com o tratamento sendo feito conforme descrição já mostrada e proservação do caso durante 3 meses (Figuras *A* a *P*).

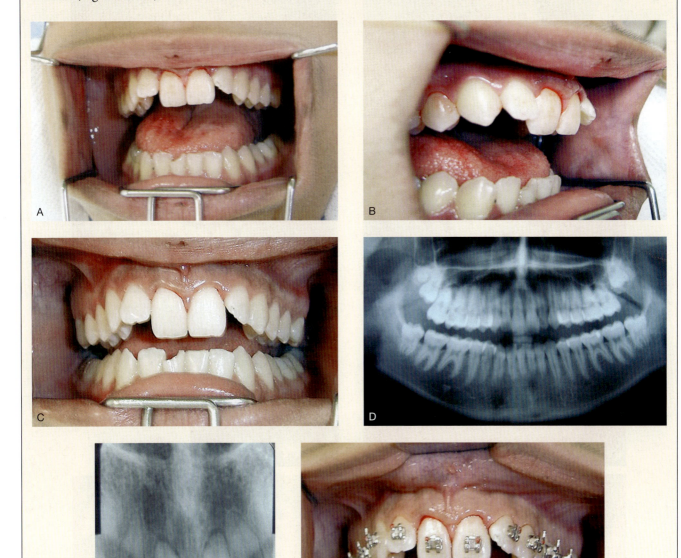

Caso clínico 2A Vista clínica frontal intraoral logo após o acidente. Traumatismo alveolodentário com deslocamento dos incisivos centrais para palatino: luxação lateral. **B** Vista clínica do perfil direito intraoral logo após o acidente. Traumatismo alveolodentário com deslocamento dos incisivos centrais para palatino: luxação lateral. Note o deslocamento inferior dos incisivos centrais. **C** Vista clínica frontal intraoral logo após o acidente. Além da luxação lateral dos elementos 11 e 21, houve também fraturas coronárias dos elementos 22 e 41. **D** Radiografia panorâmica durante a fase de avaliação e diagnóstico. Note a ausência de sinais de fraturas ósseas nos ossos da face. **E** Radiografia periapical durante a fase de avaliação e diagnóstico. Note a área radiolúcida periapical junto aos incisivos centrais, confirmando o diagnóstico. **F** Início do tratamento com montagem de aparelho ortodôntico no arco superior para realização de imobilização durante a fase de consolidação (*continua*).

CASO CLÍNICO 2 (*Continuação*)

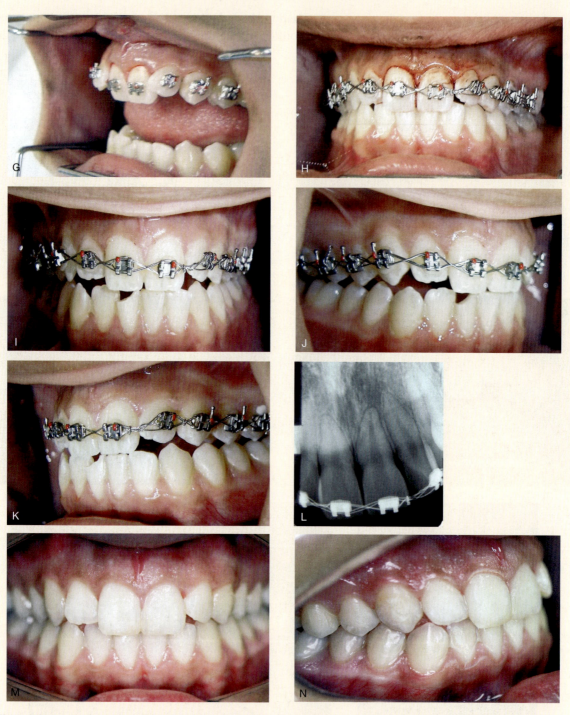

Caso clínico 2 (*continuação*) **G** Vista clínica do perfil esquerdo intraoral logo após o início da montagem de aparelho ortodôntico no arco superior. Nessa fase foi realizada apenas montagem dos acessórios nos dentes superiores. **H** Vista clínica frontal intraoral. Redução e imobilização com fio de aço trançado no arco superior. **I** Vista clínica frontal intraoral. Redução e imobilização com fio de aço na fase de contenção e consolidação 10 dias após o tratamento inicial. Note a ausência de contato anterior durante a fase de contenção. **J** Vista clínica do perfil direito intraoral. Redução e imobilização com fio de aço no arco superior 10 dias após o tratamento inicial. Note a diferença da projeção anterior e inferior após a redução da luxação lateral. **K** Vista clínica do perfil esquerdo intraoral. Redução e imobilização com fio de aço no arco superior 10 dias após o tratamento inicial. Note a diferença da projeção anterior e inferior após a redução da luxação lateral. **L** Radiografia periapical após redução e contenção. Note a redução das áreas radiolúcidas, confirmando a correta redução e o tratamento adequado. **M** Vista clínica frontal intraoral após a remoção da contenção. Contornos estético e funcional restabelecidos na fase final do tratamento. Ausência de sinais inflamatórios. **N** Vista clínica do perfil direito intraoral após a remoção da contenção. Contornos estético e funcional restabelecidos na fase final do tratamento. Ausência de sinais inflamatórios. Oclusão restabelecida (*continua*).

Capítulo 14. Traumatismos Dentários **233**

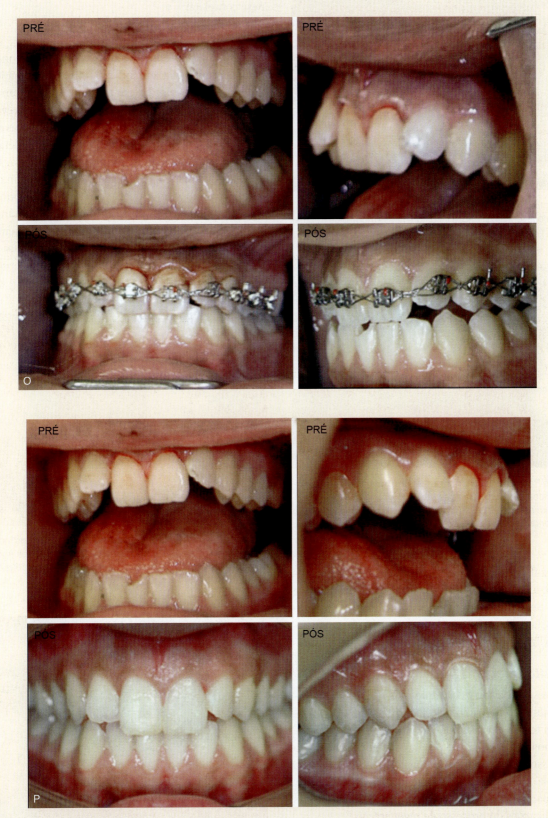

CASO CLÍNICO 2 (*Continuação*)

Caso clínico 2 (*continuação*) **O** Sequência de imagens pré-tratamento (superiores) e pós-redução e contenção com acessórios e fios ortodônticos (inferiores). **P** Sequência pré-tratamento (superiores) e pós-remoção da contenção (inferiores).

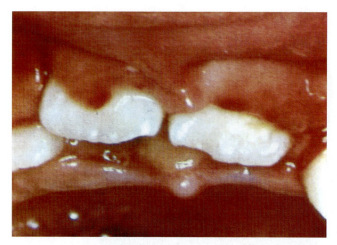

Figura 14.11 Intrusão em dentes decíduos com rizogênese incompleta. Prognóstico favorável, situação incomum nesse modelo de trauma.

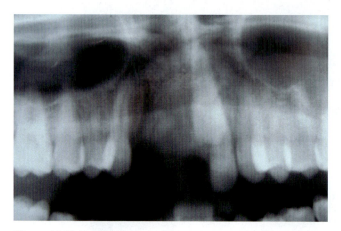

Figura 14.12 Radiografia panorâmica de um traumatismo alveolodentário. Concomitância de traumas: avulsão dos elementos dentários 12 e 11 em associação à intrusão do elemento 21. Apenas com a imagem radiográfica foi possível concluir o diagnóstico corretamente.

Cabe ressaltar que um elemento dentário que sofreu trauma intrusivo não tem mobilidade, não apresenta sensibilidade à percussão e não responde aos testes de vitalidade pulpar. Do ponto de vista radiográfico, pode apresentar um espaço diminuído do ligamento periodontal em toda a sua extensão.[24]

Tratamento imediato

O processo de cicatrização que ocorre em dentes intruídos é muito complicado pelo fato de haver lesão compressiva em toda a extensão do ligamento periodontal, assim como no tecido pulpar, fenômeno que pode levar tanto a um processo de reabsorção inflamatória externa como ao de anquilose. Desse modo, torna-se imperioso direcionar a conduta para eliminação ou redução da extensão dessas duas complicações do processo de regeneração.[27]

Na realidade, a conduta terapêutica irá depender do estágio de formação radicular em que se encontra o elemento dentário afetado pelo trauma. Podemos adotar basicamente duas grandes condutas, ou seja, uma para os dentes com rizogênese incompleta e a outra para os dentes com rizogênese completa.[25]

Rizogênese incompleta

É muito fácil entender o mecanismo de conduta terapêutica empregada em ambas as situações. Quando se tem um dente com ápice aberto que sofreu um trauma intrusivo, esse dente ainda apresenta um grau de sobrevida e uma quantidade elevada de suporte de nutrientes, pois esses virão exatamente da região apical que não está completamente fechada e, portanto, não foi totalmente obliterada. É por esse motivo que se espera uma regeneração pulpar em muitos casos, assim como um processo de reerupção espontânea. No entanto, nem sempre ocorre a reerupção espontânea nos casos de traumas graves, quando, então, o fechamento apical é acelerado e o dente permanece intruído. Para essa condição, as técnicas de tracionamento deverão ser empregadas[1,9,27] (Figuras 14.13 a 14.16).

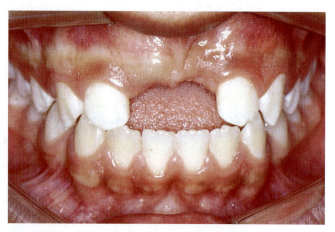

Figura 14.13 Vista clínica frontal intraoral. Intrusão dos incisivos centrais superiores onde não houve reerupção espontânea após algumas semanas. Houve apicificação precoce e foram planejadas técnicas de tracionamento.

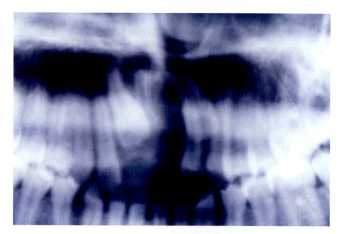

Figura 14.14 Radiografia panorâmica apresentando intrusão dos incisivos centrais e dilaceração radicular após fechamento precoce do ápice decorrente do trauma intrusivo na fase de rizogênese incompleta.

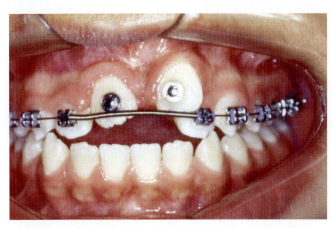

Figura 14.15 Exposição cirúrgica e tracionamento ortodôntico para reposicionar os incisivos centrais que sofreram intrusão sem ter havido reerupção espontânea.

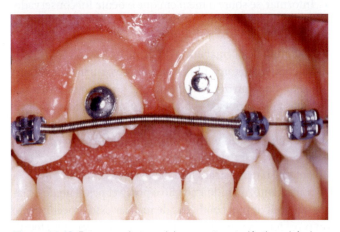

Figura 14.16 Processo de reposicionamento ortodôntico-cirúrgico.

Entretanto, sabe-se que um processo de necrose pulpar e também um processo inflamatório são achados frequentes, mesmo nos casos de rizogênese incompleta. Portanto, faz-se necessária uma vigilância permanente, tanto clínica como radiográfica, da condição pulpar do elemento dentário afetado. A qualquer sinal de radiolucidez apical aumentada ou reabsorção inflamatória torna-se imprescindível a conduta terapêutica de endodontia radical, utilizando-se a pasta de hidróxido de cálcio como forramento do canal radicular.[27]

Rizogênese completa

Nos casos em que o elemento dentário apresenta fechamento radicular apical, é inevitável o esmagamento do ligamento periodontal e do plexo vasculonervoso. Dessa maneira, não há perspectiva de processo de regeneração pulpar nem de reerupção espontânea.[25]

O tracionamento ortodôntico deve ser realizado durante o período de 3 a 4 semanas a fim de restabelecer o correto posicionamento do elemento dentário no arco. Ao final ou antes, caso se tenha iniciado qualquer processo de necrose, haverá indicação para terapia endodôntica radi-

CARACTERÍSTICAS DA INTRUSÃO

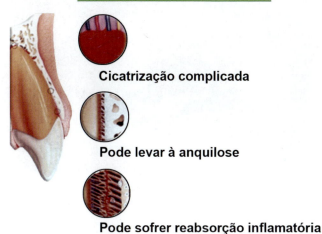

Figura 14.17 Esquema ilustrativo das características da intrusão dentária.

cal profilática. Esse procedimento se justifica pelo fato de 100% dos casos de dentes intruídos terem evoluído com necrose pulpar. O profissional não deve esperar que o processo de necrose se instale com suas consequências inflamatórias indesejáveis. No fim do processo de tracionamento, o dente deve ser mantido com contenção por mais 4 semanas[24,27] (Figura 14.17).

Tratamento definitivo e prognóstico

Após o período de contenção pós-tracionamento, a imobilização é removida e realizada a restauração definitiva. Um controle clínico e radiográfico, como em todos os casos, é muito importante e necessário, uma vez que as complicações pulpares e periodontais são muito frequentes.[26]

Em se tratando do prognóstico pulpar, somente os dentes com rizogênese incompleta apresentam índices de sobrevida após a intrusão. Quanto à cicatrização periodontal, é muito elevado o percentual de ocorrência de reabsorção inflamatória externa em toda a extensão radicular. Em alguns casos, existem relatos do aparecimento de anquilose vários anos após o traumatismo ter acontecido, exigindo, por isso, um longo e rigoroso período de acompanhamento.[25,27]

Avulsão

Conceitualmente, a avulsão consiste no deslocamento completo de um dente do interior de seu alvéolo. De acordo com as considerações feitas no início deste capítulo, a avulsão é a entidade dos traumatismos dentários mais frequente na dentição jovem, pelo fato de o desenvolvimento radicular desses dentes ainda estar incompleto e o tecido periodontal ser muito resiliente. Considerando essa afirmação, mesmo os impactos horizontais de baixa intensidade podem resultar no total deslocamento do dente[28] (Figura 14.18).

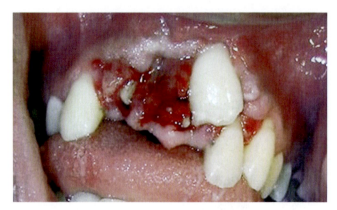

Figura 14.18 Traumatismo alveolodentário grave com grandes perdas e destruições ósseas, gengivais e dentárias.

Quando um dente é deslocado totalmente de seu alvéolo, os tecidos periodontal e pulpar são completamente rompidos, deixando desguarnecido o suprimento sanguíneo do elemento dentário durante o período em que se encontra fora do alvéolo. Assim, toda a qualidade do prognóstico estará vinculada ao tempo de permanência do dente fora de seu alvéolo. O processo de regeneração tecidual se baseia na capacidade de o organismo recompor tanto o tecido periodontal como o pulpar.[29]

Processo de regeneração

A sequência esperada para que ocorra o processo de regeneração tecidual é a seguinte: regeneração do ligamento periodontal rompido e também revascularização e reinervação do tecido pulpar, as quais irão ocorrer após o reimplante dentário durante os períodos assim relacionados:[30]

a. Uma semana após o reimplante dentário ocorrem os seguintes processos: finalização do processo de reparo das fibras gengivais rompidas, incluindo a formação de uma nova adesão gengival e também a revascularização do ligamento periodontal intra-alveolar, juntamente com a união das fibras de Sharpey.
b. Duas semanas após o reimplante dentário, o ligamento periodontal se encontra com mais da metade de sua força de adesão original. Em relação à revascularização pulpar, inicia-se cerca de 4 dias após o reimplante dentário e prossegue até ser totalmente completada cerca de 40 dias depois.

Aspectos clínicos

O fator tempo é importante para a definição da conduta e do prognóstico dos casos de traumatismo dentário. Entretanto, nos casos de avulsão dentária, o tempo decorrido entre o momento do trauma e o tratamento é determinante para as decisões terapêuticas. Além disso, torna-se imperativo localizar o elemento dentário e saber em quais condições foi conservado até que seja recolocado no organismo do paciente.[31]

O sucesso do tratamento baseia-se na rapidez com que o dente foi recolocado no alvéolo e se houve contaminação de sua superfície e lesões nas paredes alveolares.[29]

Outra preocupação do profissional, enquanto está atendendo o paciente vítima de traumatismo dentário com um quadro de avulsão, é identificar se o elemento dentário avulsionado apresenta fechamento apical ou ápice aberto, pois esse fator também irá contribuir para o sucesso do tratamento.

Resumindo as etapas de avaliação clínica, podemos destacar:[32]

- Localizar o dente.
- Identificar o tempo decorrido do acidente.
- Avaliar a superfície radicular e alveolar.
- Verificar a integridade das paredes alveolares.
- Identificar a presença de doenças periodontais associadas.
- Informar-se sobre o meio em que o dente foi conservado.

Tratamento após o trauma

O tempo de permanência do dente fora do alvéolo e suas condições são fatores muito significativos para o êxito do processo de cicatrização. Sabe-se que o ideal é reposicionar o dente no interior de seu alvéolo o mais rápido possível. Orientações básicas podem ser passadas ao paciente ou a seus familiares pelo telefone, o que possivelmente adiantará o processo de cicatrização, uma vez que será mínimo o tempo em que o dente ficará fora do alvéolo.[33]

Entretanto, quando isso não é possível pelo fato de os familiares não terem condições de realizar esse procedimento ou o paciente se encontrar muito longe de qualquer atendimento odontológico, a melhor orientação consiste em colocar o dente em algum líquido para manter a integridade de suas células.[34]

Um aspecto comum entre os meios de conservação é o equilíbrio osmótico que apresentam em relação aos tecidos pulpares e periodontais. Dentre os meios de conservação, solução salina fisiológica (soro fisiológico), sangue, saliva e leite foram os que promoveram a cicatrização pulpar e periodontal mais adequada.[35] Várias situações podem determinar condutas diferentes, dependendo desses fatores. Resumidamente, podemos descrever:[36]

Situação 1 – Tempo imediato (até 2 horas) – ápice fechado ou aberto

Classifica-se como tempo imediato o período inferior a 2 horas do dente fora do alvéolo. Na hipótese de o próprio paciente ter realizado o procedimento de reimplante (sendo posicionado corretamente ou não), ao iniciar o atendimento o profissional deve avaliar as condições clínicas da superfície dentária e da superfície alveolar. Caso se encontrem em condições favoráveis, o dentista deve lavar a superfície radicular e o interior do alvéolo intensamente com solução salina e realizar o reposicionamento com leve pressão digital até que consiga o encaixe pleno do dente

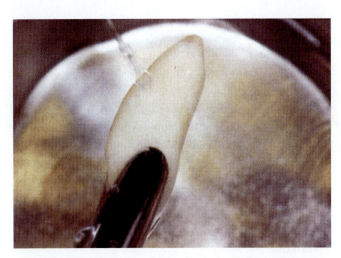

Figura 14.19 Dente apreendido com fórceps para não danificar as estruturas radiculares, sendo lavado intensamente com soro fisiológico.

avulsionado em seu sítio natural. Procede-se a uma tomada radiográfica para verificação e realiza-se a imobilização semirrígida nos dentes vizinhos, a qual deverá ser mantida por 7 dias[37] (Figura 14.19).

Situação 2 – Tempo mediato (entre 2 e 6 horas) – ápice aberto[38]

Mediato é o período compreendido entre 2 e 6 horas em que o dente permanece fora do alvéolo. Na hipótese de o paciente não ter conseguido realizar o reimplante e ter comparecido ao consultório logo após o acidente, a conduta poderá ser a mesma adotada na situação anterior. Deve-se realizar um exame clínico e radiográfico para avaliação da integridade das paredes alveolares.

Em seguida, o dente avulsionado deve ser examinado para verificação da existência de fraturas, posição do nível de adesão periodontal ou possíveis sinais de contaminação. O dente é então lavado intensamente com solução salina até que todos os sinais visíveis de contaminação tenham sido removidos. Se houver coágulo no alvéolo, deve ser removido com um jato de soro fisiológico. O dente é pinçado pela coroa com um fórceps e reposicionado em seu alvéolo. Realiza-se leve pressão digital para que o dente se acomode na cavidade.[38]

Se ocorrer alguma resistência durante o reimplante, as paredes do alvéolo devem ser novamente inspecionadas com um instrumento manual e, se for o caso, regularizadas para em seguida ser realizado o reimplante novamente. Um exame radiográfico é realizado para verificação do correto reposicionamento e, em seguida, procede-se à imobilização da mesma maneira preconizada nas situações anteriores.[39]

Situação 3 – Tempo mediato (entre 2 e 6 horas) – ápice fechado[40]

Na hipótese de o paciente não ter conseguido realizar o reimplante e ter comparecido ao consultório no tempo mediato do acidente com o dente com ápice fechado, o prognóstico será questionável. Uma tomada radiográfica deve ser realizada, assim como todos os procedimentos iniciais preconizados na situação anterior. Uma semana após o reimplante, o paciente irá retornar para a remoção da imobilização. Duas condutas podem ser adotadas de acordo com o bom senso e a experiência clínica do profissional:[41]

- **Radical – endodontia profilática:** pode-se realizar a endodontia profilática no momento da remoção da contenção. O profissional deve realizar a pulpectomia e o preenchimento do canal radicular com curativo de hidróxido de cálcio, conduta que visa evitar a reabsorção radicular externa com a instalação de substâncias básicas, como o hidróxido de cálcio.
- **Conservadora – acompanhamento:** pode-se realizar o acompanhamento do caso antes da intervenção endodôntica precoce. Nesse caso, o risco de instalação de células inflamatórias existe e pode comprometer o prognóstico. Entretanto, caso não ocorra a necrose pulpar durante a fase de regeneração periodontal, as condições de aproveitamento desse elemento dental serão muito mais favoráveis. Trata-se, portanto, de uma decisão com prognóstico duvidoso e que deve ser compartilhada com o paciente e os familiares.

Situação 4 – Tempo tardio (> 6 horas) – ápice aberto[42]

Entende-se como tempo tardio o período em que o dente passou mais de 6 horas fora do alvéolo. Na hipótese de o paciente não haver conseguido realizar o reimplante e também haver demorado para comparecer ao consultório, mas apresentar um elemento dentário em estágio de rizogênese incompleta, o procedimento de reimplante poderá ser realizado seguindo as etapas mencionadas na Situação 3. Entretanto, os familiares devem ser orientados a respeito dos riscos do procedimento tardio, como necrose pulpar, reabsorção inflamatória e perda do elemento dentário.

Situação 5 – Tempo tardio (> 6 horas) – ápice fechado[43]

Na hipótese de o paciente não ter conseguido realizar o reimplante, haver demorado para comparecer ao consultório e apresentar um elemento com completa formação radicular, as chances de cicatrização são remotas e muito limitadas; entretanto, quando se trata de respostas orgânicas, toda tentativa é válida.

Os familiares devem estar conscientes de que essa conduta apresenta índices de sucesso muito baixos em relação à regeneração periodontal e nulos em relação à condição pulpar. Desse modo, o tratamento endodôntico deve ser iniciado tão logo o profissional realize o reimplante e a imobilização do dente avulsionado. A imobilização deve ser mantida pelo mesmo período das situações anteriores, a menos que haja dano às estruturas de suporte, como o osso alveolar.[44]

CASO CLÍNICO 3

A paciente sofreu traumatismo dentário com avulsão do incisivo central durante uma festa infantil na noite de sábado. Foi levada a um hospital onde recebeu os primeiros atendimentos, avaliação clínica e neurológica e uma discreta sutura em mucosa. Não foi realizado o tratamento do dente avulsionado e a paciente foi orientada a procurar um dentista no dia seguinte. Ao acordar na manhã de domingo, um vizinho a alertou a procurar um dentista imediatamente. Quando teve início o atendimento na cadeira odontológica, já se haviam passado cerca de 15 horas desde o momento do trauma. Os familiares levaram a paciente, e o dente se encontrava envolto em saco plástico.

Todas as orientações e prognósticos foram descritos e as decisões discutidas antes do início do atendimento que norteou nossa conduta. Mesmo considerado um tempo muito longo fora do alvéolo para um dente permanente com ápice fechado em uma criança de 10 anos, a conduta consistiu na tentativa de reimplante dental. Endodontia foi recomendada e iniciada no dia seguinte, com o acompanhamento sendo realizado durante os primeiros 6 meses (Figuras *A* a *M*).

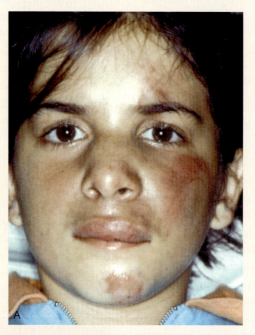

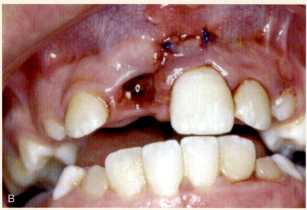

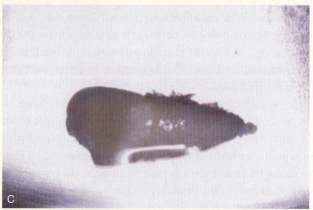

Caso clínico 1A Vista frontal da face de uma paciente cerca de 15 horas após ter sofrido traumatismo alveolodentário. Escoriações na pele da face. **B** Vista frontal intraoral. Avulsão do dente 11, visualizando-se seu alvéolo com o coágulo preenchendo boa parte de sua cavidade. Sutura realizada no hospital no dia anterior. O início do atendimento se deu 15 horas após o trauma. **C** Incisivo central superior direito avulsionado posicionado na cubeta com soro fisiológico. Note a presença de fibras periodontais ao longo da raiz e plexo vasculonervoso no periápice, além de fratura coronária (*continua*).

CASO CLÍNICO 3 (*Continuação*)

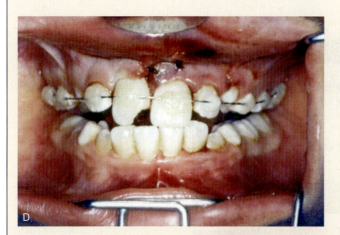
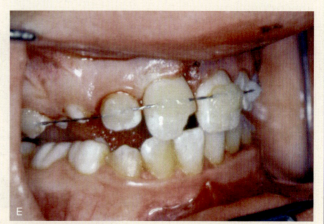
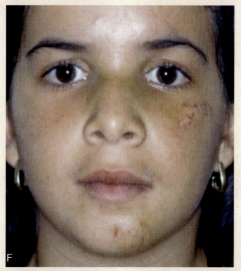
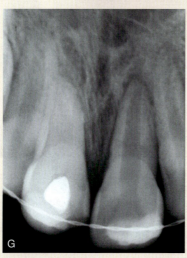
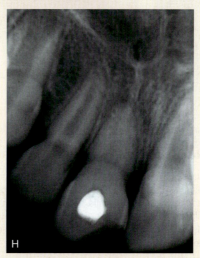

Caso clínico 3 (*continuação*) **D** Vista frontal intraoral após o reimplante do dente 11 e realização de contenção semirrígida no arco superior. **E** Vista do perfil intraoral, demonstrando ausência de contato oclusal com levantamento de mordida para proporcionar repouso durante a fase de contenção. **F** Vista frontal da face 7 dias após o trauma. Recuperação rápida das feridas de pele. **G** Radiografia periapical. Endodontia iniciada com proposta de finalização após sucessivas trocas de curativo intracanal. Note a ligeira alteração periapical no dente 21. **H** Radiografia periapical. Endodontia realizada após a remoção da contenção. Caso acompanhado clínica e radiograficamente (*continua*).

CASO CLÍNICO 3 (*Continuação*)

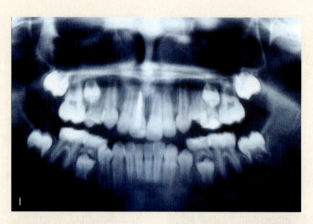

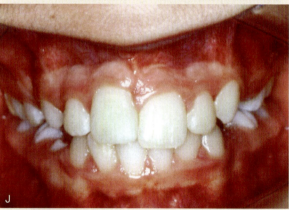

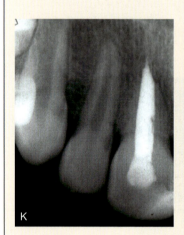 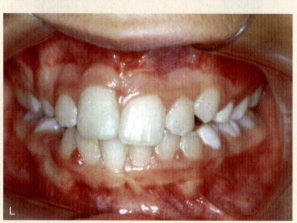 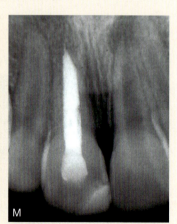

Caso clínico 3 (*continuação*) **I** Radiografia panorâmica de controle 6 meses depois. Note a obturação endodôntica realizada no dente avulsionado. **J** Vista clínica frontal intraoral 6 meses depois do reimplante. Note a diferença vertical entre os incisivos centrais. Suspeita de travamento ósseo: anquilose. **K** Radiografia periapical de controle demonstrando a reabsorção radicular externa acompanhada de anquilose (ausência de ligamento periodontal). **L** Vista clínica frontal intraoral 9 meses após o reimplante. Aumento da diferença vertical entre os incisivos centrais. **M** Radiografia periapical de controle 9 meses após o reimplante. Note a reabsorção no dente 11 e a radiolucidez periapical no dente 21. Indicada a endodontia (*continua*).

CASO CLÍNICO 3 (*Continuação*)

O acompanhamento foi realizado quinzenalmente durante os primeiros 3 meses e em seguida mensalmente até o final do primeiro ano, a cada 3 meses em seguida e indefinidamente até o final da fase de crescimento. Houve perda do acompanhamento após o segundo ano de controle, em razão da inexistência de condições inflamatórias e em virtude da falta de interesse e motivação da paciente, a qual só retornou cerca de 10 anos depois com queixa de alteração de cor e mobilidade. Trouxe a informação de que tinha se submetido a tratamento ortodôntico durante esse período. Os exames clínico, radiográfico e tomográfico evidenciaram grave reabsorção radicular do dente avulsionado, tendo o prognóstico sido classificado como desfavorável e indicada sua exodontia. O planejamento consistiu em implante imediato com enxerto ósseo simultâneo e, se houvesse travamento primário, a carga ou estética imediata seria realizada. Felizmente, todo o planejamento foi realizado. A paciente também foi submetida à remoção dos terceiros molares na mesma cirurgia, de onde foi retirado o osso autógeno para enxerto na área do implante imediato (Figuras *N* a *Z*).

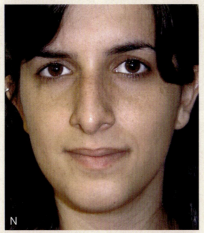
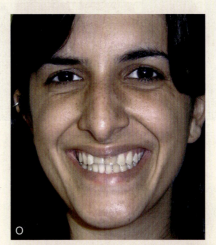
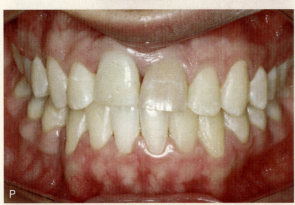
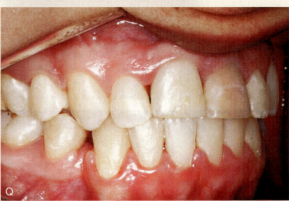
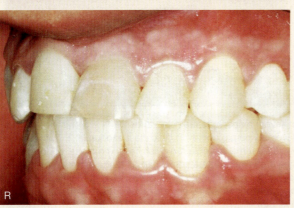

Caso clínico 3 (*continuação*) **N** Vista frontal da face 10 anos após o trauma e o reimplante dental. **O** Vista frontal da face (sorriso). **P** Vista clínica frontal intraoral. Decorridos 10 anos do reimplante e depois de a paciente ter sido submetida a tratamento ortodôntico. Ainda presente o desnível vertical da margem gengival cervical do dente 11. **Q** Vista clínica do perfil direito intraoral. Ausência de papila distal ao dente avulsionado. Apesar da ortodontia que culminou com a exodontia de quatro pré-molares, permaneceram diastemas após concluído o tratamento. Nessa fase não houve acompanhamento ou supervisão de nossa parte. **R** Vista clínica do perfil esquerdo intraoral. Alteração da cor do dente 21, que foi vítima de tratamento endodôntico cerca de 9 meses após o traumatismo (*continua*).

CASO CLÍNICO 3 (Continuação)

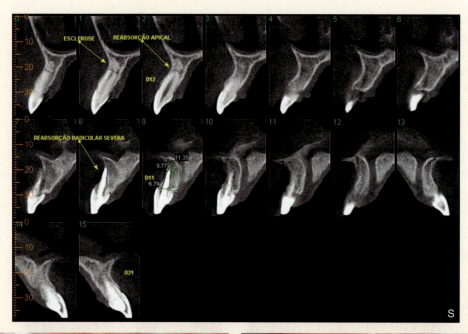

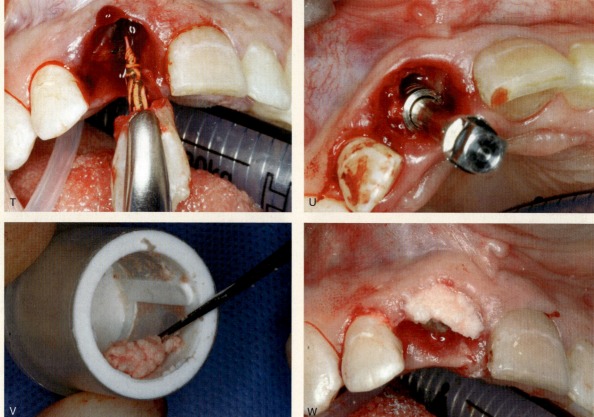

Caso clínico 3 (*continuação*) **S** TC da região anterior de maxila. Note a severa reabsorção radicular do dente 11 e a presença de reabsorção radicular e esclerose óssea no ápice do dente 12. Prognóstico desfavorável para o dente 11: indicada a exodontia. **T** Transcirúrgico da exodontia do elemento 11 sob anestesia geral. Note a completa ausência de remanescente radicular. Todo o material endodôntico veio aderido ao dente. **U** Implante imediato instalado com torque primário que o qualificava para confecção da etapa protética imediata. Note o espaço entre a cortical vestibular e a superfície do implante, que deverá ser preenchido com enxerto ósseo autógeno. **V** Enxerto ósseo autógeno particulado sendo preparado para inserção intra-alveolar nos espaços vazios entre a tábua óssea vestibular e o implante. **W** Enxerto ósseo autógeno particulado introduzido no leito alveolar (*continua*).

CASO CLÍNICO 3 (*Continuação*)

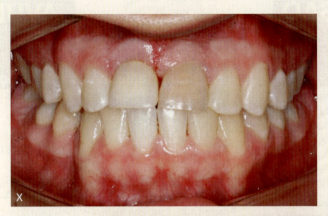
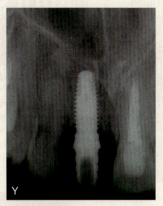
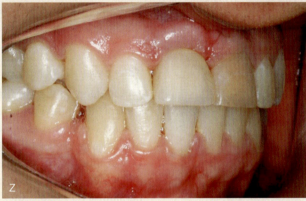

Figura 14.23 (*continuação*) **X** Vista clínica frontal intraoral logo após a remoção da sutura (7 dias) com coroa provisória instalada sobre o implante imediato do dente 11. **Y** Radiografia periapical do implante na região do dente 11. Componente protético e coroa provisória instalados. Note o travamento bicortical do implante (cervical e apical – soalho da fossa nasal). **Z** Vista clínica do perfil direito intraoral. Note que, mesmo com apenas 7 dias de pós-operatório, o aspecto gengival é satisfatório tanto na cervical (excesso de tecido favorável) como na proximal do dente 11.

Prognóstico

Em todas as situações, o paciente deve ser medicado com antibiótico logo após o atendimento inicial. O antibiótico de escolha é a penicilina, que será prescrita com uma dose de ataque (duas vezes o valor da dose usual) e mantida na dose usual por 7 dias, observado o acompanhamento clínico e radiográfico pelo período mínimo de 6 meses. Independentemente da contaminação bacteriana da polpa ou do ligamento periodontal, poderão ocorrer alterações no processo de cicatrização, como:[45]

Regeneração tecidual completa

Se houver dano menor ao ligamento periodontal, o local será reabsorvido por macrófagos e osteoclastos, resultando posteriormente na escavação da superfície da raiz. Entretanto, algumas semanas depois, essa cavidade de reabsorção será reparada por um novo cemento e também pelas fibras de Sharpey. Esse processo é finalizado com a completa regeneração do tecido periodontal algumas semanas depois de o dente ter sido reimplantado.[46]

A diferença entre a regeneração e a cicatrização é que na regeneração o tecido formado é idêntico àquele destruído, enquanto na cicatrização o tecido formado é diferente do que foi destruído (Figura 14.20).

Reabsorção inflamatória

Caso a cavidade inicialmente formada tenha sido penetrada pelas toxinas de uma eventual infecção oriunda do canal radicular, poderão ocorrer a continuação do processo osteoclástico e a progressiva reabsorção da superfície radicular. De todas as situações, a presença de processo inflamatório após reimplante é a que apresenta os piores índices de conservação do elemento dentário. Desse modo, o dente acometido nesse processo tem pouco tempo de permanência na cavidade bucal, mesmo após o tratamento endodôntico[40] (Figura 14.21).

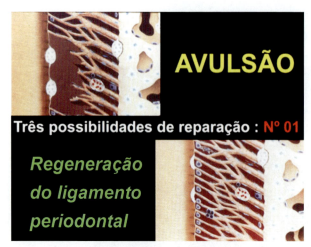

Figura 14.20 Esquema ilustrativo da primeira possibilidade de reparação tecidual em um dente avulsionado: regeneração completa da polpa e do ligamento periodontal.

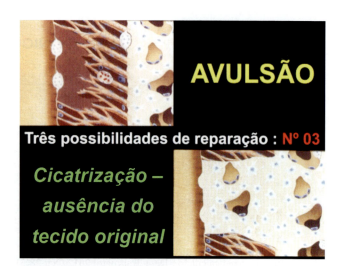

Figura 14.22 Esquema ilustrativo da terceira possibilidade de reparação tecidual em um dente avulsionado: cicatrização através de tecido duro – anquilose.

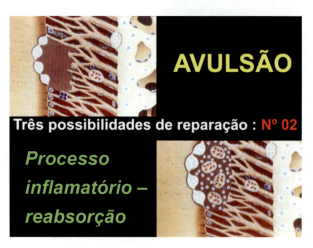

Figura 14.21 Esquema ilustrativo da segunda possibilidade de reparação tecidual em um dente avulsionado: reabsorção inflamatória.

Cicatrização tecidual – Anquilose

Em caso de dano moderado a intenso à camada mais interna do ligamento periodontal, ocorrerá um processo de cicatrização competitivo, pois as células do ligamento periodontal intacto adjacente tentarão invadir e reparar o local da lesão, o que ocorrerá ao mesmo tempo que as células do osso alveolar tentarão preencher a região traumatizada. Aproximadamente 2 semanas depois do reimplante dentário, a invasão do tecido ósseo pode criar um fenômeno chamado anquilose, cuja extensão dependerá do tamanho do dano causado ao ligamento periodontal.[40,42]

Uma reabsorção progressiva e gradual do dente pode ser esperada em virtude da remodelação inerente do osso. Esse processo é bastante ativo nas crianças, nas quais a sobrevida do dente lesionado pode se limitar a somente alguns anos, enquanto nos adultos a reabsorção é significativamente mais lenta, oferecendo ao dente afetado uma sobrevida muito maior[43,45] (Figura 14.22).

Acompanhamento

Os dentes reimplantados devem ser acompanhados e controlados a intervalos regulares com base no estágio de desenvolvimento radicular e também nos momentos em que as complicações da cicatrização forem diagnosticadas. Um exame radiográfico realizado 3 semanas após o reimplante dentário irá permitir o diagnóstico de reabsorção inflamatória ou radiolucidez periapical, sendo ambas as situações indicativas de necrose pulpar.[47]

Uma terapia endodôntica imediata com pulpectomia e preenchimento do canal radicular com hidróxido de cálcio irá impedir ou limitar a reabsorção radicular inflamatória. Caso não exista nenhuma evidência de sinais inflamatórios clínicos ou radiográficos, o controle pode ser feito a intervalos de 6, 12 e 24 semanas após o reimplante.[48]

Referências

1. Rettore R Jr. Emergências odontológicas. 1. ed. Belo Horizonte: Editora O Lutador. 2000. 244 p.
2. Sigurdsson A, Bourguignon C. Traumatic injuries to athletes. Gen Dent 2015 Nov-Dec; 63(6):24-9.
3. Feldens CA, Dos Santos Dullius AI, Kramer PF et al. Impact of malocclusion and dentofacial anomalies on the prevalence and severity of dental caries among adolescents. Angle Orthod 2015 Nov; 85(6):1027-34.
4. Bilder L Margvelashvili V, Sgan-Cohen H et al. Traumatic dental injuries among 12 and 15 year-old adolescents in Georgia: results of the pathfinder study. Dent Traumatol 2015 Oct 20.
5. Mahmoodi B, Rahimi-Nedjat R, Weusmann J et al. Traumatic dental injuries in a university hospital: a four-year retrospective study. BMC Oral Health 2015 Nov 4; 15(1):139.
6. Djemal S, Singh P. Smartphones and dental trauma: the current availability of apps for managing traumatic dental injuries. Dent Traumatol 2015 Sep 20.
7. Jayasudha K, Hemanth M, Baswa R et al. Traumatic impact loading on human maxillary incisor: a dynamic finite element analysis. J Indian Soc Pedod Prev Dent 2015 Oct-Dec; 33(4):302-6.

8. Dursun E, D Ilarslan Y, Ozgul O, Donmez G. Prevalence of dental trauma and mouthguard awareness among weekend warrior soccer players. J Oral Sci 2015; 57(3):191-4.
9. Andreasen JO, Ahrensburg SS. History of the dental trauma guide. Dent Traumatol 2012 Oct; 28(5):336-44.
10. Andreasen JO, Lauridsen E, Gerds TA, Ahrensburg SS. Dental trauma guide: a source of evidence-based treatment guidelines for dental trauma. Dent Traumatol 2012 Oct; 28(5):345-50.
11. Hermann NV, Lauridsen E, Ahrensburg SS et al. Periodontal healing complications following extrusive and lateral luxation in the permanent dentition: a longitudinal cohort study. Dent Traumatol 2012 Oct; 28(5):394-402.
12. Andreasen JO, Ahrensburg SS, Tsilingaridis G. Root fractures: the influence of type of healing and location of fracture on tooth survival rates – an analysis of 492 cases. Dent Traumatol 2012 Oct; 28(5):404-9.
13. Gerds TA, Lauridsen E, Ahrensburg SS, Andreasen JO. The dental trauma internet calculator. Dent Traumatol 2012 Oct; 28(5): 351-7.
14. Lauridsen E, Gerds T, Andreasen JO. Alveolar process fractures in the permanent dentition. Part 2. The risk of healing complications in teeth involved in an alveolar process fracture. Dent Traumatol 2015 Oct 14.
15. Turkistani J, Hanno A. Recent trends in the management of dentoalveolar traumatic injuries to primary and young permanent teeth. Dent Traumatol 2011 Feb; 27(1):46-54.
16. Andreasen JO, Lauridsen E. Alveolar process fractures in the permanent dentition. Part 1. Etiology and clinical characteristics. A retrospective analysis of 299 cases involving 815 teeth. Dent Traumatol 2015 Sep 28.
17. Berrezouga L, Kammoun D, Bhouri L et al. Treatment of multiple traumatized anterior teeth associated with an alveolar bone fracture in a 15-year-old school boy: a 2.5-year follow up. Dent Traumatol 2011 Apr; 27(2):147-51.
18. Marković D, Vuković A, Vuković R, Soldatović I. Factors associated with positive outcome of avulsion injuries in children. Vojnosanit Pregl 2014 Sep; 71(9):845-50.
19. Honório HM, de Alencar CR, Pereira Júnior ES et al. Posttraumatic displacement management: lateral luxation and alveolar bone fracture in young permanent teeth with 5 years of follow-up. Case Rep Dent 2015.
20. Ritwik P, Massey C, Hagan J. Epidemiology and outcomes of dental trauma cases from an urban pediatric emergency department. Dent Traumatol 2015 Apr; 31(2):97-102.
21. Elbay ÜŞ, Baysal A, Elbay M, Sarıdağ S. Multidisciplinary approach to delayed treatment of traumatic teeth injuries involving extrusive luxation, avulsion and crown fracture. Oper Dent 2014 Nov-Dec; 39(6):566-71.
22. Ebrahim FH, Kulkarni G. Fixed orthodontic appliances in the management of severe dental trauma in mixed dentition: a case report. J Can Dent Assoc 2013; 79:d131.
23. Belmonte FM, Macedo CR, Day PF, Saconato H, Fernandes Moça Trevisani V. Interventions for treating traumatised permanent front teeth: luxated (dislodged) teeth. Cochrane Database Syst Rev 2013 Apr 30; 4:CD006203.
24. Dharmani U, Jadhav GR, Kamal C, Rajput A, Dua A. Management of a rare combination of avulsion and intrusive luxation: a case report. J Conserv Dent 2014 Nov; 17(6):587-9.
25. Mendoza-Mendoza A, González-Mallea E, Iglesias-Linares A. Intrusive luxation in primary teeth: a case report. J Clin Pediatr Dent 2015 Spring; 39(3):215-8.
26. Caprioglio A, Salone GS, Mangano C, Caprioglio C, Caprioglio D. Intrusive luxation of primary upper incisors and sequelae on permanent successors: a clinical follow-up study. Eur J Paediatr Dent 2014 Jun; 15(2):101-6.
27. Cantekin K, Herdem G, Peduk K. Revascularization in an immature necrotic permanent incisor after severe intrusive luxation injury: a case report. Eur J Paediatr Dent 2014 Jul; 15(2 Suppl):203-6.
28. Andersson L. New guidelines for treatment of avulsed permanent teeth. Dent Traumatol 2012 Apr; 28(2):87.
29. McCafferty J, O'Connell AC. Treatment of the avulsed anterior tooth. J Ir Dent Assoc 2011 Dec-2012 Jan; 57(6):319-22.
30. Trope M. Avulsion of permanent teeth: theory to practice. Dent Traumatol 2011 Aug; 27(4):281-94.
31. Werder P, von Arx T, Chappuis V. Treatment outcome of 42 replanted permanent incisors with a median follow-up of 2.8 years. Schweiz Monatsschr Zahnmed 2011; 121(4):312-20.
32. Kenny KP, Day PF, Douglas GV, Chadwick BL. Primary care dentists' experience of treating avulsed permanent teeth. Br Dent J 2015 Sep; 219(5):E4.
33. Kostka E, Meissner S, Finke CH et al. Multidisciplinary treatment options of tooth avulsion considering different therapy concepts. Open Dent J 2014 Oct; 22(8):180-3.
34. Fujita Y, Shiono Y, Maki K. Knowledge of emergency management of avulsed tooth among Japanese dental students. BMC Oral Health 2014 Apr; 14(34).
35. Martins-Júnior PA, Franco FA, de Barcelos RV et al. Replantation of avulsed primary teeth: a systematic review. Int J Paediatr Dent 2014 Mar; 24(2):77-83.
36. Mendoza Mendoza A, Solano Reina E, Segura-Egea JJ. Treatment of an avulsed maxillary permanent central incisor replaced by autotransplantation of a mandibular premolar: 14-year follow-up. Int Endod J 2010 Sep; 43(9):818-27.
37. Bastos JV, Côrtes MI, Silva JF et al. A study of the interleukin-1 gene cluster polymorphisms and inflammatory external root resorption in replanted permanent teeth. Int Endod J 2015 Sep; 48(9):878-87.
38. Ravi KS, Pinky C, Kumar S, Vanka A. Delayed replantation of an avulsed maxillary premolar with open apex: a 24 months follow-up case report. J Indian Soc Pedod Prev Dent 2013 Jul-Sep; 31(3):201-4.
39. Holan G. Replantation of avulsed primary incisors: a critical review of a controversial treatment. Dent Traumatol 2013 Jun; 29(3): 178-84.
40. Wigler R, Kaufman AY, Lin S et al. Revascularization: a treatment for permanent teeth with necrotic pulp and incomplete root development. J Endod 2013 Mar; 39(3):319-26.
41. Ize-Iyamu IN, Saheeb B. Reimplantation of avulsed dry permanent teeth after three days: a report of two cases. Niger J Clin Pract 2013 Jan-Mar; 16(1):119-22.
42. Koca H, Topaloglu-Ak A, Sütekin E et al. Delayed replantation of an avulsed tooth after 5 hours of storage in saliva: a case report. Dent Traumatol 2010 Aug; 26(4):370-3.
43. Kaur H, Kaur S, Kaur H. Prehospital emergency management of avulsed permanent teeth: Knowledge and attitude of school teachers. Indian J Dent Res 2012 Jul-Aug; 23(4):556.
44. Marchiori EC, Santos SE, Asprino L et al. Occurrence of dental avulsion and associated injuries in patients with facial trauma over a 9-year period. Oral Maxillofac Surg 2013 Jun; 17(2):119-26.
45. Andersson L, Andreasen JO, Day P et al. International Association of Dental Traumatology. International Association of Dental Traumatology guidelines for the management of traumatic dental injuries: 2. Avulsion of permanent teeth. Dent Traumatol 2012 Apr; 28(2):88-96.
46. Emerich K, Czerwinska M, Ordyniec-Kwasnica I. Immediate self-replantation of an avulsed permanent mandibular incisor – a case report. Dent Traumatol 2010 Oct; 26(5):443-6.
47. Trope M, Andreasen JO. Comments on routine systemic antibiotic prescription in the management of permanent avulsed teeth. Dent Traumatol 2010 Jun; 26(3):302.
48. Shah P, Ashley P. Routine systemic antibiotic prescription in the management of permanent avulsed teeth – should we stop? Dent Traumatol 2010 Jun; 26(3):301.

CASO CLÍNICO 1 (*Continuação*)

Exame de imagem

A paciente já na primeira consulta trouxe o exame de RM solicitado pela dentista em que puderam ser observadas claramente duas situações: (1) DDCR na ATM esquerda e (2) DDSR na ATM direita, o que confirma os achados clínicos obtidos com o exame físico (Figuras A a D).

Diagnóstico

Após anamnese e exame físico, consideramos a seguinte hipótese diagnóstica: mialgia localizada em masseteres, temporal e esternocleidomastóideo (não havia pontos gatilhos), artralgia nas ATM, deslocamento do disco com redução na ATM esquerda e sem redução na ATM direita e bruxismo do sono e da vigília. Quanto à cefaleia, consideramos em uma primeira análise o diagnóstico médico de uma cefaleia primária.

Tratamento

Em uma primeira etapa decidimos:

- Fazer as orientações gerais para DTM (explicamos os fatores etiológicos, contribuintes e perpetuantes, além de destacarmos o componente comportamental e o caráter crônico e multifatorial da doença).
- Farmacoterapia: optamos por utilizar esse recurso e iniciar o uso por 5 dias do anti-inflamatório não esteroide (AINE) meloxicam (15mg/dia) e por 15 dias de um relaxante muscular de ação central (cloridrato de ciclobenzaprina, 5g/dia).
- Conferir os ajustes da placa estabilizadora mandibular.
- Solicitar a avaliação e a orientação do fisioterapeuta da equipe e iniciar termoterapia com compressas quentes e úmidas por 20 minutos, duas a quatro vezes ao dia.
- Programar procedimento de viscossuplementação com hialuronato de sódio a 1% em conjunto com sessão de fisioterapia (manipulação mandibular).

Em uma segunda etapa, após reavaliação:

- Avaliamos a necessidade de outra viscossuplementação.
- Avaliamos a eficácia e a continuidade do uso de medicações e de compressa quente e úmida.
- Reforçamos as orientações gerais sobre DTM.
- Reavaliamos com fisioterapia.

Resultados

A paciente, que se apresentou para o procedimento de viscossuplementação 4 dias após a consulta inicial, estava seguindo corretamente todas as orientações e fazendo uso da medicação. Relatou melhora do quadro de dor e da qualidade do sono (apesar de queixar-se de sonolência diurna provavelmente em virtude do uso da ciclobenzaprina); entretanto, ainda estava com abertura limitada a 23mm com deflexão para o lado direito, e as medidas de lateralidade estavam inalteradas (Figura E).

Após realização do procedimento de viscossuplementação e da sessão de fisioterapia com manipulação mandibular, a paciente foi reexaminada e apresentou abertura bucal de 35mm com recuperação da linha média. Como estava sob efeito da anestesia local nas ATM, não consideramos os achados clínicos para avaliação de dor articular (Figura F). Foram detectados ruídos articulares discretos tipo clique durante a abertura e o fechamento bucal em ambas as ATM, o que nos fez aproveitar a oportunidade para conferir os ajustes da placa estabilizadora e reforçar as orientações gerais sobre DTM.

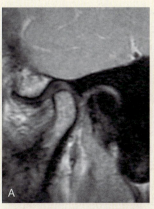
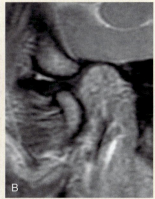
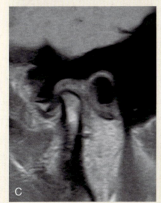
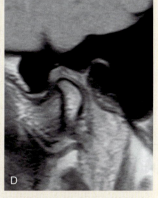

Caso clínico 1A Imagem por RM da ATM esquerda com a boca fechada. Note o disco articular discretamente anteriorizado – DDCR. **B** Imagem por RM da ATM esquerda com a boca aberta. Note o disco articular recapturado – DDCR. **C** Imagem por RM da ATM esquerda com a boca fechada. Note o disco articular anteriorizado – DDSR. **D** Imagem por RM da ATM esquerda com a boca aberta. Note que o disco articular continua anteriorizado – DDSR (*continua*).

CASO CLÍNICO 1 (*Continuação*)

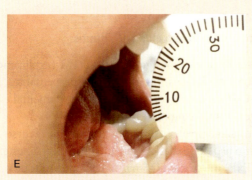
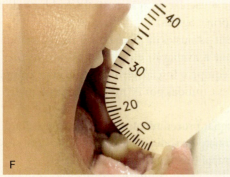

Caso clínico 1 (*continuação*) **E** Abertura máxima no momento do exame físico inicial. **F** Abertura máxima após realização da viscossuplementação com hialuronato de sódio a 1% e sessão de fisioterapia.

O exame de palpação muscular mostrou quadro de dor semelhante ao da consulta inicial, sendo marcado novo retorno para 15 dias e solicitado à paciente que mantivesse o uso do relaxante muscular e da medicação para cefaleia, assim como das compressas quentes e úmidas, e o uso noturno da placa estabilizadora durante esse período.

A paciente retornou após 15 dias com quadro articular estável, apresentando a abertura máxima bucal em 38mm com dor leve na ATM direita e nos masseteres. As dores de cabeça não mais a incomodavam e o sono melhorou muito, além de estar fazendo atividades físicas há 10 dias. O exame de palpação evidenciou melhora significativa, havendo somente dor leve em corpo de masseter pelo lado direito.

Optamos por manter as compressas, suspender o uso do relaxante muscular, fazer nova viscossuplementação e sessão fisioterapêutica, além de manter o uso noturno e contínuo da placa estabilizadora, que se encontrava bem ajustada. A paciente foi novamente instruída sobre os cuidados gerais relativos à DTM e orientada a procurar médico especialista (cefaliatra) para reavaliação de seu diagnóstico de migrânea e controle da medicação em uso (duloxetina e propranolol).

A paciente foi reavaliada 6 e 12 semanas após o início do tratamento, quando não se observaram mais queixas de dor. A condição articular se mostrava estável e não se notou nenhum outro episódio de travamento. Ainda não havia procurado um cefaliatra, mas a cefaleia estava sob controle. Diante disso, foi instruída a fazer retornos periódicos para controle de seu quadro de DTM e manter o uso da placa estabilizadora mandibular.

Discussão

Como observamos, o caso clínico relatado se tratava de um quadro de DTM articular com DDCR (ATM esquerda) e DDSR (ATM direita) e DTM muscular associada a uma cefaleia primária. Quadros com comorbidades são frequentes em uma clínica de DTM-DOF. Por isso, são necessários o conhecimento de outras áreas e uma equipe transdisciplinar para atender a todas as necessidades desse paciente no tempo certo. Nesse caso destacamos o papel da viscossuplementação e da manipulação mandibular, fundamentais para recuperação da biomecânica articular.

Podemos também chamar a atenção para uma condição especial, que é a necessidade de acompanhamento da queixa de cefaleia por médico capacitado, nesse caso o cefaliatra, embora isso quase nunca ocorra. Desse modo, o exame de imagem foi útil para confirmar o diagnóstico clínico e nos fornecer detalhes sobre a condição articular e a presença de infiltrados inflamatórios, além de possibilitar comparações futuras.

CASO CLÍNICO 2

Paciente do sexo feminino, 33 anos, vendedora, foi encaminhada ao serviço de DTM-DOF com as seguintes queixas: travamentos da mandíbula; estalos na mandíbula; dor de cabeça frequente e dor na nuca e na face. A paciente relatou que os travamentos mandibulares tiveram início cerca de 15 dias antes apenas na ATM esquerda, ocorrendo praticamente todos os dias e acompanhados de dor moderada a forte com qualidade apertada e às vezes pulsátil. Conseguia destravar sozinha ao fazer movimentos mandibulares de lateralidade e abertura; os sintomas melhoravam com descanso e pioravam muito ao falar e principalmente ao mastigar.

CASO CLÍNICO 2 (*Continuação*)

Sua segunda queixa, os estalos, começou discretamente cerca de 6 meses atrás e ocorriam bilateralmente durante a abertura e o fechamento bucal, ficando piores e mais intensos ultimamente, em especial pelo lado esquerdo. A dor de cabeça era frequente, bilateral e localizada na região das têmporas ("Parece que a dor sobe do rosto para a cabeça..."). Estava ocorrendo quase todos os dias havia cerca de 6 meses, com horas de duração, e também piorara nos últimos dias, às vezes provocando náuseas e chegando a ficar incapacitante. Os piores horários eram à tarde e após as refeições.

Considerava o estresse o fator de piora e os de melhora ficar sem falar e mastigar, dormir bem e usar o medicamento Dorflex® três vezes ao dia. Há menos de 1 mês vinha sentindo também uma dor na região cervical, de intensidade leve a moderada (incômodo), apertada, com sensação de peso, constante, praticamente todos os dias, não o associando a nada que a fizesse piorar, mas que melhorava somente com o uso do relaxante muscular.

De modo geral, suas dores, seja na face, na cabeça ou no pescoço, são mais acentuadas no lado esquerdo da face, porém também há incômodo do lado direito. Quando indagada, a paciente confirmou a presença de hábitos parafuncionais de ranger e apertar os dentes à noite e durante o dia.

Em seu histórico médico não existe nenhum outro problema de saúde atual, ressaltando somente que no passado fez cirurgia para retirada do apêndice e colocação de próteses de silicone nas mamas, sem intercorrências. Informou que estava praticando atividades físicas em academia todos os dias e, em uma análise superficial durante o atendimento inicial, a anamnese não apresentava traços ou perfil depressivo. Não tem alergias a medicamentos nem histórias de traumas importantes na face ou em outra parte do corpo e relatava que a qualidade de seu sono poderia ser considerada boa.

Exame físico

Na inspeção intraoral não verificamos facetas de desgaste, mas a língua apresentava marcas de endentação e havia linha alba destacada na mucosa jugal. A condição periodontal era boa e a oclusão, satisfatória com presença de guias anteriores e laterais, trespasse horizontal de 1mm e vertical de 3mm, sem mordida aberta ou cruzada.

Na inspeção extraoral não observamos assimetrias faciais, e o perfil era dólico. A palpação dos músculos mastigatórios foi positiva para masseter profundo esquerdo, temporal anterior bilateralmente e temporal médio esquerdo. Cabe destacar que as dores referidas a par-

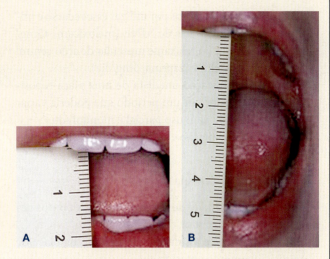

Caso clínico 2A Abertura bucal com travamento. **B** Abertura bucal sem travamento (obtida após manobra para recaptura do disco articular) (*continua*).

tir da palpação dos temporais anteriores bilateralmente são relatadas pela paciente como a queixa de "dor de cabeça na região das têmporas", reproduzindo, dessa maneira, uma de suas queixas.

O temporal médio do lado esquerdo tinha um ponto gatilho que, quando palpado, produzia dor na região do músculo. Por fim, detectamos dor forte à palpação lateral e intraconduto nas ATM e presença de estalos associados à dor durante os movimentos de protrusão, abertura e fechamento bucal. A abertura mínima era de 15mm (com travamento e deflexão para esquerda) e a máxima de 47mm (sem travamento, com presença de dor e com desvio para a esquerda) (Figuras *A* e *B*). A lateralidade foi de 11mm para o lado esquerdo, com sintomatologia dolorosa, e de 10mm para o lado direito, sem dor.

Diagnóstico

Após anamnese e exame físico, consideramos a seguinte hipótese diagnóstica: mialgia localizada, dor miofascial, dor miofascial referida, artralgia nas ATM, deslocamento do disco com redução e travamento intermitente (ATM esquerda), bruxismo do sono e de vigília e cefaleia secundária à DTM.

Tratamento

Em uma primeira etapa decidimos:

- Fazer as orientações gerais para DTM (explicamos tudo sobre fatores etiológicos, contribuintes e perpetuantes, além de destacarmos o componente comportamental e o caráter crônico e multifatorial da doença).

CASO CLÍNICO 2 (*Continuação*)

- Farmacoterapia: optamos por utilizar esse recurso e iniciar com uso por 5 dias de AINE (meloxicam, 15mg/dia) e por 15 dias do relaxante muscular de ação central (cloridrato de ciclobenzaprina, 5mg/dia).
- Confecção e utilização imediata de uma placa reposicionadora anterior por um período que poderia variar entre 2 e 3 meses, com uso parcial e monitorado.
- Solicitamos a avaliação e a orientação do fisioterapeuta da equipe.

Em uma segunda etapa foi proposto:

- Avaliar a necessidade de agulhamento dos pontos gatilhos que referiam dor.
- Avaliar a eficácia e a continuidade do uso da placa de reposicionamento anterior.
- Reforçar as orientações gerais sobre DTM.
- Avaliar a necessidade de novas prescrições farmacológicas devido à presença de dor miofascial (averiguar a necessidade de antidepressivo tricíclico).
- Moldagem para confecção de placa estabilizadora mandibular e planejamento para retirada da placa reposicionadora.

Resultados

A paciente foi reavaliada em 30 e 60 dias após uso da medicação conforme previsto e ainda usando a placa de reposicionamento anterior (Figuras *C* e *D*). Nesse período a paciente mudou seus hábitos e seguiu orientações da fisioterapia. Após 60 dias relatou melhora substancial no quadro de dor, não sentindo mais dores na face, no pescoço ou na cabeça. Sua única queixa era a de eventualmente sentir alguns ruídos articulares tipo clique no final da tarde, mas essa queixa estava reduzida em 90% em comparação com o início do tratamento, e não mais ocorriam os travamentos articulares.

O exame clínico mostrou abertura bucal com ADM normal, sem dor, com ruídos eventuais e discretos, não sendo encontrado nenhum ponto gatilho como no primeiro exame. A placa reposicionadora foi substituída após 60 dias de uso por outra – estabilizadora mandibular para uso noturno – e a paciente foi instruída a fazer retornos periódicos para controle a cada 6 meses ou antes, em caso de alguma intercorrência, além de continuar seguindo todas as orientações gerais sobre controle da DTM.

Discussão

Como relatado, a paciente tinha um quadro de DTM muscular e articular com travamento intermitente e doloroso associado a cefaleia. Destacamos o fato de ter sido alcançada melhora do quadro sem intervenções invasivas e uso de medicações de uso controlado. Para isso devem ser enfatizados o correto diagnóstico e o controle das condições que ajudavam a perpetuar os sinais e sintomas, além da participação de uma equipe transdisciplinar e da cooperação da paciente, que seguiu todas as recomendações, conseguindo mudar hábitos considerados prejudiciais para sua saúde, reduzindo o bruxismo, praticando atividades físicas aeróbicas e atos de higiene do sono e adequando sua agenda de trabalho, o que no final resultou na melhora considerável de sua qualidade de vida e certamente contribuiu para a redução dos sintomas.

Em muitos outros casos, o agulhamento seco ou com infiltração de anestésico sem vasoconstritor nos pontos gatilhos pode ser necessário e promove bons resultados, bem como o uso de medicação de ação central, como os antidepressivos tricíclicos. Para o bom entendimento dessas técnicas e recursos terapêuticos recomendamos o estudo aprofundado das condições crônicas de disfunção muscular.

Com relação ao uso da placa reposicionadora anterior, ressaltamos que não é apoiada em fortes evidências científicas e deve ser condicionada a alguns casos específicos em que a experiência clínica demonstrou ser efe-

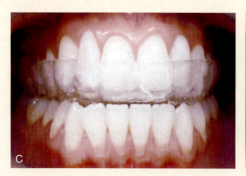 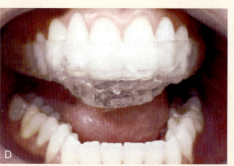

Caso clínico 2 (*continuação*) **C** e **D** Paciente com a placa reposicionadora anterior (*continua*).

Disfunções Temporomandibulares e Dores Orofaciais

15

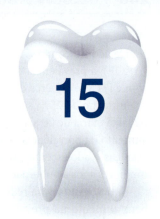

Rodrigo Estêvão Teixeira
Marcelo Henrique Mascarenhas

INTRODUÇÃO

A dor, especialmente a crônica, é considerada um dos principais problemas de saúde pública não só por causar imenso sofrimento, mas também por suas implicações socioeconômicas. A Sociedade Brasileira para o Estudo da Dor (SBED) define dor como a "experiência sensitiva e emocional desagradável associada ou relacionada a lesão real ou potencial dos tecidos. Cada indivíduo aprende a utilizar esse termo através de suas experiências" (International Association for the Study of Pain – IASP). A questão vai além dos limites das profissões e deveria ser motivo de preocupação dos profissionais que atuam na área da saúde.

Como sintoma clínico, a dor pode ser considerada experiência única e pessoal, causando sofrimento somente a quem a sente. É impossível para qualquer pessoa sentir exatamente o que a outra sente. Assim, o profissional de saúde, ao examinar um paciente com dor, está diante de um desafio, qual seja, o de obter informações para interpretar como o paciente a experimenta e qual seu significado para ele. Então, o profissional deve reunir conhecimentos sobre os mecanismos e as características comportamentais da dor em suas manifestações.

O cirurgião-dentista tem grande responsabilidade em relação ao diagnóstico e tratamento adequado das dores na região orofacial, sendo fundamental que saiba diferenciá-las desde a sua origem, seja dental, articular, muscular ou neuropática. Nesse contexto, é muito importante também que reúna condições para reconhecer as queixas que, embora relacionadas com a região orofacial, se originam de causas que não podem ser razoavelmente resolvidas por meio dos procedimentos odontológicos convencionais. Muitos problemas relacionados com a dor exigem tratamento interdisciplinar e um bom relacionamento com outras especialidades e profissões da área de saúde.

O objetivo deste capítulo é discutir fundamentalmente as condutas clínicas adotadas pelo especialista em disfunções temporomandibulares (DTM) para diagnóstico, tratamento e controle dessas disfunções e dores neuropáticas na região orofacial, usando linguagem adequada, clara e objetiva. Adotaremos, então, a discussão de casos clínicos que reflitam, em todos os aspectos, a rotina de atendimento de pacientes com necessidades nessa área, destacando eventuais controvérsias, sempre com base na literatura científica atualizada e na experiência clínica dos autores, de acordo com a proposta desta obra científica.

DISFUNÇÕES TEMPOROMANDIBULARES

As DTM, as quais abrangem uma série de patologias que acometem a articulação temporomandibular (ATM), a musculatura mastigatória e as estruturas associadas, são de origem musculoesquelética e podem produzir sinais e sintomas clínicos, como limitação da amplitude de movimento mandibular, desvio ou deflexões durante o movimento de abertura mandibular, dor na ATM, hipertrofia e dor nos músculos mastigatórios, sensação de cansaço muscular ao mastigar e falar, ruídos articulares (cliques, estalos e/ou crepitações) e, em alguns casos, alterações oclusais. Reconhecidamente, as dores de origem muscular constituem os processos mais frequentemente encontrados nos indivíduos que querem se tratar. Cefaleias primárias (especialmente a migrânea), cervicalgia, lombalgia e fibromialgia são as condições dolorosas comórbidas mais frequentemente relatadas com a DTM. Além delas, distúrbios do sono e de comportamento, zumbido crônico, níveis elevados de tensão, ansiedade e estresse são condições frequentemente associadas, o que reforça ainda mais o caráter multifatorial das DTM. É a segunda causa mais comum de dor na região orofacial, ficando atrás somente das dores de origem dental, e a causa mais comum de alterações musculoesqueléticas, resultando em dor e interferindo na qualidade de vida das pessoas.

De acordo com a American Academy of Orofacial Pain (AAOP), a prevalência de sintomas dolorosos relacionados com a DTM é de cerca de 33%. No Brasil, esse percentual fica em torno de 25%, sendo mais prevalente em indivíduos na faixa etária de 20 a 45 anos. Estudos recentes mostraram aumento da prevalência de dor relacionada com a DTM em crianças e adolescentes, sendo duas vezes mais afetadas as mulheres após a puberdade.

Entre os idosos há redução nos níveis de dor, mas também aumento na prevalência de condições degenerativas das ATM em comparação com os mais jovens. As DTM têm grande impacto na saúde dos indivíduos, nos centros de saúde e na sociedade como um todo. Nos EUA representam um custo anual de aproximadamente 4 bilhões de dólares, segundo dados do National Institute of Dental and Craniofacial Research (2014).

Apesar de estudada há muito tempo e do crescente aumento nesse aprendizado, a etiopatogenia desses processos permanece como um desafio para clínicos e pesquisadores. Essa dificuldade de entendimento geralmente leva à realização de procedimentos de tratamento inadequados e, muitas vezes, irreversíveis. Especialmente na área facial, onde as dores dos músculos da mastigação eram vistas como consequência óbvia de desajustes da oclusão dentária, os procedimentos onerosos, irreversíveis e invasivos, como desgaste dos dentes, ortodontia e reabilitação oral protética, eram frequentemente recomendados.

Avanços nas pesquisas e nos protocolos de tratamento clínico vêm ocorrendo em todo o mundo. Atualmente, os vários canais de informação disponíveis possibilitam o acesso do profissional da área de saúde ligado diretamente à questão da dor. Devemos destacar alguns pontos importantes nesse processo de avanço e qualificação profissional em DTM-DOF (disfunção temporomandibular e dor orofacial), como a criação e o reconhecimento pelo Conselho Federal de Odontologia (CFO) da especialização em DTM-DOF, em 2002, com consequente aumento do número de cirurgiões-dentistas especialistas. Além disso, também merecem destaque a organização e a atuação das sociedades de classe, como a SBED e mais recentemente a Sociedade Brasileira de Disfunção Temporomandibular e Dor Orofacial (SBDOF). Estamos presenciando, lenta e gradualmente, a inserção da disciplina de DTM-DOF no nível de graduação das faculdades de odontologia e a seleção de especialistas para atendimento no serviço público odontológico em algumas cidades, o que vem contribuindo muito para a qualidade do atendimento.

SISTEMAS DE CLASSIFICAÇÃO DAS DTM

Este tópico é de fundamental importância por influenciar o entendimento e a discussão dos casos clínicos relatados neste capítulo. Esses sistemas estão em processo de evolução, mas ainda estamos buscando o ideal. O marco inicial foi a criação em 1992 do *Research Diagnostic Criteria for Temporomandibular Disorders* (RDC/TMD), em que se observou a primeira tentativa de organização e sistematização das informações disponíveis à época.

O grande desafio ainda é o estabelecimento de um sistema de classificação completo e eficiente. Atualmente podemos destacar dois sistemas de classificação: o *Diagnostic Criteria for Temporomandibular Disorders* (DC/TMD), criado em 2014, que representa uma evolução do RDC/TMD e é mais adequado para uso em consultório do que seu antecessor, que privilegiava a pesquisa, e a última versão do sistema de classificação proposta pela AAOP (2014).

A tendência mundial é a de padronização dos sistemas de classificação diagnóstica com a finalidade de facilitar a comunicação entre pesquisadores e clínicos em todo o mundo. Em passado recente, a falta de padronização era bastante delicada. A melhor maneira para mensurar a importância dessa ferramenta na dor orofacial, especificamente em DTM, consiste em tentar imaginar como as pesquisas eram feitas antes de sua criação. Havia enorme confusão com o emprego frequente de termos múltiplos, exames pouco documentados, diagnósticos imprecisos e uma enorme dificuldade de avaliação das terapêuticas adotadas e de comparação de artigos científicos.

Ao seguirmos com o propósito deste livro, optamos pelo DC/TMD como referência para discussão dos casos clínicos por ser reconhecido entre os que militam na área como sistema de classificação enxuto e adequado para utilização até mesmo pelos não especialistas (Quadro 15.1).

Quadro 15.1 Classificação das DTM (DC/TMD)

Eixo I: condições físicas	
Grupo I: desordens musculares	Dor miofascial
	Dor miofascial referida
Grupo II: desordens articulares	Artralgia
	DDCR
	DDCR com travamento intermitente
	DDSR com limitação de abertura
	DDSR sem limitação de abertura
	Doenças articulares degenerativas
	Subluxação/luxação
Grupo III: cefaleias	Cefaleia secundária à DTM
Eixo II: condições psicológicas	
Escala gradual de dor crônica	
Depressão	
Sintomas físicos não específicos	

DDCR: disfunção de disco com redução; DDSR: disfunção de disco sem redução.

ANAMNESE E EXAME CLÍNICO DO PACIENTE COM DTM

Consideramos importante esclarecer ao leitor alguns aspectos da anamnese e do exame clínico dos pacientes com necessidades em DTM antes de entrarmos na discussão dos casos clínicos, facilitando a compreensão e o entendimento dos procedimentos e termos utilizados.

Durante a anamnese buscamos sempre verificar a queixa principal do paciente, procurando reproduzi-la sempre que possível, lembrando que em alguns casos a queixa pode ser mais de uma. Nessa etapa é comum encontrarmos outras anormalidades, como achados clínicos, que poderão ser importantes e consideradas na elaboração do plano de tratamento.

Devemos coletar também informações sobre a saúde geral do paciente, destacando a presença de doenças sistêmicas, má qualidade do sono, hábitos parafuncionais, sedentarismo, medicações em uso e possíveis alergias, se está sob forte estresse ultimamente, entre outros dados que poderão influenciar sobremaneira a conduta clínica, como, por exemplo, a decisão de prescrever ou não determinado medicamento ou a necessidade de encaminhamento para outro profissional.

Não podemos esquecer que as DTM têm caráter multifatorial. Frequentemente vamos encontrar comorbidades, como cefaleias primárias, depressão, distúrbios do sono e transtornos relacionados com ansiedade e tensão. Quanto aos sintomas, são imprescindíveis perguntas a respeito das condições em que pioram ou melhoram, eventos relacionados com seu início, frequência, localização, intensidade e qualidade da dor, como estão evoluindo esses sintomas, histórico de tratamentos prévios, bem como presença de traumatismo associado.

O exame físico pode ser iniciado com a avaliação facial, verificando a presença de linfonodos infartados e assimetrias. Em seguida, passamos à avaliação das ATM, em que verificaremos a amplitude de movimento (ADM) bucal que, quando inferior a 40mm interincisal, pode indicar algum tipo de limitação (considerar idade, estatura e o *overbite* do paciente). Quanto aos movimentos laterais e protrusivos, os valores não deveriam ser inferiores a 8mm em uma situação de normalidade. Alguns pacientes, principalmente do sexo feminino, têm a ADM bucal superior a 50 a 60mm, fato que merece nossa atenção e cuidados, podendo caracterizar hipermobilidade.

Outro aspecto importante a ser avaliado é a trajetória mandibular, verificando-se se é retilínea e contínua ou se ocorre com sobressaltos, desvios ou deflexões. Desvios são caracterizados por mudança na trajetória mandibular, no início da abertura bucal, para um lado em relação à linha média, mas retornando à linha média quando em abertura bucal máxima. Quando esse retorno não ocorre e a mandíbula permanece desviada mesmo em abertura máxima, damos o nome de deflexão. Esses sinais podem indicar uma alteração ou desordem intracapsular, como, por exemplo, os deslocamentos com (desvio) e sem (deflexão) redução do disco articular. Importante destacar que essa condição não é uma regra e que outras, como as disfunções musculares, podem provocar também uma deflexão.

Ainda na avaliação física das ATM devemos observar a presença de ruídos articulares durante a abertura e o fechamento bucal, avaliação essa que pode ser realizada com a palpação lateral e intracondutal das ATM e com auxílio de um estetoscópio. A identificação e caracterização desses ruídos que podem se apresentar como cliques, estalos ou crepitação exige treinamento e é de fundamental importância, podendo ser determinante para o estabelecimento de um diagnóstico ou até mesmo para a definição da necessidade de solicitação de um exame de imagem. Nesse momento devemos verificar também sua evolução e se há associação desses ruídos à presença de sintomas dolorosos.

A avaliação da musculatura mastigatória e cervical é o passo seguinte. Como nos passos anteriores, exige treinamento e deve ser realizada mediante a observação dos critérios de pressão e localização. Rotineiramente devem ser palpados no mínimo os músculos masseter superficial (inserção fixa, corpo e inserção móvel) e profundo, temporal (anterior, médio e posterior), esternocleidomastóideo e trapézio superior. Se necessário, procede-se à palpação/inspeção de outros sítios musculares, possíveis fontes de dores referidas. É durante a palpação que observamos a presença de pontos gatilhos que podem produzir dor local ou referida e caracterizar uma alteração muscular crônica (dor miofascial).

A sensibilidade da musculatura pode ser avaliada por meio da seguinte escala numérica: 1 = dor leve; 2 = dor moderada; 3 = dor forte; 4 = dor forte com reação de fuga (ocorre frequentemente quando identificamos a presença de pontos gatilhos em determinado grupo muscular). Testes funcionais de abertura e fechamento com apertamento dental podem ser requisitados para avaliação dos pterigóideos medial e lateral.

DORES NEUROPÁTICAS

A definição de dor neuropática aceita recentemente pela IASP é a de dor causada por lesão ou doença do sistema somatossensitivo. Cabe ressaltar que ainda existem várias discussões sobre qual seria a melhor definição para essas dores.

O atendimento aos pacientes com dor neuropática faz parte da rotina de atendimento de um especialista em DTM-DOF; entretanto, sua frequência é bem menor em comparação com os casos de DTM. O problema nesse caso reside na dificuldade, na maioria das vezes, em lidar com essa situação. A dor neuropática é uma das dores mais incapacitantes e de difícil diagnóstico em razão das condições clínicas que podem estar associadas à grande variedade de lesões nervosas centrais ou periféricas e também às diferentes formas de manifestação da dor. Certamente está entre as mais desafiadoras em relação ao tratamento.

O entendimento desse tipo de dor era dificultado pela falta de estudos epidemiológicos em virtude da ausência de instrumentos apropriados e de fácil utilização para identificar as características desse tipo de dor na população. Recentemente foram desenvolvidos questionários com base na identificação de sensações da dor com característica neuropática, o que vem propiciando o desenvolvimento de estudos populacionais e com os pacientes hospitalizados. Na prática, esses testes qualitativos sensoriais (QST) têm se mostrado uma ferramenta eficaz e contribuído muito para o entendimento dessas dores.

O profissional que se credencia ao atendimento desses pacientes deve conhecer muito bem os processos de neurofisiologia da dor e, claro, a farmacoterapia aplicada e suas implicações na saúde do paciente. Além disso, convém ressaltar o quanto é interessante e recomendada a presença de um neurologista na equipe. Nesse universo de dores, as neuralgias do trigêmeo e as dores neuropáticas pós-trauma, tanto por implante dentário como até mesmo após procedimentos endodônticos, talvez sejam as mais frequentes em nossos consultórios. Neste capítulo, vamos comentar casos que retratam o atendimento desses pacientes.

CASO CLÍNICO 1

Paciente de 34 anos, administradora de empresas, foi encaminhada ao serviço de DTM-DOF com as seguintes queixas: dor e travamento na articulação perto da orelha direita; dor nos dois lados do rosto; a boca fica torta ao tentar ser aberta; piora na enxaqueca e aperto dos dentes mesmo com uso da placa à noite.

A paciente relatou presença de ruídos articulares nas ATM, indolores, há pelo menos 5 anos, ao abrir e fechar a boca. Nos últimos meses observou dificuldade para abrir a boca em determinados momentos, mas que resolvia o incômodo mexendo a mandíbula para a direita e para a esquerda. Há cerca de 3 semanas a articulação travou enquanto ela mastigava e não destravou mais, impedindo a abertura normal da boca. Desde então se iniciou um quadro de dor forte na região das ATM, maior à direita e nos músculos da mastigação bilateralmente, sobretudo quando tentava abrir a boca. As crises de dor de cabeça, que a paciente define como enxaqueca, ficaram mais frequentes e mais concentradas na região lateral da cabeça e ela não estava conseguindo consumir alimentos mais consistentes em razão da dor no rosto.

A dor piorava substancialmente após se alimentar e, quando forçava a abertura bucal, percebia também que a mandíbula ficava torta para a direita nessa situação e melhorava um pouco com uso de analgésicos e relaxantes musculares. Procurou sua dentista, que fez uma placa estabilizadora mandibular (também conhecida como miorrelaxante ou placa de bruxismo) e solicitou exame de imagem por ressonância magnética (RM) das ATM. Após 2 semanas os sinais e sintomas não melhoraram e elas resolveram, então, procurar um especialista em DTM-DOF.

Durante a anamnese a paciente confirmou a presença de hábitos parafuncionais de ranger e apertar os dentes à noite e durante o dia. Em seu histórico médico não existia nenhum outro problema de saúde, exceto uma enxaqueca para a qual estava fazendo uso de medicação (duloxetina e propranolol) prescrita por neurologista. Quando questionada sobre as características de sua dor de cabeça, seu relato foi compatível com um quadro de cefaleia tipo tensional ou de uma cefaleia secundária à DTM e não de uma migrânea (enxaqueca) clássica.

Não fazia atividades físicas. Destacou que seu trabalho no setor financeiro de um supermercado era muito cansativo e estressante e admitiu ser muito ansiosa e preocupada, o que piorou desde a morte de seu pai, há cerca de 3 anos, após período longo de sofrimento em razão de câncer pulmonar, ocasião em que ela e o marido foram morar com sua mãe. Demonstrou ser muito apegada à mãe. Não apresenta alergia a medicamentos, nem história de traumas importantes na face, relatando ainda que a qualidade de seu sono pode ser considerada boa, exceto nas últimas semanas, em função da dor.

Exame físico

Na inspeção intraoral verificamos facetas de desgaste. A paciente apresentava língua com marcas de edentação e linhas alba destacadas na mucosa jugal. A condição periodontal era boa, e a oclusão, satisfatória.

Na inspeção extraoral não observamos assimetrias faciais. A palpação dos músculos mastigatórios foi positiva e moderada para masseteres, sendo pior à direita, nos temporais anteriores e médios e no esternocleidomastóideo, ambos bilateralmente. Por fim detectamos dor moderada à palpação lateral e intraconduto na ATM pelo lado direito e dor leve na ATM esquerda. A abertura máxima medida foi de 23mm com dor e deflexão para o lado direito (Figura E). A lateralidade foi de 5mm para o lado esquerdo com dor e de 10mm para o lado direito com desconforto. Não identificamos a presença de ruídos articulares.

Analgesia Inalatória

Marco Antônio de Oliveira Monteiro

INTRODUÇÃO

A analgesia inalatória consiste na mistura de óxido nitroso com oxigênio, ministrada pelas vias inalatórias do paciente com o objetivo de diminuir a dor, o desconforto, a ansiedade e o sangramento transoperatório, mantendo o paciente relaxado durante o tratamento odontológico, clínico e cirúrgico.

Descoberto em 1772 por Joseph Priestley, o óxido nitroso passou a auxiliar dentistas e médicos no controle da dor. Muito usada atualmente nos EUA, principalmente por odontopediatras, implantodontistas e cirurgiões, a analgesia inalatória se tem mostrado segura para utilização nas clínicas odontológicas, desde que observadas as normas de segurança e as técnicas adequadas.

A grande vantagem dessa analgesia é a redução da ansiedade do paciente, o que deixa também o cirurgião-dentista mais relaxado para trabalhar com mais tranquilidade e concentração, atendo-se à resolução do problema sem se preocupar com incômodos que o paciente poderia vir a sentir se não estivesse sob esses efeitos.

A redução da sensibilidade dolorosa do paciente permite que lhe sejam aplicados e reaplicados anestésicos locais sem que ele sinta muita dor. Um mínimo ou nenhum desconforto é o que costuma acontecer. Para os odontopediatras, essa é uma grande vantagem, pois sabemos que as crianças deixam de colaborar a partir do momento em que sentem dores.

Outra característica vantajosa reside no fato de ter início de ação rápido, por volta de 3 a 5 minutos, e reversibilidade rápida, também de 3 a 5 minutos, o que torna a técnica viável e segura para utilização no consultório.

Pacientes que apresentam muita sensibilidade durante raspagens e polimentos coronários com ultrassom ou água fria, ao serem submetidos à analgesia inalatória, relatam que pela primeira vez conseguiram se submeter a esses procedimentos sem sentir dor. Esses pacientes provavelmente serão clientes fidelizados.

Daher, em 2012, pesquisou 136 cirurgiões-dentistas brasileiros que adotam a analgesia relativa e descobriu que a idade média desses profissionais se aproxima dos 40 anos, 16 anos após concluir a graduação. A maioria dos profissionais utiliza essa técnica às vezes e normalmente em adultos.

Em 2006, Valérie Collado fez um estudo prospectivo com 3 anos de duração com pacientes que tinham dificuldade em cooperar com o tratamento odontológico. Chegou à conclusão de que a sedação consciente com a pré-mistura de 50% de N_2O/O_2 pode ser usada repetidamente, se necessário, e pode gradualmente ajudar a reduzir a ansiedade e aumentar a cooperação a longo prazo.

LEGISLAÇÃO

O artigo 6º da Lei 5.081, de 24 de agosto de 1966, apresenta a seguinte redação: "Compete ao cirurgião-dentista, além de outras, empregar a analgesia, desde que comprovadamente habilitado, quando constituir meio eficaz para o tratamento."

Resolução CFO 51/04

Considerando o relatório final do Fórum sobre o uso da analgesia em odontologia, realizado no Rio de Janeiro em 25 e 26 de março de 2004, temos que:

Art. 1º – Será considerado habilitado pelos conselhos Federal e Regionais de Odontologia a aplicar analgesia relativa ou sedação consciente o cirurgião-dentista que atender ao disposto nesta resolução.

Considerando finalmente que não há diferença entre analgesia relativa e sedação consciente, pois se referem ao uso da mistura de óxido nitroso e oxigênio na prática odontológica, temos que:

Art. 2º – O curso deverá ter sido autorizado pelo Conselho Federal de Odontologia, através de ato específico, ministrado por instituição de ensino superior ou entidade da classe devidamente registrada na autarquia.

§ 2º – Exigir-se-á para o curso uma carga horária mínima de 96 (noventa e seis) horas/aula.

EQUIPAMENTOS NECESSÁRIOS E OBRIGATÓRIOS

Alguns equipamentos obrigatórios são necessários para a utilização da técnica de analgesia inalatória, a saber:

1. **Fluxômetro, misturador ou *blender*:** que deverá apresentar uma válvula *Flush* para administração de emergência de oxigênio, assim como apresentar também o LPM, que regula as proporções de óxido nitroso e oxigênio, além dos volumes máximo e mínimo de cada gás (Figura 16.1), lembrando que a mistura nunca deve conter mais de 70% de N_2O (óxido nitroso) nem menos de 30% de oxigênio. Por isso, o misturador vem regulado de fábrica de modo a nunca deixar que ocorram misturas diferentes das permitidas. O fluxômetro também deve conter válvulas de segurança (Figura 16.2). No caso de faltar oxigênio no cilindro, a válvula corta o fluxo de óxido nitroso para o paciente, não lhe permitindo inspirar 100% de óxido nitroso. Ele passa a inspirar o ar ambiente.
2. **Vacuômetro:** responsável por eliminar, por meio de uma bomba de vácuo, o excesso da mistura e o ar expirado pelo paciente de modo a não deixar o cirurgião-dentista exposto à mistura analgésica.
3. **Oxímetro de pulso** (Figura 16.3): verifica continuamente a frequência cardíaca e a saturação de oxigênio no sangue, alertando por meio de alarmes a ocorrência de alguma alteração importante tanto na frequência cardíaca como na saturação de oxigênio. Por meio desse equipamento, o cirurgião-dentista verifica se o paciente se encontra sedado, tranquilo ou agitado, podendo ser observadas taquicardias pré-operatórias ou bradicardias transoperatórias em pacientes com histórico de doenças cardíacas ou pacientes que respiram mal ou prendem a respiração durante a realização dos procedimentos. As condições normais de saturação de oxigênio consistem na marcação de 95% a 100%. A hipoxia leve acontece com 91% a 94%, a moderada com 75% a 90% e a hipoxia grave com saturação de oxigênio menor do que 75%.

    Alguns fatores interferem na leitura do oxímetro, como alterações na hemoglobina, esmaltes nas unhas e má posição do sensor.
4. **Esfigmomanômetro com estetoscópio ou aferidor de pressão arterial de pulso ou de braço digital** (Figura 16.4): por sua praticidade, recomendamos os aferidores digitais nos procedimentos odontológicos envolvendo analgesia inalatória.

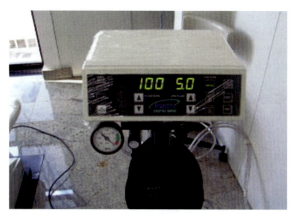

Figura 16.1 Fluxômetro.

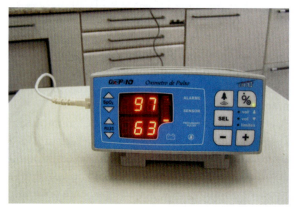

Figura 16.3 Oxímetro de pulso.

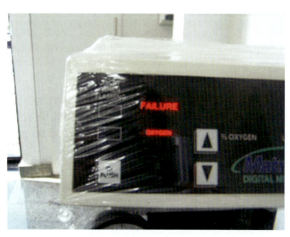

Figura 16.2 Sistema de interrupção do fluxo de óxido nitroso.

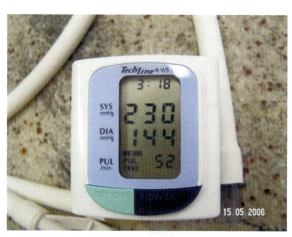

Figura 16.4 Aferidor de pressão arterial de pulso.

5. **Bomba a vácuo:** de boa qualidade, em local afastado da cadeira odontológica, com janela ou ventilado, de modo a eliminar o excesso da mistura gasosa.
6. **Traqueias e mangueiras:** utilizadas para transportar a mistura gasosa da bolsa reservatória até a mascarilha, que se adapta às narinas do paciente (Figura 16.5A). Devem ser tomados cuidados para que as vias aéreas do paciente estejam desobstruídas; caso contrário, a analgesia não surtirá efeito (Figura 16.5B).
7. **Bolsa reservatória:** armazena as misturas gasosas de oxigênio e óxido nitroso. A pressão negativa nas traqueias, provocada pela inspiração do paciente, faz a bolsa reservatória movimentar-se, inflando e se contraindo de acordo com o ritmo e volume pulmonares (Figura 16.6).
8. **Reguladores de pressão dos cilindros:** garantem pressão segura e constante ao fluxômetro. Existem vários tipos de reguladores. Além de regularem a pressão do gás que sai do cilindro, como o próprio nome indica, alguns demonstram a quantidade de gás remanescente nos cilindros. Desse modo, o profissional responsável pode aferir, antes do procedimento proposto, se há gás suficiente no cilindro. A dificuldade reside no cilindro de óxido nitroso, o qual é composto de líquido interno que evapora no próprio cilindro. Dessa maneira, apenas quando o óxido nitroso em estado líquido chega ao fim é possível verificar que a pressão interna do cilindro está diminuindo. Por isso, recomenda-se sempre a manutenção de um cilindro de óxido nitroso e outro de oxigênio de reserva, cheios, no consultório ou na clínica.
9. **Sistema de exaustão** (Figura 16.9): chamado de *scavenger*, esse sistema é imprescindível para remover a mistura gasosa do ambiente, evitando exposição desnecessária dos profissionais da odontologia ao N_2O. A máscara nasal contém uma válvula interna que é acionada pela expiração do paciente e leva para a bomba a vácuo o ar expirado. A exaustão ideal deve promover sucção da ordem de 45L/min, valor não só observado no vacuômetro, como respeitando as normas internacionais de segurança, segundo Ramacciato.

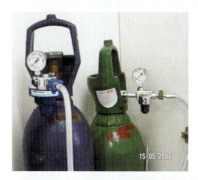

Figura 16.7 Reguladores de pressão dos cilindros.

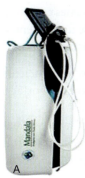 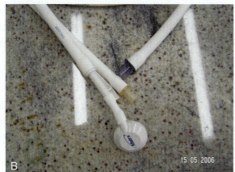

Figura 16.5A e **B** Traqueias e mangueiras.

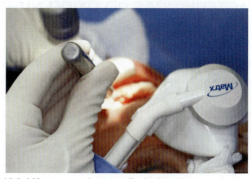

Figura 16.8 Máscara nasal com a válvula de segurança acoplada. Note que, eventualmente, uma gaze pode ser usada para promover melhor ajuste.

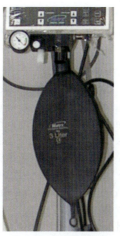

Figura 16.6 Bolsa reservatória.

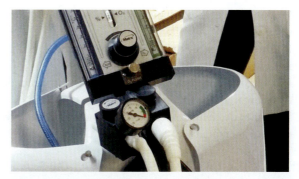

Figura 16.9 Sistema de exaustão. Note o vacuômetro desligado na região de tarja vermelha. Ao ser ligada a bomba a vácuo, a marcação do vacuômetro deve permanecer na região de tarja verde, garantindo a exaustão dos gases.

VANTAGENS DA ANALGESIA INALATÓRIA

1. Início rápido.
2. Duração da ação controlada.
3. Pode ser titulada, critério de segurança.
4. Indução e recuperação rápidas.
5. Baixa incidência de efeitos adversos.
6. Retorno rápido às atividades normais.
7. Não altera os sinais vitais.
8. Rapidamente eliminada.
9. Não é lesiva ao epitélio pulmonar e pode ser administrada em pacientes com asma sem nenhum risco de broncoespasmo.

CONTRAINDICAÇÕES

1. Enfisema pulmonar.
2. Bronquite crônica.
3. Hipoxia do motorista.
4. Pneumotórax.
5. Gravidez.
6. Próteses auditivas internas.
7. Otites.
8. Perfurações timpânicas recentes.
9. Hipertensão intracraniana.
10. Paciente inconsciente.

CARACTERÍSTICAS DO ÓXIDO NITROSO

Também chamado de protóxido de azoto, monóxido de nitrogênio e gás hilariante, o óxido nitroso tem a fórmula química N_2O. Trata-se de um gás incolor, não irritante, com odor adocicado e suave. Composto inerte, não inflamável, não explosivo, tem baixa solubilidade no sangue e é utilizado por inalação. Promove rápida indução de analgesia com controle preciso da dose por meio de titulação. É rapidamente eliminado pela expiração com mínima depressão no centro respiratório e pequena ação no córtex cerebral. Não interage com medicações utilizadas por via oral.

Segundo Falqueiro, o anestésico ideal deve apresentar as seguintes características:

1. Promover indução e recuperação rápidas e suaves da anestesia.
2. Promover alterações rápidas na profundidade dos planos anestésicos.
3. Proporcionar analgesia e relaxamento muscular adequados.
4. Apresentar ampla margem de segurança.
5. Ser isento de efeitos adversos clinicamente significativos em doses terapêuticas.

SINAIS E SINTOMAS DA ANALGESIA INALATÓRIA

Fanganiello dividiu em três fases a analgesia inalatória, relatando os sinais e sintomas de cada uma dessas fases.

- **Fase I:** chamada de analgesia ideal, é conseguida com baixas doses de N_2O: (1) sensação de dormência nas extremidades, principalmente mãos e pés; (2) formigamento nos lábios, língua, palato e bochecha; (3) espasmos palpebrais; (4) sorriso nos lábios; (5) voz anasalada e pausada; (6) paciente relaxado; (7) redução do medo e da ansiedade; (8) ampliação da audição; (9) sensação de corpo pesado; (10) aumento da temperatura corpórea.
- **Fase II:** aumento na porcentagem de N_2O. Promove aprofundamento da sedação, mas pode causar sensações desagradáveis: (1) sensação de estar fora do corpo; (2) risos involuntários; (3) náuseas; (4) frio; (5) sonolência; (6) tontura; (7) imagens confusas; (8) frases sem sentido; (9) lacrimejamento; (10) frequências cardíaca e respiratória alteradas; (11) aumento da pressão sanguínea. Alguns pacientes nessa fase deixam de cooperar e podem ficar descontrolados, pois está perto da fase de sobressedação.
- **Fase III:** sobressedação. Acontece após aumentar ainda mais a porcentagem de N_2O, o que não é recomendado, pois efeitos físicos e psicológicos são intensificados: (1) náuseas; (2) vômitos; (3) respiração bucal espontânea; (4) rigidez muscular; (5) incoerência verbal; (6) choro; (7) movimentos desordenados.

Para reverter a sobressedação, deve-se aumentar a concentração de oxigênio, diminuindo consequentemente a de N_2O, tornando o paciente mais cooperativo e retornando à fase I. Quanto à sobressedação, segundo Gómes e cols. em estudo com 213 pacientes, apenas um paciente apresentou sintomas de sobressedação e três apresentaram vômitos.

Em caso de vômito, deve-se virar a cabeça do paciente para o lado, evitando a obstrução das vias aéreas, abortar o procedimento e administrar 100% de oxigênio.

Convém prestar atenção também aos fenômenos de natureza sexual, os quais representam situações desconfortáveis tanto para o profissional como para o paciente, sendo altamente recomendável que um acompanhante esteja presente durante o atendimento.

EFEITOS TÓXICOS EM RAZÃO DA EXPOSIÇÃO CRÔNICA AO ÓXIDO NITROSO

A exposição crônica ao óxido nitroso pode causar oxidação da vitamina B_{12}, afetando as funções da metionina sintetase, segundo Patel, em 2010. A metionina é importante no metabolismo da medula óssea, e as alterações podem conduzir a depressões transitórias da medula óssea, levando à anemia perniciosa. Neuropatias semelhantes às observadas em pacientes com deficiência de vitamina B_{12} também foram relatadas por cirurgiões-dentistas que fazem uso regular de óxido nitroso, segundo Patel.

Em 1992, Rowland relatou efeitos sobre a fertilidade geral em mulheres expostas cronicamente ao óxido nitroso, afe-

CASO CLÍNICO 2 (*Continuação*)

tiva, sempre com monitoramento por profissional capacitado e experiente. Em seguida, destacamos algumas situações em que a placa reposicionadora poderia ser útil: (1) DDCR com eliminação do estalo em protrusiva com a certeza de que o deslocamento de disco é a causa da dor e sem melhora com o uso de placa estabilizadora; (2) retrodiscite; (3) travamento intermitente e esporádico; (4) logo após a manipulação redutiva do disco articular com sucesso.

A participação do fisioterapeuta foi fundamental para a recuperação muscular e a inativação dos pontos gatilhos, dispensando o agulhamento e o uso de medicações específicas. No que se refere à farmacoterapia, é válido destacar ainda que em algumas situações de dor miofascial associada a cefaleia o uso de antidepressivos tricíclicos, por tempo e dosagem controlados e apropriados, pode ser necessário e bem-vindo, apesar dos efeitos colaterais comumente relatados.

Neste caso ficou evidente que a cefaleia de que se queixou a paciente era secundária a disfunção muscular e que sua melhora levou à remissão total dos sintomas. Entretanto, é frequente em nossa rotina encontrarmos pacientes com quadro semelhante e com comorbidades, como as cefaleias primárias tipo tensional (CTT) ou migrânea (enxaqueca), concomitantemente a cefaleias secundárias. Nesses casos, uma consulta com médico cefaliatra pode ser necessária para tratamento das condições provocadas pelas cefaleias primárias.

Outro ponto que merece ser discutido se refere ao uso de exames de imagem. Observe que não foi solicitado em nenhum momento, por não considerarmos necessário para complementar o diagnóstico, mas, se houvesse qualquer dúvida ou receio de iniciar o tratamento sem mais informações, um exame de imagem das ATM deveria ser solicitado. Nesse caso, o exame padrão-ouro é a ressonância magnética (RM).

CASO CLÍNICO 3

Paciente do sexo feminino, 21 anos, se queixa de dor na região da ATM esquerda e limitação no movimento de abertura bucal iniciadas 1 semana antes da consulta. Os sintomas começaram após acidente em casa noturna, quando foi atingida acidentalmente por uma cotovelada. Imediatamente surgiu dor no local, a qual foi gradativamente reduzindo. A história clínica traz relato antigo da presença de ruído nas ATM tipo clique, indolor, mas que estava piorando. Durante o exame clínico constatamos facetas de desgaste em vários dentes e a confirmação pela paciente de que rangia os dentes diuturnamente. Não havia relato de tratamento prévio para DTM nem para o bruxismo, e a saúde geral era boa, exceto por queixa relacionada com a má qualidade do sono.

Exame clínico

A paciente apresentava limitação de movimento de abertura bucal ativa, tinha somente 25mm de abertura interincisal (havia trespasse vertical de 2mm) e passiva de 27mm com desvio mandibular acentuado para o lado esquerdo. Durante a avaliação extraoral não se observou assimetria ou qualquer tipo de edema ou tumefação. Havia relato de dor na região da ATM esquerda durante todos os movimentos mandibulares. Movimentos de abertura ativa e passiva e de protrusão sempre ocorriam com a deflexão da mandíbula para o lado esquerdo e sem ruídos articulares. Além disso, os movimentos de lateralidade estavam assimétricos, sendo 4mm para o lado direito e 11mm para o lado esquerdo.

A palpação na ATM esquerda era dolorida e a dor foi reproduzida quando a paciente movimentou a mandíbula de um lado para o outro. Os músculos masseter e temporal estavam sensíveis à palpação, e os exames complementares de imagem por RM e radiografia panorâmica não revelaram anormalidades ósseas, mas foi observado, pelas imagens de RM, um deslocamento anterior do disco articular na ATM esquerda (Figuras *A* e *B*).

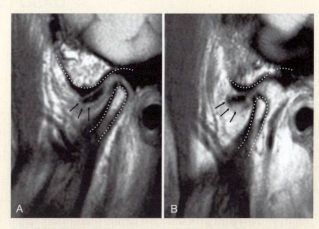

Caso clínico 3A Imagem por RM da ATM esquerda com boca fechada. Note que o disco articular está anteriorizado. **B** Imagem por RM da ATM esquerda com boca aberta. Note que o disco articular continua anteriorizado, caracterizando DDSR (*continua*).

CASO CLÍNICO 3 (Continuação)

Diagnóstico

Artralgia e deslocamento do disco articular sem redução (DDSR) na ATM esquerda e mialgia em masseter e temporal ipsilateral.

Tratamento

Para diminuição da inflamação pós-traumática foi prescrito AINE por curto período (5 dias). Além disso, a paciente foi orientada a descansar a mandíbula o máximo possível, evitando alimentos consistentes e controlando hábitos parafuncionais de acordo com as orientações recebidas. A fisioterapia foi iniciada com a aplicação de calor úmido e, quando a dor diminuiu, teve início a mobilização progressiva da mandíbula com exercícios cinesioterapêuticos. Foram repassadas à paciente todas as orientações sobre seu tratamento e controle da DTM e do bruxismo, sendo instalado aparelho estabilizador mandibular em função da presença de hábitos parafuncionais. Depois de 6 semanas, a paciente relatou redução da dor e aumento da mobilidade mandibular (abertura bucal ativa de 42mm). O exame clínico evidenciou a presença de ruídos discretos na ATM direita na abertura e no fechamento, além de ausência de dor à palpação.

Discussão

Este caso sugere etiologia traumática. Podemos considerar que os possíveis diagnósticos seriam traumatismo na ATM, levando à fratura condilar ou subcondilar, e inflamação ou deslocamento de disco sem redução na ATM esquerda. No entanto, a limitação da ADM mandibular pode ser decorrente de dor de origem muscular. Em situações como essa recomenda-se a solicitação de exame complementar de imagem. Podemos iniciar com uma radiografia panorâmica e, se necessário, solicitamos tomografia computadorizada (TC) ou RM das ATM e estruturas relacionadas com a finalidade de verificar a presença de fraturas ou deslocamento do disco articular das ATM.

O relato da paciente é forte indicativo da presença de disfunção temporomandibular de etiologia articular (DDCR) preexistente ao trauma e provavelmente contribuiu para o deslocamento do disco de maneira irredutível. O macrotrauma decorrente do acidente foi determinante para a evolução de DDCR para DDSR. O exame clínico confirmou mialgia à esquerda em masseteres e temporal com deslocamento anterior sem redução do disco na ATM ipsilateral, condição que foi confirmada pelas imagens da RM. Cabe ressaltar que o traumatismo local na ATM e a inflamação resultante também poderiam causar limitação dos movimentos mandibulares e que, nesse caso, não foi necessária a utilização de recursos invasivos para auxiliar o restabelecimento da biomecânica da ATM. Fisioterapia, placa e medicação para controle da sintomatologia foram suficientes. A paciente foi instruída a retornar periodicamente para acompanhamento e a utilizar a placa estabilizadora mandibular durante o sono.

CASO CLÍNICO 4

Paciente do sexo masculino, 63 anos, advogado, chegou ao serviço de DTM e DOF com relato de crises intensas de dor localizada na região do primeiro pré-molar inferior direito, evoluindo há cerca de 1 ano e meio. Segundo o paciente, a dor era insuportável e um tormento em sua vida, ocorrendo de maneira espontânea e episódica. Relatava que às vezes surgia como um choque elétrico e outras como um misto de ardência e queimação. Percebia-se claramente a influência do quadro em sua qualidade de vida e na rotina de trabalho.

Logo no início procurou um dentista, imaginando tratar-se de algum problema no dente, tendo sido sugerida a realização de tratamento endodôntico do segundo pré-molar inferior esquerdo. O procedimento promoveu alívio da dor por aproximadamente 2 semanas. Logo em seguida as crises ficaram mais frequentes e o uso de analgésicos e/ou anti-inflamatórios não mais aliviava a dor. O paciente decidiu procurar outro profissional, que propôs e retratou o canal; entretanto, não houve melhora no quadro de dor.

Decorrido 1 ano desde o retratamento endodôntico, as crises ficaram mais constantes e eram desencadeadas por simples atividades rotineiras, como escovar os dentes, falar e mastigar. Desde então tomava diversos analgésicos e anti-inflamatórios na tentativa de resolver o problema. Em um momento de crise procurou um serviço de emergência, que bloqueou anestesicamente o local, aliviando um pouco a dor. Sugeriram-lhe a extração do dente em questão, mas com a recusa do paciente optaram pelo encaminhamento ao serviço especializado em DTM e DOF.

CASO CLÍNICO 4 (*Continuação*)

Exame clínico

Durante a anamnese, o paciente relatou ser saudável, não tinha outras queixas, mas que era muito tenso e ansioso, pois trabalhava muito e sempre sob a pressão dos clientes.

Na inspeção e palpação extra e intraorais não foi revelada nenhuma anormalidade nos dentes, no periodonto, na mucosa oral ou nas glândulas salivares. Não havia ruídos nas ATM e os movimentos mandibulares foram realizados sem nenhuma queixa de dor ou limitação. Na palpação muscular observamos hipertrofia discreta e leve sensibilidade em masseteres.

Entretanto, quando foi realizada a palpação da gengiva em torno do segundo pré-molar inferior esquerdo, observamos o desencadeamento de uma crise de dor com reação de fuga com a cabeça e expressão de grande sofrimento, durante cerca de 30 segundos. Sem dúvida, o paciente confirmou que essa era a dor que sentia quase todos os dias. As radiografias panorâmicas e periapicais e a TC trazidas pelo paciente foram cuidadosamente avaliadas e não evidenciaram nenhuma alteração patológica.

Diagnóstico

O diagnóstico foi de neuralgia do trigêmeo.

Tratamento

O tratamento clássico para neuralgia do trigêmeo é farmacológico e, em casos de insuficiente remissão ou efeitos adversos, são indicados os procedimentos de neurocirurgia. Os medicamentos de escolha são anticonvulsivantes (carbamazepina, oxicarbamazepina ou gabapentina e pregabalina). A dosagem deve ser cuidadosamente titulada até que o paciente apresente remissão dos sintomas ou se os efeitos colaterais forem muito intensos. Os pacientes que receberam farmacoterapia devem ser permanentemente monitorados e, no caso de utilização regular de carbamazepina, é necessário o hemograma completo.

Discussão

O conhecimento sobre a fisiologia da dor é fundamental para a definição do diagnóstico e a tentativa de solucionar esses casos. As descrições da dor (dor episódica, muito intensa, tipo choque e de curta duração) são características que depõem contra a hipótese de etiologia dentária ou periodontal, condição que pode ser reforçada pela falta de efetividade dos tratamentos dentais propostos (endodontia: tratamento e retratamento) e das medicações anti-inflamatórias e analgésicas clássicas (AINE, dipirona, paracetamol) e nos leva a pensar em dor de origem neuropática e no diagnóstico de neuralgia do trigêmeo.

O relato do paciente pode induzir o dentista a pensar em uma dor de origem dental, até mesmo porque a maior parte das dores orofaciais tem essa origem. Entretanto, cabe destacar que a dor desencadeada pela atividade oral (mastigar, falar, escovar os dentes) não tem necessariamente uma etiologia dental e/ou periodontal mesmo quando o paciente afirma que a dor é no dente. Às vezes, a dor pode estar sendo referida a partir de outras fontes.

O diagnóstico é clínico e exige conhecimento e experiência de atendimento na área da dor. Uma descrição detalhada e precisa é necessária para evitar erros no diagnóstico, e sabemos que os exames complementares de imagem podem auxiliar. Se compararmos a descrição da dor relatada pelo paciente neste caso com a de pulpite, notaremos grandes diferenças que, no mínimo, nos fariam refletir muito antes de realizar o tratamento endodôntico. A dor causada pela pulpite varia em frequência e intensidade, muitas vezes tem característica pulsátil, sendo desencadeada ou agravada por estímulos térmicos (bebidas quentes ou geladas) e mecânicos (percussão, alimentos crocantes), e pode despertar o paciente durante a noite. O bloqueio anestésico é capaz de eliminar totalmente a dor de origem dental, mesmo que temporariamente.

A neuralgia trigeminal clássica tem manifestações paroxísticas típicas, ataques de dor tipo choque e de curta duração (podem durar frações de segundo até 2 minutos), podendo ser desencadeadas por estímulos não nocivos, como passar a mastigar ou passar um cotonete de algodão sobre a gengiva. Além disso, o paciente fica livre da dor entre as crises, e o bloqueio anestésico não interrompe a dor, como ocorreu com esse paciente.

Nem todos os casos de neuralgia do trigêmeo são clássicos e alguns podem ocorrer em função, por exemplo, de doença de base. Algumas neuralgias trigeminais são secundárias a tumores ou esclerose múltipla, o que obriga a realização de exame neurológico.

Outro ponto importante é o diagnóstico diferencial com dor miofascial referida. Nesses casos, a dor de dente referida a partir de ponto gatilho nos músculos mastigatórios não é paroxística, não é em choque nem episódica, relaciona-se com a função muscular e não pode ser eliminada pelo bloqueio anestésico no dente no qual a dor é sentida e sim com o bloqueio ou inativação do ponto gatilho.

Podemos reafirmar nossas responsabilidades clínicas com os pacientes que apresentam esse tipo de patologia. Entre as principais podemos destacar: reconhecer o possível diagnóstico, evitar extrações de dente ou procedimentos de tratamento de canal radicular e encaminhar o paciente ao médico neurologista, que poderá excluir a presença de tumores no cérebro ou neuralgia sintomática. De modo geral, o tratamento das neuropatias pode ser complexo e exigir acompanhamento do médico neurologista, o que só confirmará a necessidade de uma equipe transdisciplinar na atenção desses pacientes.

Bibliografia

AL Porporatti, Costa YM, Conti PCR et al. Primary headaches interfere with the efficacy of temporomandibular disorders management. J Appl Oral Sci 2014.

Andrade DC, Speciali JG, Conceito de dor neuropática. In: SBED Livro-diretriz, vários autores: Dor neuropática: avaliação e tratamento. Editora Casa Leitura Médica 2012.

Benoliel R, Svensson P, Heir GM et al. Persistent orofacial muscle pain. Oral Diseases 2011; 17 (Suppl.1):23-41.

Conti PCR, Bonjardim LR. Temporomandibular disorder, facial pain and the need for high-level information. J Appl Oral Sci 2014; 22(1):1.

Gonçalves DA, Camparis CM, Speciali JG et al. Treatment of comorbid migraine and temporomandibular disorders: a factorial, double-blind, randomized, placebo-controlled study. J Orofac Pain 2013; 27(4):325-35.

Gonçalves DA, Dal Fabbro AL, Campos JA, Bigal ME, Speciali JG. Symptoms of temporomandibular disorders in the population: an epidemiological study. J Orofac Pain 2010; 24(3):270-8.

Jensen TS, Baron R, Haanpää M et al. A new definition of neuropathic pain. Pain 2011; 14:1-2.

Júnior AAS, Brandão KV, Faleiros BE et al. Temporomandibular disorders are an important comorbidity of migraine and may be clinically difficult to distinguish them from tension-type headache. Arq Neuropsiquiatr 2014; 72(2):99-103.

List T, Axelsson S. Management of TMD: evidence from systematic reviews and meta-analyses. J Oral Rehabil 2010 May;37(6):430-51.

Okeson JP. Dores bucofaciais de Bell. 6. ed. São Paulo: Quintessence, 2006.

Oliveira W. Classificação, diagnóstico e tratamento das alterações musculares em DTM. In: Disfunções temporomandibulares: abordagem clínica. Nova Odessa, SP: Napoleão, 2015:81-97.

Peck CC, Goulet JP, Lobbezoo F et al. Expanding the taxonomy of the diagnostic criteria for temporomandibular disorders. J Oral Rehabilitation 2014; 41:2-23.

SBED – Sociedade Brasileira para o Estudo da Dor. Livro-diretriz, vários autores: Dor neuropática: avaliação e tratamento. Editora Casa Leitura Médica 2012.

Schiffman E, Ohrbach R, Truelove E et al. Diagnostic criteria for temporomandibular disorders (DC/TMD) for clinical and research applications: recommendations of the International RDC/TMD Consortium Network and Orofacial Pain Special Interest Group. J Oral Facial Pain Headache 2014; 28(1):6-27.

Sociedade Brasileira para o Estudo da Dor – SBED 2015.

Tanus RT, Grosssmann E, Fernandes RSM. Classificação, diagnóstico e tratamento das alterações articulares em DTM. In: Disfunções temporomandibulares: abordagem clínica. Nova Odessa, SP: Napoleão, 2015:81-97.

Treede RD, Jensen TS, Campbell JN et al. Neuropathic pain: redefinition and a grading system for clinical and research purposes. Neurology 2008 Apr 29; 70(18):1630-5.

Vieira EBM, Posso IP, Ferreira KAS. Epidemiologia da dor neuropática. In: SBED Livro-diretriz, vários autores: Dor neuropática: avaliação e tratamento. Editora Casa Leitura Médica 2012.

tando o eixo pituitário-gonadal do hipotálamo, que controla a liberação do hormônio luteinizante. Por hora trabalhada em um ambiente *sem exaustão adequada* houve redução de 6% na probabilidade de concepção durante cada ciclo menstrual.

As diretrizes que indicam os níveis seguros de óxido nitroso variam entre os países. Nos EUA, o máximo permitido é de 50ppm. No Reino Unido, o máximo aceito são 100ppm, segundo Patel.

Recomendamos que um sistema de exaustão de alta potência seja instalado em todo consultório odontológico que fizer uso da analgesia inalatória, de modo a evitar esses transtornos. Sugerimos também que, logo após o uso de óxido nitroso, as janelas sejam abertas e o ambiente ventilado, verificando com aparelho adequado a concentração do referido gás no ambiente.

Apesar de seguro e utilizado há muitos anos em vários países, o que torna os procedimentos realmente confiáveis são os cuidados e a seriedade que os profissionais dispensam à técnica e às normas de segurança.

TÉCNICAS PARA O USO DE ANALGESIA INALATÓRIA

Após o preenchimento de uma ficha clínica completa com a avaliação física do paciente e os exames complementares solicitados previamente, visando prevenir intercorrências, devem ser adotados os seguintes passos:

1. Verificação do risco cirúrgico (solicitado previamente ao cardiologista) e anamnese completa dentro dos critérios da Sociedade Americana dos Anestesiologistas (ASA).
2. Instalação do equipamento de monitoração, como colocação do sensor de oxímetro de pulso e verificação da saturação de oxigênio e da frequência cardíaca.
3. Verificação da pressão arterial (PA), de preferência deixando o aparelho digital no pulso do paciente após a verificação inicial para aferir a PA no trans e pós-operatório.
4. Verificação das narinas do paciente, se estão desobstruídas, de modo a possibilitar a passagem da mistura N_2O/O_2 livremente. Caso contrário, utilizar descongestionante nasal.
5. Instalação da máscara nasal de tamanho adequado.
6. Administração da mistura gasosa, titulando-a gradativamente.
7. Monitoramento constante do paciente, registrando os sinais vitais.
8. Alta do paciente após administrar 5 minutos de oxigênio a 100%.

Várias técnicas para administração de analgesia inalatória são descritas na literatura. Alguns autores recomendam a titulação gradativa do óxido nitroso, iniciando com 100% de oxigênio durante 3 minutos. Logo em seguida se inicia a aplicação de 10% de N_2O, acrescentando a cada 60 segundos mais 10% até um limite de 70% do N_2O. Outros recomendam iniciar com alta concentração de N_2O (50% a 70%). Não recomendamos esta última técnica em virtude da possibilidade de o paciente se sentir asfixiado.

Titulação, em analgesia, é uma forma de administrar gradativamente concentrações diferentes da mistura gasosa até que seja obtida a resposta fisiológica pretendida. Pode-se aumentar ou diminuir a concentração de N_2O, e, consequentemente, a de O_2 também vai variar para se obter o estado de analgesia confortável para o paciente.

Vamos descrever a técnica que, depois de vários anos usando analgesia inalatória nas cirurgias de implantodontia, cirurgias bucais e cirurgias pediátricas, consideramos a mais eficiente, com um número ínfimo de efeitos adversos, próximo de zero. Iniciamos com 20% de óxido nitroso e 80% de oxigênio durante 3 minutos. Convém observar se a bolsa reservatória se mantém cheia de ar, estável, sem estar muito inflada ou demasiadamente murcha. Se estiver muito inflada, diminui-se a quantidade de litros por minuto, e se estiver murcha, aumenta-se o volume com a mesma quantidade. Logo em seguida, passamos para 30% de N_2O, aguardamos 60 segundos e titulamos em 40% de N_2O. Nesse momento, observamos bem os sinais e sintomas do paciente. Se estiver relaxado, com sensação de corpo pesado e com o olhar levemente fixo, piscando pausadamente, respirando de maneira lenta e com a frequência respiratória diminuída, ele estará sedado e pronto para ser submetido ao tratamento odontológico proposto. Caso contrário, aguardamos 60 segundos e regulamos o misturador para 50% de N_2O, aguardamos mais 60 segundos e novamente verificamos se os sinais e sintomas de analgesia estão presentes, o que provavelmente estará acontecendo.

Não recomendamos o uso de mais de 50% de óxido nitroso em razão dos possíveis efeitos adversos, como náuseas, vômitos e dores de cabeça no pós-operatório, principalmente se o procedimento odontológico tiver mais de 2 horas de duração.

Alguns pacientes devem receber atendimento em nível hospitalar e não em consultório. O profissional deve estar apto a identificá-los e encaminhá-los corretamente.

Poucos pacientes são extremamente agitados, odontofóbicos ao extremo, tornando complicado o procedimento. Nesses casos, o paciente talvez não fique sedado com 50% de N_2O e normalmente apresentará sinais de agitação, sudorese, estresse, taquicardia (verificada no oxímetro de pulso) e respiração ofegante (aumento da frequência respiratória). Tente acalmá-lo, conversando e explicando que, se não cooperar, não se ajudar e não tentar relaxar, o uso do N_2O por si só não resolverá o problema. É necessário um mínimo de colaboração para que a analgesia tenha efeito. Essa atitude do profissional costuma ser mais eficaz do que aumentar a concentração de N_2O para 60% ou 70%. Aguardamos até que o paciente colabore, acalme-se, respire fundo a mistura gasosa pelo nariz, relaxe e sua frequência cardíaca diminua para, então, darmos início ao procedimento odontológico proposto com segurança e propriedade.

CASO CLÍNICO

Uma paciente procurou, por indicação, o consultório com sérios problemas oclusais e portando uma radiografia panorâmica. Solicitou orçamento para tratamento com a exigência de não usar prótese total, assim como não gostaria de extrair os dentes, pois estavam saudáveis. Seu caso havia sido recusado por outros colegas (Figuras A a C).

Observe que a DVO estava alterada, assim como o *overjet*. Havia restaurações e próteses deficientes, recessões gengivais, ausência de espaço protético e deformações causadas por perdas ósseas decorrentes de exodontias.

Ao solicitarmos à paciente que realizasse leve protrusão, verificamos que os espaços protéticos, a DVO e o *overjet* ficavam em melhores condições, mas a mordida ficava aberta na região anterior (Figuras D e E). Durante o fechamento, detectamos que os dentes posteriores tocavam e desviavam a mandíbula para posterior.

Modelos de estudo foram confeccionados e montados no articulador para adequado planejamento do caso (Figuras F a I).

A paciente, após aprovação da etapa de planejamento, recebeu adequação do meio bucal com remoção de cáries e tratamento periodontal. Foi encaminhada para o endodontista, que realizou o tratamento endodôntico dos dentes que sofreriam os desgastes seletivos. Cada um desses dentes recebeu um núcleo metálico fundido.

Realizamos os desgastes seletivos e confeccionamos uma placa de uso contínuo por 7 dias com o objetivo de manter a correção do plano oclusal da paciente (Figuras J a M).

A paciente foi encaminhada previamente ao ortodontista, que planejou e executou o fechamento dos diastemas e da mordida aberta, reposicionando e criando espaços adequados para instalação de implantes nas áreas edêntulas (Figuras N a Q).

Considerando que a pneumatização dos seios maxilares inviabilizaria a instalação de implantes osseointegráveis, realizamos cirurgia para levantamento dos seios maxilares direito e esquerdo sob analgesia inalatória com óxido nitroso e oxigênio. Foram utilizados Surgicel®, osso liofilizado e membranas de colágeno (Figuras R a V).

Finalizando o caso, foi realizada a remoção dos aparelhos ortodônticos e das provisórias, tendo sido confeccionadas as coroas metalocerâmicas (Figuras W a Z1).

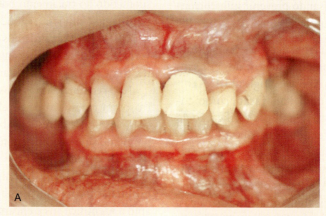

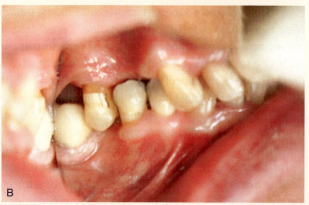
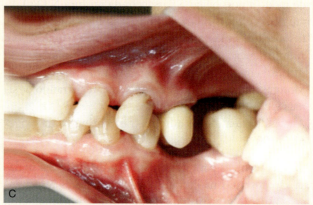

Caso clínico A Vista frontal. **B** Vista lateral do lado esquerdo no espelho. **C** Vista lateral do lado direito no espelho (*continua*).

CASO CLÍNICO (*Continuação*)

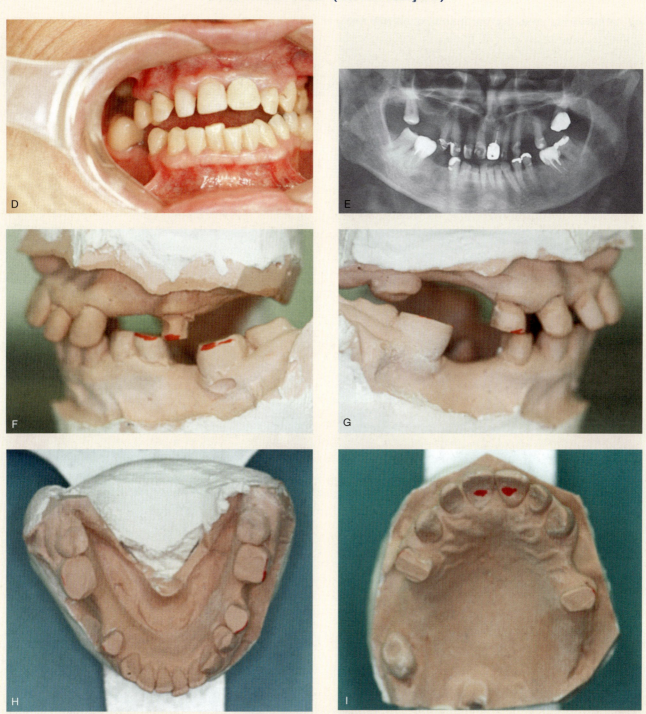

Caso clínico (*continuação*) **D** Paciente em leve protrusão. **E** Radiografia panorâmica com a boca semiaberta. Note a pneumatização dos seios maxilares. O 27 apresentava mobilidade, bolsa profunda e perda óssea, sendo realizada sua exodontia. **F** e **G** Modelo de estudo após desgaste dos dentes marcados em vermelho, criando condições para correção da DVO e do *overjet* acentuado. **H** e **I** Vista oclusal após o desgaste seletivo (*continua*).

CASO CLÍNICO (Continuação)

Caso clínico (*continuação*) **J** a **M** Placa de uso contínuo por 7 dias para desprogramação e manutenção da DVO. **N** e **O** Ortodontia em andamento. **P** e **Q** Primeiros implantes instalados após acordo e liberação do ortodontista (fotos realizadas com o auxílio de espelhos) (*continua*).

CASO CLÍNICO (*Continuação*)

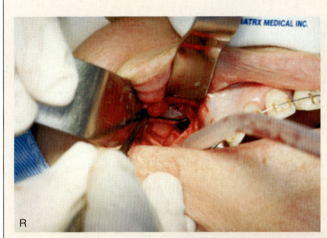
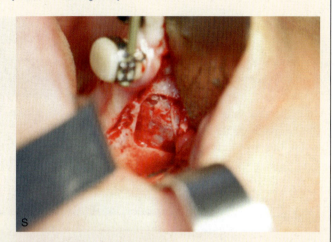
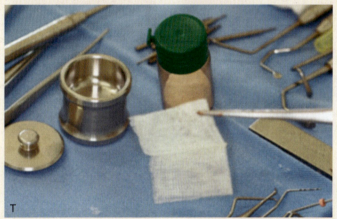
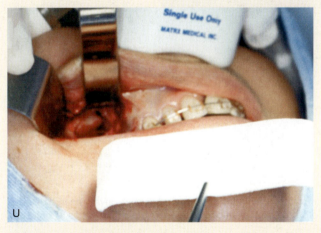
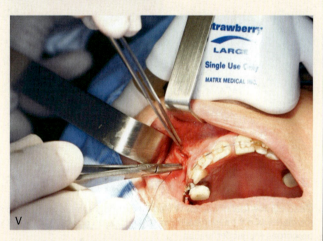

Caso clínico (*continuação*) **R** a **V** Procedimentos cirúrgicos realizados com auxílio da analgesia inalatória, solicitada pela paciente, a qual se sentiria mais confortável e segura (*continua*).

CASO CLÍNICO (Continuação)

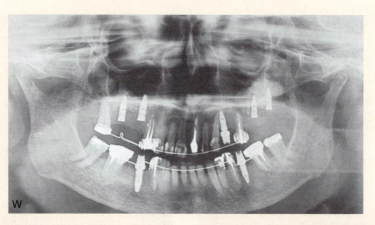

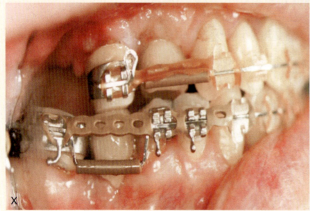
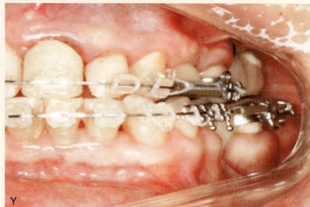
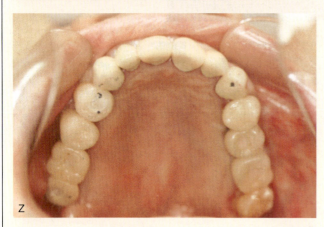
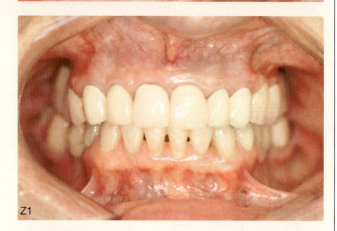

Caso clínico (*continuação*) **W** Radiografia panorâmica mostrando os implantes instalados após as cirurgias para levantamento de seios maxilares. **X** e **Y** Imagens clínicas da finalização ortodôntica. **Z** e **Z1** Fotos finais após remoção dos aparelhos ortodônticos e confecção de coroas metalocerâmicas.

CONSIDERAÇÕES FINAIS

A analgesia inalatória é usada em vários continentes, até mesmo na Europa e na América do Norte, onde as regras sanitárias e as leis são exigentes e efetivas. É extremamente segura quando são observados todos os aspectos descritos neste capítulo, devendo ser utilizada com muita responsabilidade profissional. Promove conforto e segurança ao paciente e ao profissional da odontologia, que trabalha tranquilo e sossegado, sendo mais efetivo e rápido nas cirurgias, pois não precisa interromper o atendimento a todo momento para reaplicar anestésicos locais, uma vez que a analgesia aumenta o limiar de dor do paciente.

Outra grande vantagem é a vasoconstrição periférica provocada pela analgesia, diminuindo o sangramento local, tornando o campo operatório visualmente limpo, facilitando a visualização de raízes fraturadas durante exodontias e do local exato para instalação de implantes e diminuindo o uso de gazes cirúrgicas.

Alguns profissionais são contrários à utilização da analgesia inalatória, talvez por desconhecimento da técnica ou por nunca a terem utilizado ou estudado. Assim como a toxina botulínica, que vem sendo utilizada na odontologia para tratar pacientes com bruxismo e é uma técnica recente, a analgesia também sofre preconceitos, pois, apesar de usada há muitos anos em outros países, ainda é uma técnica recente no Brasil. Embora se saiba que tudo o que é novo causa receio e merece cautela, a analgesia com N_2O é analisada em artigos científicos publicados no mundo inteiro há várias décadas, atestando sua segurança e eficácia. Não há relatos de óbitos após o uso indicado e responsável da mistura de oxigênio e óxido nitroso, o que traz segurança para os profissionais da odontologia e uma experiência positiva para os pacientes submetidos a essa técnica.

Por fim, após mais de 10 anos utilizando analgesia inalatória sem nenhuma intercorrência grave, recomendamos seu uso nas clínicas e consultórios odontológicos, desde que o profissional responsável esteja devidamente habilitado e apto a utilizar a técnica, seguindo todas as regras e com todos os equipamentos obrigatórios calibrados e funcionando a contento.

Bibliografia

Collado V, Hennequin M, Faulks D, Mazille M-N, Nicolas E, Koscielny S. Modification of behavior with 50% nitrous oxide/oxygen conscious sedation over repeated visits for dental treatment – a 3-year prospective study. Journal of Clinical Psychopharmacology 2006 Oct; 26(5).

Daher A, Hanna RPL, Costa LR, Leles CR. Practices and opinions on nitrous oxide/oxygen sedation from dentists licensed to perform relative analgesia in Brazil.

Falgueiro JM. Analgesia inalatória por óxido nitroso/oxigênio. Livraria Santos Editora, 2005.

Fanganiello M. Analgesia inalatória por óxido nitroso e oxigênio. São Paulo: Artes Médicas, 2004. 168p.

Gall O, Annequin D, Benoit G, Van Glabeke E, Vrancea F, Murat I. Adverse events of premixed nitrous oxide and oxygen for procedural sedation in children. Lancet 2001; 358:1514-5.

Gómez BS, Capapéa FJ, Benitoa J et al. Efectividad y seguridad del uso de óxido nitroso para sedoanalgesia en urgencias. Aldecoag, miembros del Grupo de Trabajo de Analgesia y Sedación de la SEUP.

Malamed SF. Sedação na odontologia. In: Stanley FM. Rio de Janeiro: Elsevier, 2012. 574 p.

Patel S. Is nitrous oxide a safe agent to use in conscious sedation for dentistry? Dental Student, Bart's and the London, School of Medicine and Dentistry Saad Digest Jan 2010; 26.

Ramacciato JC, Ranali JM, Rogério HL. Sedação inalatória consciente em odontologia. Disponível em http://www.gruponitro.com.br/atendimento-a-profissionais/%23/pdfs/artigos/sedacao/sedacao_consciente_inalatoria.pdf.

Rowland AS, Baird DD, Weinberg CR et al. Reduced fertility amongst women employed as dental assistants exposed to high levels of nitrous oxide. N Engl Med 1992 Oct; 327(14):993-7.

Retratamento Endodôntico

17

Frederico J. N. Laperriere
Mauro Henrique Chagas e Silva
Marcelo Manguelli Decnop

INTRODUÇÃO

Atualmente, a endodontia moderna enfrenta grandes desafios não só em virtude do desenvolvimento de pesquisas científicas bem elaboradas e sistematizadas, mas também do desenvolvimento de técnicas de diagnóstico precisas e recursos técnicos que permitem ao clínico ou especialista atingir resultados mais previsíveis. Clínicos e especialistas vêm tendo acesso a melhor treinamento, a recursos tecnológicos que aceleram o tratamento, promovendo resultados positivos, e a inúmeras pesquisas que os aproximam de um procedimento mais racional e consciente do ponto de vista técnico-científico. Apesar de todos os avanços, o objetivo final continua sendo a manutenção do elemento dental na cavidade oral funcionalmente.

O tratamento endodôntico bem realizado e bem-sucedido exige uma série de cuidados e técnicas minuciosas que perpassam desde a seleção minuciosa do caso até o diagnóstico correto, a manutenção da cadeia asséptica, o preparo adequado do espaço pulpar e sua obturação tridimensional.

Apesar de todos esses esforços, ainda não se atingiu um índice de sucesso tão elevado quanto o desejado. Se considerarmos os diversos estudos sobre os índices de sucesso dos tratamentos endodônticos, observaremos taxas que variam entre 53% e 94%, e como diariamente milhões de tratamentos endodônticos são realizados em todo o mundo, mesmo que considerássemos o índice mais elevado, teríamos dezenas de milhões de elementos dentários com indicação de retratamento.

As falhas de origem endodôntica podem ocorrer em razão de persistência microbiana no interior do sistema de canais radiculares como consequência de controle asséptico inadequado, cirurgia de acesso deficiente, limpeza e obturação insuficientes, ou mesmo por restauração coronária mal conduzida, mas vale ressaltar também a complexidade da cavidade endodôntica.

A avaliação do conceito de sucesso em endodontia está relacionada especialmente com a remissão completa dos sintomas ou mesmo com a regressão radiográfica de processos patológicos na região dos tecidos de suporte. Apesar disso, novas técnicas de diagnóstico, como a tomografia computadorizada *cone-beam*, têm demonstrado que casos avaliados radiograficamente como sucesso ainda se apresentam associados a lesões periapicais.

Hoje, outro importante ponto diz respeito ao advento dos implantes osseointegrados. Como os estudos nessa área são extremamente promissores, muitos profissionais de visão mais simplista recomendam a remoção da maioria dos elementos com indicação de retratamento, pois consideram os implantes um tratamento mais previsível em termos de longevidade. Existe grande impasse nesse sentido, uma vez que a ciência indica que nada substitui perfeitamente um dente natural na cavidade bucal. Aos pacientes também não tem sido dada a opção pela manutenção do elemento dentário.

A etapa de retratamento consiste na remoção dos materiais obturadores, devendo ser realizadas nova limpeza e modelagem do sistema de canais radiculares, desde a odontometria até a nova obturação do sistema de canais radiculares. Além disso, inclui uma série de substâncias solventes de material endodôntico utilizadas como coadjuvantes à aplicação de instrumentos manuais de aço inoxidável ou até mesmo, a critério do profissional, instrumentos mecanizados, como brocas de Gates-Glidden, além de instrumentos confeccionados em níquel-titânio, incluindo alguns desenvolvidos especialmente para este fim e utilizados com diversas cinemáticas, como o movimento de rotação contínua ou reciprocante.

A opção por essas substâncias solventes está pouco a pouco sendo abandonada, uma vez que os instrumentos mecanizados têm demonstrado eficácia na remoção dos materiais em questão. Apesar disso, cabe salientar que, apesar da rapidez com que procedemos à remoção de materiais obturadores com esses recursos automatizados, muitas vezes há necessidade de, paralelamente, refinarmos nosso preparo com auxílio de instrumentos manuais.

Outro importante recurso para remoção de núcleos fundidos ou pré-fabricados é o ultrassom, aparelho que se mostra eficaz até no processo de limpeza interna dos condutos e ativando a ação de substâncias irrigadoras.

Apesar de todos os avanços tecnológicos, há casos que ainda redundam em fracassos relacionados com fatores microbianos, anatômicos e técnicos. Desde que haja condições para tal, o retratamento deverá ser a alternativa de primeira escolha.

RETRATAMENTO CONVENCIONAL

Demonstraremos nessa etapa a forma convencional de retratamento com a utilização de instrumentos manuais de aço e brocas de baixa rotação de fácil manuseio e baixo custo para o cirurgião-dentista:

1. Inicialmente fazemos uma boa tomada radiográfica para termos a leitura correta da intervenção. Nessa radiografia mediremos o comprimento aparente do dente e o comprimento do material obturador presente no canal. Em grande parte dos casos de retratamento endodôntico, o material obturador não atinge o comprimento adequado de preenchimento do conduto radicular (Figura 17.1).
2. Um acesso adequado foi realizado tomando cuidado para não desgastar exageradamente a estrutura dentária (Figuras 17.2A e B). No caso foi utilizada a broca Carbide FG 1557 para abertura. Já para refinamento da câmara pulpar foi usada a broca Endo-Z (Figura 17.3).
3. Com os canais devidamente localizados e a câmara pulpar descontaminada com solução de hipoclorito de sódio a 5,25%, começamos a desobstruir os condutos. Inicialmente se evita o uso de solventes. Utilizando brocas de baixa rotação Gates-Glidden em escala decrescente, da número 4 para a número 1 (Figuras 17.4A a H), inicia-se a remoção da guta-percha. A rotação das brocas a removerá para fora do canal (Figuras 17.5A e B). Os resíduos de guta-percha vão sendo removidos com irrigação de hipoclorito de sódio a 5,25% e as brocas limpas com gaze umedecida.

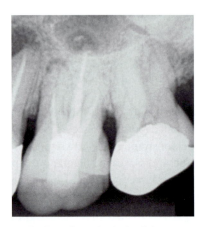

Figura 17.1 Radiografia periapical prévia ao retratamento.

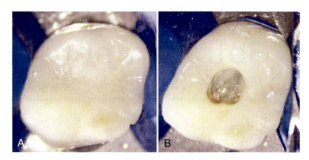

Figura 17.2 Imagens oclusais do dente antes (**A**) e após (**B**) acesso coronário.

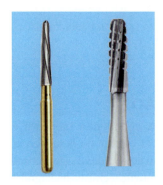

Figura 17.3 Brocas Carbide FG 1557 e Endo-Z.

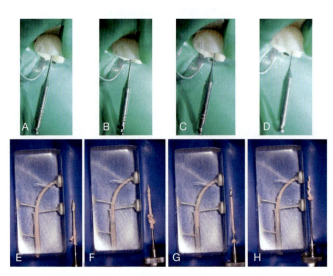

Figura 17.4A a H Sequência decrescente de trabalho das brocas de Gates-Glidden 4 a 1.

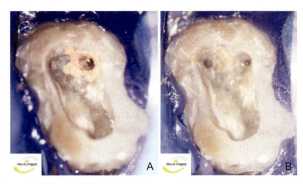

Figura 17.5A e B Aspecto da guta-percha removida dos canais após uso das brocas de Gates-Glidden.

4. Após o uso das brocas de Gates-Glidden utilizamos limas manuais do tipo Hedstroem de números 35, 25, 20 e 15, nessa ordem, com movimentos de parafusamento e tração para remoção do restante da guta-percha nas partes mais profundas dos canais (Figuras 17.6A a D). Se necessário, em casos de maior dificuldade, utilizamos um pouco de solvente para facilitar a remoção de guta-percha e cimento remanescentes. Recomenda-se colocar nas limas a medida previamente estabelecida do comprimento da guta-percha, pois isso poderá evitar a formação de degraus e desvios.
5. Com o canal completamente livre do material obturador, nosso objetivo é tentar a patência dos canais, o que pode ser conseguido de maneira simples com as próprias limas Hedstroem, caso os canais apresentem anatomia simples, ou com limas de calibre pequeno. No caso, utilizamos as limas de aço C-PILOT 08 ou 10 (Figuras 17.7 e 17.8A e B).

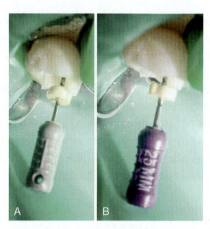

Figura 17.8A e B Limas de aço C-Pilot 8 e 10 utilizadas para exploração do canal com o objetivo de atingir a patência apical.

6. Após completamente desobstruídos (Figuras 17.9A e B) e explorados em toda sua extensão, os canais serão instrumentados com uma das diversas técnicas de formatação do sistema de canais radiculares. No caso em questão, os canais foram modelados com instrumentos rotatórios de níquel-titânio Easy Logic, sendo utilizados instrumentos 25.06 nos canais vestibulares (Figura 17.10) e 40.05 no canal palatino.
7. A técnica de obturação do sistema de canais escolhida para o caso foi a técnica da compressão vertical da guta-percha aquecida de Schilder. Utilizamos um condutor de

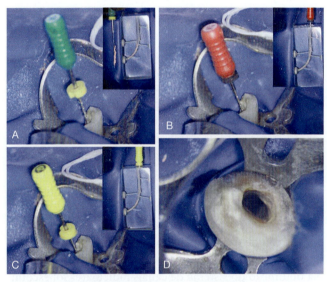

Figura 17.6A a D Uso sequencial das limas de aço Hedstroem para remoção do resto residual de guta-percha intracanal.

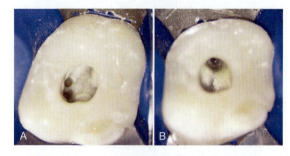

Figura 17.9A e B Imagens da câmara pulpar com canais formatados para a obturação.

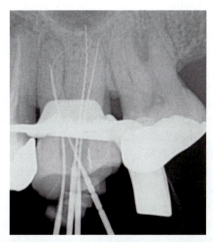

Figura 17.7 Radiografia periapical com limas C-Pilot nos canais vestibulares e Hedstroem no canal palatino, demonstrando a total remoção da guta-percha e a realização da patência apical.

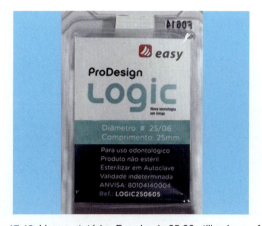

Figura 17.10 Limas rotatórias Easy Logic 25.06 utilizadas na formatação dos canais radiculares vestibulares.

calor manual (Figura 17.11) aquecido com minimaçarico a gás (Figura 17.12) para remoção da guta-percha durante o *down packing*. A condensação da guta-percha durante o processo é feita com um jogo de condensadores do tipo Schilder (Figura 17.13). O repreenchimento da guta-percha removida no *down packing* foi realizado com pequenos pedaços de guta-percha aquecidos e levados ao conduto com o condutor de calor e condensados com os mesmos condensadores de Schilder. Todo o processo foi feito manualmente, sem a utilização de nenhum aparelho especial.

8. O caso é finalizado com radiografias finais (Figuras 17.14A e B) e encaminhado para restauração definitiva. Uma nova consulta de controle foi pré-agendada para 6 meses.

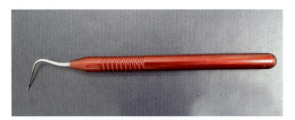

Figura 17.11 Condutor de calor utilizado para termoplastificação e remoção de pequenas porções de guta-percha na técnica de Schilder (Heat Carrier).

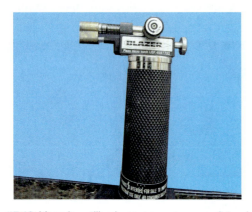

Figura 17.12 Maçarico utilizado para aquecer o condutor de calor.

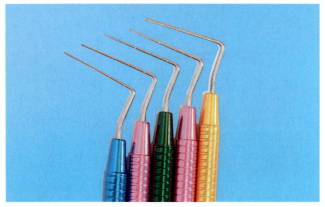

Figura 17.13 Condensadores do tipo Schilder utilizados para compressão vertical da guta-percha termoplastificada.

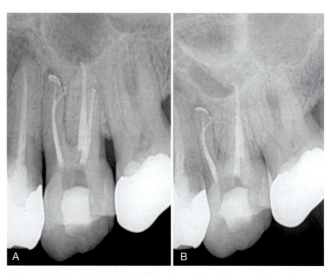

Figura 17.14A e B Radiografia final em dois ângulos após realização do retratamento dos canais radiculares.

RETRATAMENTO COM TÉCNICA MICROSONIC

Parte clínica

Para demonstrar melhor a parte clínica dos retratamentos endodônticos forneceremos uma sequência explicativa com casos pré-clínico e clínico.

No caso clínico de retratamento foi utilizada a filosofia Microsonic com o uso do microscópio operatório e pontas ultrassônicas, assim como instrumentos manuais tipo K, Hedstroem e instrumentos rotatórios de níquel-titânio para desobstrução e preparo dos canais radiculares.

A limpeza dos canais foi realizada de maneira passiva e ativa com as pontas plásticas Easy Clean com soluções irrigantes de hipoclorito de sódio a 5,25% e EDTA a 17%. Na obturação do sistema de canais radiculares foi escolhida a técnica da compressão vertical da guta-percha aquecida de Schilder, utilizando cones tamanho médio e pasta Pulp Canal Sealer.

1. Inicialmente foi feita a remoção da restauração protética com broca carbide FG número 1.557 (Figura 17.15).
2. Com uma ponta de ultrassom lisa de calibre médio (no caso, utilizamos uma ST-21 do ENAC), removemos o cimento restaurador da entrada dos canais e removemos 1 a 3mm de guta-percha, manobra que tem por finalidade facilitar a introdução dos instrumentos rotatórios de níquel-titânio no corpo do canal (Figuras 17.16 e 17.17).
3. Com uma radiografia de boa qualidade fizemos a medida do comprimento do dente e recuamos aproximadamente 2mm. Essa medida servirá inicialmente como base para entrarmos com os instrumentos rotatórios de níquel-titânio (Figura 17.18).

Capítulo 17. Retratamento Endodôntico **275**

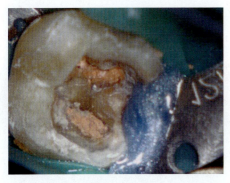 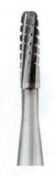

Figura 17.15 Broca 1557 utilizada para remoção do restaurado metálico fundido.

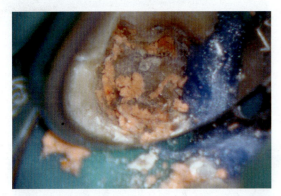

Figura 17.16 Remoção do cimento da entrada dos canais radiculares com ponta de ultrassom.

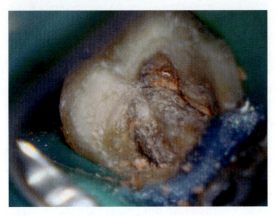

Figura 17.17 Remoção da guta-percha cervical com ponta de ultrassom.

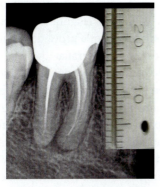

Figura 17.18 Comprimento do dente na radiografia.

4. Entramos com o instrumento rotatório de níquel-titânio com movimentos de pincelamento e pressão sobre a guta-percha, que começará a ser removida do canal em "lascas" (Figuras 17.19 e 17.20). Entramos com um instrumento rotatório de níquel-titânio, ProDesign S 25-06, tratado termicamente até o limite preestabelecido. Caso encontre alguma resistência, não force e pare. Assista no Youtube a um vídeo demonstrativo (https://youtu.be/UYL1X69Jh1Y).
5. Com uma ponta de ultrassom lisa, longa e mais fina (utilizamos nesse caso TRI12-A1 da Trinks – Figura 17.21), removemos o restante da guta-percha porventura aderido às paredes dos canais (Figura 17.22).
6. Com uma lima manual tipo K de baixo calibre (número 10, por exemplo), busque sentir se o canal está totalmente desobstruído e procure pela patência dos canais. Somente aqui, após remoção de toda a guta-percha e caso não seja conseguida a patência do canal, optamos pela utilização de um pouco de solvente (Figuras 17.23 e 17.24A e B).

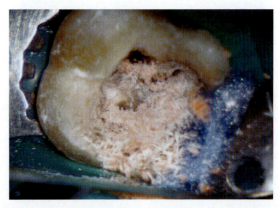

Figura 17.19 Remoção de guta-percha e dentina com instrumento rotatório de níquel-titânio.

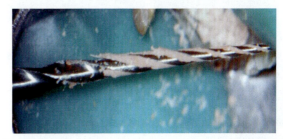

Figura 17.20 Lima rotatória de níquel-titânio ProDesign S 25-06.

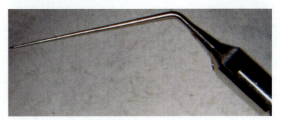

Figura 17.21 Ponta de ultrassom TRI 12-A1 da Trinks.

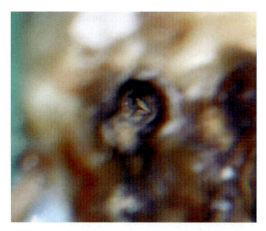

Figura 17.22 Canal radicular com guta-percha aderida às paredes.

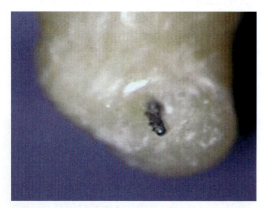

Figura 17.23 Lima manual realizando a patência do canal radicular.

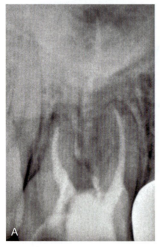 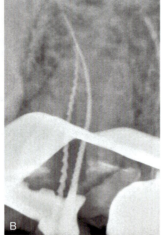

Figura 17.24A e B Radiografia demonstrando a patência dos canais após remoção do material obturador.

7. Nesse momento é feita a odontometria eletrônica com localizador foraminal (Figura 17.25).
8. Com as limas rotatórias de níquel-titânio faremos a formatação final dos canais. Neste caso foram utilizadas as mesmas limas da desobstrução, limas Prodesign S com tratamento térmico (Figura 17.26) e também limas Hedstroem manuais.

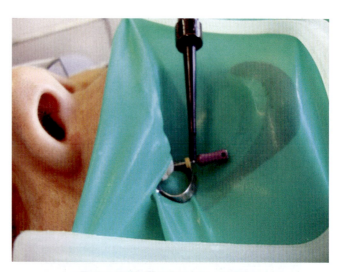

Figura 17.25 Odontometria eletrônica.

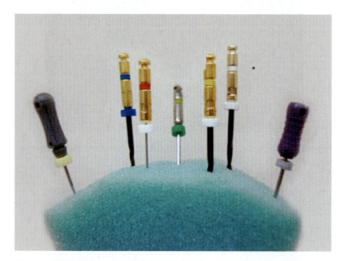

Figura 17.26 Conjunto de limas manuais e rotatórias usadas no retratamento.

9. Após a formatação total, foi feita a limpeza final dos canais, utilizando hipoclorito de sódio a 5,25% e EDTA a 17% com o sistema Easy Clean (Figura 17.27). O hipoclorito foi utilizado em todas as etapas de desobstrução e formatação dos canais radiculares. Assista no Youtube a um vídeo demonstrativo com o uso do Easy Clean (https://youtu.be/1uDuLp3Mtjo).
10. Após secagem dos canais com pontas de papel absorvente e pontas *microtip* (Figura 17.28), iniciamos o processo de obturação com a prova dos cones de guta-percha e tiramos uma radiografia.
11. A obturação foi realizada com cone único pela técnica da guta-percha aquecida de Schilder, fazendo inicialmente um *down packing* (Figuras 17.29A a C) com um termocompactador e o Re-packing (Figuras 17.30A a C) com uma bomba de guta-percha (Figura 17.31).
12. Após as radiografias finais (Figuras 17.32A a C), o dente foi encaminhado para restauração definitiva, sendo marcada consulta de proservação para 6 meses depois.

Capítulo 17. Retratamento Endodôntico **277**

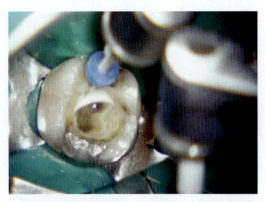

Figura 17.27 Sistema de limpeza dos canais radiculares Easy Clean.

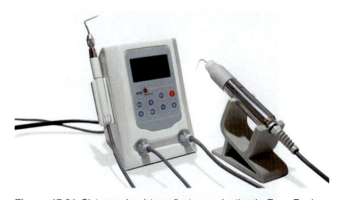

Figura 17.31 Sistema de obturação termoplasticada Easy Equipamentos.

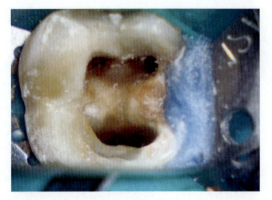

Figura 17.28 Canais prontos para obturação.

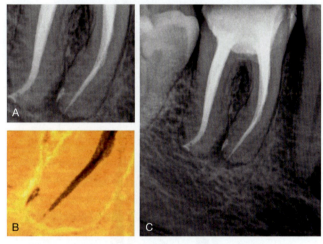

Figura 17.32A e C Radiografias finais após retratamento.

REMOÇÃO DE PINO METÁLICO E PINO DE FIBRA

Em muitos dos casos de retratamento endodôntico se faz necessária a remoção de pinos intrarradiculares para a obtenção de acesso aos condutos. Esses pinos são em sua maioria metálicos, de fibra de vidro ou de carbono. Seguem alguns exemplos clínicos da remoção de pinos.

Remoção de pino metálico

1. Com uma boa radiografia, avalia-se o comprimento do pino a ser removido (Figura 17.33).
2. Após a remoção da restauração protética com uma broca de carbide FG 1557, o pino é exposto. O isolamento absoluto aqui foi realizado com o objetivo de facilitar as fotos, não sendo obrigatório. Com o pino exposto faremos duas manobras para facilitar sua remoção com o ultrassom: expomos toda a linha de cimento em torno do pino com uma broca carbide FG número 1 ou ½ de alta rotação (Figura 17.34*A*) e com uma broca 1557 partimos o pino em dois, com bastante cuidado, para encostar o menos possível a broca no dente abaixo do pino (Figura 17.34*B*). Em dentes anteriores e pré-molares com pino em apenas uma raiz, essa segunda manobra não é necessária.

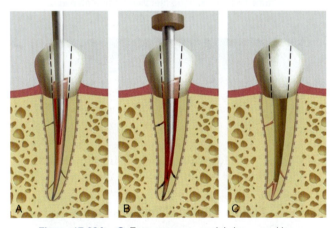

Figura 17.29A a C Esquema sequencial *down-packing*.

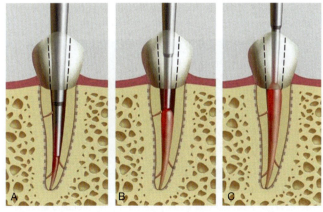

Figura 17.30A a C Esquema sequencial *re-packing*.

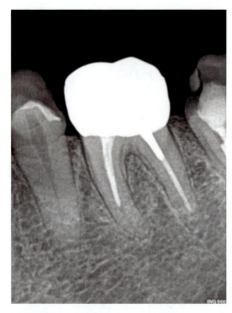

Figura 17.33 Comprimento do dente na radiografia.

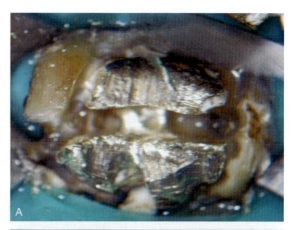

Figura 17.35A e B Pino metálico partido ao meio.

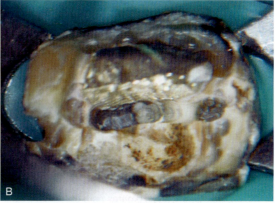

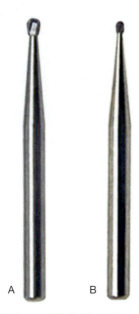

Figura 17.34A e B Brocas FG de Carbide números 1 e 1/2 de alta rotação.

Figura 17.36 Remoção completa do pino metálico.

3. Começamos a vibração pela parte que não entra no conduto, a qual costuma ser removida com muita facilidade (Figuras 17.35A e B).
4. Se possível, continuamos a vibração na metade restante em todas as faces do pino até que se desprenda por completo (Figuras 17.36 e 17.37). Em geral, a remoção dessa parte é mais demorada.
5. Com uma ponta de ultrassom lisa média ou diamantada troncocônica (Figura 17.38), removemos o restante de cimento e as interferências, expondo a guta-percha para começarmos o retratamento endodôntico (Figura 17.39).

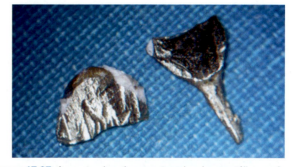

Figura 17.37 Aspecto das duas partes do pino metálico após sua remoção.

Capítulo 17. Retratamento Endodôntico **279**

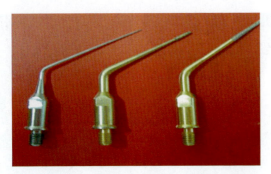

Figura 17.38 Pontas de ultrassom lisa e diamantada.

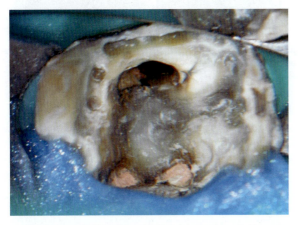

Figura 17.39 Aspecto final das entradas dos canais após limpeza com uso do ultrassom.

REMOÇÃO DE PINO DE FIBRA COM A TÉCNICA MICROSONIC

A remoção dos cones de fibra pode ser feita com brocas ou com a técnica Microsonic. A remoção com broca tem como grande desvantagem o desgaste, na maioria das vezes excessivo, de estrutura dental; portanto, não a recomendamos. A técnica Microsonic em que a microscopia está associada ao uso de ultrassom é a mais indicada e por isso será aqui descrita:

1. Com uma boa radiografia, fazemos uma análise da profundidade e do diâmetro do pino a ser removido (Figura 17.40).
2. Removemos todo material restaurador com uma broca Carbide FG 1557 até termos uma visão direta no microscópio da parte superior do pino (Figura 17.41).
3. Com uma ponta de ultrassom lisa de calibre médio, neste caso utilizamos um ST-21 do ENAC sem água, começamos a desgastar o pino de fibra com o máximo cuidado para não tocar nas paredes internas no conduto radicular. O pino começa a desmanchar, soltando filetes de fibra (Figura 17.42). Após alguns minutos lavamos com a própria ponta do ultrassom para evitar superaquecimento. Secamos e novamente começamos o desgaste.
4. Removemos toda a estrutura do pino até avistarmos a guta-percha (Figura 17.43), quando iniciamos então a sequência de retratamento (Figuras 17.44A e B).

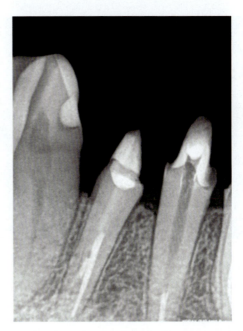

Figura 17.40 Radiografia inicial do dente 34, demonstrando a profundidade do pino de fibra.

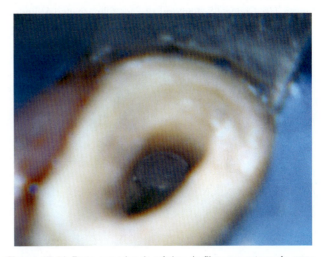

Figura 17.41 Parte superior do núcleo de fibra exposta após remoção de material restaurador.

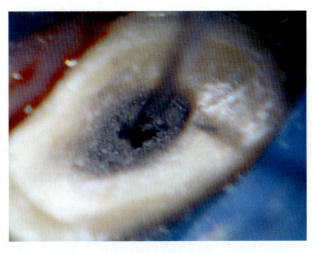

Figura 17.42 Filetes de fibra após utilização das pontas de ultrassom.

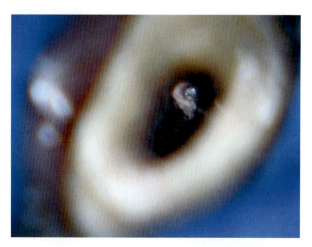

Figura 17.43 Exposição da guta-percha após remoção completa do pino de fibra.

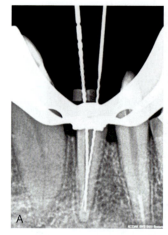 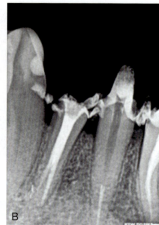

Figura 17.44 A e B Radiografias intermediária e final do retratamento endodôntico do dente 34 após remoção do cone de fibra.

Bibliografia

Allen RK, Newton CW, Brown CE Jr. A statistical analysis of surgical and nonsurgical endodontic retreatment cases. J Endod 1989 Jun; 15(6):261-6.

Duncan HF, Chong BS. Removal of root filling material. Endod Topics 2008; 19(1):33-57.

Giuliani V, Cocchetti R, Pagavino G. Efficacy of ProTaper universal retreatment files in removing filling materials during root canal retreatment. J Endod 2008 Nov; 34(11):1.381-4.

Hülsmann M, Drebenstedt S, Holscher C. Shaping and filling root canals during root canal retreatment. Endod Topics 2008 Set; 19(1): 74-124.

Infecções Odontogênicas

18

Augusto César Sette Dias
Evandro Neves Abdo
Marcelo Drummond Naves

INTRODUÇÃO

As infecções odontogênicas são caracterizadas por processos infecciosos originados nos tecidos dentais ou de suporte e constituem um dos problemas de tratamento mais difíceis em odontologia.

Esses processos infecciosos podem variar desde infecções bem localizadas, que exigem tratamento ambulatorial, até infecções de alta complexidade, que envolvem tratamento multidisciplinar em ambiente hospitalar.

A maioria das infecções que se apresentam na cavidade oral pode ser considerada odontogênica e primária, e as mais frequentes estão relacionadas com cárie dental, gengivites, periodontites e pericoronarites (Figuras 18.1A a D).

Essas infecções são, em sua maioria, polimicrobianas com participação de uma variedade de microrganismos indígenas da própria cavidade oral (aeróbios e anaeróbios).

Os fatores condicionantes que influenciam a propagação das infecções dependem das condições do paciente e dos microrganismos. Entre os condicionantes microbiológicos se destacam a qualidade (virulência) e a quantidade (número de células) dos microrganismos. Entre os fatores condicionantes dos pacientes, alguns são de ordem sistêmica, determinantes da resistência do hospedeiro, que pode estar alterada em situações como diabetes não compensado e síndrome da imunodeficiência adquirida, e outros são fatores locais que condicionam a propagação da infecção.

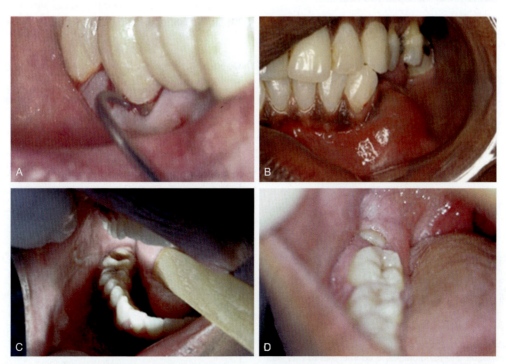

Figura 18.1 Infecções odontogênicas primárias e suas principais origens. **A** Periodontal. **B** Raiz residual. **C** Cárie extensa e necrose pulpar. **D** Pericoronarite. (Arquivo de imagens do Curso de Especialização em Cirurgia Bucomaxilofacial FO-UFMG/Hospital Municipal Odilon Behrens – HMOB.)

CONDICIONANTES DO PACIENTE
Considerações anatômicas

A propagação de infecções orais é contida por barreiras anatômicas ou pelos planos do tecido, como os músculos e os ossos, podendo caminhar em qualquer direção, vestibular ou lingual, por meio do tecido mole ou no interior do seio maxilar. Essa disseminação ocorre no osso medular da mandíbula ou maxila pela via de menor resistência, perfura a cortical óssea, atingindo os tecidos moles e podendo drenar para a superfície bucal, pele ou plano facial, interferindo nesse direcionamento as inserções musculares (Figura 18.2). Esses processos também podem se propagar em direção à laringe e ao mediastino, podendo a infecção se espalhar muito rapidamente e a via aérea ser obstruída dentro de algumas horas. Se isso ocorrer, podem ser exigidas a intubação ou a traqueostomia, além de cuidados intensivos rápidos (Figura 18.3).

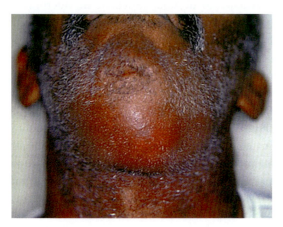

Figura 18.2 Disseminação para o espaço submentoniano. (Arquivo de imagens do Curso de Especialização em Cirurgia Bucomaxilofacial FO-UFMG/HMOB.)

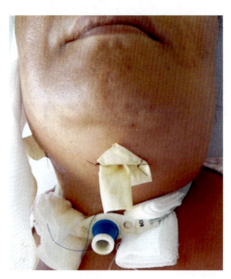

Figura 18.3 Paciente com histórico de infecção odontogênica disseminada para os espaços submandibulares e acometimento das vias aéreas. (Arquivo de imagens do Curso de Especialização em Cirurgia Bucomaxilofacial FO-UFMG/ HMOB.)

A infecção nos dentes superiores geralmente evolui para a região vestibular pelo fato de os ápices dos dentes superiores se localizarem perto dessa região e abaixo das inserções musculares. Ocasionalmente, em alguns dentes superiores, a infecção pode progredir para o palato em razão da inclinação e proximidade do ápice de algumas raízes com essa parede óssea. Os dentes mais frequentemente envolvidos são o incisivo lateral, a raiz palatina do primeiro molar superior e a raiz palatina do primeiro pré-molar superior. Quando acometidos os incisivos caninos e pré-molares inferiores, a perfuração da cortical pela infecção geralmente ocorre acima da inserção dos músculos associados, resultando em processos vestibulares. As infecções nos molares inferiores tendem a evoluir para a face lingual, embora os processos originados nos primeiros molares possam drenar tanto para lingual como para vestibular. A localização do terceiro molar propicia, nos processos iniciados nesses dentes, a evolução quase sempre para a região lingual. Entretanto, quando não ocorre a drenagem pela face vestibular ou lingual, a infecção pode atingir espaços anatômicos que geralmente estão adjacentes aos ápices dos dentes envolvidos (Quadro 18.1).

Os espaços diretamente envolvidos pela infecção são denominados espaços faciais primários. Em seguida, os microrganismos podem atingir os espaços faciais secundários e se propagar posteriormente para os espaços cervicais, disseminando-se por continuidade. Além da propagação por continuidade, podem ocorrer outras vias de propagação menos frequentes, incluindo a linfática, a sanguínea e ao longo das bainhas nervosas. Os espaços faciais mais acometidos pelas infecções odontogênicas são o submandibular, o bucal, o mastigador e o canino (Figuras 18.4 e 18.5).

Quadro 18.1 Espaços cervicais e faciais acometidos e prováveis dentes envolvidos

Espaço	Prováveis dentes envolvidos
Bucal	Pré-molares superiores Molares superiores Molares inferiores
Canino	Dentes superiores anteriores
Submandibular	Molares inferiores
Sublingual	Dentes inferiores anteriores
Submentual	Pré-molares inferiores Molares inferiores
Mastigador	Terceiros molares inferiores
Temporal	Molares inferiores Molares superiores
Faríngeo lateral	Molares inferiores Molares superiores Infecção nos espaços vizinhos
Retrofaríngeo	Molares superiores Molares inferiores

Fonte: adaptado de Pynn et al., 1995.

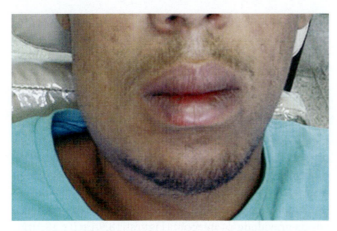

Figura 18.4 Vista frontal. Observa-se edema em região bucal com perda de visualização da basilar da mandíbula, indicativo de progressão do espaço bucal para o espaço submandibular. (Arquivo de imagens do Curso de Especialização em Cirurgia Bucomaxilofacial FO-UFMG/HMOB.)

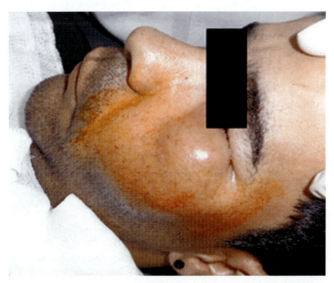

Figura 18.5 Infecção originada no dente 23 evoluiu para o espaço canino e a região periorbitária. (Arquivo de imagens do Curso de Especialização em Cirurgia Bucomaxilofacial FO-UFMG/ HMOB.)

Considerações sistêmicas

Dentre os fatores predisponentes para as infecções odontogênicas se destacam: senilidade, diabetes não compensado (especialmente tipo 1), alteração nos neutrófilos, mudanças hormonais (puberdade, gravidez), radioterapia, quimioterapia, traumatismo, doenças psiquiátricas, hipertensão, neoplasias malignas da cabeça e pescoço, uso excessivo de entorpecentes e AIDS (Figura 18.6).

Os fatores de risco potenciais associados ao aumento do período de internação ou ao risco de óbito dos pacientes com infecções odontogênicas graves são: problemas médicos preexistentes, idade avançada, febre presente na admissão do paciente, doenças respiratórias, localização da infecção, complicações como falha terapêutica de primeira escolha e necessidade de reintervenção.

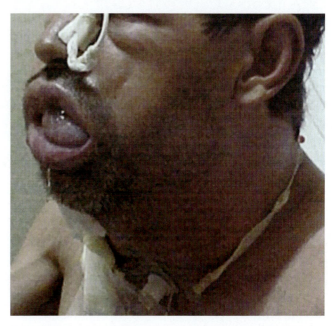

Figura 18.6 Infecção odontogênica disseminada originada do dente 47. Paciente HIV-positivo evoluiu para óbito após 56 dias de internação. (Arquivo de imagens do Curso de Especialização em Cirurgia Bucomaxilofacial FO-UFMG/HMOB.)

CONDICIONANTES MICROBIOLÓGICOS

As infecções odontogênicas são tipicamente polimicrobianas, envolvendo a microbiota predominante de cocos gram-positivos, microaerófilos ou anaeróbios facultativos, bastonetes gram-negativos e cocos gram-positivos anaeróbios obrigatórios, embora nenhuma espécie esteja implicada consistentemente em todas essas infecções (Figura 18.7).

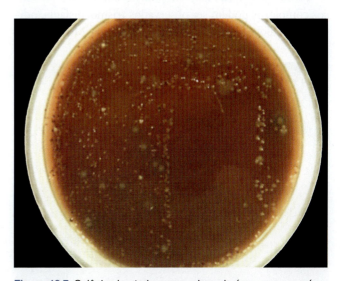

Figura 18.7 Colônias bacterianas em placa de ágar sangue após a inoculação da secreção purulenta. Cultivo após 8 dias, evidenciando três morfotipos coloniais distintos, os quais foram posteriormente identificados como *Streptococcus* do grupo *viridans* (colônias opacas com α-hemólise), *Staphylococcus* spp (colônias brancas e lisas) e *Prevotella* spp (colônias puntiformes de coloração negra). (Laboratório de Microbiologia Oral e Anaeróbios ICB-UFMG.)

Quanto à participação dos microrganismos anaeróbios facultativos nas infecções odontogênicas, os cocos gram-positivos, em especial *Streptococcus* do grupo *viridans*, geralmente são os mais frequentes. Desse grupo, o *Streptococcus milleri* é citado como o mais prevalente. Os outros anaeróbios facultativos que participam da microbiota das infecções odontôgenicas são: *Staphylococcus* coagulase-negativo, *Enterococcus* spp, *Neisseria* spp, *Corynebacterium* spp, *Haemophilus* spp, *Actinomyces* spp, *Rothia dentocariosa*, *Lactobacillus* spp, *Eubacterium* spp, *Moraxella* spp, *Aggregatibacter actinomycetemcomitans*, membros da família Enterobacteriaceae, *Eikenella corrodens*, *Pseudomonas aeruginosa* e *Capnocitophaga* spp.

Dentre os anaeróbios obrigatórios, os gêneros *Prevotella*, *Porphiromonas*, *Fusobacterium*, *Bacteroides* e *Peptostreptococcus* são os mais frequentes, e *Propionibacterium*, *Clostridium* e *Veillonella* também são relatados como integrantes dessas infecções.

DIAGNÓSTICO
Sinais e sintomas

As infecções odontogênicas representam uma urgência terapêutica, destacando-se seu diagnóstico e sua abordagem precoce como importantes medidas a fim de melhorar o prognóstico do paciente, evitando assim a morbidade e a mortalidade.

As infecções odontogênicas apresentam como sintoma mais comum a dor intensa, muitas vezes precedente ao edema, relacionada com o dente que originou o processo (Figura 18.8).

Febre e prostração também podem ser relatadas. Nos casos complexos podem ser observados trismo, disfagia, odinofagia, sialose, odontalgia e respiração fétida. Mudanças na fonação, aflição respiratória e cianose são sinais da catástrofe das vias aéreas. Os pacientes podem apresentar disfonia, caracterizada por "voz de batata quente" causada pelo edema. Esses achados devem servir de aviso aos clínicos quanto à obstrução grave das vias aéreas superiores. Clinicamente, sintomas como taquicardia e taquipneia não são incomuns.

Ao exame clínico, o achado mais comum é o acometimento dos espaços anatômicos. Desses espaços infectados os mais prevalentes são, em ordem decrescente, o canino, o bucal, o submandibular, o submentual, o sublingual e o mastigador. O trismo e a disfagia são sintomas que devem ser levados em consideração como indicadores significativos da gravidade da infecção (Figuras 18.9A e B e 18.10).

A palpação torna possível avaliar a consistência dos tecidos e a presença de alterações sensoriais, flutuações e linfadenopatia regional. O edema de consistência dura pode ser observado em casos de celulite difusa e de abscessos confinados e localizados em compartimentos anatômicos profundos. Os abscessos superficiais geralmente apresentam flutuação com aspecto que evidencia a presença de coleção líquida (Quadro 18.2).

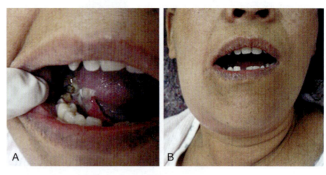

Figura 18.9 Infecção odontogênica em região de molares inferiores. **A** Aspecto intraoral, raízes residuais e edema do tecido sublingual. **B** Aspecto extraoral mostrando edema em região do espaço bucal com início de edema submandibular e trismo. (Arquivo de imagens do Curso de Especialização em Cirurgia Bucomaxilofacial FO-UFMG/HMOB.)

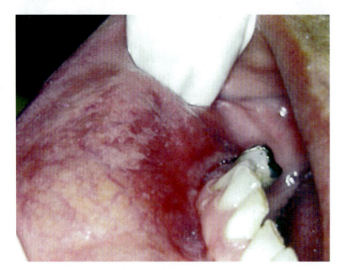

Figura 18.8 Aspecto clínico intraoral, eritema da mucosa com edema mostrado pela diminuição de profundidade do fundo de saco do vestíbulo. (Arquivo de imagens do Curso de Especialização em Cirurgia Bucomaxilofacial FO-UFMG/HMOB.)

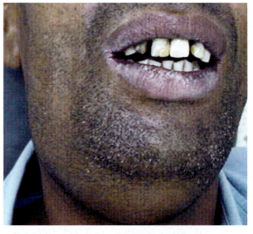

Figura 18.10 Paciente apresentando edema submandibular com trismo associado. (Arquivo de imagens do Curso de Especialização em Cirurgia Bucomaxilofacial FO-UFMG/HMOB.)

Quadro 18.2 Diferenças entre celutite e abscesso

Celulite	Abscesso
Dor generalizada	Dor crônica localizada
Maior dimensão	Menor dimensão
Limites difusos	Limites bem definidos
Consistência pastosa/endurecida	Consistência flutuante
Sem secreção purulenta	Presença de secreção purulenta
Geralmente de maior gravidade	Geralmente de menor gravidade
Maior prevalência de microrganismos anaeróbios facultativos	Maior prevalência de microrganismos anaeróbios obrigatórios

Deve-se estar atento para sintomas como dor torácica, angústia respiratória e dispneia, que podem ser indicativos de envolvimento do mediastino.

Exames complementares

De imagem

Os exames radiográficos convencionais são fundamentais para o diagnóstico (Figuras 18.11A e B e 18.12A e B). Contudo, dependendo da complexidade da infecção, a tomografia computadorizada pode fornecer informações definitivas sobre a extensão e o envolvimento desses espaços anatômicos (Figuras 18.13 e 18.14).

A complexidade da infecção pode ser definida pelo número de espaços anatômicos atingidos, e esses também podem ser revelados pelo exame de ressonância magnética.

A ultrassonografia pode ser considerada método eficaz para o estadiamento das infecções odontogênicas nos espaços anatômicos superficiais. Entretanto, pode tornar-se insuficiente para detectar espaços profundos envolvidos (Figuras 18.15A e B).

Considerações metodológicas da avaliação microbiológica

Em virtude dessa complexidade de cultivo e da necessidade clínica de se instituir o tratamento precoce, principalmente nos casos complexos, a terapêutica pode ser empíri-

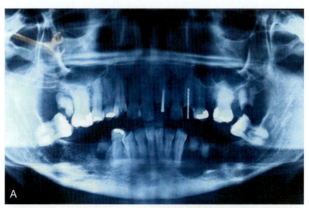

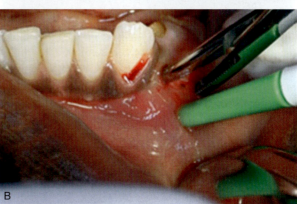

Figura 18.12 Aspecto clínico. **A** Radiografia panorâmica evidenciando raízes residuais associadas à lesão radiolúcida bem delimitada. **B** Edema na região de pré-molar inferior esquerdo – momento da drenagem intraoral. (Arquivo de imagens do Curso de Especialização em Cirurgia Bucomaxilofacial FO-UFMG/HMOB.)

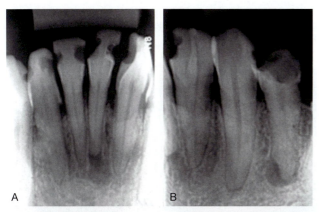

Figura 18.11A e B Radiografias periapicais mostrando lesão radiolúcida nos dentes 41 e 44, evidenciando processo infeccioso crônico de longa duração. (Arquivo de imagens do Curso de Especialização em Cirurgia Bucomaxilofacial FO-UFMG/HMOB.)

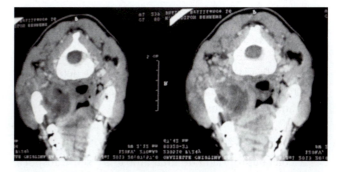

Figura 18.13 Imagem tomográfica. Cortes axiais evidenciando infecção odontogênica acometendo o espaço mastigador e faríngeo lateral com consequente lateralização das vias aéreas superiores. (Arquivo de imagens do Curso de Especialização em Cirurgia Bucomaxilofacial FO-UFMG/HMOB.)

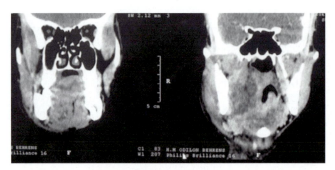

Figura 18.14 Imagem tomográfica em cortes coronais evidenciando infecção odontogênica acometendo o espaço mastigador e lateralização das vias aéreas superiores. (Arquivo de imagens do Curso de Especialização em Cirurgia Bucomaxilofacial FO-UFMG/HMOB.)

Quadro 18.3 Etapas da fase laboratorial

Inoculação em meios seletivos e não seletivos
Obtenção de cultura pura
Teste respiratório
Identificação dos microrganismos
Teste de suscetibilidade (Figura 18.17)

O espécime clínico é mais adequado quando obtido por aspiração com agulha e seringa, após realizada antissepsia da superfície a ser puncionada, podendo também ser utilizados cones endodônticos de papel absorvente estéril ou fragmentos de tecido oriundos de biópsias. Em seguida, o espécime deve ser introduzido no meio de transporte Ringer PRAS (Figura 18.16).

Esse meio de transporte promove a viabilidade dos microrganismos por mais tempo que os outros meios disponíveis comercialmente.

Em virtude de sua natureza fastidiosa, é difícil o isolamento dos anaeróbios dos sítios infecciosos, os quais, muitas vezes, são esquecidos. Os anaeróbios presentes nos abscessos também são importantes na evolução das complicações. Além de sua patogenicidade direta nesses processos, alguns desempenham um papel indireto pela capacidade de produzir a enzima betalactamase com atividade extracelular (gram-negativos), que pode proteger as bactérias não produtoras contra a ação da penicilina. A falta de direciona-

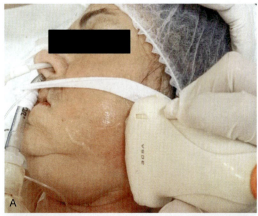

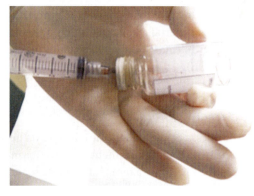

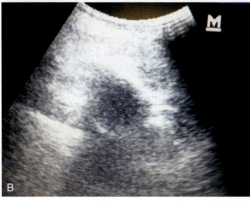

Figura 18.15A e B Localização do ponto de drenagem com ultrassonografia. (Arquivo de imagens do Curso de Especialização em Cirurgia Bucomaxilofacial FO-UFMG/HMOB.)

Figura 18.16 Coleta de secreção purulenta por punção aspirativa em condições de anaerobiose e inoculação em meio de transporte Ringer PRAS.

ca, mas balizada em trabalhos científicos que determinem a microbiota presente nesses processos, além de estudos de casos anteriores da instituição.

Diagnóstico laboratorial

A coleta apropriada de uma amostra e seu transporte adequado para o laboratório são etapas criticamente importantes para a confirmação final de que um determinado microrganismo é responsável pelo processo patológico infeccioso (Quadro 18.3).

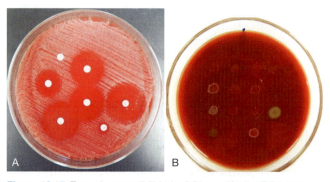

Figura 18.17 Teste de suscetibilidade. **A** Disco-difusão. **B** Diluição em ágar. (Laboratório de Microbiologia Oral e Anaeróbios ICB-UFMG.)

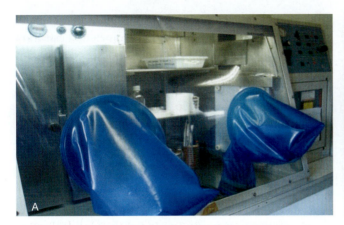
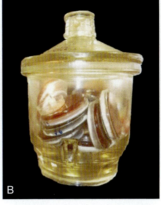

Figura 18.18 Métodos de cultivo dos microrganismos recuperados das infecções odontogênicas. **A** Câmara de anaerobiose. **B** Jarra em condição de microaerofilia. (Laboratório de Microbiologia Oral e Anaeróbios ICB-UFMG.)

mento terapêutico adequado contra esses organismos pode levar a falhas na resposta clínica, e a avaliação dessas infecções anaeróbias se torna complexa por sua natureza polimicrobiana, pelo lento crescimento desses microrganismos e pela crescente resistência dessas bactérias aos agentes antimicrobianos (Figura 18.17).

Alguns fatores podem interferir na análise e interpretação microbiológica, como: uso de antimicrobianos antes da internação do paciente; altas doses endovenosas de antibióticos antes da drenagem cirúrgica; coleta imprópria do espécime; experiência do laboratório no cultivo de microrganismos anaeróbios, bem como a dificuldade de seu cultivo (Figura 18.18).

Os métodos moleculares são mais uma ferramenta para a caracterização da microbiota associada às doenças envolvendo anaeróbios, embora não se possa abrir mão dos resultados das culturas na identificação e na determinação da suscetibilidade dos antimicrobianos.

TRATAMENTO

Três princípios básicos devem ser preconizados: drenagem cirúrgica, antibioticoterapia adequada e posterior remoção da causa (Figuras 18.19A a D a 18.22A e B).

Se o abscesso é de origem endodôntica, a drenagem pode ser realizada por meio de canais radiculares, o que leva à diminuição da carga microbiana, facilitando a ação do sistema imunológico. Técnicas adicionais para complementação do tratamento mecânico incluem desbridamento químico por meio de aplicação tópica de antisséptico. Apenas na fase crônica se admite a extração dentária e de restos radiculares.

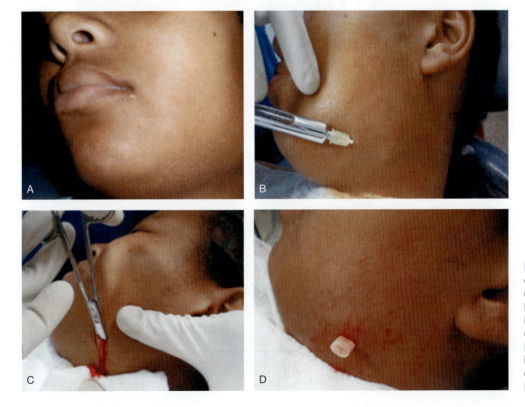

Figura 18.19 Passos da drenagem extraoral. **A** Paciente apresentando edema em região do espaço bucal. **B** Anestesia da região a ser incisada. **C** Desbridamento utilizando tesoura cirúrgica. **D** Dreno de Penrose em posição. (Arquivo de imagens do Curso de Especialização em Cirurgia Bucomaxilofacial FO-UFMG/HMOB.)

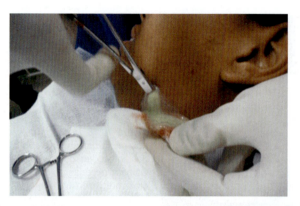

Figura 18.20 Momento em que se localiza a loja contendo secreção purulenta. Essa localização só é possível pela técnica de divulsão. (Arquivo de imagens do Curso de Especialização em Cirurgia Bucomaxilofacial FO-UFMG/HMOB.)

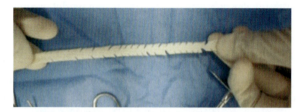

Figura 18.21 Dreno de Penrose: a conformação em "escama de peixe" tem como objetivo a permanência do dreno no interior da loja. (Arquivo de imagens do Curso de Especialização em Cirurgia Bucomaxilofacial FO-UFMG/HMOB.)

O uso sistêmico de antimicrobianos não é recomendável nas infecções *leves*, aquelas que acometem a estrutura dental e tecidos adjacentes, como os pequenos abscessos periodontais e periapicais que apresentam clinicamente dor dental espontânea ou à percussão e edema localizado sem envolvimento sistêmico. O tratamento deve ser conduzido com drenagem e desbridamento do sítio envolvido, seguidos de acompanhamento do paciente. Nessas infecções de pequenas proporções, o uso de antimicrobianos deve ser considerado apenas nos casos de pacientes clinicamente comprometidos.

Consideram-se infecções moderadas aquelas em que há sinais de que a infecção está se espalhando rapidamente. Entre os sinais e sintomas mais comuns estão dor dental, edema difuso e/ou alterações sistêmicas provocadas pelo processo (febre, mal-estar, linfadenopatia). Nesses casos, a drenagem cirúrgica geralmente é suplementada pela administração de antimicrobianos sistêmicos (Quadro 18.4).

O tratamento das infecções complexas deve contemplar os tratamentos médico e cirúrgico, além da manutenção das vias aéreas. É preciso estar alerta para a presença de sinais e sintomas sugestivos de infecções graves, como nível de consciência, desidratação, desconforto respiratório, disfagia, febre elevada e trismo intenso (Quadro 18.5).

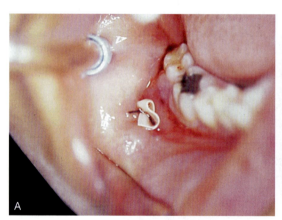
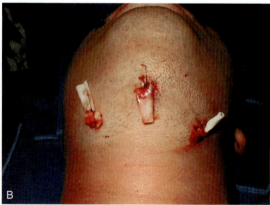

Figura 18.22 Instalação do dreno de Penrose no ponto de drenagem, o qual deve ser suturado em uma das bordas da incisão. **A** Aspecto intraoral. **B** Aspecto extraoral. (Arquivo de imagens do Curso de Especialização em Cirurgia Bucomaxilofacial FO-UFMG/HMOB.)

Quadro 18.4 Regime antibiótico para o tratamento de infecções odontogênicas*

Antibiótico	Dose adulta	Dose pediátrica	Duração
Amoxicilina	500mg a cada 8h	20 a 50mg/kg/dia – divididos em 3 doses	5 a 7 dias
Amoxicilina/ácido clavulânico	500/125mg a cada 8h	40/10mg/kg/dia – divididos em 3 doses	5 a 7 dias
Eritromicina	250mg 6/6h	30 a 50mg/kg/dia – divididos em 2 a 4 doses	5 a 7 dias
Azitromicina	500mg uma vez ao dia	Não é indicado para uso pediátrico	3 dias
Clindamicina	150 a 300mg a cada 6 ou 8h	10 a 30mg/kg/dia – divididos em 3 a 4 doses	5 a 7 dias
Metronidazol (em combinação com amoxicilina)	500mg a cada 8h	15 a 30mg/kg/dia – divididos em 3 a 4 doses	5 a 7 dias

*A duração da terapia é de 5 a 7 dias para a maioria das infecções odontogênicas; entretanto, o tratamento das infecções mais complexas ou dos pacientes imunocomprometidos pode ter duração mais prolongada.
Fonte: adaptado de Natarajan, 2005.

Quadro 18.5 Critérios para encaminhamento de pacientes com infecções odontogênicas a um hospital ou a cuidados especializados (qualquer um dos seguintes critérios)

Celulite rapidamente progressiva
Dispneia
Disfagia
Disseminação para os espaços fasciais profundos
Febre > 38°C
Intenso trismo (distância interincisiva < 10mm)
Paciente não colaborador ou incapaz de se manter no tratamento ambulatorial prescrito
Falta de tratamento inicial
Grave condição
Pacientes imunocomprometidos (diabetes, alcoolismo, desnutrição, corticoterapia, infecção pelo HIV, entre outros)

Fonte: adaptado de Maestre-Vera, 2004.

Alguns desses sinais e sintomas mostram a disseminação da infecção para os espaços faciais ou cervicais profundos e o eventual envolvimento de espaços torácicos superiores.

Nas infecções odontogênicas graves, os pacientes hospitalizados se beneficiam tanto da administração líquida endovenosa como do acesso endovenoso para administração de antimicrobianos por serem atingidos rapidamente níveis terapêuticos elevados e por ser possível mantê-los durante toda a fase aguda, além do controle do equilíbrio hídrico.

Como regra, a conduta terapêutica em infecções que acometem os espaços cervicais profundos deveria envolver, inicialmente, uma abordagem clínica com introdução de antibióticos de amplo espectro. Quando não se observa melhora do quadro em 24 ou 48 horas, deve-se indicar a cirurgia de drenagem do espaço comprometido. Para isso, o cirurgião deverá estar atento às particularidades anatômicas das fáscias e dos espaços faciais. Outro ponto a ser considerado no tratamento das infecções odontogênicas graves diz respeito à necessidade de controle de alterações clínicas preexistentes.

COMPLICAÇÕES

Entre as complicações graves podem ser citadas angina de Ludwig, mediastinite, fasciite necrosante cervicofacial, osteomielite, fístula cutânea, trombose do seio cavernoso, abscesso cerebral e meningite (Figuras 18.23A e B a 18.25).

Além dessas complicações, a infecção odontogênica crônica, especialmente a doença periodontal, é considerada fator predisponente das doenças cardiovasculares. As infecções odontogênicas, além da morbidade e da perda da qualidade de vida, podem provocar inúmeras sequelas, que vão desde a perda de elementos dentais até complicações graves que podem levar o paciente ao óbito (Figura 18.26).

Outras alterações sistêmicas relacionadas com infecção odontogênica ou bacteriemia provocada por essa infecção são a endocardite e a pneumonia, também havendo relação com recém-nascidos de baixo peso.

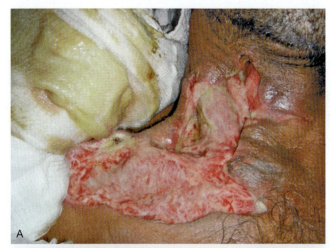
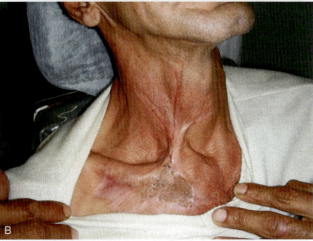

Figura 18.23 Paciente com quadro de fasciite necrosante após infecção em molar inferior direito. **A** Aspecto da complicação. **B** Imagem após resolução do processo. (Arquivo de imagens do Curso de Especialização em Cirurgia Bucomaxilofacial FO-UFMG/HMOB.)

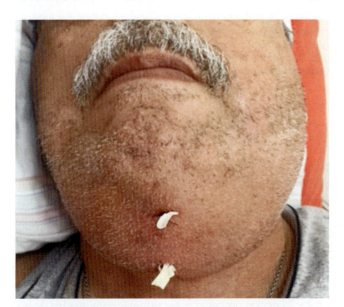

Figura 18.24 Angina de Ludwig: comprometimento dos espaços submentual, sublingual e submandibular. (Arquivo de imagens do Curso de Especialização em Cirurgia Bucomaxilofacial FO-UFMG/HMOB.)

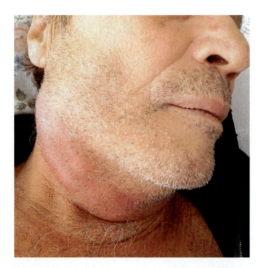

Figura 18.25 Celulite originada em um molar inferior direito com disseminação cervical e ausência de comprometimento dos espaços submentual e sublingual. (Arquivo de imagens do Curso de Especialização em Cirurgia Bucomaxilofacial FO-UFMG/HMOB.)

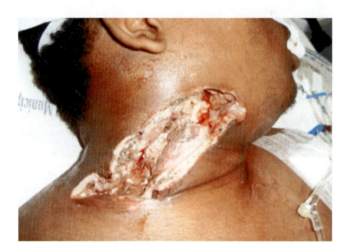

Figura 18.26 Paciente HIV-positivo evoluiu para óbito por septicemia após 31 dias de internação. Note a remoção da pele e a tela subcutânea com o objetivo de acesso aos espaços fasciais cervicais. (Arquivo de imagens do Curso de Especialização em Cirurgia Bucomaxilofacial FO-UFMG/HMOB.)

Em síntese, os processos infecciosos odontogênicos representam um grande desafio no que se refere ao diagnóstico e ao tratamento. Como esses processos infecciosos são associados, fundamentalmente, ao potencial agressor da microbiota indígena oral, um ponto de extrema relevância a ser abordado é sua prevenção mediante a manutenção da saúde bucal. Assim, o primeiro passo, tanto do profissional como do paciente, consiste em reconhecer a boca humana como um sistema ecológico microbiologicamente rico e complexo, cujo equilíbrio é essencial para a saúde e cujos componentes microbianos são fonte potencial de infecção. Desse modo, a evolução de um processo nesse sítio para um quadro de infecção odontogênica poderia, em princípio, ser prontamente evitável pelo tratamento dental rotineiro. Os cuidados pertinentes à saúde bucal são, sem dúvida, um fator-chave para essa prevenção, sendo imprescindível a conscientização do próprio paciente no que diz respeito à sua responsabilidade pela preservação das condições bucais adequadas.

Bibliografia

Al-Qamachi LH, Aga H, McMahon J, Leanord A, Hammersley N. Microbiology of odontogenic infections in deep neck spaces: a retrospective study. Br J Oral Maxillofac Surg, Edinburg, 2010; 48(1):37-9.

Amponsah E, Donkor P. Life-threatening oro-facial infections. Ghana Med J, Accra, 2007; 41(1):33-6.

Baumgartner JC, Xia T. Antibiotic susceptibility of bacteria associated with endodontic abscesses. J Endodon, Chicago, 2003; 29(1):44-7.

Daramola OO, Flanagan CE, Maisel RH, Odland RM. Diagnosis and treatment of deep neck space abscesses. Otolaryngol Head Neck Surg 2009; 141(1):123-30.

Durazzo MD, Pinto FR, Rocha-Loures MS et al. Os espaços fasciais profundos e seu intereresse na infecção na região. Rev Ass Médica 1997; 43(2):119-26.

Ferrera PC, Busino LJ, Snyder HS. Uncommon complications of odontogenic infections. Am J Emerg Med 1996 May; 14(3):317-22.

Flynn Tr, Shanti Rm, Levi MH et al. Severe odontogenic infections, part 1: prospective report. J Oral Maxillofac Surg 2006; 64(7):1093-103.

Green AW, Flower EA, New NE. Mortality associated with odontogenic infection! Br Dent J 2001; 190(10):529-30.

Gulinelli JL, Esteves JC, Queiroz TP et al. Angina de Ludwig. ROBRAC 2007; 16(42):11-S1:9.

Heimdahl A, Von Konow L, Satoh T, Nord CE. Clinical appearance of orofacial infections of odontogenic origin in relation to microbiological findings. J Clin Microbiol 1985; 22(2):299-302.

Hupp Jr, Ellis E, Tucker MR. Cirurgia oral e maxilofacial contemporânea. 5. ed. Rio de Janeiro: Elsevier, 2009.

Isla A, Canut A, Gascón AR. Pharmacokinetic/pharmacodynamic evaluation of antimicrobial treatments of orofacialodontogenic infections. Clin Pharmacokinet 2005; 44(3):305-16.

Jiménez Y, Bagán JV, Murillo J, Poveda R. Odontogenic infections. Complications. Systemic manifestations. Med Oral Patol Oral Cir Bucal 2004; 9 (Suppl):139-47.

Karlowsky J, Ferguson J, Zhanel G. A review of commonly prescribed oral antibiotics in general dentistry. J Can Dent Assoc 1993; 59(3):292-3.

Kunkel M, Morbach T, Kleis W, Wagner, W. Third molar complications requiring hospitalization. Oral Surg Oral Med Oral Pathol Oral Radiol Endod 2006; 102(30):300-6.

Kuriyama T, Williams DW, Yanagisawa M et al. Antimicrobial susceptibility of 800 anaerobic isolates from patients with dentoalveolar infection to 13 oral antibiotics. Oral Microbiol Immunol 2007; 22(4):285-8.

Li X, Kolltveit Km, Tronstad L, Olsen, I. Systemic diseases caused by oral infection. Clin Microbiol Rev 2000; 3(4):547-58.

Maestre-JR V. Infecciones bacterianas mixtas de la cavidad oral. Enferm Infec Microbiol Clin 2002; 20(2):98-101.

Maestre-Vera JR. Treatment options in odontogenic infection. Med Oral Patol Oral Cir Bucal 2004; 9(Suppl):19-31.

Moose Sm, Marshall KJ. Infecções agudas na cavidade bucal. In: Kruger G. Cirurgia bucal e maxilofacial. 5. ed. Rio de Janeiro: Guanabara Koogan, 1985.

Natarajan S. Antibiotic treatment for odontogenic infections: procedure and penicillin are first-line therapies. CPJ/RPC 2005; 137(10):25-9.

Papa ED. Diseminación de la infección odontogénica: revisión de la literatura. Actaodontol Venez 2000; 38(1):37-43.

Peterson LJ. Contemporary management of deep infections of the neck. J Oral Maxillofac Surg 1993; 51(3):226-31.

Pynn BR, Sands T, Pharoah MJ. Odontogenic infections: Part one. Anatomy and radiology. Oral Health 1995; 85(5):7-22.

Rautemaa R, Lauhio, A, Cullinan M.P, Seymour GJ. Oral infections and systemic disease – an emerging problem in medicine. Clin Microbiol Infec 2007; 13(11):1041-7.

Sands T, Pynn BR, Katsikeris N. Odontogenic infections: microbiology, antibiotics, and management. Oral Health 1995; 85(6):11-28.

Seppänen L, Rautemaa R, Lindqvist C, Lauhio A. Changing clinical features of odontogenic maxillofacial infections. Clin Oral Investig 2010; 14(4):9-65.

Stefanopoulos Pk, Kolokotronis AE. The clinical significance of anaerobic bacteria in acute orofacialodontogenic infections. Oral Surg Oral Med Oral Pathol Oral Radiol Endod 2004; 98(4): 398-408.

Teixeira Lms, Reher P, Reher VGS. Anatomia aplicada à odontotologia. 1. ed. Rio de Janeiro: Guanabara Koogan, 2001. 372 p.

Vicente-Rodríguez JC. Celulitis maxilofaciales. Med Oral Patol Oral Cir Bucal 2004; 9(Suppl):126-38.

Estomatologia – Bases do Diagnóstico Integral

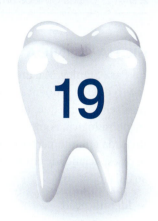

Marcelo Drummond Naves
Evandro Neves Abdo
Augusto César Sette Dias

INTRODUÇÃO

Desde seu reconhecimento como profissão, a odontologia teve sua atuação ampliada e conta atualmente com 19 especialidades reconhecidas pelo Conselho Federal de Odontologia (CFO). O dentista não deve se preocupar apenas em diagnosticar e tratar as doenças que acometem os dentes e as gengivas, mas também aquelas que podem ocorrer na mucosa bucal e suas estruturas anexas.

O diagnóstico e o tratamento de lesões bucais de tecidos, mole e ósseo, são problemas que devem ser encarados pelo dentista e, em especial, pelo estomatologista. A estomatologia foi reconhecida como especialidade odontológica em 1992, conforme a Resolução 181/92 do CFO, embora em 1974 o Conselho Federal de Educação tenha tornado obrigatória a presença da estomatologia na grade curricular de todas as faculdades brasileiras de odontologia.

Ao estomatologista cabe prevenir, diagnosticar e tratar as doenças que se manifestam na cavidade da boca e no complexo maxilomandibular, além de manter-se atento ao diagnóstico e ao devido encaminhamento ao médico de pacientes com doenças sistêmicas que possam apresentar manifestação na boca ou exercer alguma influência ou interação negativa com o tratamento odontológico (Brasil – Resolução CFO 63/2005).

Não apenas os estomatologistas, mas todos os cirurgiões-dentistas devem saber identificar as alterações apresentadas pelo paciente, tanto as que se manifestem na boca como no restante do organismo, e devem ter a habilidade e o conhecimento para suspeitar de desvios da normalidade, realizar um diagnóstico apropriado e dar início ao tratamento adequado. Dessa conduta pode resultar um diagnóstico precoce de doenças potencialmente fatais ou que apresentem altos índices de morbidade, obtendo, assim, melhor condição de tratamento para o paciente.

O estabelecimento de um diagnóstico não acontece como um passe de mágica ou de adivinhação, mas nasce do trabalho de observação e escuta. Ultimamente a mídia vem divulgando diversos cursos de oratória, como falar em público corretamente e influenciar as pessoas por meio de discurso; no entanto, ninguém se preocupa com a escuta, acreditando mais na força das palavras e se esquecendo de que a base de um bom discurso está na escuta.

No processo diagnóstico, essa tão citada "mágica" também está relacionada com a escuta. A base de um diagnóstico preciso está na observação de sinais e sintomas: sinal é aquilo que é percebido pelos nossos sentidos (exceto o paladar) e, muitas vezes, é compartilhado por vários observadores em um mesmo momento, enquanto os sintomas nos são transmitidos pelo paciente, ou seja, pelo indivíduo que sofre ou por pessoas de seu convívio social. Nesse sentido, as informações contidas no discurso do paciente e de seus conviventes são de uma riqueza incomparável para o diagnóstico final.

O objetivo deste capítulo não será descrever as características das diversas alterações patológicas bucomaxilofaciais, uma vez que inúmeros tratados já o fizeram. Nossa meta será, por meio da análise de casos selecionados, descrever os procedimentos básicos pelos quais seja percorrido o árduo caminho até o diagnóstico das lesões mais frequentes. Acreditamos que até os casos mais complexos possam ser assim avaliados.

Queremos convidá-lo a participar da tese do planejamento integral, partindo do pressuposto de que o processo de adoecimento não é um fator isolado e se compõe de vários elementos pertinentes ao indivíduo. Deve-se encarar o paciente com um olhar diferenciado, usando todos os sentidos, atento e aberto a todas as possibilidades. Um olhar que talvez tenha ficado perdido no meio de tanta tecnologia que, para ser bem explorada e auxiliar o diagnóstico, deve contar com uma escuta de qualidade. Prestem atenção: "O paciente e seu corpo estão falando com você."

FICHA CLÍNICA

Para Stanley Malamed (2015) é importante conhecermos o doente, a doença e a situação, características obtidas pela semiologia que, quando estruturadas e ordenadas de maneira lógica, compõem a base da ficha clínica, a qual é dividida em oito partes principais que, independentemente da especialidade em saúde, constam em todos os processos diagnósticos:

- Identificação.
- Anamnese.
- Exame objetivo geral.
- Exame objetivo especial.
- Exames complementares.
- Diagnóstico.
- Prognóstico.
- Planejamento integral.

Identificação

Comecemos o roteiro com a *identificação*, que consiste na obtenção dos dados que personalizam o paciente e que têm valor semiológico.

O paciente JSS, de 45 anos, da cidade de Piratini, Rio Grande do Sul, se apresentou com lesões múltiplas na mucosa bucal com vários meses de evolução (Figuras 19.1A a E).

É claro que a característica da lesão conta muito e a história da doença atual também, mas há um detalhe na identificação que nos remete a um importante ponto diagnóstico: profissão de agricultor e morador do Município de Piratini, Rio Grande do Sul, área endêmica de paracoccidioidomicose (Shikanai-Yasuda e cols., 2006).

Palheta-Neto e cols. (2003), em estudo retrospectivo de 26 casos de pacientes portadores de paracoccidioidomicose, ressaltam em sua conclusão que a anamnese detalhada dos pacientes portadores de paracoccidioidomicose revela importantes aspectos, como procedência (identificação) e hábitos pessoais. A atuação interdisciplinar, sobretudo de médicos e dentistas, colabora para um diagnóstico precoce e o acompanhamento adequado do doente.

Outro caso foi o de um paciente, HTD, de 36 anos, com lesão no lábio inferior bem característica de carcinoma de células escamosas (Figura 19.2). Era um paciente muito jovem para apresentar esse tipo de lesão (INCA, 2014), não tabagista e não etilista. No entanto, um olhar mais atento tornou possível observar um cinto de peão de rodeio e botas de vaqueiro. Não era um vaqueiro verdadeiro, o que poderia suscitar uma profissão ao ar livre com exposição solar, mas sim um profissional de música sertaneja que acompanhava uma companhia de rodeio pelo interior de Minas Gerais e relatava a superexposição solar, considerada

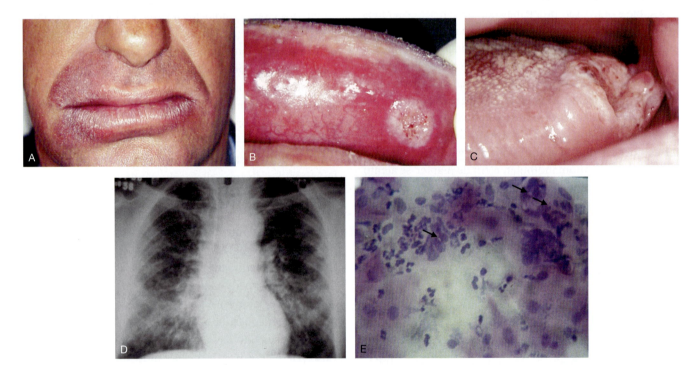

Figura 19.1 Agricultor, morador do Município de Piratini (RS), área endêmica de paracoccidioidomicose. **A** Aspecto clínico do lábio apresentando várias áreas de fibrose de cicatrização, principalmente à direita. Diagnóstico clínico, radiográfico e histológico de paracoccidioidomicose. **B** Ulceração na mucosa labial superior com fundo granuloso e avermelhado, acompanhado por ponteado hemorrágico característico, denominado estomatite moriforme. **C** Ulceração em bordo de língua esquerdo com fundo granuloso e avermelhado, acompanhado por ponteado hemorrágico característico, denominado estomatite moriforme. **D** Radiografia PA de tórax apresentando lesões pulmonares no terço médio e na base, com nódulos, infiltração e fibrose. **E** Lâmina de exame citológico de material de esfregaço da lesão de língua, onde se observa a presença de formas arredondadas translúcidas de 1 a 20μm com paredes grossas e birrefringentes correspondentes à morfologia do fungo *Paracoccidioides brasiliensis* (seta).

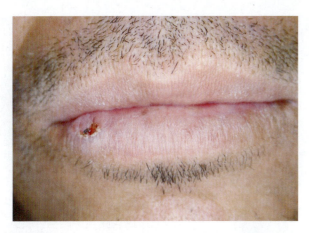

Figura 19.2 Lábio inferior apresentando lesão ulcerada assintomática de bordos duros à direita. À palpação, percebe-se infiltração nos tecidos circunvizinhos.

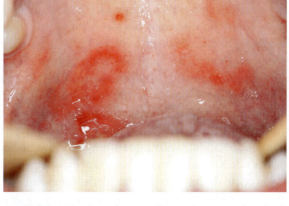

Figura 19.3 Lesões ulceradas no palato mole com queixa de sintomatologia dolorosa, dificultando a mastigação e a deglutição (queixa principal).

um dos fatores de risco para o aparecimento do carcinoma de células escamosas de lábio inferior. Após biópsia incisional, o diagnóstico foi confirmado.

A identificação é um momento extremamente negligenciado pelos profissionais, que, muitas vezes, relegam essa tarefa a terceiros sem treinamento ou formação específica. O profissional deve ficar atento ao fato de que um mero dado da identificação pode ser relevante para o diagnóstico.

A anamnese é o ponto mais importante de todo o processo diagnóstico, ao qual devemos dispensar grande parte da consulta. Muitas vezes, quando chegamos ao final do processo e não encontramos respostas, é a essa fase que devemos voltar e verificar nossos dados, a qual se divide em queixa principal (QP) ou motivo da consulta (MC), história da doença atual (HDA), história pregressa (HP), história familial (HF), história psicossocial (HPS) e revisão de sistemas (RS) orgânicos.

A queixa principal ou o motivo da consulta determina a demanda do paciente, geralmente identificando o motivo que o levou a procurar o tratamento odontológico. Essa queixa está relacionada com uma demanda pessoal, e o motivo da consulta estará relacionado com uma consulta prévia que suscitou a necessidade de avaliação da alteração.

A paciente ALM, de 56 anos, procurou o serviço com "úlceras ardidas" na boca, o que dificultava sua mastigação e deglutição (Figura 19.3). Já o paciente ROM, de 76 anos, foi encaminhado ao serviço de estomatologia do Hospital Municipal Odilon Behrens (HMOB) após exame bucal na campanha de vacinação do Programa de Saúde da Família (PSF). Esse exame mostrou lesão tumoral vegetante na mucosa jugal, mole à palpação e assintomática. Segundo seus relatos, nunca a havia percebido (Figura 19.4).

No primeiro caso existe uma condição percebida pelo paciente (queixa principal); no segundo, a percepção é de terceiros (motivo de consulta). A queixa é uma manifestação explícita do paciente de que algo específico o preocupa,

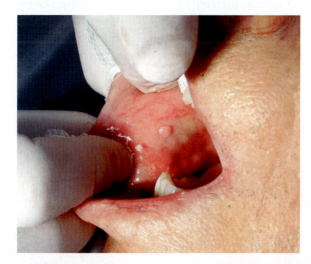

Figura 19.4 Pápula na mucosa jugal direita em paciente assintomático. Lesão descoberta em exame de rotina do PSF (motivo da consulta).

e não podemos ignorar esse fato, ainda que encontremos algo mais relevante do que a queixa.

A pesquisa a respeito dos aspectos do sinal e/ou sintoma principal estará incluída na história da doença atual. Nessa fase devemos inquirir pacientes a respeito do início da percepção da alteração e como se comportou até o momento da consulta. Informações como início, duração, formato, intensidade, periodicidade, tratamento e medicações já utilizadas, assim como fatores que atenuam e exacerbam o sinal ou o sintoma, devem ser avaliadas e anotadas.

Os dados devem ser a cópia fiel do relato do paciente, e qualquer tipo de indução deve ser evitado, deixando o indivíduo livre para relatar. É comum utilizar-se o termo latino *sic* (advérbio da língua latina, cuja tradução literal é *assim/dessa forma*) para enfatizar certas frases ou palavras ditas pelo paciente. A anamnese exige que o profissional seja antes de tudo dotado de paciência.

Na Figura 19.5 podemos verificar dois quadros clínicos muito parecidos com edema gengival e sangramento espontâneo, e o que irá diferenciá-los são exatamente a queixa principal e a história da doença atual. O primeiro paciente, mostrado na Figura 19.5A, apresentava tempo de evolução longo (mais de 12 meses), sensibilidade dolorosa moderada a severa, além de relatar dificuldade de fonação e deglutição e também apresentar lesões em outra área da mucosa bucal. Já a paciente representada pela Figura 19.5B, com aproximadamente 35 anos, relatava que a gengiva estava inchada havia mais de 3 meses, com sangramentos espontâneos, não havendo relato de dor nem de dificuldades funcionais. Após os processos finais, o paciente revelou uma patologia de origem fúngica e a paciente, de origem neoplásica. Note que nesse momento devemos nos ater a coletar dados. Muita calma e observação são a receita para essas fases iniciais.

O caso do paciente JA, de Ouro Preto, Minas Gerais, é emblemático. Procurou o serviço de estomatologia da FO-UFMG encaminhado por uma colega implantodontista, que, na avaliação clínica para planejamento protético, observou uma pápula no bordo lateral esquerdo da língua (Figura 19.6) e o direcionou para avaliação com um estomatologista.

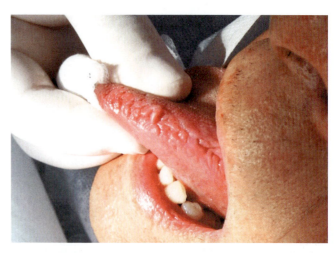

Figura 19.6 Lesão papilar em bordo esquerdo de língua firme à palpação. Paciente cardiopata instável segundo o médico responsável pelo caso. Diagnóstico histopatológico: hiperplasia fibroepitelial.

A história médica pregressa revelou tratar-se de portador de hipertensão arterial sistêmica (HAS) com episódio de epistaxe há aproximadamente 40 dias, que exigiu internação hospitalar, onde foi realizado tamponamento nasal anterior pela clínica de otorrinolaringologia. Esse caso necessitaria de biópsia excisional em bordo de língua com possibilidade de sangramento abundante mesmo em pacientes hígidos. Então optamos por prepará-lo com exames pré-operatórios de rotina (sangue, urina, eletrocardiograma, radiografia de tórax [tabagista] e risco cirúrgico).

Obteve-se o contato com o clínico geral do paciente, que o acompanhava há anos, e ele relatou que se tratava de um paciente refratário a tratamentos e que, no momento, estava pouco estável e aguardando resultados das provas terapêuticas para mudança de medicação. Relatou ainda que o paciente era portador de arritmia cardíaca e, por essa razão, gostaria de aguardar ao menos 45 dias para liberá-lo para biópsia. Contudo, mesmo que a biópsia seja procedimento de baixo impacto, ainda assim as condições clínicas do paciente impossibilitavam a intervenção. Os procedimentos de baixo impacto não devem ser transformados em grandes complicações.

A história pregressa, a história familiar, a história psicossocial e a revisão de sistemas constituem capítulos importantes da ficha clínica, mas o profissional deve identificar os aspectos que, mesmo não tendo relação com o diagnóstico de determinada doença, permitam-lhe conhecer bem seu paciente como um todo. Desse modo, o profissional estará corretamente tratando o paciente e não sua doença.

Muitas vezes podem ser esclarecedores os tratamentos específicos da lesão realizados por outros profissionais ou mesmo para outras comorbidades do paciente. A informação dos medicamentos em uso pelo paciente revela pontos importantes sobre as condições sistêmicas do indivíduo. Além disso, em muitos casos pode ser responsável

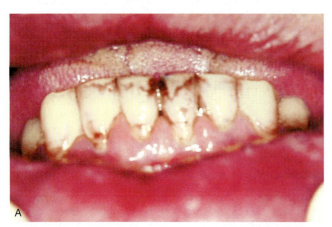

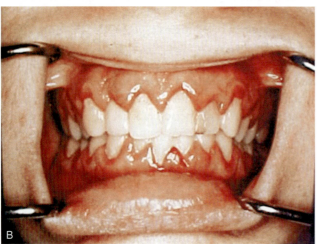

Figura 19.5A Infiltração fúngica em periodonto de paciente portador de paracoccidioidomicose. B Infiltração leucêmica em periodonto de paciente portadora de leucemia.

pela queixa do paciente, como, por exemplo, a relação entre o uso de antidepressivos e a xerostomia.

O caso relatado a seguir mostra a interferência da medicação no quadro clínico do paciente: o paciente JSK, de 75 anos, compareceu ao serviço indicado por um periodontista para avaliação de uma lesão exulcerada em gengiva inserida na região dos incisivos inferiores. Na anamnese, o paciente relatou que, quando apresentava piora dos sintomas de sua doença pulmonar obstrutiva crônica, suas lesões na gengiva melhoravam ou, até mesmo, desapareciam. Esse tipo de comportamento da lesão nos remete à possibilidade de estar relacionada com distúrbios autoimunes, como reação penfigoide ou até mesmo pênfigo vulgar, o que pode ser confirmado nos exames histopatológicos após biópsia incisional.

A história psicossocial nos remete principalmente aos hábitos nocivos vivenciados pelo paciente, como onicofagia (Figura 19.7), mordedura de lábio (Figura 19.8), sucção de dedos ou materiais diversos, uso de substâncias psicotrópicas e goma de mascar. Mesmo a onicofagia pode contribuir para disseminação de lesões virais, como o herpes simples e o papilomavírus, além de indicar os pacientes em períodos de nervosismo, ansiedade, estresse, fome, tédio, podendo até mesmo estar relacionada com desordens mentais ou emocionais.

O consumo de tabaco e álcool é um fator de risco bem conhecido para o câncer bucal, mas não se pode esquecer de que esses fatores, isoladamente ou em associação, estão relacionados com inúmeras doenças bucais e sistêmicas.

O tabagismo integra o grupo dos transtornos mentais e comportamentais na Revisão da Classificação Estatística Internacional de Doenças e Problemas Relacionados à Saúde, em razão do uso de substância psicoativa e é a principal causa isolada, evitável, de adoecimento e mortes precoces em todo o mundo (Brasil, CID10, 2008.)

A literatura mostra claro envolvimento do fumo com o carcinoma de células escamosas (Figura 19.9). Abdo e cols. (2002) observaram em sua amostra de 154 pacientes que 6,5% nunca haviam sido expostos ao fumo. Entre os homens, somente um paciente relatou nunca ter fumado, o que significa que a quase totalidade dos pacientes do sexo masculino portadores de câncer bucal foi exposta aos carcinógenos do fumo (Figura 19.10).

O consumo de álcool, na amostra de Abdo e cols. (2002), também apresentou relação positiva com o carcinoma epidermoide bucal. Parece que o álcool age potencializando os efeitos nocivos do tabaco. Esses autores consideram que os efeitos residuais do álcool e do fumo devem ser avaliados mesmo em ex-fumantes e ex-etilistas, nos quais é necessário período mais longo para a redução do risco desses fatores. Quando estamos avaliando um paciente integralmente, o uso de tabaco e álcool assume grande importância tanto local como sistêmica. Por isso, é importante anotarmos o tipo, a frequência, a quantidade e o tempo de uso dessas substâncias.

Na história familial devemos nos ater, inicialmente, aos pais e irmãos. Nesse primeiro momento devemos inquirir a respeito da saúde geral, do uso de medicação e da possibilidade de apresentarem sinais ou sintomas semelhantes aos relatados na queixa principal.

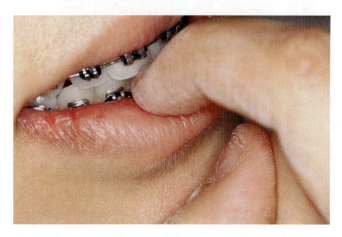

Figura 19.7 Onicofagia auxiliando a disseminação de lesões virais.

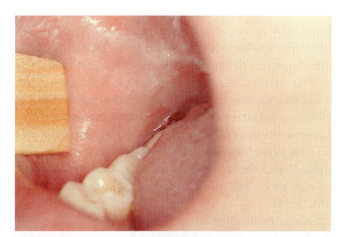

Figura 19.8 Paciente apresentando mordedura de mucosa jugal com a presença de placas hiperceratóticas e formando uma marca alba que acompanha a linha de oclusão.

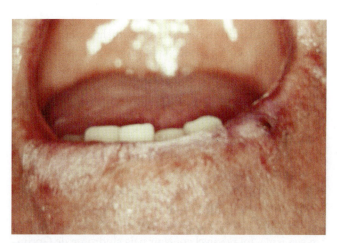

Figura 19.9 Lesão ulcerada no lábio inferior esquerdo. Observa-se perda do limite mucocutâneo do lábio (queilite actínica). Diagnóstico histopatológico de carcinoma de células escamosas.

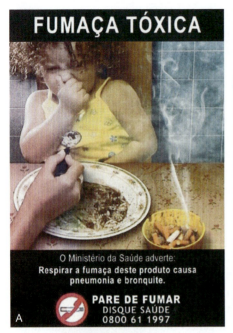
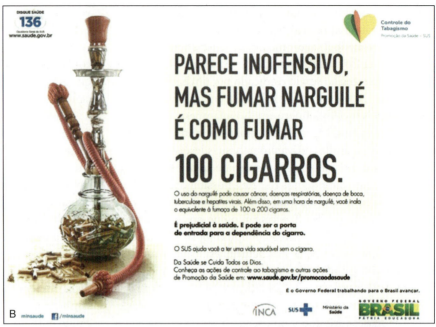
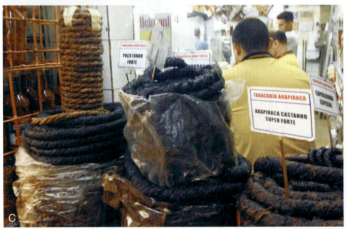
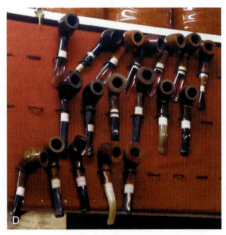

Figura 19.10 Diversas formas de uso do tabaco. **A** Cigarros de papel industrializados – a forma mais utilizada de uso do tabaco no Brasil. **B** Narguilé – forma de uso de tabaco cuja frequência tem aumentado muito nos últimos anos. Pode representar, em apenas uma seção, até 100 cigarros (campanha do INCA contra o uso de narguilé). **C** Fumo de rolo – considerado por muitos como tabaco natural com poucos efeitos deletérios, correspondendo a aproximadamente 10 cigarros de papel com filtro, quando inalados. **D** Cachimbo – forma de inalação do tabaco que, por não preconizar a tragada, apresenta maior índice de lesões na mucosa bucal.

RGD, paciente do sexo masculino, melanoderma, de 18 anos, compareceu ao serviço com queixa principal de "inchaço nas bochechas", com seus familiares relatando aumento de volume assintomático, nos terços inferior e médio da face, com tempo de evolução indeterminado em sua história da doença familial. Quando questionada a respeito dos familiares, a mãe relatou que a avó paterna fizera tratamento em Belo Horizonte, muitos anos antes, para remoção de um "tumor na mandíbula". A irmã mais velha estava sendo tratada em outra instituição pelas mesmas queixas.

Ao final do processo diagnóstico, em que foi constatada a presença de tumores ceratocísticos múltiplos no paciente e em sua irmã, foi possível concluir pela síndrome de Gorlin-Goltz (SGG) (Figuras 19.11*A* a *C*). Essa síndrome, também conhecida como síndrome do carcinoma nevoide de células basais ou síndrome do nevo basocelular, foi descrita inicialmente por Jarish e White, em 1894, e suas manifestações foram claramente definidas por Gorlin e Goltz em 1960.

Os critérios de diagnóstico são conhecidos como maiores e menores. Os maiores são dois ou mais carcinomas basocelulares ou um em idade inferior a 20 anos, tumor odontogênico ceratocístico (TOC), com comprovação histológica, três ou mais depressões palmares ou plantares, calcificação bilamilar da foice cerebral, costelas bífidas, fundidas ou achatadas e familiares em primeiro grau com SGG (Kuhn-Dall'Magro e cols., 2014).

A revisão de sistemas orgânicos prevê a avaliação verbal de órgãos e sistemas, possibilitando a revisão da história pregressa em uma sequência de perguntas para cada sistema específico (Figura 19.12).

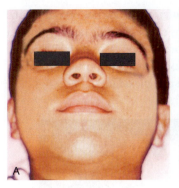
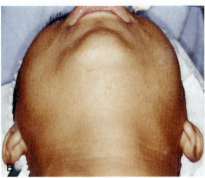
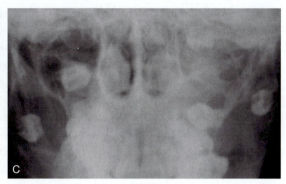

Figura 19.11A e B Síndrome de Gorlin-Goltz (SGG). Aspecto clínico da face com edema leve bilateral (avó e irmã apresentaram sinais e sintomas da mesma patologia – história familial). **C** Síndrome de Gorlin-Goltz (SGG). Aspecto imagenológico em radiografia PA de face com quatro áreas radiolúcidas na região de terceiros molares (avó e irmã apresentaram sinais e sintomas semelhantes – história familial).

Exames objetivos geral e especial

No *exame objetivo* (*geral e especial*), o profissional procura identificar toda e qualquer alteração que possa ter ou não relação com a queixa do paciente, devendo ser minucioso e é nesse momento que o profissional distingue o normal anatômico, com suas variações, das manifestações das doenças, sejam estas locais ou sistêmicas.

No exame objetivo geral, além dos sinais vitais basais que servirão para o monitoramento hemodinâmico do paciente, o profissional pode valer-se de seus sentidos, como visão, audição, tato e olfato, para a observação do paciente. Todo detalhe é importante. Por meio da inspeção (visual e olfativa), da palpação, da percussão e da auscultação, pode-se começar a busca por sinais que possam auxiliar o diagnóstico do paciente.

A inspeção olfativa é utilizada desde os primórdios da medicina e pode nos indicar várias patologias. Em odontologia, principalmente, a halitose pode nos indicar diversos tipos de alteração, como doença periodontal avançada, gengivite ulcerativa necrosante (Figura 19.13), infecções odontogênicas e neoplasias com áreas necrosadas. Em alguns momentos pode estar relacionada com distúrbios sistêmicos, como o diabetes e o uso crônico de álcool.

FICHA DE ANAMNESE

Queixa principal e evolução da doença atual
_____
_____
_____

Questionário de saúde
Sofre de alguma doença: Sim ( ) Não ( )
– Qual(is) _____
Está em tratamento médico atualmente? Sim ( ) Não ( )
Gravidez: Sim ( ) Não ( )
Está fazendo uso de alguma substância? Sim ( ) Não ( )
– Qual(is) _____

Nome do médico assistente/Telefone: _____
Teve alergia? Sim ( ) Não ( )
– Qual(is) _____
Já foi operado? Sim ( ) Não ( )
– Qual(is) _____
Teve problemas com a cicatrização? Sim ( ) Não ( )
Teve problemas com a anestesia? Sim ( ) Não ( )
Teve problemas de hemorragia? Sim ( ) Não ( )
Sofre de alguma das seguintes doenças?
   Febre reumática: Sim ( ) Não ( )
   Problemas renais: Sim ( ) Não ( )
   Problemas respiratórios: Sim ( ) Não ( )
   Problemas alérgicos: Sim ( ) Não ( )
   Problemas articulares ou reumatismo: Sim ( ) Não ( )
   Diabetes: Sim ( ) Não ( )
   Hipertensão arterial: Sim ( ) Não ( )
Hábitos: _____
Antecedentes familiares: _____

Outras observações importantes: _____

Declaro que as informações acima prestadas são totalmente verdadeiras:
_____

Figura 19.12 Ficha clínica com questionário de saúde sugerida pelo Conselho Federal de Odontologia (Brasil, 2005).

Visando propiciar ambiente favorável à escuta e diminuir o constrangimento do paciente, a anamnese deve ser realizada em ambiente separado da clínica ou de costas para o equipamento odontológico. Após essa fase, o paciente é encaminhado para o equipamento a fim de serem realizados o exame objetivo geral e o exame objetivo especial.

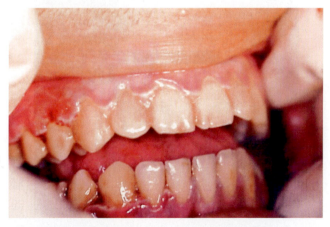

Figura 19.13 Paciente apresentando gengivite ulcerativa necrosante com hiperemia gengival e ulceração da gengiva livre. Note-se a inversão das papilas interdentais em algumas regiões.

Certas doenças imprimem na face traços característicos de doença, e, algumas vezes, o diagnóstico nasce da simples observação do rosto do paciente. Então, os diversos tipos de fácies descrevem a aparência do doente visto em sua totalidade, ou seja, seu estado geral. Para Laurentys (2004), em seu tratado de semiologia médica, fácies é a manifestação de um sinal ou uma doença na fisionomia do indivíduo por meio do olhar; tonicidade muscular, desenvolvimento dos ossos, textura e coloração da pele, assim como os demais componentes que constituem a expressão fisionômica do indivíduo. Portanto, a fácies pode ser percebida ou não na face do paciente. Quando presente, é designada como típica caso seja relacionada diretamente com algum processo patológico, sendo às vezes considerada como sinal patognomônico de determinada síndrome, e atípica quando não conseguimos identificar claramente nenhum processo específico. Sua descrição na anamnese é fundamental e não poderá deixar de ser documentada.

Algumas fácies estão relacionadas com enfermidades bucomaxilofaciais, como a fácies da paralisia facial periférica, em que são observados assimetria da face, impossibilidade de fechar as pálpebras, repuxamento da boca e apagamento do sulco nasolabial (Figura 19.14). A fácies querubínica está relacionada com uma displasia fibro-óssea que, em razão do aumento desproporcional dos ossos da face, dá ao indivíduo o aspecto de anjo barroco ou querubim (Figura 19.15).

O exame objetivo geral segue com a avaliação da simetria facial, onde procuramos verificar a harmonia do contorno facial. Muitos processos inflamatórios, infecciosos e neoplásicos podem provocar assimetria facial, a qual deve ser observada e anotada (Figura 19.16). Mesmo a observação dos membros superiores e inferiores pode nos revelar alguns sinais importantes. Os dedos em baqueta de tambor (Figura 19.17) e edema maleolar, comuns nos casos de insuficiência cardíaca, podem sugerir modificações importantes mesmo em procedimentos de baixa complexidade.

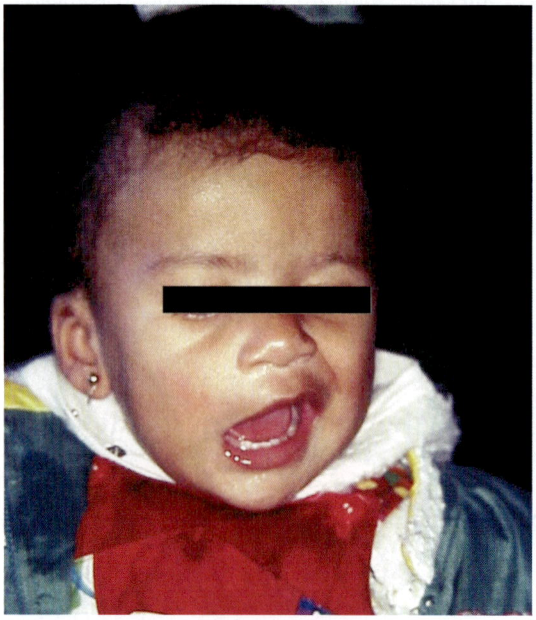

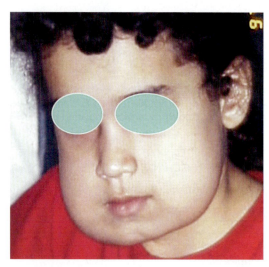

Figura 19.15 Fácies querubínica. Paciente apresentando aumento desproporcional dos terços médio e inferior da face.

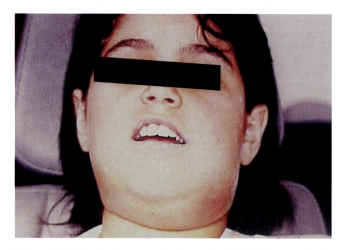

Figura 19.16 Paciente apresentando assimetria facial em razão de edema submandibular esquerdo (actinomicose).

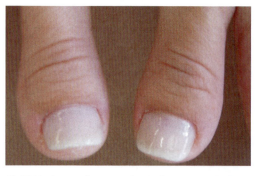

Figura 19.14 Criança com assimetria da face e impossibilidade de fechar as pálpebras, repuxamento da boca e apagamento do sulco nasolabial. Fácies de Bell ou paralisia do nevo facial (VII par craniano).

Figura 19.17 Dedos em baqueta de tambor em paciente com insuficiência cardíaca.

Na pele, além do turgor (Figuras 19.18A a D), devemos observar alterações em sua coloração, forma e presença de manchas, perda de continuidade, erupções e ulcerações. Muitos processos físicos, químicos e biológicos podem ter manifestações na pele e nas mucosas (Figuras 19.19A a C).

Outro ponto de observação é a conjuntiva ocular, que deve estar com coloração rósea (Figura 19.20). A palidez nessa região pode denotar patologias hematológicas que apresentam manifestações bucais (Figura 19.21), como a anemia.

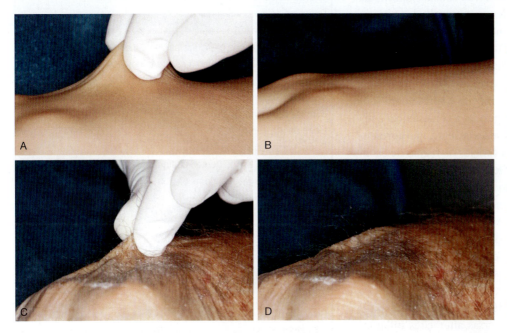

Figura 19.18A a D O turgor da pele consiste no grau de resistência da pele a deformações e se constitui em um dos melhores indícios do estado de nutrição (alimentação) e hidratação (líquidos). Pode estar relacionado com idade, desidratação, perda excessiva de peso, diminuição da ingestão de líquidos, vômitos, diarreia, diabetes ou insolação. Segura-se com dois dedos a pele do dorso da mão, da parte inferior do braço ou do abdome, como se fosse um beliscão. Mantém-se essa posição por alguns segundos e então se solta. Uma pele com turgor normal vai retornar rapidamente à sua posição habitual. Uma pele com turgor deficiente vai permanecer saltada, retornando com lentidão à sua posição habitual.

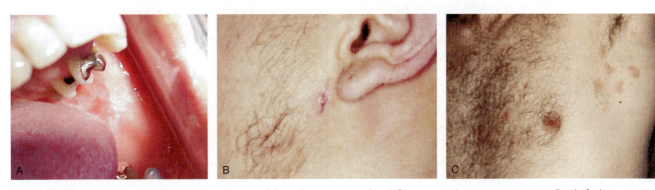

Figura 19.19A Paciente apresentando estrias brancas bilaterais em mucosa jugal. Doença autoimune com repercussão sistêmica e com possíveis lesões cutâneas. Líquen plano. **B** Lesão perfurocortante em pele, próximo ao pavilhão auricular esquerdo. Paciente vítima de projétil de arma de fogo após confronto com suspeito de assalto em transporte público. Fratura de mandíbula contralateral. **C** Paciente evoluindo com lesões cutâneas eritematosas e pruriginosas na região subaxilar esquerda. Herpes-zóster.

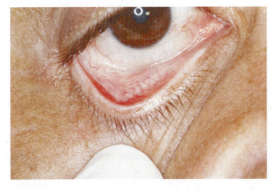

Figura 19.20 Exame de conjuntiva ocular em que se observa uma coloração rósea, dentro dos padrões da normalidade.

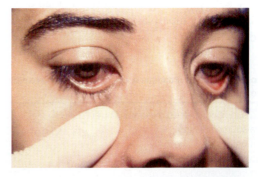

Figura 19.21 Exame de conjuntiva ocular em que se observa palidez da mucosa, sugerindo distúrbios hematológicos. Paciente com confirmação de anemia ferropriva após realização de exame de sangue.

Ainda como parte do exame objetivo geral e em interface com o exame objetivo especial ou específico bucal, o exame da cadeia linfática de face e pescoço configura importante passo da semiotécnica em direção ao diagnóstico. Por meio da palpação pode ser notada inicialmente a presença ou ausência dos linfonodos da cadeia examinada. Quando percebidos ao toque, devem ser avaliadas três características principais: consistência, mobilidade e sensibilidade ao toque.

Esses parâmetros podem indicar uma relação com lesões inflamatórias ou neoplásicas. Na primeira característica, as lesões têm consistência mole, são móveis e apresentam sensibilidade grande ao toque; na segunda, a consistência é firme, a mobilidade é reduzida e às vezes ausente, não apresentando sensibilidade ao toque. As cadeias da região de cabeça e pescoço que poderão estar relacionadas com lesões do complexo bucomaxilofacial estão listadas no Quadro 19.1.

Ainda na região extrabucal, é iniciado o exame objetivo especial ou específico bucal. Ao se partir do limite cutâneo semimucoso do lábio, percorre-se esse lábio examinando as regiões e anexos bucais até os pilares anteriores amigdalianos. No Quadro 19.2 podemos visualizar as regiões e os anexos a serem avaliados.

Dentre os anexos da cavidade bucal, as glândulas salivares podem se envolver em diversas alterações inflamatórias, infecciosas, neoplásicas e distúrbios de desenvolvimento. Para seu exame devem ser avaliadas a consistência, a sensibilidade dolorosa e a drenagem de saliva. As glândulas salivares maiores podem ser avaliadas comparando-se o fluxo salivar bilateralmente (Figura 19.26).

Quanto aos dentes, devemos nos ater, nesse momento inicial, a seus aspectos gerais, como número de elementos presentes totalmente erupcionados, alterações na erupção e exfoliação, posição no arco, apinhamento e diastemas, giroversões, mesializações, distalizações e alteração de formato, cor e volume. Avaliam-se, também, as mobilidades horizontal e vertical e a presença de lesões cariosas.

Quando da avaliação do periodonto de sustentação e proteção, devem ser observados cor, volume, presença de edemas e secreções, sangramento espontâneo e estimulado, ressecamento, hiperplasias e recessões, além de sensibilidade ao toque.

Quadro 19.1 Cadeias linfáticas a serem avaliadas no exame objetivo geral

Cadeia submandibular ou mesomandibular
Cadeia submentoniana
Cadeia parotídea
Cadeia retroauricular ou mastoide
Cadeia jugulocarotídea
Cadeia supraclavicular
Cadeia transversa do colo (espinhal transverso)

Quadro 19.2 Sequência de exame clínico bucal

Limite cutâneo semimucoso do lábio (Figura 19.22)
Face mucosa do lábio inferior (Figura 19.23)
Palpação bidigital das glândulas salivares menores
Gengiva vestibular de canino a canino inferiores
Frênulo labial
Bridas musculares inferiores
Face mucosa do lábio superior
Palpação bidigital das glândulas salivares menores
Gengiva vestibular de canino a canino superiores (Figura 19.24)
Frênulo labial superior
Bridas musculares inferiores
Mucosa de bochecha
Linha de oclusão
Papila parotídea (Figura 19.25)
Gengiva vestibular dos dentes posteriores
Sulco gengivojugal superior e inferior
Ventre de língua
Veias raninas
Frênulo lingual
Prega franjada e glândulas salivares menores da ponta da língua
Região anterior do soalho de boca
Glândulas submandibulares (Figura 19.26)
Dorso de língua
Sulco mediano
Papilas filiformes
Papilas fungiformes
Bordo de língua
Papilas foliáceas (Figura 19.27)
Palato duro
Rugosidade palatina (Figura 19.28)
Rafe mediana do palato
Limite dos palatos duro e mole
Palato mole
Úvula (Figura 19.29)
Pilares anteriores amigdalianos

No exame objetivo da mucosa bucal devemos procurar por modificações no tecido bucal ocasionadas por processos inflamatórios, degenerativos, circulatórios, neoplásicos, distúrbios metabólicos e defeitos de formação.

Existe um ditado que diz: "Quem procura, sempre acha; se não um prego, uma tacha" (Teixeira, 2000). O que se espera de um estomatologista é a procura por sinais e sintomas. Portanto, o profissional tem de ter curiosidade, e muita. Quando do exame objetivo, deve desconfiar de qualquer desvio da normalidade, pois disso depende o diagnóstico precoce de doenças com alto índice de morbidade e/ou potencialmente fatais.

Certas alterações de cor, formato ou consistência na mucosa bucal podem estar presentes, mas não significam anormalidades patológicas nem representam risco para o paciente. São denominadas desvios ou variações da normalidade. O Quadro 19.3 lista algumas dessas variações mais comuns.

Capítulo 19. Estomatologia – Bases do Diagnóstico Integral **303**

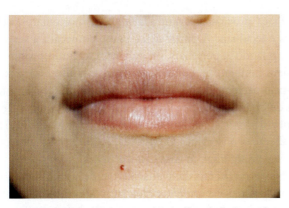

Figura 19.22 Exame objetivo especial. Análise do limite cutâneo semimucoso do lábio.

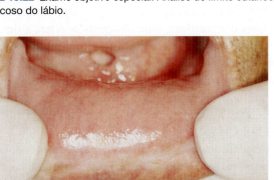

Figura 19.23 Exame objetivo especial. Análise da mucosa labial com palpação bidigital.

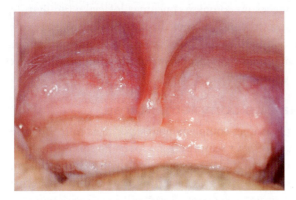

Figura 19.24 Exame da mucosa alveolar em paciente desdentado.

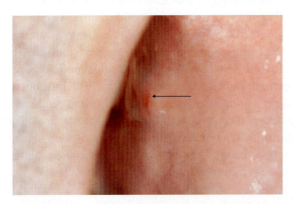

Figura 19.25 Exame da mucosa jugal em que se observa a papila parotídea (*seta*).

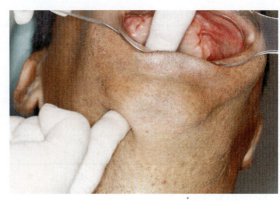

Figura 19.26 Exames das glândulas salivares submandibulares com palpação bidigital visando à ordenha.

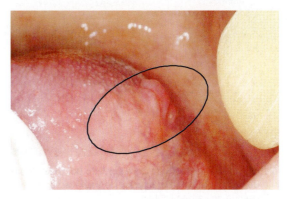

Figura 19.27 Papila foliácea em bordo de língua esquerdo.

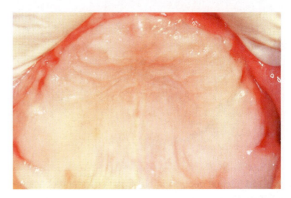

Figura 19.28 Rugosidade palatina. Note que a mucosa do palato apresenta coloração mais esbranquiçada do que as outras mucosas.

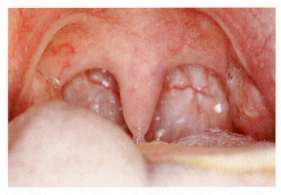

Figura 19.29 Exame da úvula e dos pilares anteriores amigdalianos.

Quadro 19.3 Desvios da normalidade

Varizes linguais ou varicosidades linguais (Figura 19.30)
Leucoedema
Língua geográfica ou glossite migratória benigna ou eritema benigno (Figura 19.31)
Glossite romboide mediana
Pigmentação melânica racial ou pigmentação melânica fisiológica ou melanoplaquia
Língua fissurada
Grânulos de Fordyce (Figura 19.32)
Toros e exostoses

Fonte: Regezi et al., 2013; Marcucci, 2014.

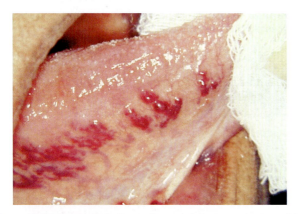

Figura 19.30 O exame da língua deve ser feito por meio do aprisionamento de sua ponta com uma gaze e do tracionamento anterior e lateral. Presença de varizes linguais.

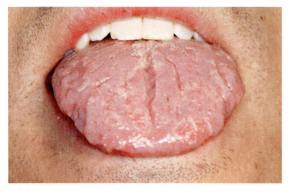

Figura 19.31 Língua geográfica ou glossite migratória benigna com língua fissurada.

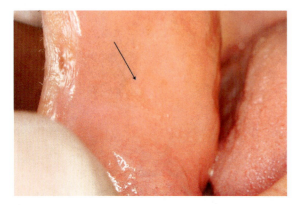

Figura 19.32 Glândulas de Fordyce, ou seja, glândulas sudoríparas ectópicas na mucosa jugal direita (seta).

Esses processos levam a alterações moleculares, celulares e teciduais. A partir desse ponto começam a ser visíveis, quando superficiais, ou palpáveis, quando profundas. Podem também provocar sintomatologias diversas, descritas pelo paciente como lesões elementares, ou seja, uma forma de classificação por meio de seu aspecto clínico. Nesse ponto, o importante não é o diagnóstico, mas a descrição fiel da alteração observada. O Quadro 19.4 lista essas alterações e descreve algumas de suas características.

Nesse momento da avaliação, temos a identificação, o relato pessoal e familiar, a descrição da alteração e suas possíveis repercussões no indivíduo. Os dados já existentes começam a ser analisados e começam a ser levantadas as hipóteses diagnósticas, uma das quais se refere a uma declaração afirmativa relacionada com uma situação verdadeira ou falsa. Depois de levantada a hipótese, deduzem-se dela os testes com potencial de refutá-la. Se o resultado dos testes refutar a hipótese, esta é eliminada. Se o resultado não refutar a hipótese, esta é embasada ou corroborada (Réa-Neto, 1998).

A classificação do aspecto clínico das lesões (lesões elementares) vai reduzindo as possibilidades diagnósticas. Nesse momento, já existem elementos suficientes para aventarmos no mínimo três hipóteses diagnósticas que são levantadas em bibliografia escrita ou digital e comparados os aspectos clínicos e evolutivos de cada hipótese sugerida. Convém ter à disposição no consultório pelo menos um atlas sobre as alterações no complexo bucomaxilofacial e um livro-texto. Sempre contaremos com diagnósticos diferenciais ao final de cada texto e com sugestões de possíveis exames complementares, que são recursos utilizados para nos ajudar a chegar a um diagnóstico.

Exames complementares

Os exames complementares, por mais rotineiros que sejam, devem ser sempre encarados como complementos solicitados para ajudar a construir o diagnóstico. Atualmente temos à disposição grande variedade de exames em decorrência do avanço tecnológico. O profissional deve compreender que o resultado de um exame complementar deve ser comparado com os demais dados obtidos, uma vez que um resultado isolado representa pouco no contexto diagnóstico.

Atualmente, com a política do *fast food*, tudo tem de ser rápido. Não há tempo para pensamentos profundos, tudo é superficial. Desde que Henry Ford, em 1913, instituiu o que viria ser a linha de montagem, todos querem produzir mais a um custo menor. As grandes corporações na área de saúde tentam infrutiferamente aplicar esses conceitos em saúde, mas as pessoas não são carros nem televisores que, quando não passam no controle de qualidade, são destruídas.

Podemos melhorar nossa eficiência administrativa, mas o paciente ainda precisa de atenção humanizada para que alcancemos o diagnóstico correto. Essa ambiguidade insiste

Quadro 19.4 Lesões elementares

Mácula	Alteração de cor sem alteração de relevo.	
Pápula	Alteração de cor e volume (lesões elevadas).	
Placa	Alteração de cor e volume apresentando comprimento 3x maior que largura.	
Bolhas e vesículas	Alteração de relevo com líquido em seu interior. Bolhas são maiores e isoladas e vesículas são menores e geralmente aparecem em grupo.	
Vesícula	Lesões com líquido em seu interior e menores. Em geral, apresentam manifestações clínicas.	
Nódulo	Aumento de volume palpável (superficial) ou não palpável (profundo).	
"Tumor"	Aumento de volume com alteração da mucosa superficial.	
Úlcera	Perda do epitélio com exposição do conjuntivo, apresentando muitas vezes áreas de necrose.	
Erosão	Perda das camadas superficiais do epitélio sem exposição do conjuntivo.	
Exulceração	Perda maior das camadas superficiais do epitélio, chegando bem próximo do conjuntivo sem que esse se exponha.	

em nos assombrar. Quanto mais nos distanciamos dos pacientes em direção às grandes tecnologias, mais essas mesmas tecnologias se tornam inúteis. O que vem acontecendo sistematicamente é o pedido de exames sem critérios e sem embasamento, levando muitos profissionais a diagnósticos truncados a custos exorbitantes.

Portanto, com base em uma clínica de escuta bem-feita, pode-se obter o uso racional da tecnologia e solicitar exames que realmente vão fazer diferença no diagnóstico. Nesse momento, o profissional deve se perguntar: "Quais desses recursos podem diminuir o número de hipóteses diagnósticas? "Por que estou pedindo esse exame?"; "Que tipo e quais informações trará?"; "Esse é o momento certo de solicitá-lo?"; "Como esse exame me ajudará a chegar ao diagnóstico?" Muitos são os exames complementares disponíveis, cada um guardando sua especificidade, acurácia e indicações. Cabe ao cirurgião-dentista saber solicitar o mais indicado para cada caso. No Quadro 19.5 são listados os mais comumente utilizados na clínica odontológica.

O teste de sensibilidade pulpar (Figura 19.33), apesar de muito subjetivo, pode trazer importantes informações quando associado a uma história da doença atual bem-feita, consistindo na avaliação da resposta das terminações nervosas pulpares aos estímulos térmicos ou elétricos.

Quadro 19.5 Exames complementares

Teste de anestesia
Teste de sensibilidade
Imagenologia
Exame de sangue
Exame de urina
Cultura e antibiograma
Avaliação de outros profissionais (odontologia)
Avaliação médica
Avaliação de risco cirúrgico
Biópsia/histopatológico

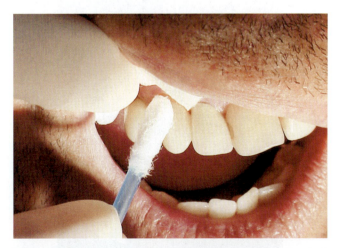

Figura 19.33 Teste de sensibilidade pulpar, em que o cotonete é embebido com aerossol de nitrogênio líquido e aplicado na superfície dental. O paciente é orientado a sinalizar quando apresenta sensibilidade.

Com base em suas respostas positivas ou negativas, podemos verificar se existe envolvimento de estruturas dentais nas lesões estudadas. Trata-se de um exame importante no diagnóstico da origem das lesões osteolíticas, na maxila e na mandíbula.

Embora com a descoberta dos raios X por Wilhelm Roentgen, em 1895, o uso das imagens para o diagnóstico tenha mudado o rumo das ciências que envolvem a saúde, não podemos deixar de lado nossa convicção de que os exames imagenológicos são complementares, devendo ser solicitados com base na história clínica obtida na anamnese e nos exames objetivos.

Uma mesma imagem radiográfica pode ser compatível com várias histórias clínicas e, portanto, o diagnóstico deve reunir o conjunto de todas as informações obtidas.

O profissional deve adquirir o hábito de examinar uma imagem como um todo, realizando uma busca sistemática de informações. Um conhecimento aprofundado do aspecto radiográfico das estruturas anatômicas e de suas variáveis é o ponto de partida para a correta interpretação das imagens. Não devemos esquecer que a maioria das imagens radiográficas consiste na representação bidimensional de estruturas tridimensionais.

Temos à disposição uma série de exames imagenológicos e conhecer suas indicações é fundamental para que o profissional saiba selecionar os mais adequados a cada caso.

As técnicas intrabucais são exames rotineiros e excelentes ferramentas para o diagnóstico da maioria das doenças que fazem parte da rotina dos consultórios odontológicos (Figura 19.34). Essas técnicas possibilitam uma análise de detalhes não permitida pelas técnicas extrabucais.

A radiografia panorâmica, embora rica em informações, costuma ser traiçoeira para os menos avisados em razão dos muitos artefatos que podem ser gerados com a superposição de estruturas e a projeção de imagens fantasmas.

A radiografia panorâmica é a técnica extrabucal mais solicitada pelo cirurgião-dentista e está especialmente indicada por mostrar uma visão global do complexo maxilomandibular (Figuras 19.35A e B). Com isso, é indicada para análise da dentição permanente e decídua, pesquisa de fraturas ósseas, diagnóstico de tumores, planejamento de implantes osseointegrados etc. (Figura 19.36).

Em odontologia, as outras técnicas radiográficas extrabucais vão sendo gradualmente substituídas por exames mais apurados. Apesar disso, as radiografias em projeções lateral, posteroanterior (Figura 19.37) e axial são exames de rotina em hospitais e muitas vezes fazem parte do exame inicial do paciente.

A grande revolução tecnológica na imagenologia odontológica ocorreu com o advento da tomografia computadorizada de feixe cônico (*cone beam*). O diagnóstico e o tratamento realizados por profissionais das diversas especialidades odontológicas têm nessa ferramenta um aliado importante por promover mais segurança nas intervenções (Figura 19.38). No entanto, deve ser lembrado que esse não é um recurso válido para o diagnóstico e o tratamento de lesões que envolvem os tecidos moles.

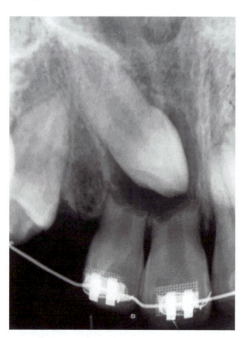

Figura 19.34 Radiografia periapical evidenciando extensa reabsorção radicular associada à presença de um dente incluso. (Arquivo do Prof. Evandro Neves Abdo.)

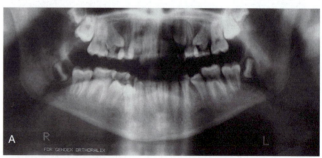
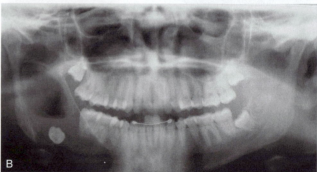

Figura 19.35A e B As duas radiografias panorâmicas são da mesma pessoa. O que as separa são apenas 6 anos e 5 meses e um olhar pouco atento. A lesão após biópsia, diagnosticada como ameloblastoma, ocasionou a remoção de grande parte da mandíbula desta paciente. Na primeira radiografia, nota-se aumento diferenciado do espaço pericoronário do terceiro molar inferior direito em relação aos demais. Um acompanhamento radiográfico anual já seria suficiente para detectar crescimento anormal na região e então tomar providências que poderiam evitar sequelas mais graves.

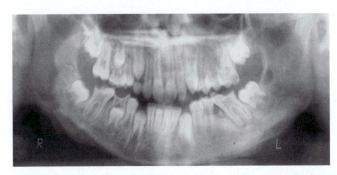

Figura 19.36 Radiografia panorâmica evidenciando expansão óssea na base da mandíbula, bilateral, em paciente jovem, sugestiva de periostite ossificante (Garrè). (Arquivo do Prof. Evandro Neves Abdo.)

Quando necessitamos da avaliação de lesões que envolvem o tecido ósseo e também os espaços ocupados pelos tecidos moles, a tomografia computadorizada *multislice* com a janela para os tecidos moles é a mais indicada.

A ressonância nuclear magnética (RNM) ou simplesmente ressonância magnética (RM) começou a ser utilizada clinicamente no início da década de 1980. Trata-se de um método não ionizante amplamente utilizado para o exame de tecidos moles e articulações. Assim como na TC, a RM pode ser obtida com auxílio de contrastes endovenosos que melhoram a evidenciação dos tecidos moles (Figura 19.39). As grandes limitações desse exame são o longo tempo empregado na obtenção das imagens, o alto custo para o paciente e a interferência sofrida quando existem metais no campo da imagem.

Outro recurso imagenológico à disposição do cirurgião-dentista é a ultrassonografia, método não invasivo e não ionizante com excelente aplicação na odontologia em caso de suspeita de lesões de glândulas salivares e vasculares (Figuras 19.40*A* a *D*).

Outros métodos imagenológicos ligados à medicina nuclear são menos utilizados pelo cirurgião-dentista e devem ser solicitados em casos específicos.

Pode-se dizer que a escolha do melhor exame a ser solicitado dependerá da hipótese diagnóstica e do conhecimento do cirurgião-dentista a respeito das informações que podem ser obtidas com o recurso solicitado.

Tanto a história pregressa como a revisão de sistemas orgânicos podem suscitar a necessidade de uma avaliação mais profunda a respeito da homeostase do paciente. Relatos de epistaxe com necessidade de tratamento em centros de saúde podem ser indícios de distúrbios na coagulação, e os sangramentos de difícil controle na troca da dentição decídua podem estar relacionados com quadros de hemofilia. Além disso, muitas das alterações dos tecidos do complexo bucomaxilofacial podem necessitar de esclarecimentos laboratoriais.

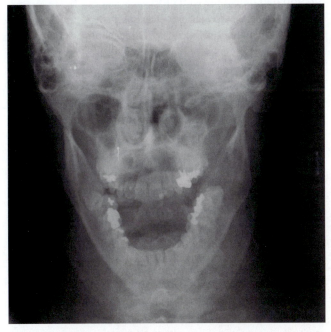

Figura 19.37 Radiografia posteroanterior da mandíbula. Note a presença de extensa área radiolúcida no ramo da mandíbula, no lado direito do paciente, diagnosticada como tumor odontogênico ceratocístico. (Arquivo do Prof. Evandro Neves Abdo.)

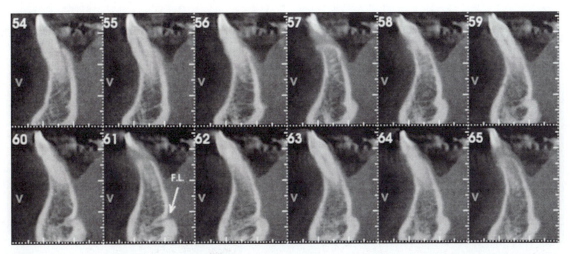

Figura 19.38 Sequência de imagens de tomografia computadorizada de feixe cônico mostrando a imagem do canal lingual. (Arquivo do Prof. Evandro Neves Abdo.)

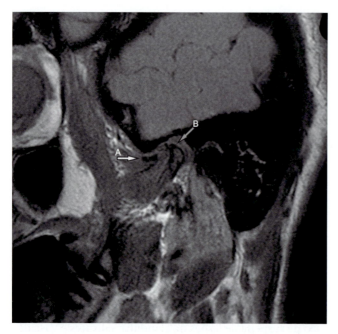

Figura 19.39 Imagem de ressonância magnética de paciente com patologia no disco articular (*seta A*) e com reabsorção avançada de côndilo mandibular (*seta B*). (Imagem do arquivo pessoal do Prof. Dr. Sérgio Monteiro Lima Jr. e da Profa. Dra. Fernanda Boos Lima.)

Lesões ósseas, como o tumor marrom que se apresenta como lesão osteolítica, têm seu diagnóstico estabelecido pelo aumento dos níveis séricos de cálcio, fosfatase alcalina e paratormônio e pela redução do nível de fósforo sanguíneo (Souza e cols., 2005). Mesmo os pacientes hígidos assintomáticos e sem sinais sistêmicos podem apresentar alterações que irão interferir em seu planejamento. Um exame de sangue básico, contendo hemograma com série vermelha e branca, coagulograma, bioquímico de ureia, glicose e creatinina, além de exame de rotina de urina, pode revelar alterações sistêmicas importantes. As infecções no trato urinário, muitas vezes assintomáticas, podem provocar grandes prejuízos no pós-operatório dos pacientes quando não detectadas a tempo.

A sorologia vai estar relacionada principalmente com as doenças infectocontagiosas, como sífilis, tuberculose, leishmaniose e AIDS, todas com possibilidade de apresentarem lesões na mucosa bucal. Duarte e cols. (2004) relatam o caso de uma paciente de 16 anos que compareceu ao Serviço de Estomatologia do Hospital Municipal Odilon Behrens, da Prefeitura de Belo Horizonte, Minas Gerais, com queixa principal de comprometimento estético do lábio superior

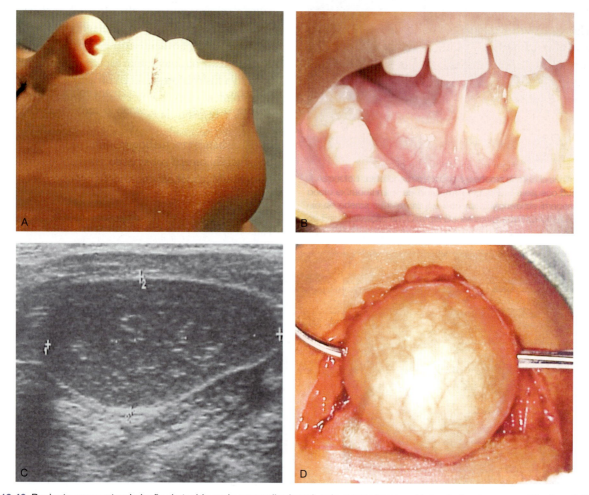

Figura 19.40 Paciente apresentando lesão de tecido mole em soalho bucal, cujo exame imagenológico indicado para auxílio diagnóstico foi a ultrassonografia. **A** Aspecto clínico extrabucal. **B** Aspecto clínico intrabucal. **C** Aspecto imagenológico. **D** Aspecto transcirúrgico.

esquerdo em razão de um nódulo indolor no lado esquerdo do lábio superior com duração de 1 mês que havia sido diagnosticado por um médico como herpes labial.

Entretanto, a lesão não desapareceu depois do tratamento com medicação antiviral tópica. A mãe da paciente relatava também a presença de uma "íngua" na região submandibular esquerda que havia aparecido 2 meses antes. As tumefações eram pouco dolorosas e cresciam lentamente. Apesar de a paciente se declarar sexualmente ativa, não foi constatado nenhum abuso, agressão ou envolvimento com drogas ou prostituição.

O exame clínico revelou linfadenopatia cervical e occipital unilateral e submandibular. Havia aumento dos gânglios linfáticos, um deles com mais de 2cm de diâmetro. No lado esquerdo do lábio superior havia um nódulo roxo indolor à compressão (1cm de diâmetro) localizado no limite do vermelhão e da pele (Figura 19.41). Não havia áreas ulceradas na sua superfície, e a diascopia foi negativa. O exame intrabucal não revelou anormalidades. Foram solicitados hemograma completo, Venereal Disease Research Laboratory (VDRL) e sorologia para HIV. A paciente retornou depois de 15 dias com resultado negativo da sorologia para HIV e hemograma normal para as séries vermelha e branca.

No entanto, a sorologia VDRL foi reativa com título muito elevado. Ao exame físico nesse retorno, a linfadenopatia revelou-se persistente. Contudo, a lesão original estava menor, e uma placa acinzentada e arqueada foi observada na mucosa labial, diagnosticada como placa mucosa de sífilis secundária (Figura 19.42). A paciente e a responsável foram informadas a respeito da condição e enviadas para avaliação médica e tratamento. Esse relato de caso pode exemplificar, além da importância dos exames sorológicos, o envolvimento de vários setores e clínicas no atendimento de casos complexos. Contou também com a intervenção da ginecologia para verificação de lesões genitais, clínica pediátrica para pesquisa de outros sinais e sintomas e da assistente social, que avaliou o perfil sociocultural da paciente, até mesmo rastreando possíveis parceiros que poderiam estar disseminando a doença.

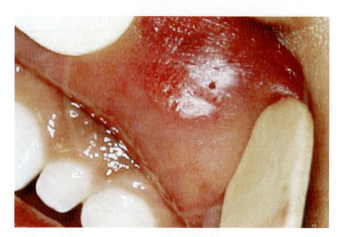

Figura 19.42 Placa mucosa de sífilis secundária em mucosa labial superior.

Como em relato anterior, algumas vezes a complexidade do caso vai exigir a consulta com um profissional especialista para se determinar o diagnóstico local. Lesões profundas no periodonto podem até contraindicar uma reabilitação protética convencional. Não se pode esquecer também que as condições sistêmicas podem inviabilizar todo um tratamento quando não avaliadas previamente. Daí a necessidade de consultas com a clínica médica ou mesmo com as áreas médicas específicas, como a genética nos casos de tumores de forte inclinação nessa área.

O nome da profissão – cirurgião-dentista – já ratifica o sentido de sua atividade. Grande parte dos procedimentos realizados na clínica é invasiva e pressupõe riscos inerentes a esses procedimentos, como o uso de anestésicos. Com isso, torna-se premente a necessidade de se estabelecer um grau de risco, principalmente naqueles pacientes com comorbidades importantes. O protocolo de risco cirúrgico da Prefeitura de Belo Horizonte acredita que o propósito da avaliação pré-operatória é verificar o estado clínico do paciente, gerando recomendações sobre avaliação, manuseio e risco de problemas em todo o período peroperatório, assim como definir o risco cirúrgico que o paciente, o anestesista, o assistente e o cirurgião podem correr com as decisões que beneficiem o paciente a curto e longo prazo (Prefeitura de Belo Horizonte, 1998).

A classificação ASA, preconizada em 1963 pela Associação Americana de Anestesistas (American Society of Anesthesiologist), tem sido utilizada com bons resultados no sistema público e privado do país. Essa classificação tenta uniformizar o risco cirúrgico pré-operatório, visando, assim, determinar os prováveis doentes que apresentam risco elevado de mortalidade durante uma cirurgia. A classificação é proporcional à mortalidade. Quanto maior a classificação, maior será o risco cirúrgico. O Quadro 19.6 lista os itens da classificação e suas características básicas.

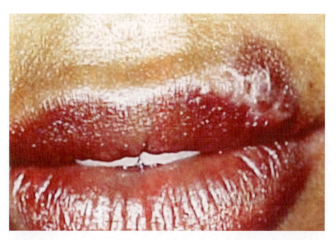

Figura 19.41 Aspecto clínico da lesão primária de sífilis em lábio superior.

Quadro 19.6 Classificação ASA

ASA I	Paciente sem alterações fisiológicas ou orgânicas. Processo patológico responsável pela cirurgia não causa problemas sistêmicos	Tratamento dental de rotina sem modificações
ASA II	Paciente com alteração sistêmica leve que não limita e não incapacita	Tratamento dental de rotina com possível limitação do tratamento ou considerações especiais
ASA III	Paciente com alteração sistêmica moderada que limita, mas não incapacita	Tratamento dental de rotina com limitações do tratamento ou considerações especiais
ASA IV	Paciente com alteração sistêmica severa que limita e incapacita	Somente tratamento de urgência com limitações severas e considerações especiais
ASA V	Paciente com alteração sistêmica severa com risco de óbito nas próximas 24 horas	Aguardar liberação da clínica médica e/ou neurologia
ASA VI	Morte cerebral. Preparo para transplante	

Fonte: ASA Physical Status Classification System – Last approved by the ASA House of Delegates on October 15, 2014.

Para Lorandi (1970), a biópsia na cavidade bucal consiste em um procedimento cirúrgico em que parte da lesão ou a lesão completa é removida e suas características histológicas examinadas (Figuras 19.43 e 19.44). Trata-se do elemento básico no diagnóstico, sendo imprescindível nas lesões tumorais, principalmente naquelas com localização intraóssea. Muitas vezes, a biópsia pode detectar a presença de tumores bucais em seus estágios iniciais. O autor ressalta ainda que, apesar da consagração da biópsia como valioso meio de diagnóstico, alguns profissionais não lhe dão a verdadeira importância, realizando intervenções cirúrgicas de vulto sem a prévia e obrigatória análise histopatológica das lesões a serem tratadas. A aplicação das biópsias das lesões do complexo bucomaxilofacial deve ser um ato de rotina, pois dela podem depender o sucesso do tratamento e a vida do paciente. Muitas são as aplicações das biópsias, mas as principais podem ser observadas no Quadro 19.7.

Como pode ser observado, assim como há várias formas de lesões, as técnicas para remoção de fragmentos de estudo também podem variar segundo o formato, a localização e a extensão das lesões. O Quadro 19.8 lista os tipos de biópsias utilizados na clínica.

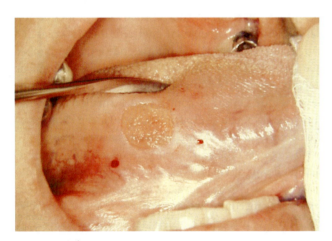

Figura 19.43 Úlcera com mais de 6 meses de evolução assintomática com bordos duros e infiltrados. A história da doença atual de carcinoma de células escamosas levou à indicação de biópsia incisional.

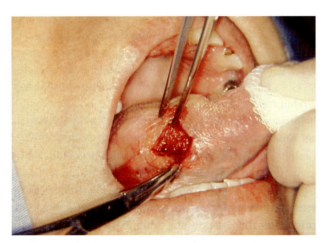

Figura 19.44 Biópsia incisional em lesão ulcerada. Observa-se leito cirúrgico sem grandes alterações teciduais. Diagnóstico histopatológico de úlcera eosinófila.

Quadro 19.7 Aplicação da biópsia

Diagnóstico de lesões patológicas
Avaliação da malignidade dos tumores
Determinar se a exérese da lesão foi adequada
Reconhecimento das metástases tumorais
Observar o resultado de certas condutas terapêuticas

Fonte: Lorandi, 1970.

Quadro 19.8 Tipos de biópsia

Incisional: remoção de um fragmento de lesão
Excisional: remoção total da lesão da área circundante
Punção: detecção do estado físico do conteúdo lesional (líquido ou sólido)
Aspiração: remoção de conteúdo líquido nas lesões císticas ou cavidades ósseas para análise
Trepanação: remoção de fragmentos no interior de tecidos ósseos
Curetagem: associada à trepanação ou em lesões que determinem destruição das corticais ósseas ou ainda em alvéolos pós-exodontia
Citologia esfoliativa (raspagem): recolhimento dos elementos superficiais da lesão

Fonte: Lorandi, 1970.

Diagnóstico e prognóstico

O momento mais desafiador para o profissional é a elaboração do *diagnóstico*, e a grande armadilha desse processo é começar o exame de um paciente já pressupondo um diagnóstico. Durante a coleta de dados, o profissional deve se manter isento de qualquer tendência e, mesmo que já tenha uma hipótese formada, deve controlar a ansiedade e seguir até o momento certo de avaliá-la.

O diagnóstico consiste na caracterização de um processo mórbido considerando os achados semiológicos, ou seja, os sinais e sintomas coletados até o momento. Quando a coleta é minuciosa, o desenvolvimento do diagnóstico é facilitado, lembrando que o planejamento vai depender desse diagnóstico e do prognóstico correspondente. Já o *prognóstico* consiste na determinação do processo evolutivo da doença diagnosticada, considerando início, evolução e finalização para cura, controle ou óbito.

Acredita-se que nesse ponto da investigação semiológica, com os dados já coletados, pode-se inferir a respeito de cinco avaliações básicas que irão compor o *diagnóstico integral* de nosso paciente, a saber: doença cárie; doença periodontal; lesões de mucosa e estruturas anexas; disfunção de articulação temporomandibular e oclusão; e condições sistêmicas. As informações contidas aqui serão a base para o planejamento de qualquer especialidade odontológica, seja de baixa ou de alta complexidade. A experiência nos ensina que sobre uma base estruturada e firme as possibilidades de reconstrução são bastante favoráveis.

Planejamento integral

Com base no diagnóstico e no prognóstico integrais podem ser propostas as linhas de ação do planejamento integral.

O *planejamento integral* consiste no conjunto de medidas adotadas para interromper o processo evolutivo da doença, proporcionando sua cura ou controle de sinais e sintomas. Com o paciente estabilizado, contabilizamos as sequelas deixadas pela doença, começamos os trabalhos de reconstrução dos tecidos lesionados e reabilitação do paciente, restituindo a função e a estética perdidas nos processos mórbidos.

O tratamento a ser instituído é uma resposta que damos ao paciente em relação ao diagnóstico. Quando não há a resposta adequada com o tratamento, o profissional deve ter a humildade de rever sua ficha e seu diagnóstico e estabelecer uma nova terapêutica.

O caso descrito a seguir demonstra bem esse conceito de planejamento integral. A paciente JDA, de 33 anos, professora do ensino fundamental, fase de alfabetização, compareceu à Faculdade de Odontologia da UFMG, na disciplina de Patologia e Semiologia II, com queixa de gosto desagradável na boca e mobilidade no elemento 22. Relatava ainda problemas de autoestima e integração social, principalmente com seus alunos, que estavam em fase de alfabetização.

O dente foco da queixa dificultava a pronúncia correta das palavras e era alvo de pilhéria dos alunos.

A paciente era diabética controlada clinicamente, fazendo uso de daolil e metformina. Era também fumante havia 18 anos, com média de 20 cigarros por dia. O exame intrabucal revelou a presença de estomatite nicotínica e áreas leucoplásicas de localização bilateral com característica de leucoedema. Na região do elemento 21 observamos a presença de um remanescente radicular e fístula ativa vestibular (Figura 19.45). Além de mobilidade, o teste de sensibilidade térmica foi negativo para o dente 22. A coloração da mucosa era vermelho-arroxeada na região do elemento 21. Foram feitos os exames radiográficos panorâmicos, periapical e oclusal, observando-se área radiolúcida bem delimitada na região dos elementos 21, 22 e 23 (Figura 19.46).

Com base na hipótese diagnóstica de cisto inflamatório radicular, o caso foi discutido com a equipe da clínica integrada, endodontia, patologia, cirurgia e clínica médica, que procurou estabelecer um plano de tratamento que diminuísse a característica mutilante do caso, restituísse a

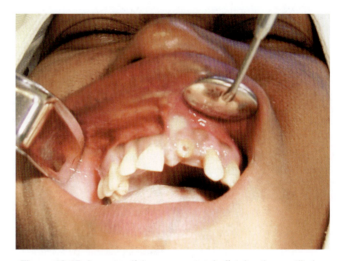

Figura 19.45 Aspecto clínico apresentando fístula ativa vestibular.

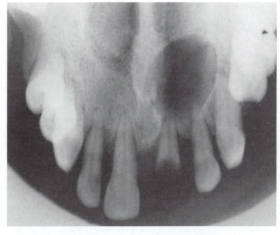

Figura 19.46 Radiografia oclusal de maxila em que se observa lesão radiolúcida extensa.

paciente ao campo de trabalho, proporcionasse o controle da glicemia e controlasse o uso do tabaco. Foi feita a moldagem das arcadas da paciente para confecção de uma guia cirúrgica e prótese imediata.

O índice glicêmico da paciente foi monitorado. No pré-operatório foram prescritos antibiótico como terapia, conforme protocolo da Faculdade de Odontologia da UFMG (FO-UFMG), e bochechos de clorexidina a 0,12%. Foram realizadas a curetagem do cisto e a extração dos elementos 21, 22 e 23 (Figura 19.47). A prótese foi colocada (Figura 19.48). O material foi fixado em formol a 10% e enviado para exame anatomopatológico. A paciente foi encaminhada para o programa de controle de tabagismo do Hospital da Clínicas da UFMG.

Nesse caso, foi possível observar que vários elementos da ficha clínica foram importantes na composição do diagnóstico, do prognóstico e do planejamento integral. Todos esses elementos possibilitaram o diagnóstico integral em seus cinco pontos: grandes perdas dentais e presença de extensas áreas protéticas; doença periodontal avançada; oclusão prejudicada; lesão osteolítica infectada na maxila e diabetes descompensado. Após o tratamento, foi observada mudança significativa em seu comportamento psicossocial e atualmente a paciente se encontra em controle clínico e com orientações a respeito do tabagismo (Figura 19.49). Além disso, está de volta às atividades profissionais, sem afetar a alfabetização de seus alunos.

Já o paciente AOL, de 64 anos de idade, compareceu ao Curso de Aperfeiçoamento Cirúrgico em Implantodontia da FO-UFMG com queixa de falta de adaptação de prótese total removível (PTR) inferior. Segundo ele, "ela dançava muito na boca". Houve relato de tabagismo com 20 cigarros/dia por mais de 50 anos, além de se declarar etilista social. Ao exame objetivo geral, apresentou pressão arterial (PA) alterada, alcançando uma média de 178/100mmHg em três medições consecutivas (considerada HAS moderada pela classificação diagnóstica da hipertensão arterial da Sociedade Brasileira de Cardiologia).

Ao exame objetivo especial, observou-se área desdentada inferior, apresentando placa branca difusa não destacável no rebordo alveolar bilateralmente (Figura 19.50). À palpação, percebeu-se formação nodular firme e fixa assintomática,

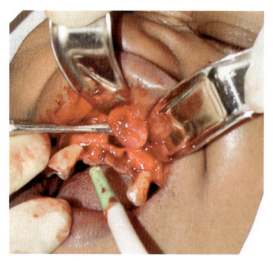

Figura 19.47 Curetagem da loja cirúrgica com remoção de lesão cística.

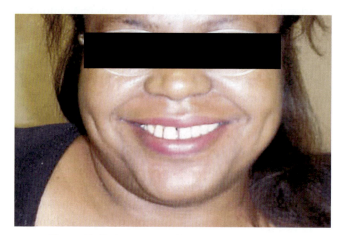

Figura 19.49 Aspecto no pós-operatório de 6 meses.

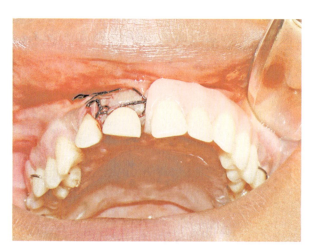

Figura 19.48 Pós-operatório imediato com adaptação de prótese parcial removível provisória.

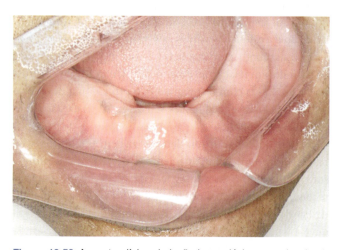

Figura 19.50 Aspecto clínico de lesão leucoplásica em rebordo alveolar bilateral e *torus* mandibular.

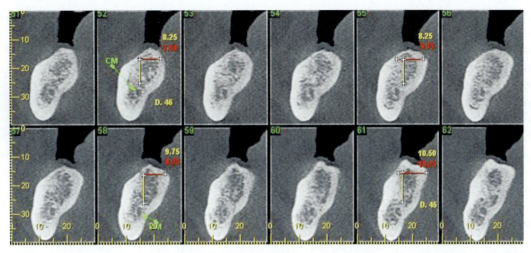

Figura 19.51 Aspecto tomográfico apresentando ausência de infiltração óssea da lesão de mucosa. Osso mais cortical de acordo com exame clínico.

dificultando a adaptação e a estabilidade da PTR (Figura 19.50). Após avaliação das imagens tomográficas (Figura 19.51) e com base em outros elementos da ficha clínica, chegou-se ao diagnóstico integral: (1 e 2) paciente desdentado total; (3) rebordo alveolar com leucoplasia de origem nos hábitos tabagista e etilista; (4) mastigação dificultada pela impossibilidade de adaptação de PTR inferior; e (5) HAS moderada sem controle médico há aproximadamente 3 anos.

Nesse caso, o planejamento pressupõe avaliação e preparo da clínica médica e da cardiologia, avaliação de risco cirúrgico e início do tratamento do tabagismo e do etilismo. Sem esse preparo, possivelmente teríamos um paciente exposto a fatores de risco para o câncer de boca, uma lesão cancerizável na mucosa alveolar e risco aumentado de intercorrências transoperatórias em razão da HAS não controlada. Uma prótese fixa implantossuportada seria perigosa para esse paciente, pois poderia mascarar uma possível lesão maligna, dificultando o diagnóstico precoce.

Então, no *planejamento integral* foram propostas a estabilização das condições clínicas pela cardiologia e a fixação de quatro implantes na mandíbula interforames (Figura 19.52) com confecção de PTR implantomucossuportada. Durante a cirurgia de fixação de implantes foram programados biópsia excisional com remoção de lesão leucoplásica, acerto de tecidos moles e remoção do *torus* mandibular com acerto de tecido ósseo (Figura 19.53). O paciente foi encaminhado ao programa de controle de tabagismo do Hospital das Clínicas da UFMG e ao Serviço de Estomatologia da FO-UFMG para controle das lesões cancerizáveis. Nota-se que diversos aspectos da ficha clínica foram importantes no planejamento desse caso, tornando o tratamento mais eficaz e compatível com as necessidades biológicas e psicossociais do paciente.

No caso descrito a seguir, uma das preocupações maiores para o planejamento foi a manutenção do arco facial e da estrutura mandibular após remoção de lesão tumoral extensa na mandíbula. Aqui o *planejamento integral* tem de prever uma reconstrução da área lesionada para manter a estética e as funções de respiração, mastigação, deglutição e fonação. A paciente MJAS, de 35 anos, procurou o serviço de Cirurgia e Traumatologia Bucomaxilofacial da FO-UFMG/HMOB, de Belo Horizonte, para tratamento de provável recidiva de ameloblastoma mandibular.

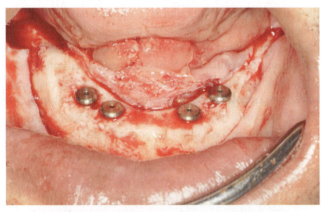

Figura 19.52 Fixação dos quatro implantes.

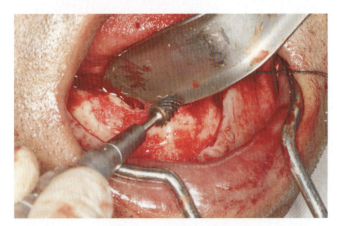

Figura 19.53 Acerto de tecido ósseo e mole antes da fixação dos implantes.

A queixa principal da paciente consistia apenas em percepção de um pequeno "caroço" na boca, que aumentara com o tempo, não havendo nenhuma sintomatologia relacionada. A história relatada pela paciente incluía uma lesão na mesma região diagnosticada mais ou menos 4 anos antes. O profissional que a diagnosticou realizou a remoção do dente envolvido, a curetagem e o envio do material para análise. A paciente havia sido orientada quanto à necessidade de consultas periódicas para controle do caso, porém não realizou os retornos.

Ao exame físico, a paciente não apresentava assimetria facial, edemas ou limitações funcionais dos movimentos mandibulares. O exame bucal revelou má oclusão dentária com presença de mordida aberta anterior e ausência dos dentes 36 e 47. Os dentes presentes não apresentavam mobilidade, mostrando integridade periodontal. A palpação da região de mucosa jugal nas proximidades do molar inferior esquerdo evidenciou elevação com características de uma expansão óssea (Figuras 19.54A e B).

A radiografia panorâmica trazida pela paciente mostrava uma lesão radiolúcida de grandes proporções em região posterior de mandíbula no lado esquerdo que se relacionava com os dentes 34, 35 e 37, ocupando toda a extensão de estrutura óssea alveolar e basal. O aspecto radiográfico da lesão não era uniforme, apresentando várias imagens foliculares arredondadas associadas (Figuras 19.55A e B).

Considerando a hipótese diagnóstica de ameloblastoma recidivante, foi realizada biópsia incisional, que a confirmou. O plano de tratamento considerado para o caso consistiu em ressecção parcial da mandíbula envolvendo os dentes 33, 34, 35 e 37 e reconstrução com placa de titânio. Essa opção foi determinada uma vez que a lesão recidivante tem comportamento mais invasivo e não haveria chances de sucesso com o tratamento conservador em razão do acometimento da estrutura óssea basal. Preconizou-se a TC pela técnica helicoidal para delimitação das margens do tumor, de maneira a planejar as osteotomias com margem de segurança para evitar futura recidiva.

Também foi utilizada a tecnologia Computer Aided Design (CAD)/Computer Aided Manufacturing (CAM), aplicada à área médico-odontológica, possibilitando a conversão de imagens tomográficas em modelos físicos reais. A utilização da prototipagem rápida na confecção de biomodelos para auxílio do planejamento cirúrgico otimizou o procedimento reconstrutivo e promoveu ganho de tempo cirúrgico para adaptação da placa de reconstrução (Figura 19.56). No planejamento desse caso foram acionadas diversas clínicas e setores do hospital, como psicologia, fonoaudiologia, cirurgia torácica e enfermagem. Todo esse envolvimento se transformou em redução significativa do tempo de internação e possibilitou maiores aceitação e adaptação da paciente à nova condição, após a sequela deixada pela remoção do tumor.

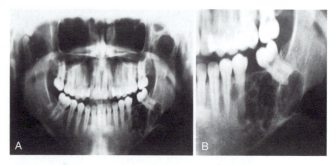

Figura 19.55 Radiografia panorâmica pré-operatória (A) e com maior aumento (B).

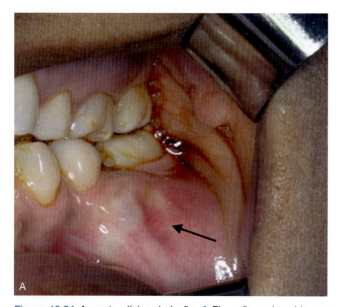

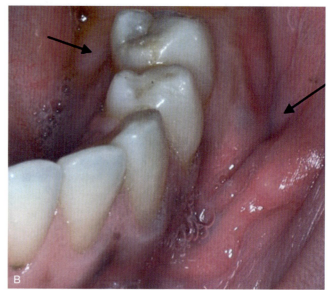

Figura 19.54 Aspecto clínico da lesão. A Elevação endurecida na mucosa vestibular. B Visão oclusal evidenciando expansão das corticais vestibular e lingual. (Gual RC, 2009.)

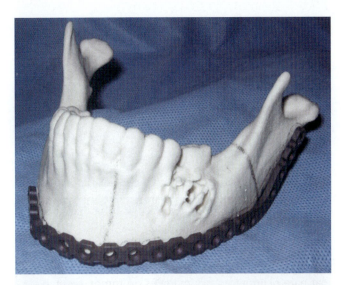

Figura 19.56 Fase de planejamento utilizando o biomodelo da mandíbula para determinação das linhas de osteotomia e conformação da placa reconstrutora.

Outras possibilidades empregadas são os planejamentos virtuais em que as guias cirúrgicas são planejadas e, após impressão tridimensional, são utilizadas com grande precisão no campo cirúrgico real (Figuras 19.57A a D).

Tudo isso, porém, de nada adianta se a doença estiver fora do controle ou se o paciente voltar a adoecer. Quando o paciente está reabilitado, pode-se iniciar a quarta e última fase, que será a de manutenção da saúde bucal. Visitas periódicas são agendadas em intervalos compatíveis com as lesões tratadas. Deve-se então preparar um protocolo de retornos periódicos para avaliação e pesquisa de sinais e sintomas, detectando qualquer possibilidade de recidiva da doença ou aparecimento de novos focos. Mesmo com o retorno das doenças, estas, quando nos estágios iniciais, têm grande possibilidade de cura e controle sem deixar grandes sequelas. Como no caso da paciente MJAS, normalmente um paciente, após alguns retornos periódicos

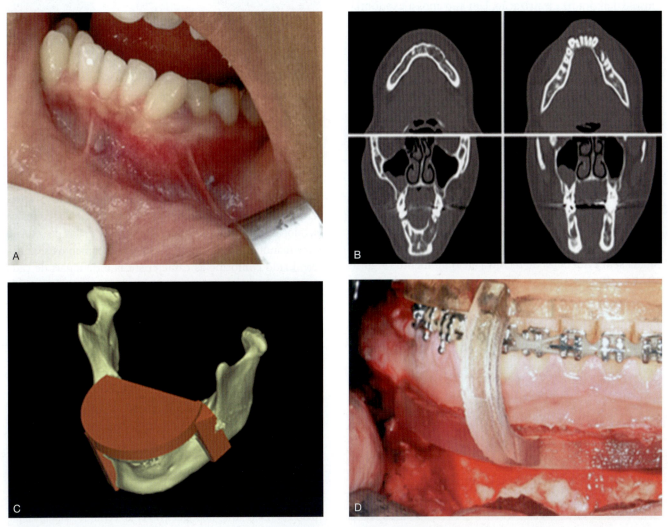

Figura 19.57 Mixoma odontogênico em mandíbula esquerda. A Aspecto clínico vestibular da lesão. B Imagem tomográfica da região. C Planejamento virtual com confecção de guias cirúrgicos para uso em campo real. D Guia cirúrgico fixado para orientar osteotomia. (A a C: imagens dos arquivos do curso de Especialização em Cirurgia e Traumatologia da FO-UFMG; D: imagem do arquivo pessoal do Prof. Dr. Sérgio Monteiro Lima Jr. e da Profa. Dra. Fernanda Boos Lima, Belo Horizonte – MG.)

sem detecção de doença, não costuma retornar, e o serviço deve ter um protocolo de busca desses pacientes constantemente atualizado e sempre ativo.

Outro caso representativo de recidiva foi atendido pela equipe de Cirurgia e Traumatologia Bucomaxilofacial da FO-UFMG/HMOB. A paciente GCS, de 29 anos, apresentou lesão mandibular infectada do lado direito, sendo submetida à internação hospitalar com quadro de angina de Ludwig, onde recebeu o tratamento padrão para o suposto quadro infeccioso. Foram solicitados exame de sangue, o qual apresentou aumento do número de leucócitos, e uma radiografia panorâmica, que mostrou uma área radiolúcida bem delimitada que se iniciava em região trigonorretromolar expandindo-se para o ângulo da mandíbula (Figura 19.58).

O quadro evoluiu bem com a presença de drenagem intraoral. Após uma investigação, a paciente relatou histórico de exodontia do elemento dental 48 (12 anos antes) com complicação pós-operatória, em que houve processo infeccioso e demora na cicatrização. Um ano após a exodontia, foi detectado um cisto na referida região. Em abril do ano seguinte, um fragmento da lesão foi enviado ao laboratório de patologia com diagnóstico de tumor odontogênico ceratocístico.

Em junho do mesmo ano foi realizada a enucleação da lesão. O profissional responsável pelo caso fez o acompanhamento da paciente por duas vezes, a qual abandonou o tratamento de controle da lesão, aparecendo 12 anos depois com recidiva infectada do tumor odontogênico ceratocístico. Em julho do mesmo ano se optou pelo tratamento conservador da lesão com aplicação da solução de Carnoy na loja cirúrgica. A peça removida foi encaminhada ao laboratório de patologia bucal, sendo confirmado o diagnóstico desse tumor. A paciente está sendo acompanhada sem evidências de recidiva até o momento (Figuras 19.59A e B).

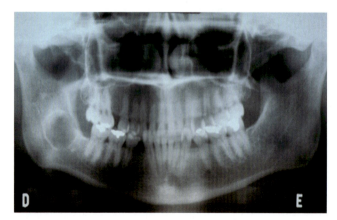

Figura 19.58 Imagem de radiografia panorâmica da paciente GCS, onde se observa lesão radiolúcida bem delimitada por halo radiopaco, no ramo da mandíbula direito, acima do canal mandibular. (Rodrigues DC et al., 2010.)

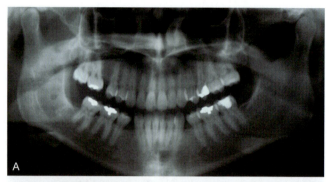

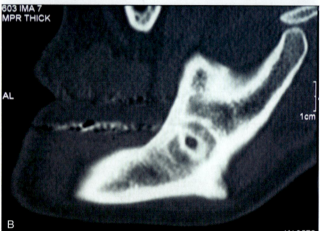

Figura 19.59A Imagem de radiografia panorâmica da paciente GCS 4 anos após a cirurgia, onde se observam aspectos compatíveis com área de cicatrização óssea. B Imagem tomográfica da mesma época, reforçando as observações anteriores. (Rodrigues DC et al., 2010.)

CONSIDERAÇÕES FINAIS

Todo esse processo é individual, e cada paciente vai apresentar uma necessidade diferente, dependendo de seu histórico local e sistêmico. O intervalo entre as visitas de retorno para manutenção da saúde bucal e rastreamentos será determinado conforme as características individuais de cada paciente.

Independentemente da especialidade em que o profissional atua, o processo de busca e identificação de sinais e sintomas é universal e visa oferecer ao paciente atendimento objetivo e eficaz com o mínimo de sequelas. Acredita-se que a sistematização do método diagnóstico seja o caminho mais curto para a saúde bucal e sistêmica dos pacientes.

Bibliografia

Abdo EN, Garrocho AA, Aguiar MCF. Perfil do paciente portador de carcinoma epidermóide da cavidade bucal, em tratamento no Hospital Mário Penna em Belo Horizonte. Revista Brasileira de Cancerologia, São Paulo, 2002; 48(3):357-62.

Abdo EN, Lima RPE, Rodrigues AS et al. Perfil do atendimento e dos pacientes usuários das clínicas de exodontias da Faculdade de Odontologia da Universidade Federal de Minas Gerais (UFMG). Arquivos em Odontologia, Belo Horizonte, 2004 Abr/Jun; 40(2):111-206.

Ardakani FE, Niafar N. Evaluation of changes in the mandibular angular cortex using panoramic images. The Jounal of Contemporary Dental Practice, Nova Deli, 2004 Aug; 5(3):1-15.

Brasil. Conselho Federal de Odontologia. Resolução 63 de 2005. Aprova a consolidação das normas para procedimentos nos Conselhos de Odontologia. Diário Oficial [da] República Federativa do Brasil, Poder Executivo, Brasília, DF, 19 de abril de 2005, Seção I, p.104. (Artigos 57 e 58 da Consolidação das Normas para Procedimentos nos Conselhos de Odontologia aprovada pela Resolução CFO 63/2005.)

Brasil. Décima Revisão da Classificação Estatística Internacional de Doenças e Problemas Relacionados à Saúde (CID-10 – 2008). Disponível em: http://www.datasus.gov.br/cid10/V2008/WebHelp/cid10.htm. Acesso em: 10/10/2015.

Duarte ECB, Silva LM, Naves MD et al. Primary syphilis of oral mucosa: Case report of an unusual manifestation. Quintessence International, Berlin, Germany, 2004; 35(9):728-30.

Failage R. Hemograma: manual de interpretação. 4. ed. Porto Alegre: Artmed, 2003. 298 p.

Gual RC. Prototipagem rápida – aplicabilidade das tecnologias cad/cam em cirurgia e traumatologia bucomaxilofacial: revisão da literatura e relato de caso. [Monografia] 2009. 116 p.

INCA. Instituto Nacional do Câncer José Alencar Gomes da Silva. Coordenação de Prevenção e Vigilância. Estimativa 2014: Incidência de Câncer no Brasil/Instituto Nacional do Câncer José Alencar Gomes da Silva, Coordenação de Prevenção e Vigilância. Rio de Janeiro: INCA 2014. 124p.:il. col., mapas.

Kuhn-Dall'Magro A, Ottoni, R, Lauxen JR et al. Síndrome de Gorlin-Goltz: relato de casos. Revista da Faculdade de Odontologia. Universidade de Passo Fundo, Passo Fundo, 2014; 19:239-44.

Lopez M, Laurentys-Medeiros J. Semiologia médica: as bases do diagnóstico clínico. 5. ed. Rio de Janeiro: Revinter, 2004. 1.245 p.

Lorandi CSA. Biópsia das lesões da região bucomaxilofacial. In: Cistos e tumores odontogênicos. Porto Alegre: Universidade Federal do Rio Grande do Sul: Comissão Central de Publicações, 1970:27-37.

Malamed SF. Medical emergencies in the dental office. 7. ed. St. Louis, Missouri: Elsevier Mosby, 2015. 535 p.

Marcucci G. Estomatologia – Fundamentos de odontologia. 2. ed. Rio de Janeiro: Guanabara Koogan, 2014. 340 p. il.

Martínez-Beneyto Y, Baños MA, Lajarín LP et al. Clinical justification of dental radiology in adult patients: a review of the literature. Medicina Oral Patologia Oral y Cirugia Bucal, Valencia, 2007 May; 12(3):E244-E251.

Palheta-Neto FX, Moreira JS, Martins ACC et al. Estudo de 26 casos de paracoccidioidomicose avaliados no Serviço de Otorrinolaringologia da Fundação Oswaldo Cruz (FIOCRUZ). Revista Brasileira de Otorrinolaringologia, São Paulo, Set/Out 2003; 69(5 – parte 1): 622-7.

Parise-Júnior O. Câncer de boca: aspectos básicos e terapêuticos. São Paulo: Sarvier, 2000. 256 p.

Prefeitura de Belo Horizonte. Protocolo de risco cirúrgico. Disponível em: <http://www.pbh.gov.br/smsa/biblioteca/protocolos/risco_cirurgico.pdf >. Acesso em 3/10/2015.

Réa-Neto A. Raciocínio clínico – O processo de decisão diagnóstica e terapêutica. Revista da Associação Médica Brasileira, São Paulo, 1998; 44(4):301-11.

Regezi J, Sciubba J, Jordan R. Patologia oral: correlações clinicopatológicas. 6. ed. Rio de Janeiro: Elsevier, 2013. 407 p. il.

Rodrigues DC, Silva EC, Oliveira JC, Noronha VRAS, Naves MD. Tumor odontogênico ceratoscístico. In: XVII Jornada Mineira de Estomatologia, 2010, Belo Horizonte. Revista do CROMG, Belo Horizonte, 2010, 11:52.

Scarfe WC, Farman AG, Sukovic P. Clinical application of cone-beam computed tomography in dental practice. Journal of the Canadian Dental Association, Ottawa 2006 Feb; 72(1):75-80.

Shikanai-Yasuda MA, Telles Filho FQ, Mendes RP et al. Consenso em paracoccidioidomicose. Revista da Sociedade Brasileira de Medicina Tropical, Uberaba, Mai/Jun 2006; 39(3):297-310.

Sonis ST, Fazio RC, Fang L. Princípios e prática de medicina oral. 2. ed. Rio de Janeiro: Guanabara Koogan, 1996. 491 p.

Souza RS, Bellini J, Miguel P et al. Tumor marrom do hiperparatireoidismo dos maxilares. Revista do Instituto de Ciências da Saúde, São Paulo, 2005 Jul/Set; 23(3):227-30.

Teixeira NC. O grande livro dos provérbios. Belo Horizonte: Editora Leitura, 2000. 224 p. il.

White SC, Pharoah MJ. Radiologia oral: princípios e interpretação. 7. ed. Rio de Janeiro: Elsevier, 2015. 696 p. il.

Xavier RM, Albuquerque GC, Baros E. Laboratório na prática clínica. Porto Alegre: Artmed, 2005. 702 p.

Laserterapia na Odontologia

20

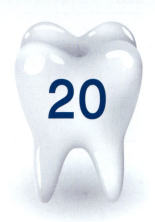

Lívio de Barros Silveira
Gerdal Roberto de Sousa
Betânia Maria Soares
Marcus Vinícius Lucas Ferreira

INTRODUÇÃO

O acrônimo *laser* – *Light Amplification by Stimulated Emission of Radiation* – significa amplificação da luz por emissão estimulada de radiação.

A emissão estimulada foi descrita pela primeira vez por Einstein em 1917. A primeira publicação sobre *lasers* foi a de Schawlow e Townes, em dezembro de 1958. Em 1960, Theodore Maiman, na Califórnia, construiu o primeiro *laser* que tinha como meio ativo um bastão sólido de rubi.

O *laser* apresenta três propriedades físicas: monocromaticidade, coerência e direcionalidade (Figura 20.1).

A *monocromaticidade* significa a pureza da luz, pois o feixe de *laser* é composto por um único comprimento de onda, de modo que, se atravessarmos essa luz por um análogo de um prisma, ela não se dissociará dos outros comprimentos de onda, que são os mais utilizados nas áreas biomédicas e se situam no espectro eletromagnético entre a faixa do ultravioleta, passando pelo visível e chegando até o infravermelho.

A *coerência* é representada pelo alinhamento das ondas luminosas que apresentam tamanhos, frequências e características vibracionais idênticos com coincidências de cristas e vales, propriedade essa que possibilita que o feixe luminoso caminhe de maneira paralela e ordenada no tempo e no espaço (Figura 20.2).

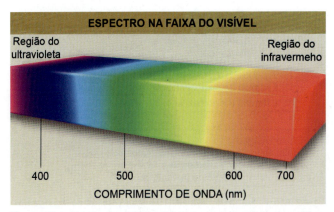

Figura 20.1 Ampliação da faixa visível do espectro eletromagnético.

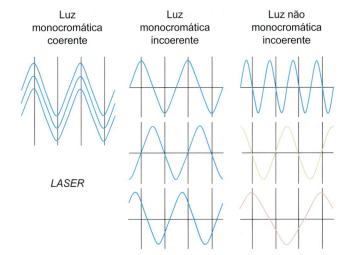

Figura 20.2 Composição da luz: monocromaticidade e coerência. (Taylor & French. Reproduzida de Silveira, 2001.)

A *direcionalidade* ou direção única é definida pela capacidade da luz de se propagar em linha reta em uma única direção.

Os *lasers* são classificados em dois grandes grupos com base nos efeitos que podem resultar de sua interação com os materiais ou tecidos biológicos. O primeiro são os *lasers* que trabalham em baixa intensidade, também conhecidos como *soft laser* ou *laser* terapêutico (LILT – Low Intensity Laser Therapy), não promovendo manifestação dos efeitos térmicos mensuráveis clinicamente sobre os tecidos e resultando predominantemente em efeitos fotoquímicos e fotofísicos. Já o segundo grupo é o de *lasers* de alta intensidade, também conhecidos como *power laser* ou *laser* cirúrgico (HILT – High Intensity Laser Treatment), os quais podem ser usados para coagulação, corte, vaporização e carbonização de acordo com o efeito térmico promovido por sua densidade de potência após a absorção da luz pela matéria.

Na Figura 20.3 ilustramos os dois grupos dos *lasers*, seus efeitos e indicações, para utilização em periodontia.

319

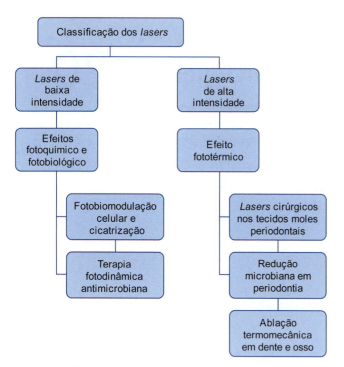

Figura 20.3 Classificação dos *lasers*, seus efeitos e indicações para utilização em periodontia.

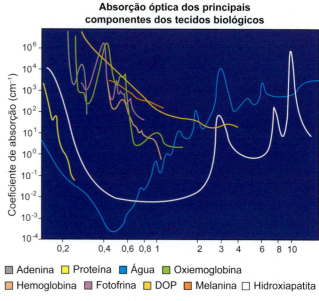

Figura 20.4 Principais cromóforos dos tecidos biológicos e os comprimentos de onda mais utilizados. (Modificada de Puig.)

EFEITOS BIOLÓGICOS DA LASERTERAPIA DE BAIXA INTENSIDADE

Os efeitos biológicos resultantes da laserterapia de baixa intensidade são relatados a partir de 1964, quando Endre Mester, um dos pioneiros no uso desse tipo de *laser* nos tecidos biológicos, observou aumento da velocidade de reparação tecidual.

A radiação do *laser*, uma vez absorvida pelos cromóforos intracelulares (melanina, hemoglobina e citocromos* da cadeia respiratória no interior da mitocôndria** – Figura 20.4), leva ao maior aproveitamento do oxigênio (O_2) com consequente aumento da produção de energia metabólica (ATP).

Após a irradiação direta com *lasers* emitindo no vermelho e no infravermelho do espectro eletromagnético sobre as células, ocorrem *mecanismos de ação primários e secundários*. *Os mecanismos primários* são justificados pela aceleração da transferência de elétrons na modulação respiratória, alterações nas propriedades *redox* dos componentes da cadeia respiratória, fotoexcitação de seus estados eletrônicos, promovendo a geração de oxigênio singleto, aquecimento transitório localizado dos cromóforos absorvedores e a produção aumentada de ânions superóxidos, com o aumento subsequente da concentração de H_2O_2, produto de sua dismutação (processo químico em que um elemento com determinado número de oxidação se transforma, originando compostos que têm dois ou mais números oxidativos). Os *mecanismos de ação secundários* incluem uma cascata de reações conectadas a alterações dos parâmetros de homeostase celular (pH, concentração de cálcio, AMPc e concentração de ATP) e um equilíbrio dinâmico entre oxidantes e redutores.

A interação da luz *laser* em baixa intensidade com o tecido resulta em efeitos analgésicos, anti-inflamatórios e antiedematosos, assim como participa da aceleração do processo de cicatrização.

Com base no esquema apresentado na Figura 20.5 e após a absorção inicial da luz, ocorrem efeitos que se distribuem

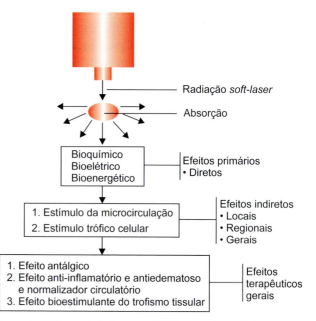

Figura 20.5 Resumo de Cruanes (1984) para efeitos do *laser* de baixa intensidade. (Traduzida e colorida por Silveira, 2001.)

---
*__Citocromos:__ são *proteínas*, geralmente ligadas a uma membrana, que contêm *grupos heme* e que efetuam o transporte de *elétrons*.
**__Mitocôndria:__ é uma *organela celular* importante para a respiração celular. É abastecida por substâncias orgânicas, como *oxigênio* e *glicose*, as quais processa e converte em energia na forma de *ATP*.

em fases ou estágios, caracterizados por momentos dos diversos tipos de células e tecidos.

Os efeitos primários ou diretos do *laser* são descritos a seguir:

- **Bioquímicos:** com base na dispersão de substâncias inflamatórias e na modificação de reações enzimáticas, promovem a instalação da histamina na circulação de pequeno calibre, resultando em alteração vascular e inibição da atuação das prostaglandinas, e evitam o acúmulo de radicais ligados à manifestação álgica.
- **Bioelétricos:** por meio da maior produção de ATP, influenciam diretamente a ação da bomba de sódio e potássio (Na/K) e proporcionam aumento em sua efetividade em razão da repolarização.
- **Bioenergéticos:** resultantes do aumento do aporte energético local (ATP), facilitam o equilíbrio energético entre a demanda física e a necessidade de obtenção de energia.

Na sequência, os efeitos secundários ou indiretos do *laser* se manifestam por meio do estímulo da microcirculação que resulta da ação da histamina, após a degranulação dos mastócitos, mantendo os esfíncteres pré-capilares abertos, promovendo maior aporte sanguíneo na região e também estimulando o trofismo celular justificado pelo aumento da produção do ATP e da velocidade das mitoses, reduzindo o tempo de cicatrização tecidual.

Os efeitos terapêuticos gerais proporcionados pelo *laser* de baixa intensidade sobre os tecidos vivos são:

- **Analgesia:** ocorre estabilização da membrana celular por hiperpolarização em razão da obstrução dos canais de potássio ao se reorientarem as camadas de lipoproteínas da membrana, dificultando sua despolarização e diminuindo o efeito álgico da bradicinina e da prostaglandina em seus receptores; promove a eliminação de substâncias algógenas e redução na síntese de prostaglandinas, evitando a redução no limiar de excitabilidade dos receptores dolorosos. Ocorre ainda a liberação de substâncias morfinomiméticas, como as encefalinas e as endorfinas, com estímulo à precipitação local de betaendorfina.
- **Anti-inflamatório:** com base na ação das prostaglandinas (inibindo a concentração de agentes causadores de quadro álgico local), favorece o equilíbrio do pH na região; promove aceleração da microcirculação, originando alterações na pressão hidrostática capilar com reabsorção do edema e eliminação do acúmulo de catabólitos intermediários, como os ácidos pirúvico e lático; e, finalmente, após liberação de prostaglandinas, a partir do ácido araquidônico, ocorre sua transformação em prostaciclina.
- **Antiedematoso:** promove o estímulo para a absorção do edema por microcapilares linfáticos em razão da quebra de radicais que possam se encontrar depositados em seus *gaps*, dificultando a passagem do líquido entre os meios.
- **Cicatrizante:** maior disponibilidade da molécula de ATP, influenciando diretamente o aumento e a velocidade das mitoses, estimulando a condução de nutrientes pela microcirculação e acelerando a recuperação da área lesionada.

A bioestimulação em odontologia engloba a estimulação da proliferação fibroblástica, a ativação fagocitária das células do sistema imune, a quimiotaxia para leucócitos, o direcionamento e a seleção do sistema imune, o aumento da produção de queratina e a mobilidade dos queratinócitos, ativando ainda a proliferação, a diferenciação e a calcificação dos osteoblastos.

Especificamente sobre a circulação, ocorrem mecanismos de dilatação capilar nos esfíncteres terminais desses vasos, promovendo aumento da circulação após a aplicação do *laser*. Esse efeito depende não apenas do efeito físico da luz nos receptores celulares, mas também da ativação dos mediadores do balanço vascular humoral, como a liberação de histamina e serotonina.

A irradiação do *laser* de baixa intensidade sobre tecidos vivos é possível sob as mais diversas formas, como sobre os mastócitos, promovendo sua degranulação.

Foi comprovado o aumento na quantidade do fluido drenado do sulco gengival, em gengivas humanas clinicamente normais, após aplicação de um *laser* de diodo (AsGa, λ = 904nm), sendo registrado aumento de 100% das medidas volumétricas do fluido sulcular gengival de 30 pacientes voluntários, com gengivas clinicamente normais, realizadas pelo *Periotron*, antes e após a irradiação, o que comprova a eficácia do *laser* como ativador da circulação local e a maior transudação desse fluido para o interior do sulco gengival.

A ativação da drenagem do exsudato de bolsas periodontais após aplicação de *laser* de diodo (AsGa, λ = 904nm), também em gengivas humanas de 30 pacientes com doença periodontal, foi comprovada por meio de medidas volumétricas realizadas pelo *Periotron 8000*, e os autores concluíram que essas medidas também registraram aumento significativo do volume de drenagem de exsudato de bolsas periodontais, o que resultou na redução de elementos nocivos aos tecidos periodontais, além de maior renovação da celularidade, das imunoglobulinas e do sistema complemento, melhorando os mecanismos de defesa orgânicos locais.

O *laser* aplicado 3mm abaixo das papilas gengivais amplia o aporte sanguíneo local e o trofismo celular, com consequentes aumento da microcirculação, redução do edema e diminuição do quadro doloroso, o que evidencia a eficácia de ações analgésicas e anti-inflamatórias nos casos de gengivite e periodontite, além do efeito inibitório sobre as prostaglandinas E_2 nas células gengivais humanas.

Em outra pesquisa, Qadri e cols. (2005) selecionaram 17 pacientes com bolsas periodontais medindo menos de 7mm, realizaram controle de placa e raspagem, fizeram a coleta do fluido sulcular gengival com papel absorvente e obtiveram medidas de volume pelo *Periotron 8000*. Após 1 semana trabalhando em um dos lados da boca do paciente, foram aplicados *lasers* de diodo InGaAlP λ = 635nm e AsGaAl λ = 830nm, com energias de 4 e 8J/cm² e intensidades variando de 50 a 350mW/cm². No material coletado foi analisada a atividade de elastase, interleucina 1β (IL-1β) e metaloproteinase-8 (MMP-8), assim como foram examinados na placa subgengival 12 tipos de bactérias por meio de sonda de DNA.

Os resultados mostraram que: (1) os níveis de profundidade de sondagem e os índices de placa gengival estavam mais reduzidos no grupo *laser* do que no de controle; (2) o volume do fluido sulcular gengival era maior no grupo *laser* do que no de controle; (3) MMP-8 subiu no grupo de controle e a elastase, no grupo *laser*. Ao final do experimento, os autores concluíram que a laserterapia reduziu o processo inflamatório.

Em sete pacientes portadores de doença periodontal que necessitavam de gengivectomia na área dos pré-molares, nos quadrantes superiores ou inferiores dos lados direito e esquerdo, após o procedimento cirúrgico proposto, um dos quadrantes foi submetido à irradiação com *laser* de baixa intensidade, emitindo 50mW de potência na região do espectro eletromagnético visível com λ = 685nm, pelo tempo de 80 segundos e à energia de 4J/cm². O outro quadrante foi utilizado como controle, não sofrendo irradiação, e as feridas tratadas ou não com *laser* foram avaliadas clínica e biometricamente, sendo obtidas fotografias nos períodos pré-operatório, pós-operatório imediato, em 3 dias, 7 dias, 14 dias, 21 dias, 28 dias e 35 dias, as quais foram encaminhadas a três especialistas em periodontia para análise qualitativa da reparação. Os dados obtidos foram analisados estatisticamente e os resultados da análise biométrica mostraram diferenças significativas no grupo *laser* no 21º e 28º dias. A avaliação clínica mostrou melhora na qualidade da reparação tecidual principalmente após o terceiro dia, quando o grupo *laser* foi considerado melhor do que o grupo de controle.

De 30 voluntários entre 18 e 60 anos de idade, com estruturas dentais e periodontais clinicamente normais, foram selecionadas seis áreas gengivais interproximais anteriores de cada paciente, sendo três na maxila e três na mandíbula. Na maxila, uma área não recebeu nenhum tipo de irradiação, uma foi submetida à irradiação por *laser* de baixa intensidade (λ = 780nm) e a outra à irradiação por *laser* de λ = 680nm. O mesmo procedimento foi repetido na mandíbula. O protocolo consistiu na dose de 150J/cm² à potência de 40mW (área de *spot* de 0,04cm²) para os diferentes tipos de *laser*, com tempo de irradiação de 2 minutos e meio.

De acordo com os resultados, é possível afirmar que, nas comparações entre variações de volume e presença celular, os *lasers* promoveram aumento do volume do fluido sulcular gengival drenado, assim como aumento do número de macrófagos presentes em sua composição, mas somente o *laser* λ = 680nm promoveu redução no número de neutrófilos presentes. Os testes de variação de temperatura indicaram que a aplicação dos *lasers* de baixa intensidade sobre os tecidos gengivais promoveu uma mudança média menor do que 0,5ºC, não ocasionando dano térmico.

O estímulo da laserterapia sobre o tecido ósseo tem obtido efeitos promissores, podendo atuar de duas maneiras sobre a formação óssea: estimulando a proliferação celular, especialmente a proliferação de células que formam nódulos de linhagem dos osteoblastos, e estimulando a diferenciação celular, especialmente para precursores, resultando em aumento do número de células osteoblásticas diferenciadas com consequente aumento da formação óssea.

Para finalizar, a laserterapia é usada na odontologia especificamente como medida auxiliar no tratamento por promover:

- Efeitos de analgesia e anti-inflamatórios, proporcionando conforto maior ao paciente.
- Efeitos bioestimuladores teciduais, como ativação do sistema imunológico, aumentando seu poder de fagocitose, acelerando a reparação tecidual, estimulando a osteogênese, reduzindo o tempo de mitose no tecido epitelial e estimulando os fibroblastos a promoverem a reorganização do tecido conjuntivo.
- Inativação de agentes infecciosos em associação à utilização de corantes, como na terapia fotodinâmica antimicrobiana (aPDT).

A Figura 20.6 ilustra os diversos efeitos biológicos produzidos nos tecidos da cavidade bucal após o uso de *laser* de baixa intensidade.

GRANDEZAS DOSIMÉTRICAS

Para a utilização do *laser* e a compreensão e o alcance dos efeitos que se deseja obter, é necessário conhecer a dosimetria e entender as duas grandezas que estão relacionadas: densidade de potência (intensidade ou irradiância) e densidade de energia (dose).

A densidade de potência é representada pela fórmula a seguir:

$$I = \frac{P(W)}{A(cm^2)}$$

em que P é a quantidade de potência em watts e A é a área em centímetros quadrados onde essa potência será depositada.

A densidade de energia é representada pela equação a seguir, em que P é a potência expressa em watts, T é o tempo expresso em segundos e A é a área em cm²:

$$I = \frac{P(W) \cdot T(s)}{A(cm^2)}$$

As energias e doses utilizadas na laserterapia para fotobiomodulação estão sugeridas no Quadro 20.1.

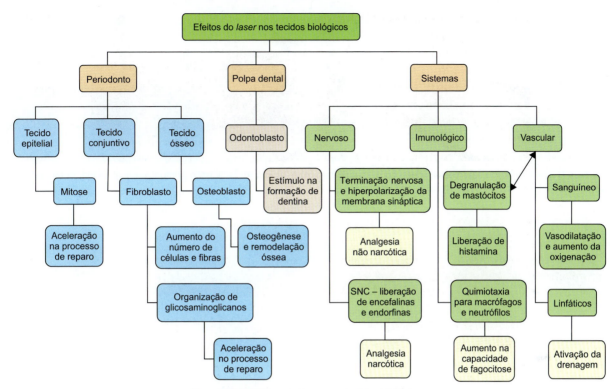

Figura 20.6 Efeitos do *laser* nos tecidos biológicos.

Quadro 20.1 Sugestão de energias com valores de energia

Efeito		Energia	Doses (*spot* 0,04cm²)	Doses (*spot* 0,03cm²)
Antálgico	Dor muscular	2 a 4 joules	50 a 100 joules/cm²	70 a 140 joules/cm²
	Dor articular	4 a 8 joules	100 a 200 joules/cm²	140 a 210 joules/cm²
Anti-inflamatório	Lesões agudas	1 a 6 joules	25 a 150 joules/cm²	35 a 214 joules/cm²
	Lesões crônicas	4 a 8 joules	100 a 200 joules/cm²	100 a 210 joules/cm²
Regenerativo		3 a 6 joules	75 a 150 joules/cm²	105 a 210 joules/cm²
Circulatório		1 a 3 joules	25 a 75 joules/cm²	35 a 105 joules/cm²

Aplicações pontuais são mais confiáveis, não sendo aconselhável ultrapassar a quantidade de energia de 15 joules sobre um ponto em uma única aplicação, uma vez que não se observam melhores resultados quando são aplicadas energias maiores.

APLICABILIDADE CLÍNICA DA LASERTERAPIA

- **Hipersensibilidade dentinária:** demonstração da utilização dos *lasers* de baixa intensidade no tratamento da hipersensibilidade dentinária, irradiação sobre as faces vestibulares dos dentes, auxiliando a analgesia e a formação de dentina secundária. Pós-raspagem e alisamento radiculares para redução da hipersensibilidade dentinária e aumento na velocidade de reparo tecidual (Figuras 20.7*A* e *B*).
- **Reparo dos tecidos moles:** demonstração da utilização de *lasers* em baixa intensidade no auxílio da resolução de hematomas, lesões herpéticas, aftas, úlceras traumáticas, cicatrização pós-cirúrgica, queilites angulares e nas mucosites (analgesia, efeito anti-inflamatório e aumento na velocidade de reparação tecidual). O protocolo consiste, em média, no uso de três a sete aplicações (*laser* 680nm ou 780nm), técnica de aplicação pontual na altura da área ulcerada, energia de 6 joules por aplicação, dose de 150j/cm², com frequência diária em caso de dor espontânea e a cada 48 horas nos demais casos:
  - **Hematoma** (Figuras 20.8*A* a *D*).
  - **Herpes labial** (Figuras 20.9*A* a *D*).
  - **Estomatite herpética** (Figuras 20.10*A* a *E*).
  - **Úlcera traumática** (Figuras 20.11*A* a *C*).
  - **Cicatrização pós-cirúrgica:** no pós-operatório, em gengivectomia, como efeito analgésico, anti-inflamatório e reparador tecidual (Figuras 20.12*A* a *D* e 20.13*A* a *E*).

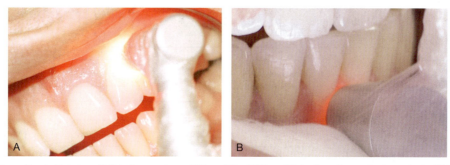

Figura 20.7A e B Tratamento de hipersensibilidade com *laser* 660nm (**A**) e 785nm (**B**) (aplicação pontual cervical, diária, potência de 100mW por 60 segundos – 6 joules de energia – dose de 150J/cm^2).

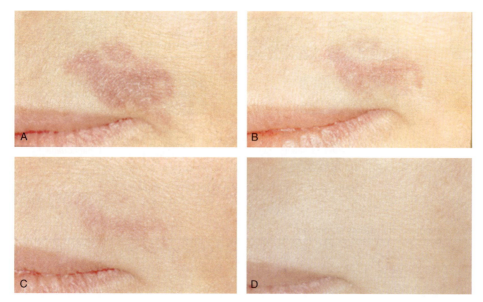

Figura 20.8A a D Hematoma após aplicação de hidrogel, lábio superior esquerdo, aplicação diária: 03,04,05,08/09/01, quatro aplicações, 3 joules/cm^2 – vermelho – 688nm pulsado, 36 Hertz, técnica de aplicação pontual.

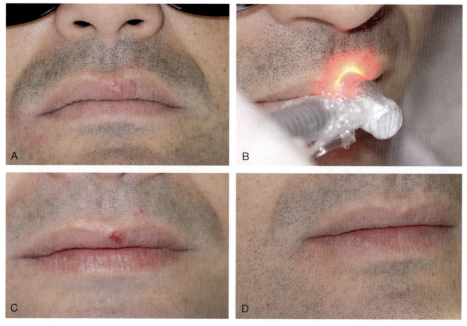

Figura 20.9A a D Lesão herpética, lábio superior, três aplicações diárias, 6 joules/cm^2 – vermelho – 688nm, potência de 100mW por 60 segundos/ponto; técnica de aplicação pontual. Diária com o objetivo de ativar a circulação, desativar o DNA viral, aumentar a imunidade local e a analgesia e acelerar a cicatrização.

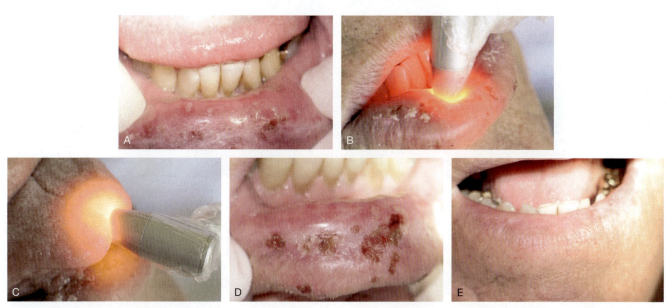

Figura 20.10 A a E Estomatite herpética, cavidade bucal inteira, quatro aplicações diárias, 6 joules/cm^2 – vermelho – 688nm, potência de 100mW por 60 segundos/ponto, técnica de aplicação pontual. Diária com o objetivo de ativar a circulação, desativar o DNA viral, aumentar a imunidade local e a analgesia e acelerar a cicatrização.

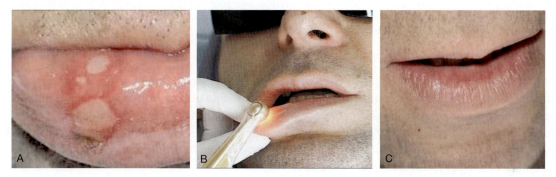

Figura 20.11 A a C Lesão ulcerativa em lábio inferior, três aplicações diárias, 6 joules/cm^2 – vermelho – 688nm, potência de 100mW por 60 segundos/ponto, técnica de aplicação pontual. Diária ou a cada 2 dias com o objetivo de ativar a circulação, aumentar a imunidade local e a analgesia e acelerar a cicatrização.

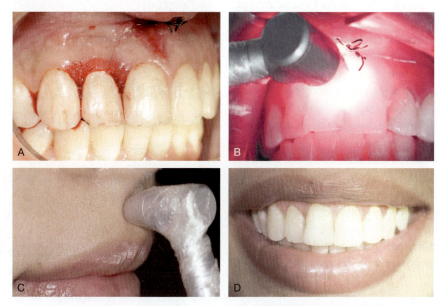

Figura 20.12 Gengivectomia (pós-operatório de 7 dias). **A** Imagem clínica, elemento dental 12, pós-gengivectomia. **B** Irradiação com *laser* vermelho intraoral (660nm). **C** Irradiação com *laser* infravermelho extraoral (780nm). **D** Pós-operatório de 15 dias.

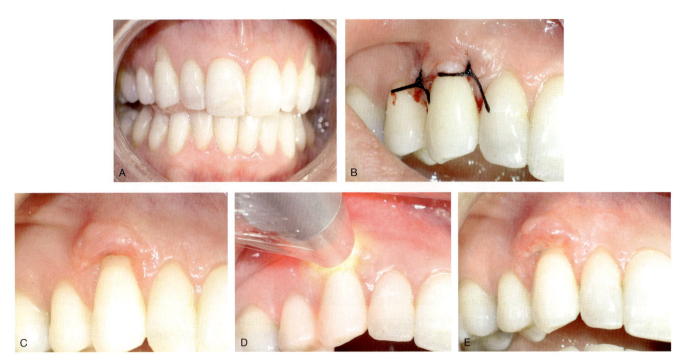

Figura 20.13 Enxerto gengival (pós-operatório de 7 dias) – imagem clínica, elemento dental 13. **A** Aspecto clínico do enxerto de 7 dias e remoção de sutura. **B** e **C** Irradiação com *laser* vermelho (660nm), pontual, 8 joules de energia sobre a área enxertada. **D** Irradiação com *laser* vermelho (660nm) – área receptora. **E** Imagem clínica após 1 semana.

- **Mucosite:** manifestação, inicialmente oral, ulcerativa e difusa, com maior predileção pela mucosa não queratinizada, aparecendo em pacientes submetidos a altas doses de quimioterapia e/ou radioterapia de cabeça e pescoço e afetando a proliferação celular com atrofia do epitélio e perda da barreira de proteção. A laserterapia tem sido efetiva no controle da dor e no reparo tecidual tanto no tratamento preventivo como no curativo de pacientes portadores de mucosite oral induzida por quimioterapia e radioterapia de cabeça e pescoço.
- **Reparo dos tecidos ósseos:** em lesões perirradiculares, a efetividade na velocidade de reparo ósseo na área de contato osso-implante tem sido demonstrada quando são utilizadas 10 sessões do *laser* infravermelho. Os resultados nos percentuais de cálcio e fósforo foram significativamente maiores no grupo irradiado do que no controle.

Em lesões que exijam tratamento complexo e extenso, melhores resultados podem ser obtidos por meio da terapia de baixa intensidade, possibilitando que a região restabeleça uma situação de saúde sem comprometimento do serviço protético.
- *Laser* como coadjuvante no tratamento de lesões perirradiculares causadas por perfuração radicular (Figuras 20.14*A* e *B*).

A fotobiomodulação óssea pode também ser associada aos enxertos ósseos autógenos e alógenos, e a laserterapia em baixa intensidade pode auxiliar muito as condutas de tratamento em caso de lesões ósseas, diminuindo o tempo de reparo e cicatrização das lesões perirradiculares e proporcionando conforto aos pacientes, além de favorecer a movimentação ortodôntica (Figuras 20.15*A* a *C*).

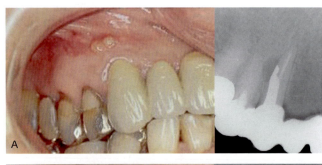

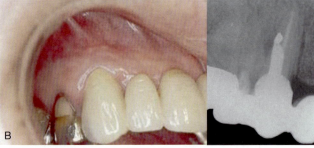

Figura 20.14 Terapêutica de lesão periapical, dente 13, tratamento endodôntico inicial, cirurgia apical e perfuração, persistência da fístula, vestibular, três aplicações por semana, 15 aplicações em alta emissão, 9 joules por aplicação, técnica de aplicação pontual. **A** Aspecto antes da aplicação do *laser*. **B** Aspecto posterior à aplicação.

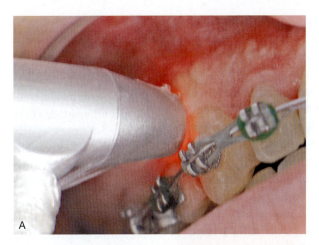
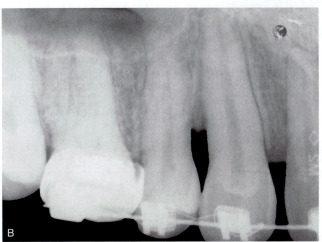
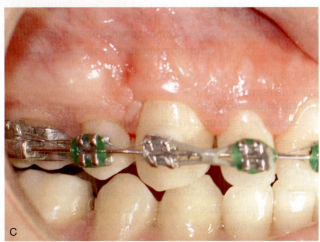

Figura 20.15 Terapêutica auxiliar para movimentação ortodôntica, dente 13, vestibular, três aplicações por semana, 15 aplicações em alta emissão, 6 joules por aplicação, técnica de aplicação pontual. **A** Aspecto clínico com aplicação do *laser*. **B** Aspecto radiográfico. **C** Aspecto clínico após finalização da movimentação.

TERAPIA FOTODINÂMICA ANTIMICROBIANA COMO COADJUVANTE NA REDUÇÃO MICROBIANA NO TRATAMENTO PERIODONTAL

A terapia fotodinâmica antimicrobiana (*Antimicrobial Photodynamic Therapy*) é uma modalidade de fototerapia em que três fatores atuam concomitantemente: o fotossensibilizador, uma fonte de luz e o oxigênio.

Oscar Raab, em 1900, foi o primeiro pesquisador a descrever a ação do corante acridina sobre uma espécie de protozoário (*Paramecia*) causador da malária, demonstrando sua sensibilização letal. Em medicina, Trappeiner, em 1903, foi o primeiro a utilizar o corante eosina e a exposição à luz para o tratamento de um câncer de pele.

Na década de 1990, Dobson e Wilson demonstraram bons resultados na redução bacteriana com a utilização do *laser* de He-Ne (Hélio-Neônio), $\lambda = 632,8$ nm e 7,3 mW de potência, associado aos fotossensibilizadores azuis de toluidina (TBO), azul de metileno (MB), ftalocianina e hematoporfirinas. Foram testadas as bactérias *Streptococcus sanguis*, *A. actinomycetemcomitans*, *Fusobacterium nucleatum* e *Porphyromonas gingivalis* isoladas do biofilme subgengival de pacientes com periodontite crônica. Os autores concluíram que o *laser* em baixa intensidade, associado ao corante apropriado, pode ser efetivo como tratamento coadjuvante ao desbridamento mecânico em inflamações periodontais.

A terapia fotodinâmica antimicrobiana (aPDT) tem emergido como tecnologia a ser utilizada para redução microbiana, uma vez que o uso indiscriminado de agentes antimicrobianos tem promovido a seleção natural de microrganismos resistentes e criado a oportunidade de recombinação genética dos fatores de resistência e mutação.

A aPDT é uma forma de fototerapia fundamentada na utilização de substâncias com propriedades fotossensibilizadoras que se ligam às células microbianas presentes nos tecidos biológicos e em sua ativação por uma luz com comprimento de onda específico (ressonante com o corante). Após a irradiação, a molécula do fotossensibilizador passará para um estado mais excitado e, voltando ao estado mais estável, transferirá essa energia para o sistema, propiciando efeito fotoquímico (produção de radicais livres e oxigênio singleto), que normalmente ocasiona a morte celular.

As fontes de luz para utilização na aPDT são principalmente os *lasers* que emitem em baixa intensidade e os LED (*Light Emitting Diodes*), sendo os mais utilizados os comprimentos de onda no vermelho do espectro visível, com resultados satisfatórios na redução microbiana das bactérias periodontopatógenas (*Fusobacterium nucleatum, Aggregatibacter actinomycetemcomitans* e *Prevotella intermedia*), utilizando como fotossensibilizador o azul de toluidina a 0,01%.

A terapia fotodinâmica pode ser um instrumento coadjuvante eficaz no tratamento da doença periodontal (Figuras 20.16A a I), podendo ser usada na fase de controle da infecção como um agente antimicrobiano local. Os pacientes especiais (cardiopatas, imunossuprimidos, diabéticos, com alterações respiratórias e outros) constituem um grupo relevante para seu uso antes da raspagem e alisamento radicular na redução microbiana dos sítios em atividade. A terapia fotodinâmica pode ser, também, coadjuvante nas infecções agudas, como, por exemplo, nos abscessos periodontais (Figuras 20.17A a G).

Laser em alta intensidade

As primeiras referências na literatura ao uso dos *lasers* de alta intensidade em odontologia podem ser creditadas a Stern e Sognnaes, os quais irradiaram e avaliaram a utilização dos *lasers* em esmalte e dentina.

Dentre os *lasers* estudados podem ser citados: Nd:YAG, Er:YAG, ErCr:YSGG, CO_2 e os diodos, os quais são indicados principalmente para ablação de tecidos mineralizados, frenectomia, cunha distal, remoção de tecido mole, gengivectomia, gengivoplastia, remoção de fibromas, ulectomia, biópsias, coagulação em áreas doadoras de enxerto gengival livre e redução microbiana nas bolsas periodontais.

A ação do *laser* em alta intensidade é caracterizada principalmente pelo predomínio do efeito fototérmico que, após a absorção da luz pelos tecidos, gera um aquecimento clinicamente identificável, resultando em áreas de vaporização, carbonização, coagulação e hipertermia (Figura 20.18).

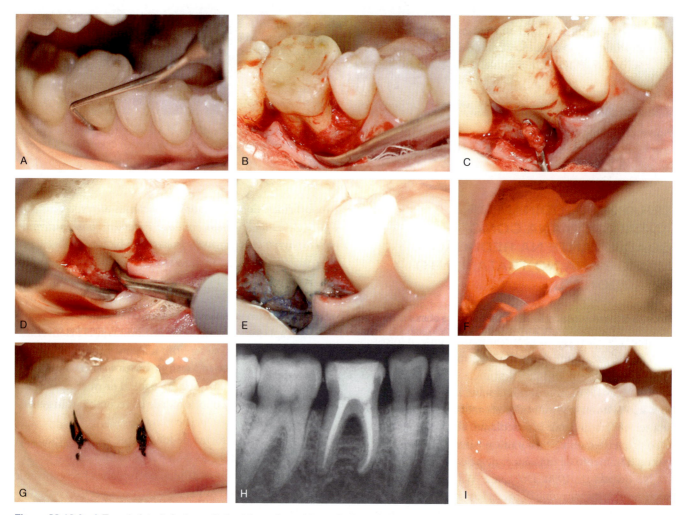

Figura 20.16 A a I Terapia fotodinâmica antimicrobiana, dente 46, vestibular, aplicação corante, aplicação no transoperatório, em alta emissão, 660nm, 4 joules, 100mW, por aplicação, técnica de aplicação pontual. Aspecto clínico com aplicação do corante e irradiação a *laser* (**E** e **F**). Posteriormente, repetiu-se o protocolo de aPDT.

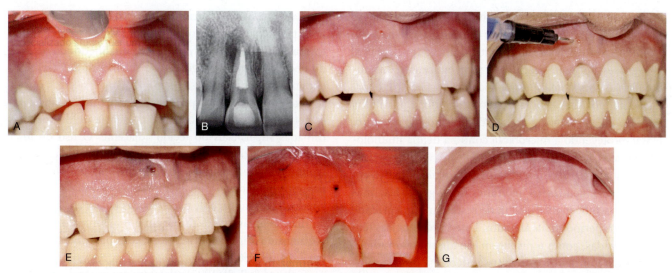

Figura 20.17 A a G Terapia fotodinâmica antimicrobiana, Abscesso periapical, dente 11, vestibular, aplicação do corante, aplicações em alta emissão, 100mW, 4 joules por aplicação, técnica de aplicação, 40 segundos, pontual. Aspecto clínico com aplicação do corante e irradiação do *laser* vestibular e lingual (**D** e **E**).

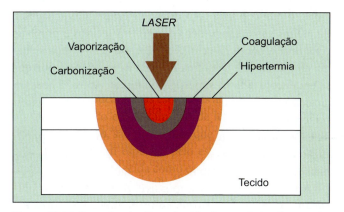

Figura 20.18 Camadas de alterações térmicas após irradiação a *laser* em alta intensidade.

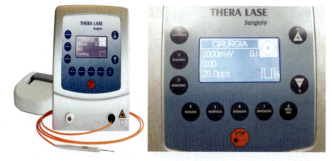

Figura 20.19 Equipamento de *laser* diodo de alta intensidade – Thera Lase Surgery – DMC. Comprimento de onda *laser* infravermelho: 808nm ± 10nm; potência útil do emissor infravermelho: 4,5W ± 20%; diâmetro da fibra: 400 ou 600mm; modo de exposição: contínuo, pulso único e repetitivo; exposição repetitiva: duração do pulso: 0,5 a 95ms.

Quanto ao mecanismo de interação da luz com os diferentes tipos de tecido, é necessário entender os coeficientes de reflexão, absorção e espalhamento para determinado comprimento de onda; além disso, devem ser compreendidas as propriedades térmicas, como a condutividade térmica e a capacidade térmica dos tecidos. Quanto ao *laser* em si, devem ser conhecidos o comprimento de onda, a energia aplicada, a potência de pico, a área focal e o intervalo e o tempo de aplicação.

A utilização do *laser* de diodo de alta intensidade (Figura 20.19) para redução da microbiota subgengival no tratamento não cirúrgico, como coadjuvante dos procedimentos de raspagem, constitui uma excelente ferramenta auxiliar periodontal, e quando usado com o parâmetro de energia correto não se observam danos aos tecidos adjacentes.

Nos tecidos irradiados é observado o selamento dos vasos sanguíneos e dos vasos linfáticos, e dificilmente ocorrerá bacteriemia em razão da temperatura atingida na superfície do tecido durante a irradiação.

Na maioria dos casos não exige sutura e apresenta traumatismo mecânico mínimo, redução do tempo cirúrgico e da dor pós-operatória, além de melhor aceitação pelo paciente.

Efeito antimicrobiano do *laser* de alta intensidade

O crescimento exacerbado de bactérias periodontopatogênicas no biofilme dental resulta no desenvolvimento das doenças periodontais. Essas bactérias gram-negativas e anaeróbias predominam nos sítios subgengivais acometidos pela doença. Em bolsas periodontais, com sangramento e secreção purulenta, tem sido detectada a presença significativa de *Porphyromonas gingivalis, Tannerella forsythia, Prevotella intermedia, Prevotella nigrescens, Eikenella corrodens, Campylobacter rectus, Capnocytophaga ochracea, Capnocytophaga sputigens* e *Treponema denticola*, bactérias que correspondem aos complexos vermelho e laranja, e *Aggregatibacter actinomycetemcomitans*.

Os fatores de virulência bacterianos incluem: síntese de adesinas, substâncias tóxicas e enzimas; capacidade de invadir tecidos e causar dano tecidual direto (proteinases, colagenases, lipopolissacarídeos e proteoglicanas); estímulo e evasão ao sistema imunológico do hospedeiro; e formação de biofilme. A organização do biofilme possibilita a adesão e a persistência de microrganismos na estrutura dental, protegendo a microbiota contra a defesa imunológica e a ação de antimicrobianos.

O tratamento das doenças periodontais consiste em remover não apenas os biofilmes supragengivais, mas também os subgengivais, além de restaurar a integridade dos tecidos periodontais afetados. Diferentes técnicas têm sido utilizadas, como a raspagem e o alisamento radicular, o uso de antibióticos e antissépticos e a terapia fotodinâmica antimicrobiana. A utilização dos *lasers* de alta intensidade como terapia periodontal adjuvante tem sido avaliada em virtude de sua capacidade de reduzir a viabilidade bacteriana. A atividade antimicrobiana desses *lasers* resulta dos efeitos fototérmicos, diferenciando-se dos efeitos fotoquímicos induzidos pela luz emitida pelos *lasers* de baixa intensidade, usados na terapia fotodinâmica antimicrobiana.

A utilização do *laser* de diodo associado à raspagem e ao alisamento radicular melhorou significativamente os parâmetros clínicos e reduziu os níveis de citocinas pró-inflamatórias (IL-1β e IL-6) e metaloproteinases. Na comparação da eficácia clínica e da redução bacteriana por 6 meses em pacientes acometidos pela periodontite crônica, ao utilizarem raspagem e alisamento radicular associados ou não ao *laser* diodo com 1,5W de potência, os autores verificaram melhora significativa dos parâmetros clínicos e redução bacteriana nesses grupos testados.

A efetividade do tratamento de bolsas periodontais com Nd:YAG pulsado resultou em redução significativa do nível de bactérias periodontopatogênicas, e os efeitos dessa redução bacteriana se estenderam por várias semanas após o tratamento.

Nesse estudo foi avaliada a eficiência da curetagem da bolsa periodontal com *laser* de Nd:YAG, relacionada com a quantidade de microrganismos. Em primeiro lugar foi feita curetagem manual subgengival, seguida pela aplicação do *laser* em 18 bolsas periodontais. Duas observações foram feitas com intervalos de 1 semana e concluiu-se que a aplicação do Nd:YAG com 400μm de diâmetro da fibra óptica como sistema de entrega e ajustado a 2W de potência e frequência de 20Hz foi eficaz, levando à desinfecção da bolsa periodontal.

Autores relataram que aplicações subgengivais com *laser* Nd:YAG em associação ao tratamento convencional são mais efetivas na redução e inibição da recolonização das seguintes espécies bacterianas: *Bacteroides* spp, *Fusobacterium* spp, *Actinomyces* spp e *Veillonella* spp do que seu uso isolado.

A remoção dos tecidos moles ocorre após a absorção do feixe pela água celular do tecido, com vaporização e transformação do tecido em fumaça, acompanhados da oclusão de pequenos vasos sanguíneos e selamento das terminações nervosas periféricas.

Na remoção de hiperplasias mediante a utilização de parâmetros adequados, não houve evidência de necrose nas camadas superficiais do tecido adjacente. O uso do *laser* como aliado do tratamento das periodontites é eficaz, destruindo grande quantidade de bactérias periodontopatógenas, em comparação com a terapia convencional. Foi obtida a redução do número de bactérias das bolsas em 7, 14, 28 e 56 dias, comparando a raspagem e o alisamento radicular sozinhos e retardando a recolonização bacteriana em 50% em 7, 14, 28 e 56 dias.

Colvard & Pick (1993) relataram que o uso do *laser* CO_2 para a cicatrização de feridas da pele ou de outros tecidos apresentava uma zona de coagulação da derme. Entre 48 e 72 horas havia um mínimo de infiltrado celular nos tecidos, o que condizia com o fato de o *laser* CO_2 coagular pequenos vasos sanguíneos dentro dos tecidos e prevenir o extravasamento de células em comparação com a cirurgia convencional. Uma fina camada de substância fibrinosa era encontrada na superfície da ferida. Após 72 horas, a cicatrização da ferida com utilização do *laser* CO_2 mostrou pouco infiltrado celular. Uma semana depois, tanto o *laser* de CO_2 como as cirurgias convencionais obtiveram epitelização completa, mas a ferida causada pelo CO_2 ainda exibia sinais de coagulação nos tecidos subjacentes.

Após 2 semanas foi impossível diferenciar a cicatrização com CO_2 da cirurgia convencional. Em outro estudo envolvendo Nd:YAG, Colvard & Pick (1993) relataram resultados diferentes em comparação com os *lasers* CO_2. Após 72 horas, o Nd:YAG mostrou coagulação e efeitos térmicos como o CO_2; entretanto, a profundidade e a extensão lateral foram maiores com o Nd:YAG. Assim como o CO_2, o Nd:YAG apresentou 2 a 4 dias de atraso na cicatrização em relação à cirurgia convencional. Após 1 semana houve a reepitelização completa. Em relação ao *laser* CO_2 o autor descreveu que, por apresentar grande afinidade por água, este tipo de *laser* oferece vantagens para aplicações em tecidos moles, como boa coagulação, vaporização e precisão em incisar os tecidos e esterilização da ferida.

A pigmentação melânica gengival fisiológica consiste em uma variação na coloração gengival oriunda dos melanócitos, aparecendo preferencialmente na gengiva inserida e sendo o resultado do excesso de melanina na camada basal do epitélio durante o período embrionário de desenvolvimento.

Em estudo recente foram avaliados histologicamente os danos térmicos provocados pelos *lasers* de diodo, CO_2 e ErCr:YSGG nos tecidos moles adjacentes à área irradiada.

De acordo com os resultados, esses *lasers* se mostram seguros para essa utilização.

Antes é necessário estabelecer o diagnóstico preciso do tipo de pigmentação para que se possa traçar um plano de tratamento seguro e indicar a remoção dessa pigmentação gengival. Várias técnicas foram utilizadas ao longo dos anos visando à remoção cosmética da pigmentação melânica gengival, como gengivoabrasões, gengivectomias, gengivoplastias, criocirurgias e enxertos gengivais.

Atualmente, alguns tipos de *laser* de alta intensidade, emitindo por comprimentos de onda na faixa do infravermelho próximo do espectro eletromagnético, estão sendo utilizados como alternativa para a remoção dessa pigmentação, seja pela interação de alguns cromóforos absorvedores encontrados nos tecidos, seja pelo processo de ablação e interação com a molécula de água neles presente.

O *laser* de diodo é altamente ressonante com os tecidos pigmentados, tem boa efetividade e está bem indicado para remoção de lesões com pigmentação melânica.

Por ser um processo térmico, a ablação explosiva depende de a radiação *laser* conhecer um cromóforo e ser absorvida pelo tecido. A água é o principal cromóforo para esse fim, seja por sua concentração nos tecidos, seja por sua absorção intensa no infravermelho, ou ainda por sua localização sob camadas do tecido. Em geral, a remoção explosiva de tecido é medida pela água. Altas pressões são geradas pelo rápido aquecimento de camadas de água confinadas abaixo da superfície do tecido, levando a microexplosões.

As propriedades ópticas e térmicas de cada tecido biológico são muito importantes, pois têm papel fundamental na distribuição da radiação *laser* naquele tecido, determinando a extensão e a natureza da resposta tecidual.

A coagulação eficiente evita o uso de cimento cirúrgico periodontal, tornando-se um procedimento simples com excelente hemostasia e mínimo desconforto pós-operatório. Essa hemostasia é superior em razão da formação de uma camada protetora fibrinosa na superfície da ferida, caracterizada como "cimento biológico", ocorrendo também o selamento de terminações nervosas periféricas e reduzindo a dor pós-operatória. As aplicações do *laser* de Nd:YAG de acordo com a Academia Americana de Periodontologia (AAP) em tecidos moles são as seguintes: vestibuloplastia (Figuras 20.20A a C), frenectomia (Figuras 20.21A a C), bridectomia (Figuras 20.22A a F), gengivectomia, cunha distal, remoção de tecido mole em tuberosidade, gengivoplastia, ulectomia, biópsia (Figuras 20.23A a E), coagulação da área doadora de enxerto gengival livre e remoção de leucoplasias.

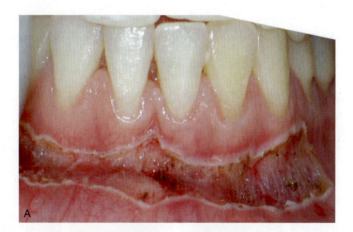

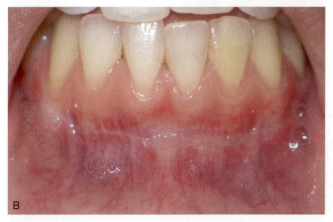

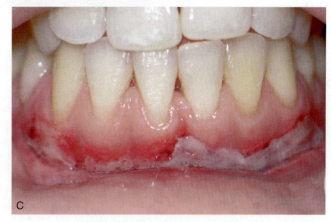

Figura 20.20A a C Irradiação a *laser* em alta intensidade, promovendo mudança no posicionamento do fundo de saco do vestíbulo. Aspecto clínico final.

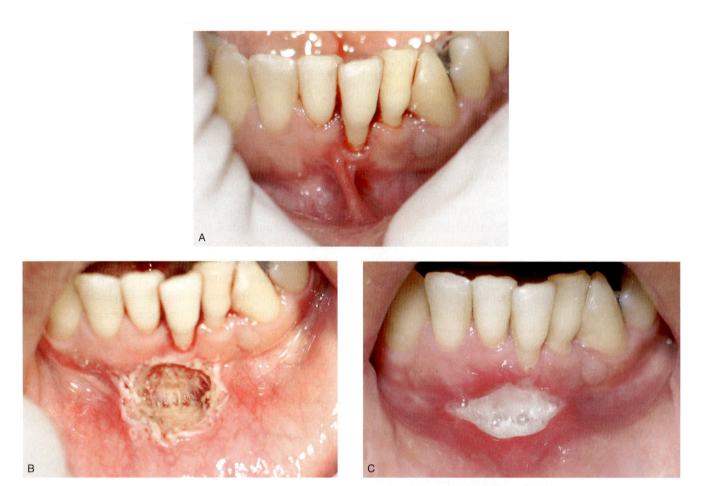

Figura 20.21A a C Irradiação a *laser* em alta intensidade, promovendo remoção do freio labial.

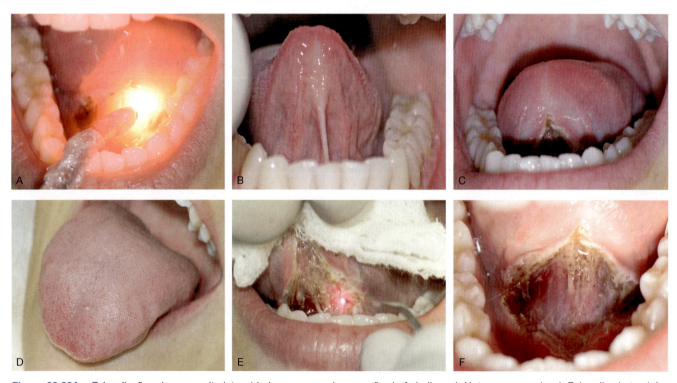

Figura 20.22A a F Irradiação a *laser* em alta intensidade, promovendo remoção do freio lingual. Note o campo visual. Foi realizada também aplicação de laser de baixa intensidade vermelha na área.

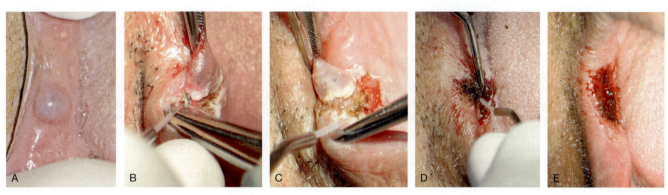

Figura 20.23A a E Irradiação a *laser* de alta intensidade atuando como bisturi para realização de biópsia por excisão com remoção do fragmento.

NORMAS DE SEGURANÇA

Certos cuidados são importantes para o uso de *laser*, como registro no INMETRO e na ANVISA, e se estão de acordo com as normas da ABNT (Norma IEC 825-1:1993; Norma NBR IEC 601-2-22:1997; Norma IEC 825-1:1998 – consolidada) (Figura 20.24).

Normas de segurança internacionais devem ser seguidas para evitar os efeitos deletérios decorrentes do uso inadequado, os quais podem ser diretos (oculares ou cutâneos) ou indiretos (respiratórios, pigmentação cutânea, inalação de vapores tóxicos e partículas contaminadas).

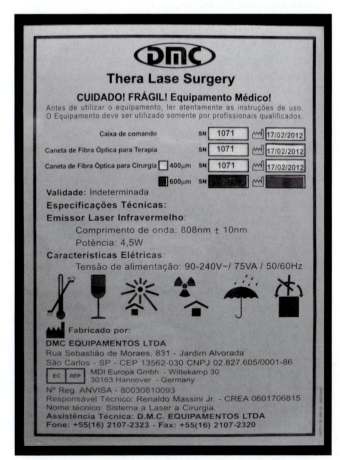

Figura 20.24 Qualidade e informativo do equipamento DMC.

Para utilização do *laser* de classe 3B (baixa intensidade) é necessário o uso de óculos de segurança pelo paciente, o profissional e os assistentes, antes do início da terapia, devendo o equipamento ser acionado somente quando a manopla estiver devidamente posicionada. Deve-se evitar a exposição desnecessária do feixe e promover isolamento relativo nas aplicações intrabucais. Nas aplicações extrabucais, deve-se remover por meio do uso de adstringentes qualquer substância que possa promover reflexão da luz, como, por exemplo, secreção sebácea, maquiagem ou protetor solar.

Para a utilização dos *lasers* de classe 4 (alta intensidade) devem ser seguidas medidas de segurança internacionais, como o uso do conector de intertrava remota, chave de controle geral, bloqueador de feixe ou atenuador (interrompe o feixe), placas de advertência, como sinalizador nas áreas de acesso a locais de uso dos *lasers* classe 3b, evitar reflexões especulares (lentes, janelas, prismas, e divisores de feixe podem refletir o feixe), proteção ocular, óculos específicos para comprimento de onda específico, pedal para acionamento do *laser*, além de proteção contra acidentes e treinamento e capacitação específicos (conhecimento do procedimento a ser executado).

CONSIDERAÇÕES FINAIS

O *laser* de baixa ou alta intensidade ocupa um espaço na execução da conduta terapêutica, possibilitando uma estratégia eficaz e de sucesso com base em investigações científicas direcionadas para comprovar a eficácia da utilização do *laser* como tratamento principal ou coadjuvante das enfermidades bucais.

Bibliografia

Ackroyd R, Kelty C, Brown N, Reed M. The history of photodetection and photodynamic therapy. Photochem Photobiol 2001; 74(5): 656-69.

Almeida-Lopes L, Pinheiro AL. Aplicações clínicas do laser não cirúrgico. In: Brugnera A JR, Pinheiro AL (eds.) Lasers na odontologia moderna, São Paulo: Pancast, 1998. 356 p.

Alves VTE, Andrade AKP, Toaliar JM et al. Clinical and microbiological evaluation of high intensity diode laser adjutant to nonsurgical periodontal treatment: a 6-month clinical trial. Clinical Oral Investigations 2013; 17:87-95.

Amorim JCF, Sousa GR, Silveira LB. Clinical study of the gingiva healing after gingivectomy and low-level laser therapy. Photomedicine & Laser Surgery 2006; 24:588-94.

Atsawasuwan P, Greethong K, Nimmanon V. Treatment of gingival hyperpigmentation for esthetic purposes by Nd:YAG laser: report of 4 cases. Journal of Periodontology 2000; 71:315-21.

Brugnera Junior A, Pinheiro ALB. Lasers na odontologia moderna. São Paulo: Pancast, 1998:356.

Brugnera Júnior A, Santos AECG, Bologna ED et al. Atlas de laserterapia aplicado a clínica odontológica. São Paulo: Livraria Santos Editora, 2003. 120 p.

Carranza F. Periodontia clínica. 5. ed. Rio de Janeiro: Guanabara Koogan. 1986:2-21.

Cecchini SCM. Estudo in vitro das aplicações do laser de Hólmio: YLF em esmalte e dentina, visando à realização de cirurgia de acesso endodôntico e preparo cavitário. Dissertação de Mestrado. Universidade de São Paulo, São Paulo, 1995.

Cercadillo-Ibarguren I, Tost AE, Domínguez JA. Histologic evaluation of thermal damage produced on soft tissues by CO_2, Er,Cr:YSGG and diode lasers. Med Oral Patol Oral Cir Bucal 2010; 15:e912-8.

Chan Y, Lai CH. Bactericidal effects of different laser wavelengths on periodontopathic germs in photodynamic therapy. Lasers Med Sci 2003; 18(1):51-5.

Clayman L, Kuo P. Laser in maxillofacial surgery and dentistry. New York: Thieme, 1997:37-44.

Cruanes JC. La terapia láser, hoy. 1. ed. Barcelona: Centro de Documentación Laser de Meditec S.A., 1984. 164 p.

Freire Júnior O, Carvalho Neto RA. O universo dos Quanta – uma breve história da física moderna. São Paulo: FTD, 1997.

Garcez Segundo AS, Souza FR, Nunez SC et al. Terapia fotodinâmica em odontologia: laser de baixa potência para redução microbiana. Revista da APCD 2003 Maio/Jun; 57(3):223-6.

Genovese WJ. Laser de baixa intensidade. In: Aplicações terapêuticas em odontologia. São Paulo: Santos, 2007. 130 p.

Gutknecht N, Fischer J, Conrads G, Lampert F. Bactericidal effect of the Nd:YAG lasers in laser supported curettage. Proc. SPIE 2973, Lasers in Dentistry III 1997; 221.

Heitz-Mayfield LJA, Lang NP. Comparative biology of chronic and aggressive periodontitis vs. peri-implantitis. Periodontology 2000 2010; 53:167-81.

Herrero C. La pratica aplicada en la terapeutica laser. Barcelona Centro de Documentacion Laser, 1986.

Hibst R, Graser R, Udart M, Stock K. Mechanism of high-power NIR laser bacteria inactivation. J Biophoton 2010; 3:296-303.

Horton JE, Lin PP-Y. A comparison of the Nd:YAG laser used gingivally with root planning. 3rd International Congress on Lasers in Dentistry, Salt Lake City, Utah, 1992: 23.

Kaminer R, Liebow C, Margarone JE, Zambon JJ. Bacteriemia following laser and conventional surgery in hamsters. Journal of Oral and Maxillofacial Surgery 1990; 48:45-8.

Karu T. Low power laser therapy. In: Biomedical photonics handbook. 2003:1-25.

Karu T. Photobiology of low-power laser effects. Health Physics 1989 May; 56(5):691-704.

Karu T. Primary and secondary mechanisms of action of visible to near-IR radiation on cells. J Photochem Photobiol B Biol 1999; 49:1-17.

Komerik N, Nakanishi H, Macrobert AJ. In vivo killing of porphyromonas gingivalis by toluidine blue-mediated photosensitization in an animal model. Antimicrob Agents Chemother 2003; 47(3):932-40.

Lin PP, Rosen S, Beck FM et al. A comparative effect of the Nd:YAG laser with root planing on subgingival anaerobes in periodontal pockets. J Dent Res 1992; 71:299.

Linden GJ, Lyons A, Scannapieco FA. Periodontal systemic associations: review of the evidence. J Clin Periodontol 2013; 40:S8-S19.

Lopes JCA, Lopes RR, Silva KU, Almeida RV. Três diferentes técnicas cirúrgicas empregadas no clareamento gengival. JBC 2000; 4(23):80-9.

Lotufo R et al. Tratamento antimicrobiano em periodontia – Tratamento não cirúrgico. Revista Periodontia 2005; 15(4):109-11.

Maillet HO. Laser: princípios e técnicas de aplicação. São Paulo: Manole, 1987. 538 p.

Mayayo E. Mastócitos y radiaciones láser. Inv y Clínica Laser 1984; 1:24-5.

McQuade MJ. Lasers in general dentistry and periodontics. Texas Dental Journal 1993; 110:7-9.

Mello JB, Mello GPS, Mello LS. Laser de baixa potência. In: Mello JB, Mello GPS (eds.) Laser em odontologia. 1. ed. São Paulo: Santos, 2001. 174 p.

Mida M, Renton-Harper P. Laser in dentistry. Br Dent J 1991; 170:343-6.

Miro L, Coupe M, Charras C et al. Estudio capiloroscópio de la accion de un laser de AsGa sobre la microcirculacion. Inv Clin Laser 1984; 1(2):9-14.

Murphy DG. Dental lasers is the future now? Michigan Dental Assoc 1993; 75:42-6.

Nishihara T, Koseki T. Microbial etiology of periodontitis. Periodontology 2000, 2004; 36:14-26.

Novaes JRAB, Pontes CP, Souza SIS. Uso de matriz dérmica acelular na eliminação de manchas gengivais melânicas. Pract Proced A Dent 2002; 14(8):9-23.

Pfitzner A, Sigusch W, Albrecht V, Glockmann E. Killing of periodontopathogenic bacteria by photodynamic therapy. J. Periodontology 2004; 75:1343-9.

Pick RM, Colvard MD. Current status of laser in soft tissue dental. J Periodontol 1993; 64(7):589-602.

Pimenta LHM. Laser em medicina e biologia. São Paulo: Roca, 1990:85.

Qadri T, Miranda L, Turner J, Gustafsson A. The short-term affects of low-level lasers as adjunct therapy in the treatment of periodontal inflammation. J. Clin Periodontol 2005; 32:714-9.

Raab O. On the effect of fluorescent substances on infusoria. Z Biol 1900; 39:524.

Russo J. Periodontal laser surgery. Dentistry Today 1997; 16:80-1.

Saglam M, Kantarci A, Dundar N, Hakki SS. Clinical and biochemical effects of diode laser as an adjunct to nonsurgical treatment of chronic periodontitis: a randomized, controlled clinical trial. Lasers in Medical Science 2014; 29:37-46.

Silveira JC, Lopes EE. Alguns aspectos do comportamento do mastócito sob ação do raio laser de GaAs 904nm. (Estudo Experimental em cobaias "Cavia porcellus".) Arq Cent Estud, Belo Horizonte, 1991; 28:73-96.

Silveira JC, Lopes EE, Silveira LB. Avaliação quantitativa da drenagem do exsudato de bolsas periodontais supraósseas antes e após a aplicação do raio laser GaAs 904nm. (Estudo em humanos.) Arq Centro Estud Curso Odontol 1992 Jan-Jun; 29(1):57-68.

Silveira JC, Silveira LB. Da influência do raio laser GaAs 904nm na drenagem do fluido do sulco fisiológico gengival em humanos. Periodontia 1992; 1:3-13.

Silveira LB. Avaliação das alterações do fluido crevicular gengival drenado de tecidos gengivais clinicamente normais submetidos à radiação laser em baixa intensidade. (Estudo in Anima nobile). Tese de Doutorado. DEMEC – Departamento de Engenharia Mecânica, UFMG, 2008.

Silveira LB, Prates RA, Novelli MD et al. Investigation of mast cells in human gingival following low-intensity laser irradiation. Photomedicine and Laser Surgery 2008; 26(4):313-9.

Silveira LB, Sousa GR, Ferreira MVL. Fontes de luz. In: Sousa GR, Silveira LB, Ferreira MVL, Soares BM (eds.) Terapia fotodinâmica em odontologia – Atlas clínico. São Paulo: Napoleão, 2013:32-49.

Silveira LB, Sousa GR, Soares BM. Laser aplicado à periodontia. In: Duarte CA, Marcus VMC. Cirurgia periodontal pré-proteica, estética e peri-implantar. 4. ed. São Paulo: Santos, 2015:543-59.

Slots J, Jorgensen MG. Effective, safe, practical and affordable periodontal antimicrobial therapy: where are we going, and are we there yet? Periodontology 2000 2002; 28:298-312.

Soares BM, Sousa GR, Alves AO. Mecanismo da terapia fotodinâmica antimicrobiana. In: Sousa GR, Silveira LB, Ferreira MVL, Soares BM (eds.) Terapia fotodinâmica em odontologia – Atlas clínico. São Paulo: Napoleão, 2013:61-83.

Socransky SS, Haffajee AD. Dental biofilms: difficult therapeutic targets. Periodontology 2000, 2002; 28:12-55.

Socransky SS, Haffajee AD, Cugini MA et al. Microbial complexes in subgingival plaque. J Clin Periodontol 1998; 25:134-44.

Sousa GR. Reparação óssea de lesões perirradiculares tratadas ou não com laser em baixa intensidade (λ = 904nm). (Estudo radiográfico em humanos.) Dissertação de Mestrado. IPEN (Instituto de Pesquisas Energéticas e Nucleares). São Paulo, 2001.

Sousa GR et al. Análise comparativa da emissão de luz por led e lasers emitindo no vermelho do espectro eletromagnético na redução bacteriana de bactérias periodontopatogênicas. Estudo in vitro. Tese de Doutorado. DEMEC – Departamento de Engenharia Mecânica. UFMG, 2007.

Sousa GR, Ferreira MVL, Silveira LB. Terapia fotodinâmica antimicrobiana em periodontia e implantodontia. In: Sousa GR, Silveira LB, Ferreira MVL, Soares BM (eds.) Terapia fotodinâmica em odontologia – Atlas clínico. São Paulo: Napoleão, 2013:84-115.

Sousa GR, Silveira LB, Soares BM et al. Laser de baixa intensidade – Quando e como utilizá-lo. In: Romão Jr., Battaglini CAO (eds.) Reabilitação estética – Novas tendências. São Paulo: Napoleão, 2012:361.

Svelto O. Principles of lasers. New York: Plenum Press, 1989. 494 p.

Tal H, Landsberg J, Kozlovsky A. Cryosurgical depigmentation of the gingiva. J Clin Perion 1987; 14(10):614-7.

Taylor JR, French PMW. How lasers are made. New York: Facts on File Publications – Treshold Books Limited, 1987. 32 p.

Trelles MA. Laser clínico. Aplicações em várias especialidades. In: Pimenta LHM. Laser em medicina e biologia. São Paulo: Roca, 1990:1.

Trelles MA, Mayayo E, Miro L et al. Histamine & low power laser. The Jour Bloodless Med & Surg 1988; 1:15-6.

Trelles MA, Mayayo E. Mast cell are implicated in low power laser effect on tissue. A preliminary study. Laser in Medical Science 1992; 7:73-7.

Trelles MA, Mayayo E, Miro L et al. The action of low reactive level laser therapy (LLLT) on mast cells: possible pain relief mechanism examined. LLLT 1989; 1(1):27-30.

Turnér J, Hode L. Low level laser therapy – Clinical practice and scientific background. Estocolmo: Prisma Books, 1999:59-60.

Walsh LJ. The current status of low laser therapy in dentistry. Part 1. Soft tissue applications. Australian Dental Journal 1997; 42:(4): 247-54.

Welch AJ, Pearce JA, Diller KR et al. Heat generation in laser irradiated tissue. Journal of Biomechanical Engineering 1989; 111:62-8.

Wilson M, Burns T, Pratten J, Pearson GJ. Bacteria in supragingival plaque samples can be killed by low-power laser-light in the presence of a photosensitizer. Journal of Applied Bacteriology 1995; 78(5):569-74.

Wilson M, Dobson J, Sarkar S. Sensitization of periodontopathogenic bacteria to killing by light from a low-power laser. Oral Microbiology and Immunology 1993; 8(3):182-7.

Yeh CJ. Cryosurgical treatment of melanin – pigmented in gingiva oral. Surg Oral Med Pathol Radiol Endod 1998; 86:660-3.

Zezell DM. Interação da luz laser. Apostila do Curso de Mestrado Profissionalizante em Lasers em Odontologia. IPEN/FOUSP, 2005:24-30.

Odontologia Brasileira em Portugal

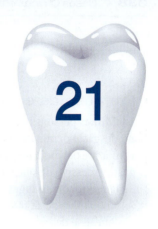

Dhébora Bonfante
Fernando Bonfante
Ana Gonçalves
Cassiano Scapini

INTRODUÇÃO

A odontologia brasileira em Portugal se destacou principalmente nos últimos 20 anos, quando a ida de profissionais brasileiros para esse país modificou todo o panorama até então existente.

Quando ainda não se falava da globalização de recursos médicos especializados, os motivos da migração dos profissionais eram vários, mas eles levaram consigo inovação, reconhecimento e valorização da saúde oral.

Antes da ida dos brasileiros para Portugal, os profissionais dessa área se resumiam aos médicos estomatologistas licenciados em medicina e posteriormente especializados em estomatologia. Esses médicos estão incluídos na carreira médica hospitalar e exercem sua função em hospitais, centros de saúde e também em clínicas privadas, enquanto os dentistas exercem seu ofício praticamente em clínicas privadas, não sendo incluídos no Sistema Nacional de Saúde (SNS) português. O número reduzido desses profissionais em Portugal deu margem ao aumento de carga de trabalho e restou-lhes pouco tempo para que pudessem se dedicar a atualizações de novas práticas clínicas.

A licenciatura em medicina dentária é recente no panorama português, e a política de criação de Escolas Superiores de Medicina Dentária teve sua origem num plenário de médicos estomatologistas realizado em 1974 na cidade de Aveiro. Nas conclusões desse plenário ressalvou-se que a medicina dentária deveria ser lecionada em nível de pré-graduação nas universidades de Lisboa, Porto e Coimbra, as quais foram criadas em 1975 pelo Decreto-Lei 282/75, com a criação da Escola Superior de Medicina Dentária de Lisboa (ESMDL), e em 1976 pelo Decreto-Lei 368/76, com a criação da escola do Porto (ESMDP) e de Coimbra, esta última tendo como base o Serviço de Estomatologia e Cirurgia Maxilofacial dos Hospitais da Universidade de Coimbra (SECMF-HUC). No entanto, observa-se a tendência cada vez menor de formação de médicos estomatologistas, e muitos serviços de estomatologia se encerram nomeadamente em centros de saúde.

Diversas faculdades de medicina se destacam em Portugal, como a de Medicina Dentária da Universidade do Porto (FMDUP) e a de Medicina da Universidade de Coimbra (FMUC), que incorpora ao mesmo tempo o ensino da medicina dentária, e a Faculdade de Medicina Dentária da Universidade de Lisboa (FMDUL), as quais foram as primeiras faculdades estatais a lecionar a medicina dentária nesse país.

Em Portugal existem também faculdades que lecionam a título particular, como o Instituto Superior de Ciências da Saúde – Norte (ISCS-N/CESPU) com o curso de medicina dentária aberto em 1984, a Faculdade de Ciências da Saúde da Universidade Fernando Pessoa, em 1989, o Instituto de Ciências de Saúde Egas Moniz, em 1987, e a Universidade Católica Portuguesa (polo de Viseu), em 2000.

Neste capítulo citaremos alguns casos clínicos realizados em Portugal por profissionais brasileiros.

CASO CLÍNICO 1

Fragmentos e facetas cerâmicas

Muitas pessoas têm problemas de oclusão em virtude do desgaste dentário e pelas mais variadas razões que levam à inexistência de guia canina e ao consequente desgaste excessivo de outros dentes usados nos movimentos de lateralidade no lugar do canino.

O objetivo deste trabalho é apresentar um caso clínico em que esse desgaste foi corrigido por meio da colocação de fragmentos cerâmicos na cúspide do dente 13 e no bordo incisal do dente 12, além da colocação de duas facetas laminadas (lentes de contato) nos dentes 31 e 41 para corrigir o escurecimento dentário provocado por traumatismo e posterior tratamento endodôntico em criança.

Palavras-chave: faceta laminada, fragmento cerâmico, desgaste dentário, escurecimento dentário, cerâmica feldspática.

Nossos pacientes procuram cada vez mais tratamentos pouco invasivos e com o menor desgaste possível ou sem qualquer desgaste, associados a uma exigência estética cada vez maior. Entre as várias opções de tratamento com finalidades estéticas, as facetas laminadas (lentes de contato) se destacam pela possibilidade de menor desgaste das estruturas dentárias quando comparadas com coroas totais. O desgaste mínimo de estruturas saudáveis fez essa técnica de restauração ser indicada em grande escala nos últimos 15 anos (Benetti, Miranda & Amore, 2003, Mendes & Bonfante, 2004).

Facetas laminadas (lentes de contato) de cerâmica são próteses fixas indicadas para dentes com grande exigência estética e podem devolver o formato e a função por meio do recobrimento parcial de dentes com alteração da formato, cor ou posição. As cerâmicas são conhecidas por suas características estéticas, biocompatibilidade, estabilidade de cor e excelente propriedade óptica, sendo modificadas estruturalmente ao longo dos anos para adquirir resistência mecânica e oferecer a possibilidade de utilização como material restaurador isoladamente, ou seja, sem qualquer estrutura metálica (Teixeira & Nascimento, 2003).

As cerâmicas dentárias são compostas por elementos metálicos (alumínio, cálcio, lítio, magnésio, potássio, sódio, estanho, titânio e zircônio) e substâncias não metálicas (silício, boro, flúor e oxigênio) (Shen & Anusavice, 2004) e são caracterizadas por duas fases: fase cristalina e uma vítrea, em torno da primeira fase.

A microestrutura das cerâmicas, no que se refere à natureza, tamanho, formato, quantidade e distribuição estrutural dos elementos, exerce efeito significativo em suas propriedades físicas, sendo dependente das condições de sintetização de cada fase da cerâmica, as quais ditarão propriedades como coeficiente de expansão térmica, valores de resistência, solubilidade química, transparência e aparência (Della Bona & Anusavice, 2002).

A porcelana feldspática é definida como um vidro composto por feldspato de potássio e pequenas adições de quartzo. Em altas temperaturas, o feldspato se decompõe em uma fase vítrea com estrutura amorfa e em uma fase cristalina constituída de leucita (Craig, 2004). Pode ser classificada conforme sua temperatura de fusão em: porcelana de alta fusão (>1.300°C), média fusão (1.101 a 1.300°C), baixa fusão (850 a 1.100°C) e ultrabaixa fusão (650 a 850°C) (Anusavice, 1996). Sua indicação visa à confecção de coroas de diversos tipos (camada de opaco, corpo de dentina, dentina gengival, *overlay* de esmalte e esmalte incisal) (McLean, 1980), restaurações metalocerâmicas e totalmente cerâmicas com baixo conteúdo de leucita (coroas, *inlays*, *onlays* e facetas laminadas) (Miyashita & Fonseca, 2004).

Relato clínico

Neste caso clínico foram colocadas duas lentes de contato feldspáticas nos dentes 31 e 41 com a finalidade de disfarçar o escurecimento do dente 41 provocado por traumatismo em criança e posterior tratamento endodôntico. Foram ainda colocados dois fragmentos feldspáticos para reconstruir a cúspide do dente 13 e o bordo incisal do dente 12 desgastados por falta de guia canina.

Protocolo clínico

Paciente do sexo masculino, de 21 anos, com escurecimento do dente 41, além de grande desgaste da cúspide do dente 13 e do bordo incisal do dente 12 (Figuras A e B), resultando na falta de guia canina.

O plano de tratamento considerado para esse caso consistiu em:

- Facetas laminadas (lentes de contato) nos dentes 31 e 41 para ocultar o escurecimento do dente 41 e tornar os dois incisivos centrais o mais semelhante possível.
- Fragmento feldspático nos dentes 12 e 13 para compensar o desgaste da cúspide e do bordo incisal e recuperar a guia canina.

Em uma primeira abordagem foi realizada radiografia panorâmica para verificar o estado radicular de todos os dentes, em particular do 41, já que o tratamento endodôntico já tinha alguns anos (Figura C). Em seguida, procedeu-se à documentação fotográfica do paciente, que inclui fotografias intraorais (Figuras D a F), extraorais (Figuras G a L) e ainda modelos de estudo. Foram feitas ainda fotografias no movimento de lateralidade direita, nas quais se verificou a inexistência de guia canina como razão do desgaste dos dentes 12 e 13 (Figuras M e N).

CASO CLÍNICO 1 (*Continuação*)

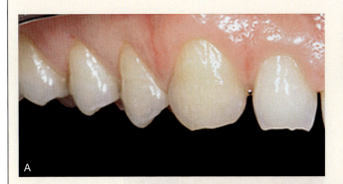
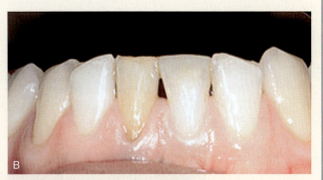
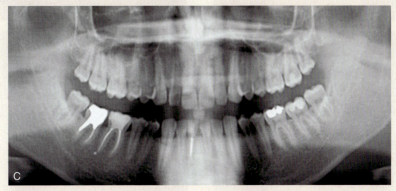
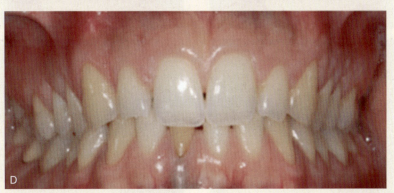
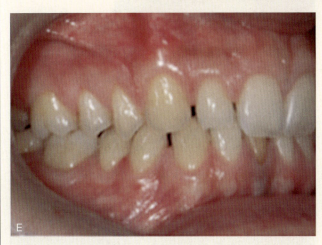
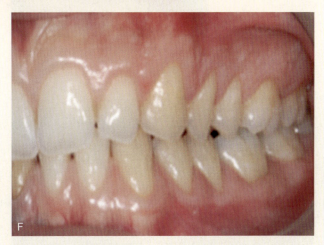

Caso clínico 1 A e **B** Fotografias iniciais. **C** Radiografia panorâmica. **D** a **F** Fotografias iniciais intraorais (*continua*).

CASO CLÍNICO 1 (*Continuação*)

Caso clínico 1 (*continuação*) **G** a **L** Fotografias iniciais extraorais. **M** e **N** Fotografias iniciais da guia canina esquerda e direita, respectivamente (*continua*).

CASO CLÍNICO 1 (*Continuação*)

Posteriormente foram realizados em laboratório o enceramento desses dentes e uma chave de silicone para que fosse feito um *mock-up* no paciente e pudéssemos ter uma noção de qual seria o resultado.

Procedemos então ao preparo minimamente invasivo dos dentes 31 e 41 e o *mock-up* foi colocado sobre estes (Figura O) e também sobre os dentes 12 e 13 sem a necessidade de qualquer desgaste dentário. Em seguida, foi escolhida a cor para as peças cerâmicas, A1 escala Vita® (Figura P).

Na consulta seguinte foram colocadas as facetas (Figuras Q a T) e os fragmentos feldspáticos (Figuras U e V). Em primeiro lugar foi realizado um *try-in* com Variolink Esthetic® II Try-IN para que fosse possível escolher o cimento mais adequado para a cimentação final em associação à colocação de fio de retração para melhor visualização das margens do preparo. Foram então escolhidos o Variolink Esthetic® LC Warm para os dentes 12 e 31 (Figura W) e o Variolink Esthetic® LC Light para os dentes 13 e 41 (Figura X).

Em seguida realizou-se um preparo da superfície dentária com ácido ortofosfórico a 37% e da superfície da peça feldspática com ácido fluorídrico a 10%. Depois de lavada a superfície dentária foi colocada uma camada de Adhese® Universal VivaPen® seca com jato de ar e polimerizada durante 10 segundos com fotopolimerizador. As peças feldspáticas foram então cimentadas com o cimento já selecionado e realizados seus polimento e acabamento (Figuras Y a Z1). Por fim, pudemos verificar a existência de guia canina novamente após a colocação das peças cerâmicas (Figura Z2).

Podemos concluir que há várias maneiras de corrigir defeitos dentários com grande exigência estética por meio de métodos pouco invasivos e com resultado natural e harmonioso em relação às peças dentárias restantes. Concluímos ainda que as técnicas de adesão evoluíram ao longo do tempo de modo a permitir a cimentação de peças dentárias, recorrendo-se apenas a sistemas adesivos e evitando a necessidade de preparos retentivos que exijam demasiada destruição dentária.

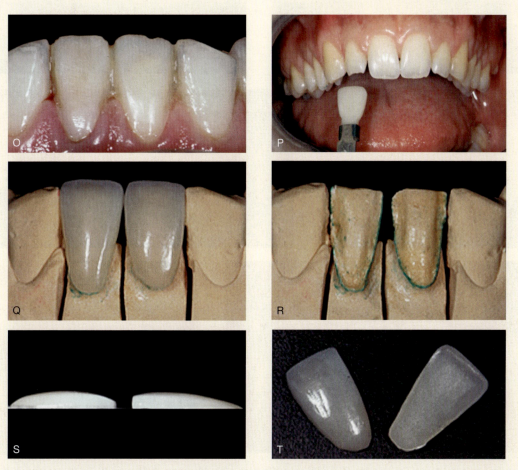

Caso clínico 1 (*continuação*) **O** *Mock-up* inferior. **P** Escolha da cor por meio da escala Vita®. **Q** a **T** Facetas laminadas (lentes de contato) feldspáticas (*continua*).

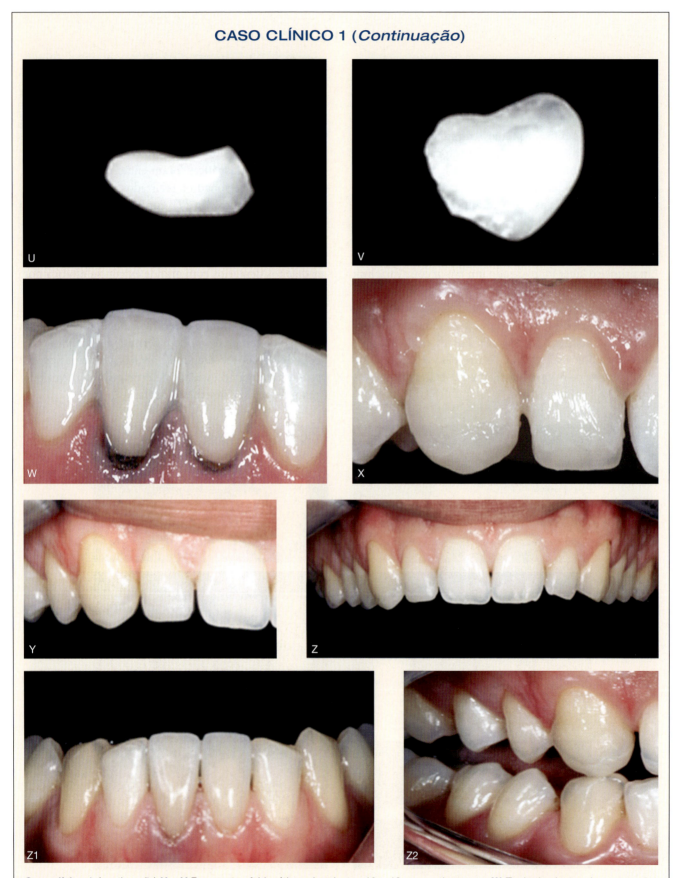

Caso clínico 1 (*continuação*) **U** e **V** Fragmentos feldspáticos dos dentes 12 e 13, respectivamente. **W** *Try-in* das lentes de contato dos dentes 31 e 41. **X** *Try-in* dos fragmentos cerâmicos dos dentes 12 e 13. **Y** a **Z1** Fotografias finais. **Z2** Guia canina final.

CASO CLÍNICO 2

Reabilitação sobre implantes – solucionando problemas estéticos, funcionais e de articulação

A falta de dentes e a má oclusão comprometem a estética facial e o sorriso de muitos pacientes, dependendo de sua gravidade. Para melhorar a estética e a função do paciente é possível recorrer a vários procedimentos. O objetivo aqui é descrever um caso clínico com 4 anos de acompanhamento de uma paciente com várias zonas edêntulas e com classe II de Angle por meio da colocação de *all-on-four* superior e inferior com o auxílio de implantes zigomáticos.

Palavras-chave: *all-on-four*, implantes zigomáticos, prótese implantossuportada, carga imediata.

A perda de dentes é uma característica da existência humana e, aliada à esperança média de vida cada vez mais alta, a procura por novas técnicas de substituição de peças dentárias tem aumentado consideravelmente. Em 100 pacientes com perda de dentes, 45% têm implicações psicológicas e psicossociais (Fajardo, 1999).

Desse modo, a implantologia tem evoluído consideravelmente, sendo possível hoje a colocação de próteses totais implantossuportadas em carga imediata, além da colocação de implantes em regiões com baixo volume ósseo na arcada superior com a utilização de implantes zigomáticos.

Acreditava-se inicialmente que não seria possível a colocação de implantes em carga imediata, até que Schnitman e cols. verificaram em um estudo clínico que a maioria dos implantes do primeiro ao segundo estágio não apresentava mobilidade e que a taxa de implantes com resultado positivo em carga imediata foi de 85,7%. Em 1994, Henry & Rosemberg obtiveram resultados clínicos favoráveis com cargas imediatas em mandíbulas edêntulas com controle de 2 anos.

Outra questão relativa a próteses totais implantosuportadas colocadas em carga imediata diz respeito ao motivo para a utilização de apenas quatro implantes e não cinco. Após vários estudos, Naconecy (2010) observou que não havia diferenças significativas na análise das forças axiais aplicadas e na sua distribuição por quatro ou cinco implantes, sendo mais importante a inclinação dos implantes colocados na região mais posterior, conferindo maior eficácia e melhorando a distribuição das forças independentemente do número de implantes (Figura *A*).

Entre outras questões abordadas, estava a de como colocar implantes em maxilas atróficas, a qual rapidamente obteve resposta com a utilização de implantes zigomáticos fixos, como o próprio nome do osso indica. Esses implantes foram desenvolvidos em primeiro lugar por Branemark em pacientes sujeitos à remoção do osso maxilar para tratamento de cancro (Parel, Branemark, Ohrnell & Svensson, 2001).

Posteriormente também passaram a ser usados em pacientes com edentulismo total e reabsorções severas da maxila (Branemark, 2004; Ferrara & Stella, 2004), para os quais foi recomendada a criação de uma janela no seio maxilar para que fosse possível levantar ou remover a membrana sinovial. A utilização de implantes zigomáticos em reabilitações maxilares revelou uma taxa de sucesso de 90% em estudos retrospectivos com 3, 6 e 10 anos de seguimento (Bedroossian, 2002; Branemark, 2004; Urgell, Gutiérrez & Escoda, 2008).

Protocolo clínico

Paciente do sexo feminino, de 42 anos, com comprometimento estético de classe II de Angle, falta de vários dentes, várias próteses fixas (coroas e pontes) comprometidas, além da falta de osso maxilar na região posterior, como se pode verificar na radiografia panorâmica (Figura *B*) e nas fotografias intraorais (Figuras *C* a *G*).

Foram consideradas duas opções de tratamento:

- Colocação de aparelho ortodôntico e posterior cirurgia ortognática para correção da classe II.
- Exodontia de todos os dentes e colocação de prótese total implantossuportada em carga imediata.

Em uma primeira abordagem, em virtude da idade da paciente, a primeira opção foi considerada a mais apropriada, pois a segunda seria muito radical. Depois de realizado todo o estudo ortodôntico, chegou-se à conclusão de que seria necessário proceder à cirurgia ortognática para corrigir a classe II de Angle (Figura *H*). Desse modo, concluiu-se que, seguindo essa opção, seria ainda necessário extrair alguns dentes que já estariam perdidos, substituir todas as próteses fixas e proceder a uma cirurgia para correção do sorriso gengival, além de colocar implantes em função da perda dos dentes.

Dessa maneira, e considerando todos os prós e contras de cada uma das opções de tratamento, chegou-se à conclusão de que o melhor, mais rápido e mais estético seria proceder à cirurgia para extração de todos os dentes e colocação de uma prótese implantossuportada bimaxilar em carga imediata.

CASO CLÍNICO 2 (*Continuação*)

Caso clínico 2A Distribuição de forças por implante. **B** Radiografia panorâmica. **C** a **G** Fotografias intraorais. **H** Telerradiografia de perfil (*continua*).

CASO CLÍNICO 2 (*Continuação*)

Planejamento cirúrgico

Estabelecido o plano de tratamento definitivo mais adequado para este caso clínico, procedemos em uma única cirurgia à exodontia de todos os dentes remanescentes e, em seguida, a um corte cirúrgico de osso alveolar inferior (Figura *I*) e superior (Figura *J*) para regularização da margem óssea e correção da classe II, preparo do enxerto ósseo (Figura *K*) a ser utilizado seguidamente no levantamento de seio maxilar (Figura *L*). Para concluir foram colocados os implantes, dois zigomáticos e dois convencionais (Figura *M*) na arcada superior e quatro convencionais na arcada inferior (Figura *N*).

Terminada a cirurgia, no dia seguinte foi realizada uma prova de dentes (Figuras *O* e *P*) com a posterior colocação da prótese acrílica provisória sobre implantes (Figuras *Q* a *T*). Um ano e meio após a cirurgia foi realizado um seguimento em que se colocou uma prótese acrílica definitiva (Figuras *U* e *V*).

Em março de 2015 foram realizados novo seguimento e o enchimento da prótese para melhorar o posicionamento do lábio superior (Figuras *W* a *Z*).

Podemos concluir que a falta de osso maxilar não é impedimento para a colocação de implantes, ainda que a perda óssea não tenha necessariamente a ver com a idade do paciente. Concluímos também que próteses totais implantossuportadas colocadas em carga imediata têm ótimos resultados tanto estéticos como funcionais (Figuras *Z* e *Z1*).

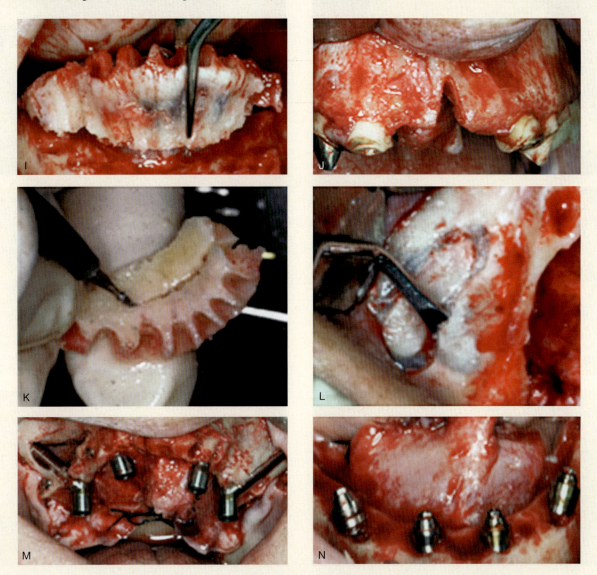

Caso clínico 2 (*continuação*) **I** Corte cirúrgico de osso alveolar inferior. **J** Corte cirúrgico de osso alveolar superior. **K** Preparo do enxerto ósseo. **L** Levantamento de seio. **M** Colocação de implantes superiores. **N** Colocação de implantes inferiores (*continua*).

346 Casos Clínicos em Odontologia

CASO CLÍNICO 2 (*Continuação*)

Caso clínico 2 (*continuação*) **O** e **P** Prova de dentes. **Q** a **T** Colocação de prótese acrílica implantossuportada provisória. **U** e **V** Colocação de prótese acrílica implantossuportada definitiva (*continua*).

CASO CLÍNICO 2 (*Continuação*)

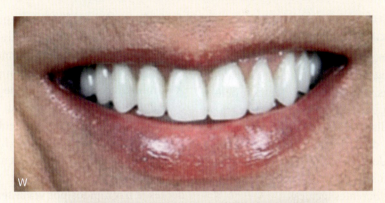

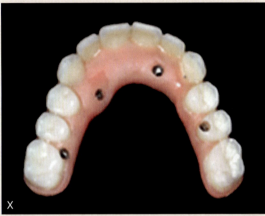

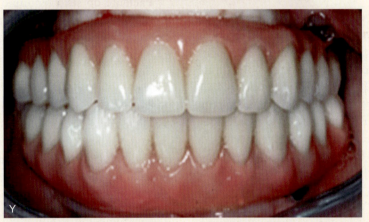

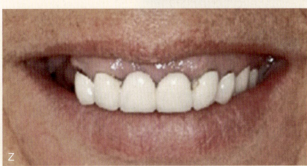
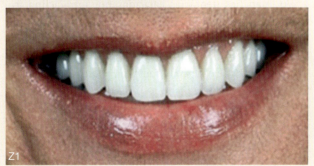

Caso clínico 2 (*continuação*) **W** a **Y** Seguimento realizado em março de 2015. **Z** e **Z1** Antes e depois.

CASO CLÍNICO 3

Soluções estéticas para dentes com manchamento por tetraciclina

O escurecimento dentário de origem medicamentosa por ingestão de tetraciclina compromete a estética do sorriso em diversos graus, causando importantes problemas ao paciente. Na busca de uma solução viável e eficaz, os profissionais têm à disposição técnicas conservadoras, como o clareamento dentário, ou invasivas, como os procedimentos restauradores adesivos. Este caso clínico acompanhado por 10 anos descreve os recursos disponíveis para o emprego de diferentes técnicas.

Palavras-chave: tetraciclina, clareamento dentário, estética dentária, adesão.

O escurecimento dos dentes é o fator isolado mais importante no equilíbrio estético do sorriso por ser a anomalia estética mais imediata e rapidamente percebida quando comparada a outras anomalias estéticas, como alteração de forma e de número (Baratieri, 2001).

A técnica de clareamento com agentes químicos (peróxidos de carbamida e de hidrogênio) é utilizada há muito tempo como alternativa mais conservadora para a recuperação cromática (Goldstein, 1997), com a vantagem de ser tratamento não invasivo.

Contudo, essa técnica apresenta limitações. Nesses casos, surge como alternativa a eleição de métodos invasivos para recuperação da estética do sorriso, como, por exemplo, a confecção de facetas de compósito ou de cerâmica ou até mesmo coroas unitárias (Baratieri, 2001; Conceição, 2013; Goldstein, 1997). O objetivo deste trabalho é apresentar um caso clínico acompanhado durante mais de 10 anos em que a abordagem teórica foi realizada clinicamente na tentativa de recuperação da estética de um paciente que apresenta alteração da cor por tetraciclina.

Revisão da literatura

As manchas dentárias causadas por tetraciclina foram relatadas pela primeira vez em meados da década de 1950, menos de 10 anos após a introdução desse antibiótico no mercado.

A alteração de cor por tetraciclina pode acontecer tanto na fase pré-eruptiva como na pós-eruptiva. As manchas pré-eruptivas são classificadas dos tipos I a IV, em ordem crescente de pigmentação. As manchas pós-eruptivas são mais suaves (Poloniato, 2002).

A tetraciclina adere a qualquer tecido em mineralização, embora seja absorvida em maiores quantidades pela dentina (Miranda, Reis & Miranda, 2002). Quando ministrada no período de formação dentária, desde o segundo trimestre de vida intrauterina até os 8 anos de idade, é capaz de ocasionar alteração da cor dos dentes, podendo variar de coloração branda a escurecimento severo (Conceição, 2013; Dillenburg & Conceição, 2000). A administração desse grupo de antibióticos a adultos, quando há formação de dentina secundária fisiológica, provoca a ocorrência de pigmentação clínica evidente, pois as tetraciclinas também se incorporam ao dente já irrompido (Neville, Damn, Allen & Bouquot, 1995). A utilização da minociclina pode produzir manchas nos dentes já irrompidos por via sistêmica (Baratieri, 2001). Do grupo das tetraciclinas, o único medicamento que não provoca pigmentação é a doxicilina (Hoppner, 2002).

As formas de tratamento preconizadas vão desde técnicas conservadoras, como o clareamento dentário, até as restaurações em resina composta, facetas ou coroas de porcelana para os casos de alteração intensa da cor (Goldstein, 1997). A indicação de facetas de porcelana para dentes resistentes ao clareamento, como os que apresentam descoloração por tetraciclina de graus III e IV, é também defendida por Pascal Magne (Magne & Belser, 2012).

Relato clínico e discussão

Paciente do sexo feminino, de 31 anos, com comprometimento estético em razão do escurecimento dental, consequência do efeito da tetraciclina usada na infância, e insatisfeita com a aparência de seu sorriso (Figura A).

Na primeira abordagem do caso, em março de 2005, foi realizado o clareamento dentário mediante a associação de técnicas: no consultório, com gel clareador e aplicação de luz-*laser* (Zanin & Brugnera, 2004), e, em casa, com a aplicação supervisionada de gel em moldeiras. A paciente foi informada do prognóstico indefinido em razão do escurecimento inicial, podendo obter resultado estético insatisfatório (Poloniato, 2002).

Clareamento no consultório (abril de 2005)

Realizado com gel de peróxido de hidrogênio a 35% (Opalescence Xtra – Ultradent®) e aplicação de luz – LED (diodos emissores de luz) associados a *laser* de diodo infravermelho (Laser Light 2 – Kondortech®) em sessão de 1 hora, segundo as recomendações do fabricante (Figura B).

Clareamento supervisionado (abril a julho de 2005)

Após a moldagem com alginato dos arcos superior e inferior e a obtenção dos modelos de gesso, as moldeiras

CASO CLÍNICO 3 (*Continuação*)

de clareamento foram confeccionadas por meio da termoplastificadora a vácuo.

O produto selecionado foi o gel de peróxido de carbamida a 16% (Opalescence-Ultradent®) em aplicações diárias de 4 a 6 horas durante 21 dias. Durante os 3 meses seguintes a paciente utilizou o gel de peróxido de carbamida a 10% (Opalescence-Ultradent®) em aplicações diárias de 8 horas por 1 semana.

Terminado o clareamento dentário, a paciente ainda se considerava insatisfeita com o resultado. Após discussão das hipóteses de tratamento restaurador, ela decidiu não prosseguir por não aceitar o desgaste dos dentes.

Procedimento restaurador com facetas de resina nos dentes 13, 12, 11, 21, 22 e 23 (junho de 2006)

Em junho de 2006, a paciente decidiu realizar o tratamento restaurador com técnica invasiva. A opção por facetas de cerâmica foi descartada em virtude de seu alto custo, optando-se pela confecção de facetas de resina composta direta.

Após desgaste das camadas mais superficiais, procedeu-se ao maior desgaste das estruturas mais escurecidas. A primeira camada de resina aplicada após os procedimentos de adesão com 3M ESPE UNIVERSAL SINGLE BOND foi a Filtek Z 250 (3M) cor UD. Em seguida, foram aplicadas as sucessivas camadas de resina pela técnica incremental nas cores B1 e A1.

O polimento foi realizado com discos do sistema Enhance (Dentsply), Sof-Lex Pop-On (3M ESPE) e discos de feltro.

O resultado foi considerado satisfatório. Com o passar dos anos as facetas de resina apresentaram crescente comprometimento estético e uma aparência excessivamente artificial.

Procedimento restaurador com facetas de cerâmica nos dentes 14, 13, 12, 11, 21, 22, 23 e 24 (maio de 2012)

Nesse momento, optou-se por facetas cerâmicas nos dentes de 14 a 24. Os dentes 15 e 25 não foram incluídos por decisão da paciente.

Após avaliação estética e atendendo aos anseios da paciente, decidiu-se diminuir o torque vestibular dos incisivos centrais, harmonizando a relação entre os arcos e diminuindo a projeção dos incisivos (Figura C). A partir do enceramento (Figura D) e da aprovação do *mock-up*, foram realizados os preparos guiados pelas matrizes de silicone obtidas a partir do enceramento, conforme preconizado por Sidney Kina (Kina & Bruguera, 2008). O modelo foi obtido a partir da moldagem a um passo com silicone de adição (Elite HD + Light normal, Zhermack®) com a técnica de afastamento gengival por duplo fio (fio "000" e fio "1" da Ultrapack).

As facetas cerâmicas foram confeccionadas em dissilicato de lítio (IPS e.max Press, Ivoclar Vivadente®) com estratificação de cerâmica e.max Ceram (Figuras E a H). O trabalho foi realizado por PMF – Próteses Dentárias no laboratório de Pedro Murilo Freitas, em Portugal.

Após a prova das peças com pasta matizada *try-in*, essas peças foram cimentadas com Variolink Veneer® (Ivoclar Vivadent).

Em abril de 2015, passados aproximadamente 3 anos, o caso se apresenta estável e a paciente se sentia satisfeita com o resultado (Figura I).

A associação de diferentes técnicas de clareamento dentário deve ser considerada a primeira escolha em tratamento de dentes escurecidos por tetraciclina, especialmente nos graus de intensidade I e II. Nos casos mais severos e em todos com resultado insatisfatório, a eleição de técnicas restauradoras invasivas será a opção para alcançar melhor resultado estético.

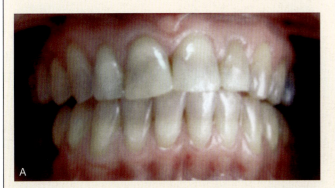
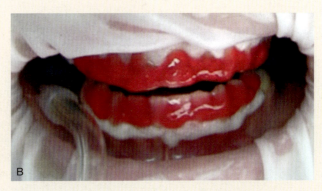

Caso clínico 3A Cor inicial. B Clareamento (*continua*).

CASO CLÍNICO 3 (*Continuação*)

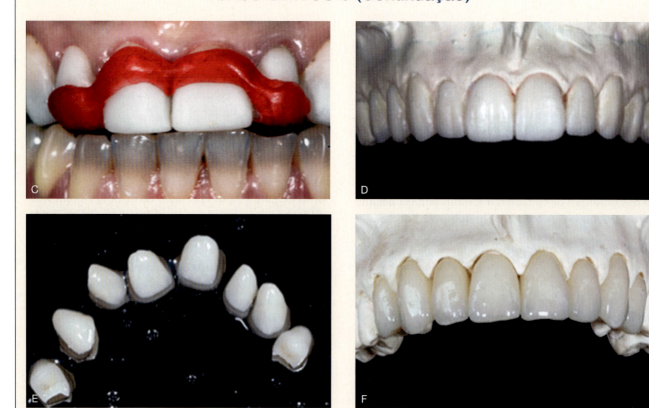
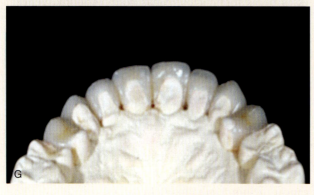
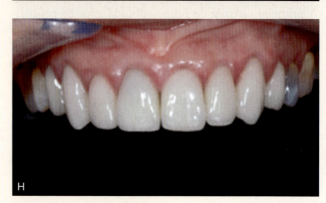
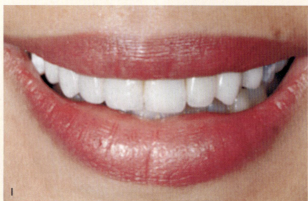

Caso clínico 3 (*continuação*) **C** Guia incisal. **D** Enceramento. **E** Facetas. **F** Vista vestibular no modelo. **G** Vista palatina no modelo. **H** Facetas cimentadas. **I** Seguimento após 3 anos.

CASO CLÍNICO 4

Correção de classe III esquelética e dentária com tratamento ortodôntico e cirurgia ortognática

Existem muitos casos de más oclusões que não são corrigidas apenas com tratamento ortodôntico, sendo necessário o envio de pacientes para cirurgia maxilofacial para submeter-se à cirurgia ortognática. Por isso, convém ressaltar a grande importância da boa comunicação entre o dentista e o cirurgião maxilofacial, pois o tratamento ortodôntico realizado pelo profissional é de extrema importância para o bom resultado da cirurgia. Vamos apresentar o caso clínico de um paciente com classe III de Angle submetido a tratamento ortodôntico e cirurgia ortognática.

Os principais objetivos da cirurgia ortognática são a obtenção de oclusão normal e a melhora da estética facial do paciente (Nadkarni, 1996). O tratamento da má oclusão classe III esquelética envolve um planejamento ortodôntico pré-cirúrgico com o objetivo de correção das deficiências de comprimento do arco dentário, eliminação de rotações e outros procedimentos envolvendo alinhamento e nivelamento dos arcos, características comuns da terapia convencional, que não são executadas em todos os casos. A mecânica entre as arcadas dentárias em casos cirúrgicos deve ser planejada para que sejam obtidas as relações adequadas entre caninos e molares (Jacobs, 1994).

Para que esses objetivos sejam alcançados os dentes devem estar posicionados em boa relação espacial com as bases ósseas (Gonçalves, Santos-Pinto, Martins et al., 1999), cuidados que fazem parte do planejamento ortodôntico pré-cirúrgico e devem ser levados em consideração, visto que a estabilidade do tratamento cirúrgico depende desses fatores (Arnett & Bergman, 1993; Bell & Scheidman, 1981).

Antes da cirurgia, é necessário que seja estabelecido o torque correto para incisivos e molares que, se corrigidos após, podem ser alvo de recidiva (Ingervall, Thuer & Vuillemin, 1995; Reyneke, Johnston & Linden, 1997). No tratamento ortodôntico pré-cirúrgico de má oclusão classe III os incisivos inferiores estão frequentemente retroinclinados, enquanto os superiores estão inclinados para vestibular (Medeiros, Quintão & Menezes, 1999; Wolford, Chemello & Hillihard, 1993).

Relato clínico

Paciente do sexo masculino, de 16 anos, com classe III esquelética, incisivos topo a topo e caninos e molares em classe III. Em uma primeira fase foram realizadas a documentação necessária para estudo do caso e ortopantomografia e telerradiografia de perfil (Figuras *A* e *B*), acompanhadas de modelos de estudo feitos em alginato e passados a gesso (Figuras *C* a *E*), além de registro fotográfico extraoral (Figuras *F* a *N*) e intraoral (Figuras *O* a *S*).

Após estudo inicial, teve início em março de 2013 o tratamento ortodôntico com *brackets* convencionais cimentados até todos os dentes se encontrarem na posição correta para se proceder à cirurgia ortognática (Figuras *T* a *X*).

Em novembro de 2014, o paciente foi submetido à cirurgia ortognática, corrigindo assim a classe III esquelética (Figura *Y*), faltando apenas o alinhamento final de todos os dentes e o término da correção da classe III canina e molar.

Em abril de 2015 foram removidos os *brackets* dentários e cimentada a contenção fixa 3×3 em palatino dos dentes superiores e lingual dos dentes inferiores e, ainda, confeccionada a contenção removível superior para diminuir a possibilidade de recidiva. Com o alinhamento feito e corrigida a classe III esquelética e dentária (Figuras *Z* a *Z4*) demos por terminado o caso, sendo o paciente visto de 6 em 6 meses para controle do tratamento.

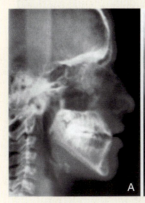 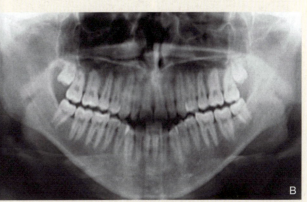

Caso clínico 4 Ortopantomografia (**A**) e telerradiogradia (**B**) de perfil inicial (*continua*).

CASO CLÍNICO 4 (*Continuação*)

Caso clínico 4 (*continuação*) **C** a **E** Modelos de gesso. **F** a **N** Fotografias extraorais (*continua*).

Capítulo 21. Odontologia Brasileira em Portugal · **353**

CASO CLÍNICO 4 (*Continuação*)

Caso clínico 4 (*continuação*) **O** a **S** Fotografias intraorais. **T** a **X** Fotografias extra e intraorais pré-cirurgia (*continua*).

CASO CLÍNICO 4 (*Continuação*)

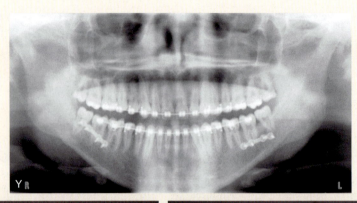

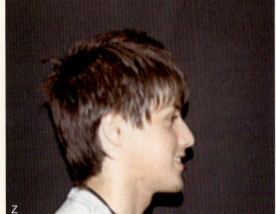
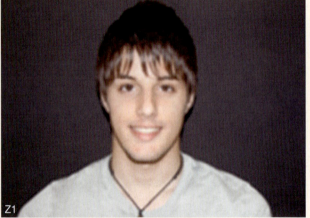

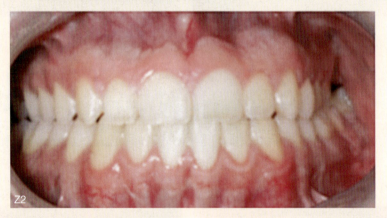

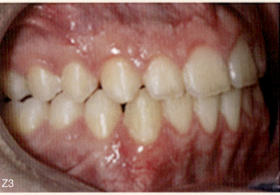
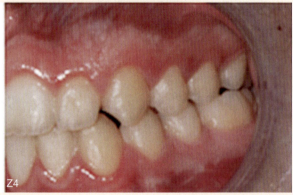

Caso clínico 4 (*continuação*) **Y** Ortopantomografia pós-cirurgia. **Z** a **Z4** Fotografias finais.

Referências

A., D. B., Shen C, Anusavice KJ. Dent Mater Dent Mater 2004.

Anusavice KJ. Phillips' science of dental material. Philadelphia: W.B. Saunders Company, 1996.

Arnett GW & Bergman RT. Facial keys to orthodontic diagnosis and treatment planning . St Louis: Am J Orthod Dento-Facial Orthop. 1993.

Baratieri LN. Clareamento de dentes. In: Odontologia restauradora: fundamentos e possibilidades. São Paulo, 2001.

Bedroossian E. The zygomatic implants: preliminary data on treatment of severly resorbed maxillae. Int J Oral Mxillofac Implants 2002.

Bell WH, Scheidman GB. Correction of vertical maxillary deficiency: stability and soft tissue changes. Chicago: J Oral Surg. 1981.

Benetti AR, Miranda CB, Amore R. Facetas indiretas em porcelana – Alternativa estética. J Bras Dent Estét 2003 jul/set.

Branemark PGK. Zygoma fixture in the management of advanced atrophy of the maxilla: technique and long-term results. J Plast Reconstr Surg Hand Surg 2004.

Conceição EN. Visão horizontal: odontologia estética para todos. Maringá: Dental Press, 2013.

Craig RG. Materiais dentários restauradores. São Paulo: Ed. Santos, 2004.

Della Bona A, Anusavice KJ. Int J Prosthodont 2002.

Dillenburg A, Conceição EN. Dentística: saúde e estética. Porto Alegre: Artes Médicas, 2000.

Fajardo. Análise das condições funcionais e psicológicas em usuários de próteses totais. New York: Pró-fono – Revista de atualização científica, 1999.

Ferrara ED, Stella JP. Restorations of the edentulous maxilla: The case for the zygomatic implants. J Oral Maxillofac Surg 2004.

Goldstein RE. In office bleaching: where we came from, where we are today. 1997.

Gonçalves JR, Santos-Pinto A, Martins LP et al. Estabilidade após avanço mandibular. R Dental Press Ortodon Ortop Facial 1999.

Hoppner MG. Tratamento do dicromatismo dental. São Paulo: Artes Médicas, 2002.

Ingervall B, Thuer U, Vuillemin T. Stability and effect on the soft tissue profile of mandibular setback with sagital split osteotomy and rigid internal fixation. Int J Adult Orthodon Orthognath Surg 1995.

Jacobs JD. Princípios de mecânica ortodôntica em casos cirúrgicos. J Oral Surg 1994.

Kina S, Bruguera A. Invisível: restaurações estéticas cerâmicas. Maringá: Dental Press Editora, 2008.

Magne P, Belser U. Restaurações adesivas de porcelana na dentição anterior: uma abordagem biomimética. São Paulo: Quintessence Editora, 2012.

McLean JW. The science and art of dental ceramics. Rio de Janeiro: Quintessence, 1980; II.

Medeiros PJ, Quintão CC, Menezes LM. Avaliação da estabilidade do perfil facial após tratamento orto-cirúrgico. Ortodoncia Gaúcha 1999.

Mendes WP, Bonfante G. Facetas laminadas – Cerâmica e resina: aspectos clínicos. São Paulo: Livro do Ano da Clínica Odontológica Brasileira, 2004.

Miranda MM, Reis NA, Miranda JR. Clareamento dental endógeno e exógeno. São Paulo: Artes Médicas, 2002.

Miyashita E, Fonseca AS. Odontologia estética: o estado da arte. 1. ed. São Paulo: Artes Médicas, 2004.

Naconecy. Effect implant number and distal implant inclination on the forces in the rehabilitation of the edentulous maxilla. Clin Oral Implants 2004.

Nadkarni OG. Soft tissue profile changes associated with orthognatic surgery for bimaxillary protrusion. J Oral Maxillofac Surg 1996.

Neville BW, Damn DD, Allen CM, Bouquot JE. Anomalia dos dentes. In: Patologia oral e maxilar facial. Rio de Janeiro, 1995.

Parel SM, Branemark PI, Ohrnell LO, Svensson B. Remote implant anchorage for the rehabilitation of maxillary defects. J Prosthet Dent 2001.

Poloniato M. Determinação de condutas para o clareamento caseiro. São Paulo: Artes Médicas. Chicago: J Am Den Assoc. 2002.

Reyneke JP, Johnston T, Linden WJ. Screw osteosynthesis compared with wire osteosynthesis in advancement genioplasty: a retrospetive study of skeletal stability. Br J Oral Maxillofac Surg 1997.

Shen C & Anusavice KJ. Dent. Mater. Dent. Mater. 2004.

Teixeira HM, Nascimento AB. Reabilitações estéticas com facetas indiretas de porcelana. J Bras Dent Estét 2003 Jul/Set.

Urgell JP, Gutiérrez VR, Escoda CG. Rehabilitation of atropic maxilla: a review of 101 zygomatic implants. Med Oral Cir Bucal 2008.

Wolford LM, Chemello PD & Hillihard FW. Oclusal plane alteration in orthognatic surgery. Philadelphia: J Oral Maxillofac Surg. 1993.

Zanin F, Brugnera J. Clareamento dental com luz laser. São Paulo: Ed. Santos, 2004.

Anestesia Endovenosa em Procedimentos Odontológicos Ambulatoriais

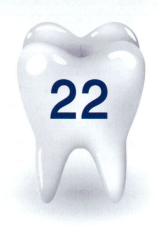

22

Alexandre Mio Pos
Guilherme Antônio de Lima e Silva
Ronaldo Rettore Júnior

INTRODUÇÃO

Nos últimos anos o desenvolvimento explosivo da biotecnologia e das técnicas das ciências da computação tem influenciado a medicina e a odontologia de maneira muito impactante, e a cada ano somos testemunhas da emergência e da incorporação de novas técnicas terapêuticas e diagnósticas.

Acompanhando essa tendência, a anestesia ambulatorial já foi conceituada de várias maneiras em sua curta história e acabou por receber também muitas denominações, como anestesia para pacientes externos, anestesia de curta duração e anestesia para pacientes de curta permanência hospitalar. Apesar de já estar consagrada a denominação de anestesia ou cirurgia ambulatorial, o conceito de curta permanência é, sem dúvida, o mais apropriado para a atividade que vem sendo praticada, apesar de não ser mais exercida unicamente em ambiente hospitalar. Portanto, a expressão *anestesia para procedimentos ambulatoriais de curta permanência*, apesar de longa e pomposa, é a mais completa e a que mais se adapta à realidade atual, pois coincide com o que é preconizado pela legislação brasileira.

Em concordância com a explosão de conhecimento e tecnologia, o número de procedimentos cirúrgicos realizados em ambiente ambulatorial vem aumentando vertiginosamente em todo o mundo e os motivos para isso são basicamente a redução dos custos financeiros, a falta de leitos hospitalares, o maior conforto do paciente e de familiares, o retorno precoce ao trabalho e o desejo do paciente de retornar o mais breve possível ao conforto do domicílio.

Dentre esses fatores, o retorno precoce ao lar tem papel muito importante especialmente para alguns tipos de pacientes, como crianças, idosos e portadores de patologias psiquiátricas e de necessidades especiais, para os quais, na maioria das vezes, o ambiente hospitalar aumenta o nível de estresse e desconforto até o ponto de causar sofrimento.

Pacientes que se submetem a cirurgias experimentam angústia aguda no período pré-operatório, principalmente em razão da antecipação de danos durante a cirurgia, da dor pós-operatória, da separação da família, da incapacitação e da perda da independência, além de um pânico irracional do desconhecido, como a cirurgia, a anestesia e a morte.[1]

A ansiedade pré-operatória pode ser influenciada por doenças psiquiátricas prévias e pode determinar aumento da demanda por analgésicos para o controle da dor pós-operatória, bem como elevação do consumo de anestésicos no intraoperatório, o que pode produzir um nível baixo de satisfação com o tratamento.

Assim, nenhum conhecimento, habilidade ou tecnologia teria sentido se a medicina não contasse com um sistema de valores que definisse sua finalidade: servir ao homem e à humanidade.[2] Portanto, uma vez que o medo, a ansiedade e a dor são sintomas inerentes a qualquer tratamento cirúrgico proposto ou suposto, todos esses sintomas devem ser adequadamente controlados de modo a tornar o transoperatório um período seguro e satisfatório para o conjunto cirurgião/paciente e a possibilitar que o procedimento seja realizado conforme previamente planejado.

Além da técnica de sedação endovenosa, outras técnicas associadas ao controle desses sintomas são aplicáveis a alguns pacientes, como hipnose, acupuntura, estimulação elétrica nervosa transcutânea e *biofeedback* (terapia cognitivo-comportamental). Essas técnicas não devem ser desprezadas principalmente no manejo de crianças.[3]

OS QUATRO P (*PLACE, PROCEDURE, PERSONNEL* E *PATIENT*)

Como em todo procedimento cirúrgico, o cuidado anestesiológico pode ser dividido nos períodos pré-operatório, intraoperatório e pós-operatório. A cuidadosa seleção de pacientes no período pré-operatório torna única essa subespecialidade, já que a maior parte dos casos de suspensão de procedimentos cirúrgicos deriva de condições mórbidas prévias. Antes que o procedimento seja efetivamente marcado pelo cirurgião, uma série de perguntas deve ser respondida pelo anestesiologista que faz a seleção dos pacientes, como: "Qual o índice de massa corporal máximo permitido?"; "Tenho condições de lidar com uma via aérea difícil detectada previamente?" ou "Pacientes com desfibrilador cardíaco implantável (CDI) são aceitáveis para a realização de um procedimento ambulatorial?" A maioria das sociedades e associações de odontologia e anestesia preconiza a criação de um *checklist* para procedimentos e condições clínicas que evitem a recusa do anestesiologista por condições previamente conhecidas e permitam que sejam alcançadas todas as vantagens do serviço ambulatorial. O ideal é que a avaliação pré-anestésica seja realizada em consulta ambulatorial antes do procedimento, de modo que o profissional possa planejar a melhor abordagem clínica, orientar adequadamente o paciente e corrigir possíveis causas de suspensão do procedimento no dia da cirurgia.

Além do *checklist* e da seleção de pacientes, as condições e a localização (*place*), o tipo de procedimento, a disponibilidade de equipamentos e as habilidades do anestesiologista são fatores que contribuem para a redução do número de desmarcações e de internações não planejadas, além de aumentarem a satisfação do cliente e o sucesso do procedimento.[4]

O local pode ser uma sala cirúrgica no próprio hospital (integrada), uma sala cirúrgica em um anexo vinculado ao hospital (anexa), um hospital-dia distante de uma base hospitalar com o qual mantém contrato de adesão (satélite) ou uma unidade ambulatorial autônoma (*day clinic*) montada adequadamente e que, em respeito à legislação vigente no país, mantém contrato formal de atendimento emergencial com um hospital terciário e conta com um serviço de transporte de pacientes próprio ou terceirizado. Obviamente cada um desses ambientes tem vantagens e limitações quanto à habilidade em cuidar de casos mais complexos e à disponibilidade de materiais, equipamentos e profissionais de apoio.

O número de funcionários e o nível de treinamento são muito importantes, especialmente no cuidado de vigilância pós-anestésica. Uma recepcionista sem treinamento médico formal e que também exerça a função de acompanhar e vigiar o paciente em recuperação aumenta os riscos, e o nível de complexidade cirúrgica e anestésica deverá ficar muito limitado. Portanto, a quantidade e a formação dos profissionais da área de apoio são essenciais para a prestação de cuidados adequados ao paciente. No consultório odontológico, a auxiliar odontológica deve receber formação para atendimento a casos de urgência e emergência, como reações alérgicas graves, hipoxemia, hipotensão arterial, choque e parada cardíaca, em cursos validados pelas sociedades e associações.[5]

Dos quatro fatores envolvidos na escolha, adequação e seleção de pacientes para realização de cirurgias em consultórios odontológicos, o próprio procedimento a ser realizado é, evidentemente, a parte mais importante dessa equação. Até a década de 1990, os critérios adotados para caracterizar um procedimento aceitável em cirurgia ambulatorial eram: perda mínima de sangue ou fluidos (menos de 500mL), duração inferior a 90 minutos, equipamentos simples, cuidados pós-operatórios mínimos e mínima dor a ser tratada com medicação oral[6]. No século XXI, o critério passou a ser unicamente a capacidade de o paciente voltar para casa no mesmo dia.

Entretanto, essa aparente simplicidade não traduz a complexidade dos critérios necessários para que essa premissa básica possa ser cumprida. Essa definição engloba a necessidade de um local compatível com o a complexidade do procedimento cirúrgico; que a equipe cirúrgica (médicos, dentistas, enfermeiros, auxiliares e secretárias) tenha aptidão, treinamento e conhecimento para tratar o paciente e suas patologias; que as condições clínicas do paciente permitam a realização do procedimento proposto naquele ambiente e finalmente que, não sendo possível pernoitar no local e diante dessa necessidade, haja a condição de transferi-lo para uma unidade hospitalar de maneira garantida e incondicional.[4]

O fator final da equação é o próprio paciente, o que explica a necessidade da seleção adequada. Apenas os pacientes classificados pela Sociedade Americana de Anestesiologistas (ASA) nas classe 1 e 2 podem ser submetidos a procedimentos ambulatoriais. Entretanto, muitas questões têm sido levantadas, uma vez que os outros três fatores (local, procedimento e pessoal), quando adequados e somados, podem tornar viável a realização ambulatorial de um procedimento em paciente ASA 3 sem colocar em risco a segurança do paciente (Figura 22.1).

SEDAÇÃO

O termo sedação vem do latim (*sedatus*), que significa calmo, sereno, tranquilo. Por outro lado, o estado consciente se caracteriza pelo estado de atenção, vigilância (alerta), consciência do eu, cognição e orientação temporoespacial. Fisiologicamente, o estado de consciência apresenta alteração circadiana entre um período de consciência plena (vigília ou alerta) e outro de consciência reduzida (sono), durante o qual todas as propriedades associadas se encontram deprimidas, mas não suprimidas.[7]

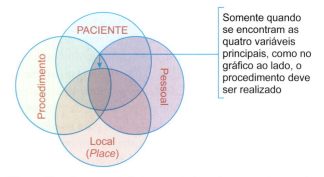

Figura 22.1 Os quatro P. (Adaptada de Anesthesiology Clinics 2014; 32(2):XVII.)

A sedação pode ser definida como uma técnica de anestesia em que o uso de medicamentos induz estado de depressão do sistema nervoso central com redução da consciência e da percepção sensorial e a possibilidade de amnésia, sendo caracteristicamente flutuante, oscilando entre estados clínicos mais superficiais, em que o paciente tem a capacidade de responder ativamente aos estímulos verbais, e estados mais profundos, nos quais o paciente pode ter comprometidos seus reflexos e a capacidade vital. Trata-se portanto de um processo dinâmico, em *continuum* (sucessão, continuidade ou sequência), cujo nível de profundidade depende muito da sensibilidade pessoal do paciente, da dose de hipnóticos fornecida e da capacidade do profissional que a executa[7] (Figura 22.2).

Tipos e conceitos de sedação

- **Analgesia:** alívio da dor sem produzir intencionalmente um estado de sedação. Conceito importante, uma vez que os anestésicos locorregionais podem produzir sedação como efeito colateral de dose supramáxima ou administração endovenosa em virtude da toxicidade sobre o sistema nervoso central. O cirurgião deve permanecer atento ao paciente que se torna subitamente sonolento durante procedimento com anestesia local em razão da possibilidade de convulsão como manifestação dessa intoxicação.
- **Sedação mínima:** também conhecida como ansiólise. Estado fármaco-induzido durante o qual o paciente responde normalmente a comandos verbais. A função cognitiva e a coordenação podem estar prejudicadas. As funções ventilatória e cardiovascular não são afetadas.[8]
- **Sedação moderada/analgesia (sedação consciente):** estado fármaco-induzido de depressão da consciência durante o qual o paciente responde propositadamente ao comando verbal quando indagado ou acompanhado de estímulo tátil. Não são necessárias intervenções para manter a patência das vias respiratórias. A ventilação espontânea é suficiente e a função cardiovascular geralmente é mantida.[8]
- **Sedação profunda:** estado de depressão da consciência induzido por drogas durante o qual o paciente não pode ser facilmente "acordado", mas responde propositadamente após estímulos repetidos ou estímulo doloroso. A função ventilatória independente pode estar prejudicada, e o paciente pode necessitar de ajuda para manter a patência das vias respiratórias. A função cardiovascular geralmente é mantida.[8]
- **Anestesia geral:** estado de depressão da consciência induzido por drogas durante o qual o paciente não responde e não interage com o meio, mesmo com estímulos dolorosos intensos. A capacidade de manter a função ventilatória independente está prejudicada, e o paciente necessita de assistência para manter a patência das vias respiratórias. A pressão positiva na ventilação normalmente é exigida em razão da depressão da ventilação espontânea induzida por drogas ou pelo uso de bloqueadores da junção neuromuscular. A função cardiovascular normalmente está deprimida, e o auxílio de agentes inotrópicos é as vezes necessário.[8]
- **Anestesia dissociativa:** estado de depressão da consciência induzido por uma classe especial de drogas, conhecidas como antagonistas de receptores N-metil-D-aspartato (NMDA) e caracterizado por olhos abertos, semelhante ao estado de catalepsia, com intensa analgesia e reflexos de tosse e deglutição preservados. Ocorre estimulação colinérgica e adrenérgica, que pode causar alucinações, salivação excessiva, taquicardia e hipertensão arterial.[8]
- **Sedoanalgesia:** este termo é usado para descrever a combinação de anestesia locorregional e sedação oral ou endovenosa. Normalmente, esse tipo de sedação é praticado no consultório odontológico, sendo de vital importância o reconhecimento da necessidade de uma anestesia locorregional adequada para que o estímulo nociceptivo seja bloqueado nos nervos periféricos.[8]
- **Cuidados monitorados pelo anestesiologista:** a presença do anestesiologista é exigida durante todo o procedimento cirúrgico, sendo a técnica normalmente realizada sem sedação. A participação efetiva do anestesiologista é necessária nos casos de pacientes que apresentam comorbidades potecialmente graves, de modo a prestar atendimento diante de possíveis intercorrências.
- **Sedação controlada pelo paciente (PCS):** trata-se de uma nova técnica que consiste no uso de um equipamento eletrônico microprocessado, que fornece uma dose previamente conhecida e configurada de um sedativo de duração ultracurta e que é acionado pelo próprio paciente, quando este se sente desconfortável durante o procedimento cirúrgico, aliviando os sintomas. Esse método é usado principalmente em estudos em virtude do alto custo incorporado à tecnologia e aos insumos, porém já existem equipamentos para uso clínico disponíveis nos EUA. Tem como base a técnica atual de controle da dor, chamada PCA (*Patient Control Analgesia* ou analgesia controlada pelo paciente), na qual o indivíduo com dor aciona um equipamento que fornece uma dose fixa de analgésicos, propiciando melhor controle da crise álgica (Figura 22.3).

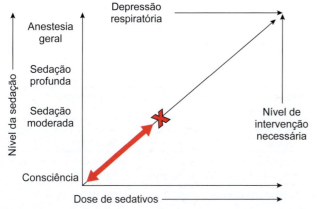

Figura 22.2 O *continuum* da transição entre sedação e anestesia geral. (Adaptada de Stoelting R, Miller RD [eds.] Bases de anestesia. 5. ed. São Paulo: Roca, 2015: 342.)

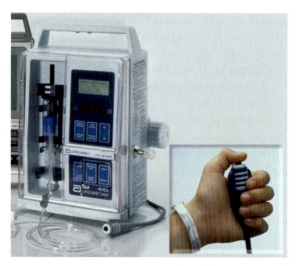

Figura 22.3 Equipamento disponível para PCS usado pelo próprio paciente.

Níveis de sedação (conforme a ASA)

Em virtude da dificuldade de estabelecer um conceito ideal sobre sedação e da necessidade premente de normatização do registro do ato anestésico e de graduação dos níveis de sedação de maneira adequada, a ASA publicou um consenso fundamentado nos achados do exame clínico (ventilação espontânea, responsividade ao comando, estabilidade cardiovascular e patência das vias aéreas) para padronizar os níveis de sedação[9] (Quadro 22.1).

Em razão da grande variabilidade de efeitos clínicos dos fármacos, tanto por fatores intrínsecos ao paciente (peso, altura, patologias, sensibilidade) como por fatores extrínsecos (velocidade de injeção, via de administração, validade do fármaco), o registro em prontuário das doses dos fármacos e dos dados hemodinâmicos e dos ventilatórios durante o procedimento cirúrgico pelo anestesiologista não é capaz de predizer a integridade dos reflexos protetores do paciente nem a profundidade anestésica atingida.[10]

Com o objetivo de tornar a avaliação clínica mais objetiva e facilitar o registro documental da profundidade anestésica, as escalas utilizadas em ambiente de terapia intensiva para quantificar, titular e padronizar a sedação vêm sendo convertidas em instrumento de uso anestésico.[11] É importante que as escalas propiciem uma avaliação clínica uniforme e reprodutível, com a atribuição posterior de uma pontuação na escala de sedação escolhida.

Para tanto algumas escalas se destacam, como:[11,12]

- SAS (escala de agitação-sedação).
- Ramsay.
- RASS (escala de agitação-sedação de Richmond).

A escala SAS é uma escala de sedação de sete pontos com níveis progressivos de gravidade, tanto para sedação como para agitação, e tem forte correlação com a escala de Ramsay. Ambas as escalas fornecem avaliações subjetivas, não sendo confiáveis quanto à intensidade do bloqueio neuromuscular ou do bloqueio sensitivo durante a sedação profunda. A escala SAS foi a primeira a ser validada em pacientes críticos adultos.[12] Os valores de 1 a 3 indicam pacientes com grau decrescente de profundidade de sedação, isto é, o nível 1 indica o menor grau de consciência, em que não se observa resposta a estímulos dolorosos. O nível 4 indica um paciente calmo e cooperativo, havendo aumento gradual de agitação ao longo dos níveis superiores. O nível 7 é definido como de agitação perigosa[13] (Quadro 22.2).

A escala de Ramsay não diferencia facilmente sedação moderada de sedação profunda, baseia-se apenas em um parâmetro categórico por grau e demonstra considerável variabilidade dependente do utilizador. Não obedece aos níveis de sedação estabelecidos pela ASA, pois não leva em conta o estatuto cardiorrespiratório (Quadro 22.3).[13]

Desenvolvida por uma equipe multidisciplinar da Universidade de Richmond, na Virgínia, a RASS engloba níveis de sedação/agitação que variam de +4 a –5, sendo registrados 10 níveis, permitindo melhor avaliação para cada nível. A escala usa a duração do contato visual seguida da resposta ao contato verbal como principal meio de titulação da sedação. Os valores dessa escala estão relacionados com o início do período de desatenção e a presença de delírio. Como a RASS separa a estimulação verbal da física, o nível de despertar do paciente pode ser graduado de acordo com a potência do estímulo. Considera-se como nível ideal de sedação aquele em que o paciente se encontra calmo e facilmente desperto[14] (Quadro 22.4).

Quadro 22.1 Escala dos níveis de sedação conforme a ASA

	Sedação mínima (ansiólise)	Sedação moderada/analgesia	Sedação profunda/analgesia	Anestesia geral
Das vias respiratórias	Inalteradas	Não há necessidade de intervenção	Intervenção pode ser necessária	Intervenção muitas vezes é necessária
Responsividade	Resposta normal a estímulos verbais	Provocada: responde a estimulação tátil ou verbal	Provocada: responde após estimulação repetida ou dolorosa	Irresponsivo, mesmo com estímulo doloroso
Ventilação espontânea	Inalterada	Adequada	Pode ser insuficiente	Frequentemente é insuficiente
Função cardiovascular	Inalterada	Normalmente mantida	Normalmente mantida	Pode estar prejudicada

Quadro 22.2 Escala de sedação/agitação em pacientes críticos

ESCALA SAS		
Valor	Termo	Descrição
7	Agitação perigosa	Ansiedade severa
6	Muito agitado	Não permanece calmo
5	Agitado	Ansioso, levemente agitado e acalma com orientação verbal
4	Calmo e cooperativo	Calmo, acorda facilmente e segue as instruções verbais
3	Sedado	Difícil de acordar, obedece a comandos simples e responde a estímulos físicos
2	Muito sedado	Acorda a estímulos físicos mas não responde a comandos verbais
1	Não responde	Resposta mínima ou não responde a estímulos ou ordens. Não se comunica

Quadro 22.3 Escala de sedação de Ramsay em pacientes críticos

Nível de atividade	Pontos
Paciente ansioso, agitado ou impaciente	1
Paciente cooperativo, orientado e tranquilo	2
Paciente que responde somente ao estímulo verbal	3
Paciente que demonstra uma resposta ativa a um toque leve na glabela ou a um estímulo auditivo	4
Paciente que demonstra uma resposta débil a um toque leve na glabela ou a um estímulo auditivo	5
Paciente que não responde a um toque leve na glabela ou a um estímulo auditivo	6

Quadro 22.4 Escala RASS com diferentes níveis de sedação/agitação em pacientes críticos

Nível	Termo	Descrição
+4	Agressivo	Violento, perigoso
+3	Muito agitado	Conduta agressiva
+2	Agitado	Movimentos sem coordenação frequente
+1	Inquieto	Intranquilo, ansioso, mas sem movimentos vigorosos ou agressivos
0	Alerta e calmo	Calmo
-1	Sonolento	Facilmente despertável e mantém o contato visual por mais de 10 segundos
-2	Sedação leve	Acorda rapidamente e faz contato visual com o som da voz por menos de 10 segundos
-3	Sedação moderada	Movimento ou abertura dos olhos ao som a voz, mas sem contato visual
-4	Sedação profunda	Não responde ao som da voz, mas movimenta ou abre os olhos com estimulação física
-5	Incapaz de ser acordado	Não responde ao som da voz ou estímulo físico

Com um desses instrumentos escolhido de acordo com os critérios do anestesiologista, o nível de profundidade atingido pela sedação e o registro médico do ato anestésico ficam mais claros e de fácil entendimento.[14]

METAS PARA A SEDAÇÃO[15]

- Manter o paciente seguro e estável, minimizando a dor e o desconforto físico.
- Controlar a ansiedade, minimizando o trauma psicológico e maximizando a amnésia.
- Controle comportamental de modo a possibilitar um procedimento rápido e seguro.
- Controle das condições clínicas basais do paciente, com melhora no desempenho das condições hemodinâmicas, reduzindo a pressão arterial, a frequência cardíaca e a salivação.

INDICAÇÕES/CONTRAINDICAÇÕES PARA SEDAÇÃO[15]

Indicações

- Classificação ASA 1 ou 2.
- Procedimentos cirúrgicos sem necessidade de cuidados especiais no pós-operatório imediato.
- Previsão cirúrgica de sangramento mínimo.
- Duração máxima prevista de 90 minutos.
- Presença de um adulto lúcido, responsável e previamente identificado.
- Concordância do paciente quanto ao preenchimento do termo de consentimento livre e esclarecido.
- Para tornar um procedimento longo e incômodo em algo mais tolerável e menos traumatizante.
- Qualquer paciente que apresente condição médica prévia que o impeça de cooperar (por exemplo, idosos com artrose de quadril, ombro, joelhos e coluna e que necessitem permanecer imóveis na cadeira por longos períodos).
- Pacientes com necessidades especiais, que não toleram a realização de um procedimento odontológico de outra maneira e, portanto, teriam negado seu direito ao tratamento.
- Qualquer paciente com condição médica prévia que possa ter seu estado clínico agravado pelo estresse (*diabetes mellitus* insulino-dependente, hipertensão arterial sistêmica, asma brônquica, insuficiência cardíaca congestiva, angina de peito estável, sequela de acidente vascular encefálico).
- Situações clínicas comuns no consultório odontológico, como síndrome do estresse pós-traumático, distúrbios psiquiátricos incapacitantes, ansiedade, fobia e síndrome do pânico, frequentemente menosprezados na prática.

Contraindicações

- Classificação ASA 3 ou 4.
- Procedimentos extensos (> 90 minutos).

- Risco de sangramento ou necessidade de reposição de grandes volumes.
- Necessidade de imobilização prolongada no pós-operatório.
- Necessidade do uso de opioides fortes no pós-operatório imediato para controle álgico adequado.
- Ausência do acompanhante adulto.
- Falta de condições socioeconômicas de apoio.
- Lactentes com história de prematuridade e idade conceptual inferior a 60 semanas (ou seja, cerca de 4 a 5 meses após completar as 40 semanas de idade gestacional corrigida), displasia broncopulmonar, síndrome de angústia respiratória, cardiopatias congênitas ou doenças neurológicas.
- Uso de cocaína recente ou inibidores da monoaminoxidase (IMAO).
- Condições mórbidas graves associadas: miastenia grave, asma dependente de corticoide, enfisema pulmonar, bronquite crônica, obesidade mórbida, síndrome da apneia do sono, hipertensão arterial de difícil controle, *diabetes mellitus* descompensado, angina instável.

CASO CLÍNICO

Paciente de 68 anos, portadora de hipertensão arterial sistêmica (HAS) parcialmente controlada com furosemida e olmesartana, pois apresentava tendência a edema de membros inferiores (MMII) e taquiarritmias por fibrilação atrial (FA) recorrente, já tendo sido tentada ablação por cateter sem sucesso e mantendo ritmo sinusal com amiodarona. Faz uso regular de rivaroxabana e pantoprazol.

Candidata a implantes dentários múltiplos com sedação endovenosa, foi submetida a avaliação pré-anestésica ambulatorial (no consultório), sendo solicitada interconsulta com o cardiologista que já fazia o controle regular de longa data.

A paciente nega dor precordial ou sintomas sugestivos de coronariopatia. Capacidade física preservada. Índice de Duke entre 4 e 10 MET (equivalente metabólico). Sem alergias ou sensibilidades a drogas. Nega asma ou trombose prévia. Internação prévia apenas para tentativa de ablação e sem intercorrências.

- PA = 146/84mmHg; FC = 60bpm; altura:170cm; peso: 68kg.
- Eletrocardiograma (ECG): ritmo sinusal regular bradicárdico (58bpm). Hemibloqueio anterior esquerdo. Má progressão de onda R com inversão de onda T em parede anterior.
- Ecocardiograma transtorácico: boa função sistólica biventricular. Fração de ejeção do ventrículo esquerdo (FEVE) = 73%. Aumento moderado do átrio esquerdo.
- Cintilografia miocárdica de esforço: sem sinais de isquemia miocárdica.
- Exames laboratoriais com funções hepática e renal, hemograma, coagulograma, função tireoidiana e glicemia normais.

Hipóteses diagnósticas

- FA recorrente – ritmo sinusal com amiodarona.
- HAS.
- Uso crônico de anticoagulante oral.
- Classificação da ASA 2.

Conduta pré-operatória

- Orientar jejum de 8 horas.
- Suspender rivaroxabana 3 dias antes do procedimento.
- Manter o restante dos medicamentos até a manhã da cirurgia.
- Iniciar amoxicilina e lansoprazol 24 horas antes da cirurgia.
- Não usar corticoide ou anti-inflamatórios para analgesia pós-operatória.

Conduta anestésica peroperatória

- Acesso venoso periférico com cateter teflon 24, monitoração com ECG, SatO$_2$ (saturação arterial periférica de oxigênio) e PANi (pressão arterial não invasiva) e instalação de suplementação de oxigênio com cateter nasal 3L/min.
- Usado fentanil 50µg endovenoso, seguido da infusão de dexmedetomidina 0,5µg/kg em *bolus* por 10 minutos e manutenção com a dose de 0,2µg/kg/h endovenoso.
- Após infusão do *bolus* de dexmedetomidina, 2mg de midazolam endovenoso.
- Dez minutos após a administração da dose de midazolam e com a paciente mantendo saturação de oxigênio estável, foi realizada anestesia locorregional pelo cirurgião, estando a paciente sonolenta, porém participativa.
- A paciente se manteve calma e colaborativa, dormindo entre os estímulos e atendendo ao chamado e aos pedidos do cirurgião durante todo o procedimento.
- Em alguns momentos, quando o estímulo tátil era muito intenso (havia necessidade de múltiplas extrações dentárias) e já que a paciente se mostrava nitidamente incomodada com a tração, foram feitas pequenas doses de propofol (*bolus* de 10mg). Ao final do procedimento, com cerca de 3 horas de duração, foram consumidos 70mg de propofol.
- A paciente manteve nível de sedação variando entre Ramsey 3 e 4 durante toda a cirurgia. Optou-se por elevar a FC com atropina, apesar de não ter ocorrido queda dos níveis pressóricos, apenas pelo uso prévio crônico de amiodarona e pela redução acentuada do tempo de reação (tirocínio) necessário para realização de uma intervenção em caso de progressão da bradicardia.

Administrou-se 0,5mg de atropina endovenosa em três alíquotas isoladas e sequenciais (dose total de 1,5mg) até o aumento da FC para 65 a 70bpm.

- Não houve novas intercorrências e ao final do procedimento foi suspensa a infusão da dexmedetomidina. Após cerca de 45 minutos, com a paciente ainda na sala de cirurgia sob monitoração contínua e se encontrando acordada, consciente, normotensa e deambulando sem auxílio, foi transferida para a recepção, onde permaneceu em companhia de familiares por mais 1 hora. Nesse local recebeu hidratação oral com líquidos isotônicos gelados, sem que apresentasse náuseas ou vômitos. Obteve alta para o domicílio com seus acompanhantes e com orientações/recomendações por escrito. Não relatava memória peroperatória e dizia estar muito satisfeita (Figuras 22.4A a E).

Comentários sobre o caso

Trata-se de paciente idosa, com bom estado clínico geral, porém portadora de múltiplas comorbidades, potencialmente graves, e muito bem controlada clinicamente. O fato de fazer uso crônico de dois fármacos muito específicos (amiodarona e rivaroxabana) gerava preocupação. O manejo pré, per e pós-operatório com o uso das duas drogas demanda conhecimentos e procedimentos específicos para garantir a segurança da paciente, minimizando a possibilidade de complicações e propiciando o sucesso do ato cirúrgico.

De modo geral, nessas situações restam apenas duas opções ao cirurgião: realizar o procedimento com anestesia local no consultório, ficando exposto ao risco de complicações clínicas, ou internar a paciente em um hospital para ter acesso ao cardiologista e ao anestesiologista em caso de necessidade.

As duas opções têm pontos positivos e negativos:

- Na anestesia local no consultório, tanto o cirurgião como o paciente ficariam expostos aos riscos de sangramento sem meios de contenção e/ou à possibilidade de eventos cardiovasculares potencialmente graves, como crise hipertensiva ou bradicardia sintomática refratária.
- Em caso de internação para realização do procedimento em ambiente hospitalar, uma opção melhor e mais se-

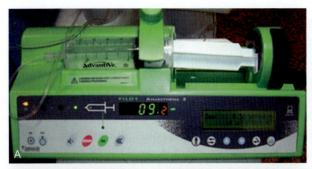
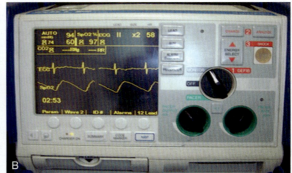
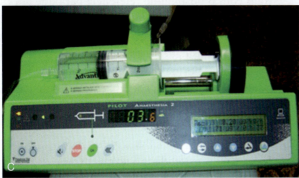
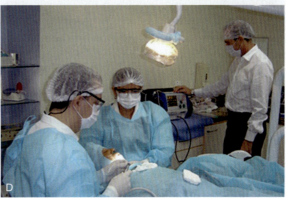
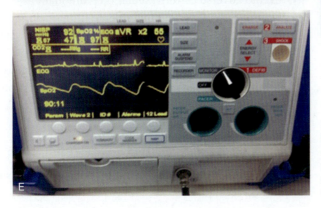

Figura 22.4A Dexmedetomidina em dose de *bolus*. **B** Dados hemodinâmicos no início da sedação. **C** Dexmedetomidina em dose de manutenção. **D** Início do procedimento. Note a disposição do cirurgião e da auxiliar, permitindo livre acesso do anestesiologista à cabeça da paciente. **E** Dados hemodinâmicos após 90 minutos de cirurgia.

gura para a paciente, existem inúmeros inconvenientes para todos, entre os quais o aumento do estresse operatório e a necessidade de permanência hospitalar com custo mais elevado para o paciente.

Assim, a assistência anestesiológica no consultório consegue preencher essa lacuna, e pacientes com comorbidades que possam ser manejadas e controladas no ambiente ambulatorial podem ser tratados sem perda da segurança e com a garantia de um procedimento mais tranquilo e tolerável.

VANTAGENS, DESVANTAGENS E RISCOS[16,17]

Vantagens

- Alteração mínima na rotina do paciente e de sua família.
- Preferência do paciente por maior conforto e comodidade, tanto para ele como para a família.
- Individualização do cuidado. A avaliação da relação médico-paciente tem melhor resultado em comparação com as outras áreas cirúrgicas.
- Redução do risco de infecção hospitalar. A menor exposição ao ambiente hospitalar contribui para a redução das taxas de infecção hospitalar. As taxas globais de infecção em cirurgia no ambiente hospitalar variam de 2% a 15%, e recomenda-se que a taxa de infecção de ferida em cirurgia limpa deva ficar abaixo de 3%. Em cirurgia ambulatorial, os índices variam de zero a 4,4%.
- Menor incidência de complicações respiratórias e trombose venosa em virtude do estímulo à deambulação precoce.
- Redução da incapacidade física com retorno mais rápido ao trabalho.
- Morbidade e mortalidade menores. A mortalidade aproxima-se de zero, uma vez que só deverão ser submetidos aos procedimentos pacientes hígidos ou com comprometimento sistêmico controlado. O porte dos procedimentos tende a ser de baixa a média complexidade. As intercorrências mais frequentes na literatura são dor, náuseas e vômitos.
- Maior flexibilidade no agendamento e na remarcação dos procedimentos.
- Redução dos custos com maior agilidade (maior número de procedimentos). A redução dos custos dos procedimentos realizados em regime de cirurgia ambulatorial, quando comparado com o tratamento em regime de internação hospitalar, é de 55% nas unidades autônomas, 46% nas unidades satélites e 11% nas unidades integradas.
- Não dependência de leitos hospitalares. A cirurgia ambulatorial aumenta a disponibilidade de leitos hospitalares para a internação de pacientes com afecções cirúrgicas mais complexas.
- Redução de outras complicações relacionadas com o ambiente hospitalar, como erros na administração de medicamentos, quedas, enganos relacionados com a troca de pacientes e isolamento social.

Desvantagens

- Dificuldade nos cuidados pré-operatórios: inobservância do tempo de jejum e na execução de exames específicos e de rotina pode contribuir para o adiamento ou a suspensão da cirurgia.
- Falta de transporte. Os familiares, vizinhos ou os responsáveis devem ser mobilizados com antecedência para garantir o transporte.
- Falta de ajuda no domicílio. Refere-se aos pacientes que moram sozinhos e não dispõem de familiares e amigos para ajudá-los quanto aos cuidados gerais e específicos e, principalmente, para garantir o retorno pós-operatório.
- Perda total de controle sobre a atividade física dos pacientes após a alta.
- Necessidade de retorno em 24 horas para retirada de drenos, troca de curativos ou reavaliação clínica.
- Necessidade de permanência ambulatorial além do esperado. A variação nas taxas de internação, com encaminhamento para um hospital conveniado, depende do tipo de afecção tratada, das características biológicas, psicológicas e sociais do paciente selecionado, da experiência da equipe cirúrgica, das intercorrências transoperatórias e das condições sociais e econômicas do paciente.
- Em caso de intercorrências e necessidade de internação hospitalar, o transporte para a unidade de referência pode ser muito estressante para toda a equipe e os familiares.
- Existe a necessidade formal e legal de oficializar o contrato com o hospital de referência para que em caso de intercorrência no ambiente do consultório a transferência ocorra sem delongas ou transtornos. A espera pelo leito e a necessidade de contato prévio com as unidades hospitalares normalmente demandam um tempo que pode levar à piora das condições clínicas do paciente.

Riscos conhecidos

- Síncope.
- Alergia ou sensibilidade a fármacos.
- Evento adverso cardiovascular ou pulmonar.
- Trauma vascular com sangramento inesperado.
- Depressão respiratória, obstrução de via aérea e parada respiratória.
- Necessidade de implementação de via aérea acessória, como máscara laríngea, intubação endotraqueal ou via aérea cirúrgica.
- Impossibilidade de intubar ou ventilar.
- Hipoxia prolongada ou hipercarbia.
- Vômito com ou sem aspiração pulmonar
- Deslocamento de corpo estranho para via aérea superior ou brônquios.

- Desenvolvimento de déficit neurológico periférico ou central.
- Insuficiência de órgãos relacionada com a anestesia.
- Internação hospitalar não planejada.
- Trauma dentário relacionado com a anestesia.
- Trauma oral ou nasal relacionado com a anestesia (laceração, hematoma, enfisema, hemorragia, edema).
- Trauma ocular.
- Hipertermia maligna e morte.

SELEÇÃO DE PACIENTES

Segundo a Resolução 1.802/2006 do Conselho Federal de Medicina, a avaliação pré-anestésica (ou risco cirúrgico, segundo a nomenclatura usada até 2006) de todo paciente a ser submetido a procedimento cirúrgico que envolva anestesiologia deve ser obrigatoriamente realizada pelo médico anestesiologista, preferencialmente em ambiente ambulatorial para procedimentos eletivos. Ressalta ainda que cabe a esse profissional, após avaliação do estado clínico, decidir pela necessidade ou conveniência de solicitar exames complementares de diagnóstico ou pela necessidade de solicitar a avaliação de outros especialistas.[18]

Nesse momento, o anestesiologista irá realizar a avaliação clínica do paciente em busca de condições mórbidas que possam ter repercussão e/ou causar complicações principalmente sobre os sistemas cardiovascular, pulmonar, neurológico, renal, hepático ou endócrino, e as medidas a serem tomadas para minimizar seu impacto. Nessa consulta deverão ser explicados ao paciente os reais objetivos da sedação e apontados de maneira categórica os níveis de profundidade que poderão ser conseguidos com segurança, evitando o risco de insatisfação do paciente ou a solicitação de um nível de sedação inadequado para o procedimento cirúrgico proposto.[19]

O anestesiologista deverá explicar ao paciente os riscos, as vantagens e as desvantagens de cada método, propondo um plano de tratamento anestésico que leve em consideração os desejos do paciente, a segurança do procedimento e as necessidades e preferências do binômio anestesista/cirurgião.

Ao final da avaliação, deverá fornecer um relatório detalhado sobre a condição física e clínica do paciente, a análise dos exames solicitados, a análise das sugestões dos especialistas consultados, além de sua própria conclusão sobre o método anestésico proposto e discutido com o paciente. Nessa oportunidade deverá ser coletado o Termo de Consentimento Livre e Esclarecido (TCLE) específico para o procedimento proposto.

Apenas os pacientes enquadrados na classificação físico-clínica 1 ou 2 da ASA podem ser submetidos a procedimentos de caráter eminentemente ambulatorial. Entretanto, encontram-se na literatura muitos questionamentos sobre essa orientação[18,19] (Quadro 22.5).

Quadro 22.5 Classificação de risco segundo a Sociedade Americana de Anestesiologistas (ASA)

ASA 1	Ausência de distúrbio orgânico, fisiológico, bioquímico ou psiquiátrico
ASA 2	Paciente com doença sistêmica leve que não resulta em limitação funcional (hipertensão arterial bem controlada, *diabetes mellitus* não complicado)
ASA 3	Paciente com doença sistêmica grave e comprometimento fisiológico que resulta em debilidade funcional (*diabetes mellitus* com complicações vasculares, infarto do miocárdio prévio, hipertensão arterial não controlada)
ASA 4	Paciente com doença sistêmica grave que ameaça a vida (insuficiência cardíaca congestiva, angina de peito instável)
ASA 5	Paciente moribundo e sem expectativa de sobreviver com ou sem o procedimento (aneurisma de aorta roto, hemorragia cerebral com aumento da pressão intracraniana)
ASA 6	Paciente com morte cerebral declarada e que será submetido a retirada de órgãos para transplante
Subtipo E	Quando uma cirurgia de urgência é necessária, acrescenta-se a letra E ao número da classificação (1E, 2E...)

Com a incorporação de novas tecnologias e o advento de novas formas de disseminação do conhecimento, como a infusão-alvo controlada de anestésicos, a monitoração peroperatória da consciência, o surgimento de novas medicações anestésicas com perfil de eliminação mais rápido e sem metabólitos ativos, novas modalidades de anestesia, novos monitores e equipamentos cirúrgicos, a maior integração entre as equipes de anestesia e cirurgia, a melhora no nível de educação da equipe, aumentaram a segurança na realização de procedimentos ambulatoriais e a tranquilidade para a equipe cirúrgica, fazendo com que a classificação do paciente como ASA 3 deixasse de ser um fator limitante para a realização da anestesia ambulatorial. Atualmente, o principal fator limitante é a natureza do procedimento cirúrgico em si, com a determinação de seu impacto sobre a fisiologia geral e a dor pós-operatória.[20]

Alguns autores admitem uma subdivisão da classificação ASA 3 em A e B, sendo o subtipo 3A aquele em que o paciente apresentaria mais de uma patologia sistêmica estável e que não repercutiria em uma incapacidade momentânea, mas em um estado clínico comprometido. O subtipo 3B comportaria em si o conceito atual da ASA de patologia sistêmica instável ou descontrolada. Assim, um paciente com hipertensão arterial sistêmica grave ou um paciente diabético de longa data com acometimento sistêmico de órgãos-alvo, como alterações retinianas, alteração da função renal com microalbuminúria e aumento das escórias, ou estenose de grandes vasos sem isquemia, e que no momento da cirurgia apresentasse exames laboratoriais dentro da normalidade, teria sua classificação alterada para ASA 3A.[21]

Durante a consulta pré-anestésica deverá ser obtida a história clínica para a identificação dos seguintes riscos potenciais para a sedação:[22]

- Patologias prévias e seu grau de comprometimento fisiológico, especialmente aquelas que afetam os sistemas respiratório, cardiovascular ou neurológico.
- História de ronco, acordar noturno ou síndrome da apneia noturna obstrutiva.
- História de cirurgias prévias e técnicas anestésicas com relato de qualquer complicação em período precoce ou tardio (dor, náuseas e vômitos, sangramento, febre, transfusão, terapia intensiva).
- História familiar de reações adversas a sedação, analgesia ou anestesia geral e complicações.
- Alergia a drogas e/ou alimentos ou a possibilidade de gravidez.
- Uso de medicamentos habituais (prescritos) ou esporádicos (uso próprio), inclusive agentes homeopáticos.
- Uso de drogas com intuito recreacional.
- Revisão de sistemas: cardiovascular, pulmonar, renal, hepático e intestinal e avaliação da necessidade de consultoria especializada.
- Avaliação da via aérea e condições de intubação. Conhecimento prévio das condições da dentição e possibilidade de trauma. Avaliação do local da incisão cirúrgica e da técnica a ser empregada pelo cirurgião. Possibilidade de sangramento e aspiração de sangue e líquidos.
- Avaliação do acesso venoso e do local de punção, além da presença de pulso periférico.

Algumas condições clínicas específicas serão apresentadas com orientações racionais para adequação ao procedimento realizado no ambiente do consultório odontológico. Essas medidas são úteis para a realização de qualquer procedimento cirúrgico no consultório, sejam estes executados com sedação ou não, e seu objetivo é impedir ou minimizar as complicações no pós-operatório imediato.

Procedimentos odontológicos em pacientes que usam anticoagulantes orais:

- Deve-se solicitar a avaliação do cardiologista quanto à possibilidade de suspensão do uso do fármaco pelo período necessário para a realização da cirurgia e a cicatrização adequada da ferida e quanto ao tratamento das possíveis complicações associadas ao procedimento. Na impossibilidade total da suspensão do anticoagulante, deve-se avaliar a extensão do procedimento cirúrgico (extração de ≤ 3 dentes, cirurgia gengival, raspagem periodontal) e solicitar razão normalizada internacional (RNI), pelo menos 24 horas antes da cirurgia. Se RNI < 3,0, não é necessário suspender o fármaco.[23] Se o procedimento cirúrgico planejado for mais extenso ou RNI > 3,0, suspende-se o fármaco 5 dias antes da data da cirurgia e inicia-se com heparina de baixo peso molecular (HBPM – Clexane® – enoxaparina – 1mg/kg pela manhã). Suspende-se o uso da HBPM na manhã da cirurgia e retorna-se com o uso assim que o sangramento cirúrgico estiver controlado, antes da alta para o domicílio. Mantém-se o uso da HBPM por mais 3 dias concomitantemente com o anticoagulante oral que o paciente vinha usando, nas mesmas doses anteriormente prescritas.[24]

Quadro 22.6 Fitoterápicos e seus efeitos colaterais

Fitoterápico	Efeitos colaterais/interações medicamentosas
Efedra	Aumenta sangramento, especialmente em pacientes com anticoagulantes
Alho	Interação com antidepressivos/vasopressores (aumenta PA e FC)
Ginseng	Aumenta sangramento, especialmente em pacientes com anticoagulantes
Ginko biloba	Aumenta sangramento, especialmente em pacientes com anticoagulantes
Ginger	Aumenta sangramento, especialmente em pacientes com anticoagulantes
Erva-de-são-joão	Prolonga os efeitos da anestesia
Vitamina E	Aumenta sangramento, especialmente em pacientes com anticoagulantes

Alguns fitoterápicos diminuem a agregação plaquetária e podem promover efeitos colaterais em pacientes com medicação anticoagulante (Quadro 22.6).

EXAMES PRÉ-OPERATÓRIOS

Os exames laboratoriais são interessantes por garantir condições pré-operatórias satisfatórias, registrando a suspeita de doença não diagnosticada durante a avaliação clínica pré-operatória ou determinando o controle laboratorial de doenças prévias. Esses exames não servem para pesquisa de doenças não suspeitadas. A solicitação de exames unicamente com a finalidade de prevenir a judicialização de casos cirúrgicos tem levado os custos do sistema de saúde a níveis inaceitáveis, ocasionando a perda de recursos financeiros indispensáveis.[25]

Os pacientes que se beneficiam dos exames laboratoriais são aqueles que apresentam fatores de risco, sintomas ou dados na história que tornam os exames necessários por ter sido levantada alguma hipótese diagnóstica.

Os exames pré-operatórios anormais em pacientes assintomáticos têm, portanto, baixo valor preditivo (que depende da probabilidade da doença na população), ou seja, é pequena a porcentagem de pacientes assintomáticos que apresentam exames alterados e estão realmente doentes.[26]

A Sociedade de Anestesiologia de Minas Gerais relaciona os tipos de procedimentos cirúrgicos e os potenciais de risco, além dos exames, de acordo com os pacientes hígidos e com comorbidades (Quadros 22.7 a 22.9).

Quadro 22.7 Classificação segundo a Sociedade de Anestesiologia de Minas Gerais

Tipos de procedimentos cirúrgicos

A – Procedimento minimamente invasivo
    Baixo potencial para causar alterações da fisiologia normal
    Raramente relacionado com morbidade ligada ao procedimento anestésico
    Raramente exige hemotransfusões, monitoração invasiva ou CTI no pós-operatório

B – Procedimento moderadamente invasivo
    Moderado potencial para alterar a fisiologia normal
    Pode exigir hemotransfusão, monitoração invasiva ou CTI no pós-operatório

C – Procedimento altamente invasivo
    Tipicamente produz alteração da fisiologia normal
    Quase sempre exige hemotransfusão, monitoração invasiva ou CTI no pós-operatório

Quadro 22.8 Exames solicitados de acordo com a idade, segundo a Sociedade de Anestesiologia de Minas Gerais

Paciente hígido		
Idade	Homem	Mulher
6 meses a 40 anos	Nenhum	Ht, teste de gravidez
40 a 50 anos	ECG, Ht	Ht
50 a 64 anos	ECG, Ht	Ht, ECG
65 a 74 anos	Ht, ECG, Cr, glicemia	Ht ou Hb, ECG, Cr, glicemia
>74 anos	Hb, Ht, ECG, Cr, glicemia, RX tórax	Ht, ECG, Cr, glicemia, Hb, RX tórax

Quadro 22.9 Exames solicitados de acordo com as comorbidades do paciente, segundo a Sociedade de Anestesiologia de Minas Gerais

Paciente com comorbidades (qualquer idade)	
Tabagismo (>20 cigarros/dia)	Ht, Hb, RX tórax
Doença cardiovascular	Ht, Hb, Cr, ECG, RX tórax
Doença pulmonar	RX tórax, ECG
Diabetes mellitus	Ht, Hb, ECG, Na, K, glicemia, Cr
História de sangramento	Ht, Hb, TP, TTPa, plaquetas, tempo de sangria
Doença hepática	TP, TTPa, TGO, TGP, fosfatase alcalina
Doença renal	Hb, eletrólitos, Cr, ureia
Uso de diuréticos	Eletrólitos

Assim, os exames devem ser solicitados apenas sob os seguintes critérios:

- **Radiografia de tórax:** alterações do tipo nódulos pulmonares, aneurismas da aorta, edema pulmonar, pneumonias, atelectasias, fraturas, dextrocardia ou cardiomegalia são raras em pacientes assintomáticos e na verdade os riscos dos exames radiológicos superam os benefícios em menores de 75 anos (assintomáticos). Portanto, a radiografia de tórax está indicada apenas para pacientes: (a) maiores de 75 anos; (b) sintomáticos; (c) com fatores de risco para doença pulmonar.
- **Eletrocardiograma (ECG):** as alterações do ECG são muito comuns e aumentam exponencialmente com a idade. Cerca de 10% dos maiores de 40 anos e 25% dos maiores de 60 anos apresentam tais alterações. Além disso, novas alterações em ECG subsequentes ocorrem com frequência significativa (25% a 50% de aumento em relação à frequência de alterações detectadas no ECG prévio).[27] Portanto, recomenda-se a realização do ECG nas seguintes situações: (a) homens acima de 40 anos submetidos a procedimentos B ou C; (b) mulheres acima de 50 anos submetidas a procedimentos B ou C. Deve-se repetir o ECG realizado há mais de 2 meses.
- **Hemoglobina, hematócrito e leucograma:** a policitemia aumenta o risco cardiovascular dos pacientes. Não existe evidência de que a anemia normovolêmica aumente o risco cardiovascular. Não há dados que confirmem que o tratamento pré-operatório da anemia de leve a moderada altere a morbidade ou a mortalidade peroperatória. Níveis de hemoglobina (Hb) > 8,0g/dL são considerados aceitáveis. Não há dados na literatura que relatem aumento da morbimortalidade peroperatória relacionada com alterações do leucograma no pré-operatório em condições não patológicas.[28]
- **Exames bioquímicos, provas de coagulação e urina-rotina:** os exames bioquímicos cujos resultados são capazes de alterar a conduta são as provas de função hepática e renal. Cerca de 2% a 10% dos pacientes submetidos a essa pesquisa apresentam alterações laboratoriais, as quais são desprovidas de significado em 80% dos casos. Quando ocorrem alterações significativas, 70% se referem à glicemia e à ureia.[29]

Alterações na urina-rotina são comuns, mas não costumam alterar a conduta, quando desprovidas de significado clínico. Muitas das alterações da urinálise podem ser antecipadas pela anamnese.

Recentemente, o CFM emitiu parecer recomendando exame de gonadotrofina coriônica humana (β-hCG) para todas as mulheres em idade fértil, mesmo para aquelas que afirmam manter controle de natalidade, exames de hepatite B, sífilis e HIV em todos os pacientes adultos, além da vacinação contra a hepatite B, de maneira consensual, em pré-operatório para qualquer cirurgia (Recomendação CFM 02/2016).

O ácido acetilsalicílico (AAS), na dose de 3 a 10mg/kg de peso, não parece aumentar o risco de sangramento, mas não há dados quanto ao uso de doses > 300mg/dia até 12 horas antes da cirurgia. O importante é que não haja nível significativo de AAS no sangue nas 24 horas que antecedem a cirurgia, pois esse é o período mínimo necessário para que sejam geradas cerca de 50.000 plaquetas, número que garante uma coagulação satisfatória.[29]

O CONSULTÓRIO ODONTOLÓGICO

Durante a execução de um procedimento cirúrgico com auxílio de sedação endovenosa, o consultório odontológico é obrigado a acomodar o cirurgião, o cirurgião auxiliar, o auxiliar de consultório, a secretária, o paciente, o anestesiologista e os equipamentos odontológicos, além de todo o equipamento de monitoração e ressuscitação. A grande maioria dos consultórios odontológicos não foi desenhada ou adequadamente estruturada para receber esse aporte momentâneo de equipamentos utilizados pelo anestesiologista, sendo significativamente menor que uma sala de cirurgia convencional. Portanto, a divisão do espaço do consultório é essencial para a circulação adequada das pessoas, sem a contaminação dos materiais cirúrgicos, e para que o anestesiologista tenha acesso à cabeça do paciente em caso de eventuais manobras de ventilação.

Além dessa dificuldade inicial, o paciente precisa permanecer sob anestesia em uma cadeira odontológica, a qual tem capacidade de posicionamento limitada, principalmente quando é necessário o manejo de via aérea. Apesar de ter sido desenhada de maneira anatômica para o paciente e ergonômica para o cirurgião, a cadeira não oferece as mesmas comodidades para o anestesiologista.

Alguns equipamentos, medicamentos e materiais são necessários para que o procedimento transcorra adequadamente e as Resoluções 1.670/2003, 1.802/2006 e 1.886/2008 do CFM esclarecem esse ponto, ditando as responsabilidades e condições mínimas para realização do ato anestésico e funcionamento de unidades ambulatoriais.[30]

A Resolução CFM 1.950/2010 esclarece que as responsabilidades são divididas pelo anestesiologista e pelo cirurgião-dentista, no período peroperatório, quanto ao acompanhamento clínico, às intercorrências e ao óbito, conforme sua área de atuação, de acordo com a resolução do Conselho Federal de Odontologia. Cabe a cada profissional a responsabilidade por seus atos e ao cirurgião-dentista cabe especificamente a responsabilidade pela condução clínica do pós-operatório.

A Resolução CFM 1.802/2006 estabelece as responsabilidades exclusivas do anestesiologista, determina a obrigatoriedade da avaliação pré-anestésica, a necessidade do acompanhamento do paciente na sala de recuperação, a responsabilidade do anestesiologista em condições ambulatoriais e as regras mínimas de segurança do paciente com materiais, equipamentos e drogas presentes nas unidades cirúrgicas. Descreve também os documentos mínimos que devem compor o prontuário do paciente. A partir do momento de sua publicação é obrigatória a monitoração completa com ECG, pressão arterial não invasiva (PANI) com intervalos não maiores que 10 minutos e saturação arterial de oxigênio (SatO$_2$) contínua. Também passa a ser necessária a monitoração contínua do CO$_2$ exalado quando há uso de prótese de via aérea (máscara laríngea ou tubo traqueal). Essa Resolução estabeleceu a necessidade de um marca-passo transcutâneo e um desfibrilador, além de um conjunto completo de ventilação com materiais e acessórios para garantir a via aérea em caso de dificuldade não prevista.[31]

A Resolução CFM 1.886/2008 estabelece e normatiza os consultórios médicos e as clínicas, criando uma série de regras e normas que devem ser seguidas para que os procedimentos anestésicos e cirúrgicos possam ser praticados em locais mais seguros. Estratifica os locais em quatro níveis de complexidade, caracterizando como tipo I apenas o consultório clínico habitual, onde podem ser realizados pequenos procedimentos com anestesia local até a dose de 3,5mg/kg de lidocaína, e o tipo IV como unidade integrada a um hospital geral ou especializado. Os tipos II e III são intermediários, e a sedação endovenosa pode ser usada apenas a partir do tipo II. O espaço físico, portanto, deve ter ao menos 20 metros quadrados segundo as normas da resolução CFM 1.886/2008.[32]

Quanto ao espaço físico e sua distribuição espacial, o anestesiologista ficará posicionado do lado esquerdo ou de frente para a cabeça do paciente, entre o cirurgião e o auxiliar, de modo a possibilitar acesso rápido em caso de queda da saturação de oxigênio ou da necessidade de qualquer intervenção sobre a via aérea. Seus fármacos e materiais permanecem dispostos na mesa de apoio a seu lado e o acesso ao cilindro de oxigênio e o acesso venoso não são impedidos por móveis ou equipamentos. Portanto, é essencial espaço para que a toda a equipe consiga executar suas funções com ordem, tranquilidade e a manutenção de um nível mínimo de estresse (Figuras 22.5 a 22.10).

A melhora no perfil dos fármacos, o desenvolvimento de novos equipamentos e as novas condutas em segurança têm promovido uma relação mais harmoniosa entre a equipe, propiciando a extensão dos cuidados odontológicos para uma parcela de pacientes antes excluídos do tratamento.

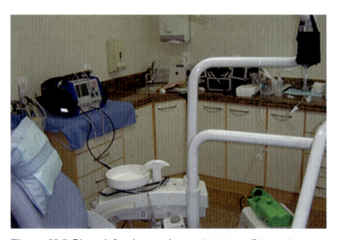

Figura 22.5 Disposição dos equipamentos e medicamentos com espaço suficiente para que o anestesiologista possa trabalhar.

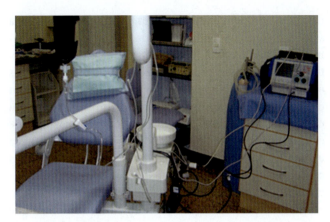

Figura 22.6 Outra visão do espaço do consultório.

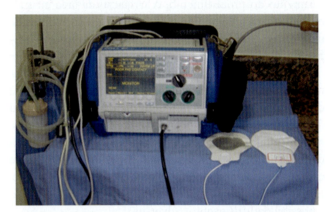

Figura 22.7 Monitor multiparamétrico em função monitor. Ao lado, o cilindro de oxigênio.

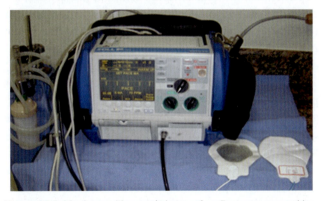

Figura 22.8 Monitor multiparamétrico em função marca-passo/desfibrilador.

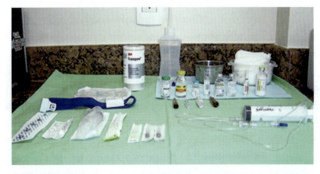

Figura 22.9 Espaço mínimo adequado com as drogas anestésicas dispostas para uso.

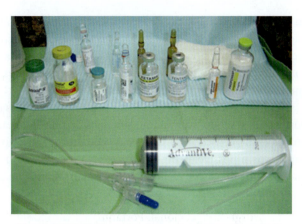

Figura 22.10 Visão mais próxima das drogas disponíveis.

Deve-se levar em conta também que as dificuldades experimentadas pelo anestesiologista são em parte compensadas pela comodidade, facilidade e agilidade com que o ato transcorre no ambiente do consultório com o qual o cirurgião está acostumado. Em seu local de trabalho estão normalmente todos os equipamentos, materiais e instrumentais de seu uso cotidiano. Portanto, qualquer intercorrência ou imprevisto cirúrgico pode ser facilmente resolvido com os recursos disponíveis ao alcance de sua mão. Assim, o transporte para o ambiente hospitalar de todos os materiais e equipamentos de que necessita o cirurgião pode ser considerado uma medida praticamente inviável e, quando ocorre, invariavelmente ocasiona atrasos na cirurgia ou modificações na técnica planejada.

TÉCNICA DE SEDAÇÃO

O agente farmacológico ideal (Quadro 22.10) para sedação/analgesia deve promover efeito analgésico, amnési-

Quadro 22.10 Propriedades ideais dos anestésicos venosos

Físico-químicas:
Solúvel em água
Estocagem (> 1 dia)
Estável na exposição à luz (> 1 dia)
Necessita de pequenos volumes para a indução (+/– 10mL)
Farmacocinéticas/farmacodinâmicas:
Pequena variação individual
Grande janela terapêutica
Latência curta: tempo de circulação braço-cérebro
Metabolismo rápido sem metabólitos ativos
Curta duração de efeito com rápida recuperação
Hipersensibilidade:
Ausência de anafilaxia
Não libera histamina
Efeitos colaterais:
Sem toxicidade local (ausência de dor ou tromboflebite à injeção)
Sem alterações na função de órgãos
Não induz náuseas e vômitos
Preserva a oxigenação dos órgãos
Econômicas:
Baixo custo

co, hipnótico, de relaxante muscular, curto início de ação, não deve ter efeitos cumulativos, deve propiciar rápida recuperação com pouco ou nenhum efeito colateral, ser compatível com um grande número de outros fármacos e apresentar um efeito residual analgésico.[17,33]

Nenhum fármaco apresenta todas essas características e, portanto, o método exige a ação sinérgica de duas ou mais drogas (uma combinação de analgésicos puros, sedativos, amnésicos e possivelmente um anestésico local), com redução da incidência de efeitos colaterais e um acordar mais suave, rápido e tranquilo.[34]

Como o nível de sedação ocorre em um *continuum*,[22] indicando a possibilidade de trânsito entre os vários níveis de sedação (da consciência à anestesia geral), a titulação dos fármacos (isto é, a injeção lenta de pequenas quantidades do fármaco enquanto se titula a resposta clínica do paciente à medicação) é crucial para que se consiga e se mantenha um estado moderado de sedação e analgesia.

Normalmente o cirurgião-dentista está acostumado a realizar suas cirurgias no consultório, com o paciente acordado e consciente, colaborando com o procedimento. Nesse caso, o cirurgião não necessita manter vigilância estrita sobre a via aérea, pois o paciente naturalmente irá deglutir e se defender da possibilidade de aspiração.

Assim, *timing* (nem antes nem depois) e cautela são importantes, e o cirurgião deve ter tranquilidade e paciência para que o processo se desenvolva com segurança. É importante lembrar que alguns anestésicos locais demoram de 2 a 5 minutos para começar a agir e seu efeito dura apenas de 1,5 a 2 horas. Portanto, os envolvidos no processo precisam compreender a necessidade de respeitar a farmacocinética das drogas utilizadas e monitorar os tempos de início de ação para evitar sedação excessiva por sobredose. Se o paciente solicita sedação adicional ao anestesiologista por não ter sido informado anteriormente do que deveria esperar do procedimento (por falha de comunicação do pré-anestésico) ou o cirurgião inicia o procedimento antes do começo do efeito do anestésico local apenas pelo fato de o paciente encontrar-se dormindo (por falha de conhecimento, imprudência ou pressa excessiva), a segurança do processo pode ser comprometida.[35]

A segurança do paciente depende da disponibilidade adequada dos recursos, da titulação cuidadosa dos fármacos, da monitoração adequada dos sinais vitais, da presença constante do anestesiologista e do treinamento da equipe no reconhecimento e atendimento de possíveis intercorrências. A oferta de doses adicionais de fármacos pode e deve ser realizada com cautela pelo anestesiologista, até que o efeito desejado seja conseguido. As complicações da sedação profunda, como depressão cardiovascular, hipoxia, hipercarbia e recuperação prolongada se intensificam com a profundidade do nível da sedação.[36]

Pela própria natureza da intervenção cirúrgica (a maioria em implantodontia ou dentística restauradora) e apesar da ansiedade significativa experimentada pelo paciente, a sedação consciente com a garantia de uma amnésia mínima, associada à anestesia local, é suficiente para o conforto e a tolerância ao procedimento. Entretanto, em alguns momentos de estimulação sensorial muito intensa, mesmo que esta não ocasione uma sensação dolorosa, pode ser necessária a dose extra de um sedativo de ação ultrarrápida.[37]

Durante a sedação, mesmo com a patência da via aérea e a persistência dos reflexos, cuidados redobrados deverão ser tomados pela equipe com o uso do aspirador para evitar aspiração de sangue, secreções, água ou mesmo de um corpo estranho como gaze, algodão ou instrumental, que poderá levar a um quadro de tosse incontrolável e ao cancelamento do procedimento. A irrigação da área cirúrgica com soro fisiológico deve ser restrita aos momentos de maior necessidade, já que há risco de laringoespasmo e dificuldade respiratória.[31]

Em virtude da grande variação de respostas clínicas dos pacientes aos esquemas ou protocolos de sedação, a dosagem necessária dos fármacos para determinado nível de sedação é difícil de ser predita. As drogas mais comumente usadas são os opioides e benzodiazepínicos, que em doses usuais, separadamente, não interferem seriamente com a capacidade ventilatória ou os reflexos de proteção. Entretanto, quando usados em associação, aumenta muito a possibilidade de eventos adversos.[28]

Sedativos, analgésicos e hipnóticos devem ser administrados alguns minutos antes do estímulo nociceptivo, e o estado de equilíbrio farmacocinético das drogas deve ser respeitado para que ocorra a transferência até o sítio efetor. A administração das drogas em momento inadequado pode levar inadvertidamente a uma superdosagem.

Níveis muito profundos de sedação devem ser evitados para compensar uma anestesia local insuficiente, e o cirurgião deve complementar o bloqueio anestésico local sempre que necessário, respeitando a dose máxima do agente utilizado. Outro fator que pode influenciar o índice de complicações peroperatórias é o acúmulo de metabólitos ativos. Como exemplo, pode ser citado o midazolam, um benzodiazepínico amplamente utilizado que conta com um metabólito hepático (alfa-hidroximidazolam) com uma atividade de cerca de 30% da droga original.[30]

Uma das várias técnicas de sedação endovenosa tem como base racional a proposta atual do tratamento da dor, que consiste no uso da terapia multimodal. Nesse tipo de terapia, utilizam-se pequenas doses de vários tipos de analgésicos, de classes farmacológicas distintas e que, portanto, agem em receptores diferentes, através de vias de condução sensitiva e de integração talamocortical diferentes, visando à obtenção de analgesia eficaz e de excelente qualidade, sem efeitos colaterais ou adversos.[31] O nome proposto para essa técnica seria sedação multimodal mínima, e seu objetivo é melhorar a eficácia com a redução de efeitos colaterais.

Convém usar sempre a menor dose efetiva de vários fármacos, minimizando a possibilidade de depressão respiratória ou cardiovascular e oferecendo a estabilidade e a rápida recuperação do plano de profundidade que drogas de ação ultracurta, como o propofol e remifentanil, só promovem quando usadas em infusão contínua. Assim, a técnica consiste no uso de baixas doses de midazolam (0,05mg/kg até o máximo de 2mg), lidocaína (1mg/kg), fentanil (0,5 a 0,75μg/kg até o máximo de 1μg/kg), droperidol (0,0625 a 0,125mg) e clonidina (0,5 a 1mg/kg) associadas ao uso manual de pequenas doses de propofol (10mg) para controle dos momentos de maior tração ou estímulo doloroso.[38]

Esse esquema racional de terapia multimodal é efetivo em manter a estabilidade cardiovascular e respiratória por períodos de duração mais prolongados, sem que seja necessário o uso frequente de um indutor altamente potente, como o propofol, para aprofundar o plano anestésico.[2]

O uso de doses fracionadas de propofol durante a sedação está associado a períodos mais pronunciados de depressão da consciência, em virtude do pico da concentração sérica após a injeção endovenosa e da rápida distribuição da droga para os tecidos com alta concentração de lipídios. Assim, a determinação da dose suficiente de propofol a ser infundida para reduzir o desconforto e ao mesmo tempo impedir que ocorra depressão inadequada da consciência não é factível sem o uso da tecnologia-alvo controlada (*Target Control Infusion* – TCI).[18] Nessa proposta, o propofol ou o remifentanil é infundido de acordo com a concentração efetiva no receptor, propiciando o controle rápido e preciso da infusão dos fármacos e promovendo sedação suave, com manutenção confiável e controlável durante a cirurgia, e um despertar curto e previsível (Quadro 22.11).

As posições cansativas e muitas vezes desconfortáveis das cadeiras dentárias são mais bem toleradas e os pacientes ficam menos conscientes dos barulhos e movimentos que os envolvem (Figura 22.11).

São três os principais fármacos para uso em anestesia: diazepam, lorazepam e midazolam. Os dois primeiros são lipossolúveis e difíceis de solubilizar para injeção endovenosa. O midazolam tem propriedades únicas por conter um anel imidazólico, ionizando-se e tornando-se hidrossolúvel em solu-

Quadro 22.11 Esquema proposto de drogas e doses para sedação endovenosa

Lidocaína	*Bolus* inicial de 1mg/kg
Clonidina	*Bolus* inicial de 0,5 a 1mg/kg
Midazolam	0,05 mg/kg (*bolus* único) até 2mg
Droperidol	*Bolus* inicial de 0,0625 a 0,125mg
Fentanil	*Bolus* inicial de 0,5 a 0,75μg/kg Repicar com 10μg quando necessário Não ultrapassar a dose total de 1μg/kg
Propofol	Repicar com 10 a 20mg quando necessário

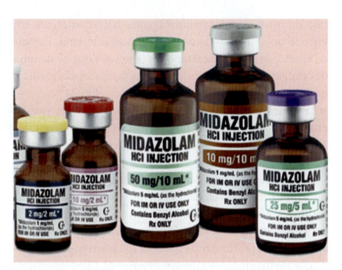

Figura 22.11 Benzodiazepínico: midazolam.

ções com pH = 3,4. Não causa dor nem flebite na injeção venosa e pode ser usado com segurança pela via intramuscular. Em pH fisiológico, mais de 90% encontram-se sob a forma lipossolúvel, o que o leva a assumir, após injetado, uma forma ativa. Sua meia-vida é menor que a dos anteriores. Assim como todo benzodiazepínico, tem como efeito principal a modulação neuronal através da ligação com um sítio específico do receptor GABA, aumentando a condutância ao cloro e hiperpolarizando a membrana. Portanto, age no controle de estados convulsivos. Sua atividade agonista nos receptores de glicina é responsável pelo efeito relaxante muscular.[19]

O midazolam contém um metabólito ativo (alfa-hidroximidazolam), mas este é rapidamente conjugado com ácido glicurônico e sofre excreção renal. Portanto, doença renal que necessite terapia substitutiva pode aumentar a duração do efeito do midazolam em razão do acúmulo de seu metabólito. O diazepam contém diversos metabólitos ativos, dos quais o mais importante é o nordazepam, que prolonga muito a ação da droga, de modo que doenças hepáticas podem aumentar a intensidade e a duração da sedação.[27]

A dose de indução anestésica do midazolam é de 0,1 a 0,2mg/kg endovenosa, a qual está associada a alta incidência de depressão respiratória. Em sedação, a dose máxima em *bolus* não deve ultrapassar 3mg. A dose pode ser repetida em doses não maiores que 1mg endovenosas. O flumazenil é o fármaco reversor e deve ser administrado na dose de 0,1 a 0,2mg endovenosa em *bolus* e 0,1mg a cada 2 minutos até a dose total de 1mg. Cuidados especiais devem ser tomados nos casos de pacientes com diagnóstico de epilepsia, pois o flumazenil reduz o limiar convulsivo.[24]

Propofol

Fármaco derivado de um fenol, o propofol é um óleo em temperatura ambiente e essencialmente insolúvel em água. É preparado em uma emulsão de 1% de lipídios (contém 10% de óleo de soja, 2,25% de glicerol e 1,2% de lecitina de ovo) e contém ainda agentes bacteriostáticos em virtude do alto risco de contaminação bacteriana. Depois de aberto, deve ser descartado em 6 horas. Trata-se de uma das drogas mais lipofílicas em toda a farmacopeia médica, e a injeção endovenosa é extremamente dolorosa.[37]

Exerce efeito primariamente no receptor GABA, porém estudos *in vitro* sugerem também uma ação no receptor NMDA, inibindo a ação do glutamato e parecendo exercer o papel de neuroprotetor.[16]

Classificado como um hipnótico endovenoso de início de ação ultrarrápido e com curta duração de ação, é usado para sedação moderada ou profunda. Essas características fazem com que deva ser usado em infusão contínua ou apenas para aprofundar o estado de sedação em momentos de dor ou manipulação intensa (Figura 22.12).

O rápido início de ação alcança quase que imediatamente o nível de profundidade pretendido e por isso seu uso deve ser cauteloso. A curta duração e a rápida eliminação se devem ao modelo farmacocinético tricompartimental, possibilitando rápida recuperação da função cognitiva.[38]

Outros benefícios são sua propriedade antiemética e o efeito euforizante. Seu uso tem sido associado a maior satisfação em comparação com combinações de opioides e benzodiazepínicos. Como reduz o tempo de recuperação, possibilita a alta mais precoce.[33]

Está associado a efeitos hemodinâmicos intensos por depressão miocárdica e vasodilatação (arteriolar e venosa), além de efeitos respiratórios indesejáveis, como obstrução e depressão ventilatória. Promove atenuação do reflexo barorreceptor, diminuindo a resposta taquicárdica à hipotensão. Não exerce efeitos analgésicos e, portanto, deve ser combinado com opioides.[31]

A dose de sedação varia entre 25 e 75μg/kg/min com *bolus* de 0,5 a 1mg/kg. Em infusão contínua, sua meia-vida contexto-sensitiva após 60 minutos de uso é de 11 minutos e após 120 minutos de uso é de 16 minutos, demonstrando rápida eliminação do sítio efetor.[38]

Como o propofol apresenta um índice terapêutico muito baixo e não há agente reversor, seu uso em associação a benzodiazepínicos e opioides pode causar alterações cardiorrespiratórias muito intensas com profundidade anestésica inesperada.[35]

Em virtude dos benefícios na sedação, o fármaco vem sendo cada vez mais utilizado e novas tecnologias e dispositivos para uso pelo próprio paciente vêm sendo pesquisados, alguns dos quais já se encontram disponíveis nos EUA.[25]

Opioides

Os opioides são fármacos analgésicos potentes com pouca ação sedativa e usados como adjuntos aos hipnóticos para redução dos efeitos autonômicos relativos aos estímulos nociceptivos. Os agentes opioides apresentam uma característica importante, que é o dualismo de corrente da existência de múltiplos receptores (mu, kappa e delta) e da redundância farmacológica.

O fentanil, um opioide sintético do grupo da fenilpiperidina, atinge potência analgésica cerca de 80 a 100 vezes maior que a da morfina. Apresenta como principal vantagem a ausência de liberação de histamina e conserva as características de pouca ação sobre os parâmetros hemodinâmicos. Após a administração de dose única, por via venosa, exibe início de ação mais rápido e duração do efeito menor que a morfina, refletindo sua maior lipossolubilidade, comparado à morfina. Essa lipossolubilidade facilita sua passagem pela barreira hematoencefálica. Sua meia-vida é de 2 horas e a dose usual em sedação é de 50μg iniciais, seguidos de acréscimos cuidadosos de 10μg até o efeito desejado. A curta duração de efeito decorre da redistribuição para tecidos "inativos", como gordura, musculatura esquelética e tecido pulmonar. Quando administrado em múltiplas doses ou em infusão contínua, ocorre a saturação progressiva desses tecidos, e a concentração plasmática de fentanil deixa de declinar rapidamente, prolongando a duração da analgesia e a depressão respiratória (Figura 22.13).

O remifentanil tem curto início de ação e sua concentração sérica mostra uma relação dose-resposta linear, já que o fármaco tem *clearance* muito rápido (meia-vida de eliminação de 20 a 30 minutos e meia-vida contexto-sensitiva de 3 a 5 minutos), o que não ocasiona o acúmulo do fármaco.

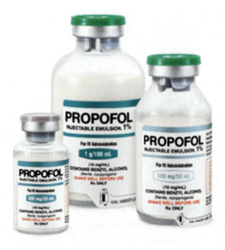

Figura 22.12 Propofol.

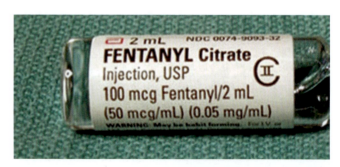

Figura 22.13 Ampola de fentanil.

Portanto, doses entre 0,05 e 0,5mg/kg/min promovem sedação consciente com titulação entre um efeito analgésico adequado e os efeitos de depressão respiratória. Não exerce efeito analgésico residual, e a hiperalgesia secundária pode ser um problema se não houver bloqueio anestésico de campo adequado.[29]

Apesar de a combinação de hipnóticos e sedativos com opioides em doses apropriadas ser benéfica para a recuperação cognitiva e no que se refere aos efeitos colaterais, o uso de altas doses pode aumentar de maneira inaceitável a incidência de complicações, como depressão respiratória, hipoxemia, náusea, vômitos e retardo na alta para o domicílio.[38]

Em cirurgia ambulatorial é importante que os opioides sejam evitados ou tenham suas doses reduzidas em pacientes de alto risco ou em subgrupos especiais, como o de idosos, obesos mórbidos, pneumopatas ou crianças.[38]

A naloxona é um antagonista puro, que pode reverter a ação dos agonistas (morfina, fentanil), bem como a de alguns agonistas/antagonistas e agonistas parciais. A naxolona não costuma produzir nenhum efeito quando administrada a um paciente que não recebeu nenhum opioide. Sua dose varia de acordo com a dose de opioide administrada, sendo usada convencionalmente em frações de 40μg a cada 3 minutos até a reversão da depressão respiratória, com o cuidado de evitar a reversão da analgesia. A meia-vida de eliminação muito rápida da naloxona (cerca de 1 hora) implica ação mais curta que a da maioria dos agonistas com os quais ela vai competir, o que justifica o uso de doses adicionais de naloxona e a observação cuidadosa do paciente, uma vez que o efeito do antagonista pode ser mais breve que a eliminação do agonista, com piora tardia do quadro clínico do paciente.[38]

Quetamina

A quetamina é um anestésico dissociativo com propriedades analgésicas (os pacientes podem verbalizar, se mexer e manter os olhos abertos, porém não respondem a estímulos dolorosos e não se lembram do ocorrido) de amplo uso humano e veterinário. Suas características farmacocinéticas demonstram que é uma base fraca, com Pka = 7,5, e é fornecida industrialmente como um sal em mistura racêmica, cujo isômero S é mais potente e tem menos efeitos colaterais. Produz baixa ligação proteica e alto metabolismo hepático, sendo a duração de seu efeito dependente do fluxo sanguíneo hepático.[27]

Seu efeito está associado ao bloqueio de receptores NMDA periféricos e centrais, com analgesia pós-operatória e redução da necessidade de analgésicos. Causa estimulação adrenérgica com aumento da frequência cardíaca, da pressão arterial e da contratilidade miocárdica, podendo aumentar o consumo miocárdico de oxigênio de maneira mais intensa do que a possibilidade de suprimento da demanda, levando à isquemia miocárdica (Figura 22.14).

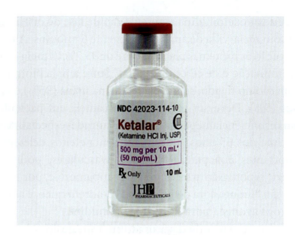

Figura 22.14 Frasco de quetamina.

Apresenta pequeno efeito respiratório com aumento do *drive* e do volume minuto, broncodilatação e sialorreia importante, às vezes levando ao laringoespasmo, o que pode ser um problema nas cirurgias orais. Não costuma abolir os reflexos de proteção da via aérea.[33]

Seu uso está associado a náuseas e vômitos importantes no pós-operatório, assim como a alucinações, pesadelos, sonhos vívidos e disforias. Pode causar espasmos musculares com hipertonia ou movimentos involuntários. Esses efeitos podem ser mais bem manejados quando se associam benzodiazepínicos à quetamina. Sua administração em procedimentos ambulatoriais é controversa, pois pode retardar a alta e também ocasionar ressaca pós-sedação.[29]

A dose de indução para anestesia geral varia entre 1 e 5mg/kg e pode ocasionar sedação profunda com perda de reflexos. Seus muitos efeitos colaterais podem ser mais bem controlados com o uso de subdoses anestésicas (até 10mg) em sedação, sendo recomendado no máximo até 0,3mg/kg. Pode ser associado ao propofol, uma vez que teoricamente os efeitos colaterais negativos de ambas as drogas poderiam equilibrar-se. Ainda faltam subsídios acadêmicos que respaldem o uso dessa associação, pois os estudos publicados ainda contam com um número muito pequeno de participantes. Hoje, as probabilidades futuras para o chamado ketofol são consideradas promissoras[27].

Dexmedetomidina

A dexmedetomidina é um fármaco agonista α2-superseletivo de ação central com propriedades ansiolítica, analgésica, hipnótica e simpaticolítica. A relação de seletividade entre os receptores alfa é extremamente elevada, apresentando uma relação na ordem de 1.600:1. Comparativamente à clonidina, a dexmedetomidina é cerca de oito vezes mais seletiva. Sua alta seletividade faz-se importante quando as ações sobre os receptores alfa-1 se opõem àquelas sobre os receptores alfa-2, como na produção de sedação pelo *locus coeruleus*, que funciona como o principal modulador pelo estado de vigília no sistema nervoso central.[39]

A dexmedetomidina apresenta rápida fase de distribuição com meia-vida de aproximadamente 6 minutos. A taxa de ligação às proteínas plasmáticas é de 93,7%. A meia-vida de eliminação é de cerca de 2 horas. Sofre ampla biotransformação no fígado, sendo excretada na urina (95%) e nas fezes (5%). Deve ser utilizada com cautela em pacientes com insuficiência hepática e idade avançada, especialmente acima dos 65 anos, porque apresenta efeitos deletérios importantes nos parâmetros cardiovasculares, podendo induzir hipotensão arterial grave. O atipamezole, por exercer ação bloqueadora do receptor α-2-adrenérgico, é a única droga agonista pura da dexmedetomidina.

A dose usual em sedação é de um *bolus* de 0,5 a 1µg/kg durante 10 minutos, seguido da infusão contínua de 0,2 a 0,7µg/kg/h (Figura 22.15).

O fármaco causa mínimos efeitos sob a respiração com diminuição do volume ventilatório minuto similar à detectada durante o sono. A capacidade de resposta ventilatória à hipercarbia fica mantida, sendo portanto uma droga interessante para uso em uma população selecionada de pacientes sensíveis à depressão respiratória, como obesos mórbidos, portadores da síndrome da apneia obstrutiva e pneumopatas.[40]

Os efeitos cardiovasculares são marcantes e dependem da concentração sérica atingida. Hipertensão arterial com bradicardia por infusão rápida, levando à parada cardíaca em assistolia, é descrita em virtude da infusão rápida do fármaco. Hipotensão arterial também pode ocorrer por vasodilatação em razão da ativação central de receptores α-2. Fibrilação atrial e choque cardiogênico também foram relatados com o uso da droga.[40]

O uso da dexmedetomidina na sedação para os procedimentos odontológicos vem conquistando cada vez mais espaço junto aos anestesiologistas. Alguns artigos e estudos comprovaram a eficácia da droga, que tem sido considerada um dos principais avanços da anestesia nos últimos anos.

Seu uso vem sendo estudado em associação ao midazolan, ao opioides e ao propofol, mas sua verdadeira vocação é para uso individual. Promove um sono tranquilo e agradável com manutenção da ventilação, redução do tônus simpático e consequentemente redução da frequência cardíaca e da pressão arterial, porém sem a amnésia que tanto prezamos.[40]

Um de seus efeitos mais pronunciados e satisfatórios em odontologia é a redução da produção de saliva, levando à xerostomia momentânea.[40]

O fármaco tem sido desenvolvido para uso ambulatorial e hoje já se encontra no mercado americano a dexmedetomidina intranasal. Alguns estudos compararam sua eficácia com benzodiazepínico oral e sedação venosa, concluindo que sua administração é segura até a dose de 1,5µg/kg, proporcionando uma analgesia pós-operatória eficaz (em razão dos efeitos anti-inflamatórios e antioxidantes com redução de IL-6 e TNF-α) e maior qualidade demonstrada por maiores índices de satisfação do paciente.[40]

Os Quadros 22.12 e 22.13 apresentam as características das principais drogas para sedação endovenosa em odontologia, incluindo a farmacocinética e quadro comparativo entre as drogas.

MONITORAÇÃO DA CONSCIÊNCIA – BIS

Do ponto de vista prático, a monitoração da consciência é feita apenas por sinais clínicos autonômicos e pela observação da resposta aos estímulos sensoriais (escala da profundidade da sedação da ASA, escala RASS, escala SAS e escala RAMSEY), como previamente discutido.

Uma das técnicas viabilizadas pelas ciências da computação para substituir a observação clínica é a monitoração da atividade elétrica cerebral, através do Índice BiSpectral (BIS).[41]

O BIS é um parâmetro de eletroencefalograma (EEG) processado que incorpora, de maneira contínua, dados de frequência e amplitudes das ondas do EEG e é proposto para medir o efeito da farmacodinâmica de agentes anestésicos e seus efeitos no sistema nervoso central (Figura 22.16). A análise bispectral do EEG detecta acoplamentos quadráticos de fase entre os diversos ritmos do córtex cerebral. Como exem-

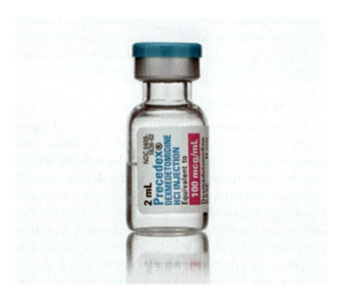

Figura 22.15 Frasco de dexmedetomidina.

Quadro 22.12 Farmacocinética dos sedativos e analgésicos de uso comum

Fármaco	Meia vida de eliminação (h)	Volume de distribuição (L/kg)	*Clearance* (mL/kg/min)
Propofol	0,5 a 1,5	3,5 a 4,5	30 a 60
Midazolam	1 a 4	1,0 a 1,5	6 a 8
Quetamina	2 a 3	2,5 a 3,5	16 a 18
Fentanil	3,1 a 6,6	335	1.530
Dexmedetomidina	2 a 3	1,5	9
Remifentanil	0,17 a 0,33	30	4.000
Alfentanil	1,4 a 1,5	27	238

Quadro 22.13 Comparação dos diferentes anestésicos venosos

	Dor	Duração	Despertar	Efeitos respiratórios	Efeitos hemodinâmicos	Flebite
Etomidato	Sim	3	Suave	Depressão transitória	Ausente	Sim
Quetamina	Não	5 a 10	Tempestuoso	Mínima, preservação de reflexos	Aumento da FC e da PA	Não
Propofol	Sim	3 a 5	Suave	Apneia, depressão transitória	Depressão suave	Sim
Diazepam	Sim	10	Suave	Depressão	Mínima	Sim
Midazolam	Não	5	Suave	Depressão	Suave vasodilatação	Não

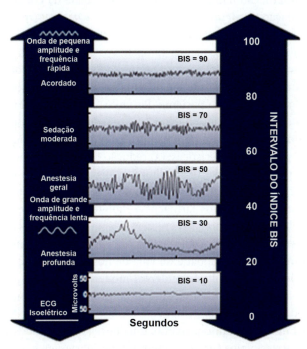

Figura 22.16 Análise bispectral do EEG. O índice BIS é colocado em uma escala para se correlacionar com extremos clínicos importantes durante a administração de agentes anestésicos. (Adaptada de Kelley SD. Monitoring Level of Consciousness During Anesthesia & Sedation. 2003.)

plo, baixa amplitude e alta frequência evidenciam dados de ondas alfa e beta condizentes com o paciente mais desperto, enquanto altas amplitudes e baixas frequências mostram dados de ondas delta e teta relacionados com o paciente mais sedado ou próximo de anestesia geral.[42] Esses dados podem ser acompanhados por meio da monitoração do BIS em seu parâmetro de matriz de densidade espectral. Além disso, o BIS quantifica o nível de sincronização mediante uma análise matemática (transformada rápida de Fourier), comparando o resultado de seu registro atual com os contidos no *software* do equipamento, demonstrando assim um valor numérico.[43]

O número 100 está correlacionado com o estado de consciência plena. Entre 100 e 70 se encontra um paciente possivelmente sedado. Um valor limiar de BIS <60 representa alta sensibilidade para refletir a inconsciência. Testes clínicos prospectivos demonstraram que a manutenção dos valores do BIS na faixa de 45 a 60 assegura o efeito hipnótico adequado durante a anestesia geral balanceada e, ao mesmo tempo, melhora o processo de recuperação.[44]

Valores abaixo de 40 significam um efeito maior da anestesia no EEG. Com valores muito baixos, o grau de supressão do EEG é significativo e pode causar consequências drásticas ao paciente. Um valor BIS igual a 0 ocorre com a detecção de um sinal de EEG isoelétrico (ou silêncio cerebral), encontrado em pacientes com morte encefálica (Figura 22.17).[45]

Vários estudos validam o uso do BIS em anestesia para procedimentos odontológicos, concluindo que o BIS disponibiliza informações precisas acerca da monitoração e ajuda a guiar melhores técnicas de administração de agentes sedativo-hipnóticos em procedimentos dentários.[46]

Os estudos chamam atenção ainda para o fato de que o uso do BIS ajuda a titular uma menor dose de agentes anestésicos para a sedação no nível desejado, economizando gastos e promovendo recuperação mais rápida do paciente após os procedimentos. Alguns estudos enfocaram as mudanças no índice de BIS e a resposta na intensidade da perda de consciência e na presença de movimentos somáticos, após o estímulo nociceptivo, em pacientes idosos anestesiados por sedação venosa com remifentanil, propofol, quetamina e midazolam, em associação ou separados, e concluíram, com significância estatística, que o BIS é um ótimo indicador para melhor administração de agentes hipnótico-sedativos, propiciando uma avaliação mais

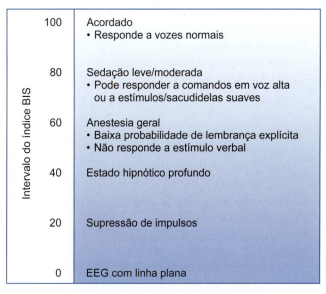

Figura 22.17 Intervalo do índice bispectral.

segura da profundidade da sedação. Também em sedação pediátrica, já foi provado o valor real do uso do equipamento, promovendo economia e segurança no uso da infusão venosa de propofol com manutenção da hemodinâmica e ventilação adequada.[45,46]

Vale destacar que, além de demonstrar valores fidedignos do estado de sedação do paciente, o BIS também exibe vantagens com relação à segurança do procedimento e à economia em doses e anestésicos, cuja administração é guiada por esse parâmetro.

CONSIDERAÇÕES FINAIS

A sedação endovenosa para realização de cirurgias dentárias no consultório odontológico é um procedimento seguro e eficaz, desde que sejam respeitados os limites impostos pela legislação e pela técnica, sempre no interesse maior da segurança do paciente.

Cabe ressaltar que inúmeros critérios podem estar estabelecidos para liberação e alta do paciente para seu domicílio; entretanto, devemos considerar e seguir com rigor aqueles que são mínimos e indispensáveis:

- **Critérios de alta para o domicílio:** não há um período mínimo de permanência na unidade ou consultório. O prazo necessário para que os critérios sejam alcançados vai depender de vários fatores, como a extensão do procedimento, as drogas e as doses utilizadas para sedação e a sensibilidade pessoal do paciente aos fármacos. O critério mais importante na alta ambulatorial é que o paciente saia do mesmo modo que entrou na unidade. Para que a alta seja a mais rápida e segura possível, o anestesista deve optar sempre por fármacos de curta duração e de metabolismo "limpo", sem metabólitos ativos, e o cirurgião deve executar o procedimento cirúrgico com um mínimo de estresse neuroendócrino, além de providenciar um bloqueio anestésico de campo suficiente para o controle álgico.
- **Critérios mínimos:**
  - Acompanhante adulto e responsável.
  - Orientação no tempo e no espaço.
  - Estabilidade dos sinais vitais há pelo menos 60 minutos.
  - Ausência de náuseas e vômitos.
  - Ausência de dificuldade respiratória.
  - Capacidade de ingerir líquidos.
  - Capacidade de locomoção como antes da cirurgia.
  - Sangramento ausente ou mínimo.
  - Ausência de dor importante.
  - Ausência de retenção urinária.

Em sua essência, a sedação endovenosa é um procedimento médico que deve ser realizado pelo especialista em anestesiologia; o consultório odontológico deve ter seu projeto arquitetônico montado de acordo com as regras da vigilância sanitária; os materiais, equipamentos e fármacos devem estar disponíveis e prontos para uso e toda a equipe cirúrgica, na qual se incluem os assistentes e auxiliares, deve estar apta e treinada para a eventual necessidade do atendimento de uma emergência.

A unidade deve contar com um contrato formal de deslocamento e atendimento hospitalar do paciente em caso de internação não prevista ou da necessidade da complementação terapêutica.

É essencial que o anestesiologista esteja habituado com os procedimentos, planos terapêuticos e o ambiente do consultório odontológico para que todo o ato transcorra dentro da normalidade e nenhuma animosidade prejudique a segurança do paciente. Portanto, a análise da situação atual possibilita concluir que a sedação endovenosa em odontologia está bem indicada e tem como destaque as seguintes características: (a) redução de custos propiciados pela tecnologia; (b) melhora na disseminação do conhecimento formal; (c) aumento da segurança na área da anestesia com novos fármacos e monitores (inclusive do nível de consciência); (d) crescente demanda de novos casos em virtude do envelhecimento da população e da busca na melhora da qualidade de vida de nossa população; (e) intolerância da cultura ocidental moderna com qualquer ato, formalidade ou procedimento que possa causar incômodo e insatisfação.

Em futuro muito próximo, uma nova subespecialidade da anestesiologia surgirá e teremos especialistas em anestesia ambulatorial odontológica, como já existem anestesiologistas subespecialistas em dor, cirurgia cardíaca, pediatria e em várias outras clínicas. Esta possibilidade, quando consumada, impulsionará ainda mais a relação entre a equipe e a qualidade do ato médico praticado em prol da saúde bucal de nossa população.

Portanto, existe a possibilidade de uma nova perspectiva legal que vise ao conforto e à segurança do paciente, do cirurgião e do anestesiologista, com uma política de saúde bucal mais inclusiva e a transformação desse movimento em um novo paradigma. Para tanto será necessário que todos os envolvidos, inclusive a sociedade civil, cobrem dos órgãos reguladores, das sociedades de especialidades e dos conselhos fiscalizadores políticas mais claras e regras que assegurem o uso, com a devida segurança técnica, da sedação endovenosa em consultórios odontológicos.

Referências

1. Lown B. A arte perdida de curar. 3. ed. São Paulo: JSN, 1997.
2. Assmann N, Terblanche M, Griffiths M. An overview of anaesthesia for day surgery. Anaesth Int Care Med 2004; 5(3):100-3.
3. Blouim R, Gross J. Ventilation and conscious sedation. Seminars in Anesthesia 1996 Dec; 15(4):335-342.

4. Apfelbaum JP, Cutter TW. MAEd Editor's. The four Ps: place, procedure, personnel, and patient in ambulatory anesthesia. Anesthesiology clinics, 2014; 32(2):xvii.
5. White P, Apfelbaum J, Hannallah R et al. Ambulatory anesthesia and surgery: past, present and future. In: White PF. Ambulatory anesthesia e surgery. Philadelphia: WB Saunders, 1997:4-34.
6. Vandam L. A history of ambulatory anesthesia. Anesth Clin N Am 1987; 5:1-13.
7. Miller D et al. Anesthesia. 8. ed. Philadelphia: Churchill Livingstone, 2014.
8. Kurrek M, Twersky R. Office-based anesthesia: how to start an office-based practice. In: Ambulatory anesthesia. Anesthesiology clinics. 2010 Jun; 28(2):3653-367.
9. United States. American Society of Anesthesiologists – ASA. Guidelines for patient care in anesthesiology. Committee of Origin: Surgical Anesthesia (Approved by the ASA House of Delegates on October 3, 1967, and last amended on October 19, 2011).
10. Young D, Carachi R, Nicoll JH, CM Glasg, FRFPS Glasg. Legion of Honour France, father of day surgery. Scott Med J 2006 Mar; 51(1):48-50.
11. Mathias LAST, Guaratini AA. Avaliação pré-anestésica. In: Leitão FBP. Anestesia e reanimação. 3. ed. São Paulo: Manole, 2008.
12. Nassar Junior AP, Pires Neto RC, Figueiredo WBD, Park M. Validade, confiabilidade e aplicabilidade das versões em português de escalas de sedação e agitação em pacientes críticos. São Paulo Med J 2008 Jul; 126(4):215-9.
13. Sessler CN, Grap MJ, Ramsay MA. Evaluating and monitoring analgesia and sedation in the intensive care unit. Critical Care 2008, 12(Suppl 3:S2.
14. Ahlers S, Van Gulik L, Van der Veen A et al. Comparison of different pain scoring systems in critically ill patients in a general ICU. Critical Care 2008, 12(1):R15.
15. Peden C, Cook S. Sedation for dental and other procedures. Anaesth Int Care 2014; 12(8):331-4.
16. Lockera D, Liddellb A, Shapiro D. Diagnostic categories of dental anxiety: a population-based study. Behaviour Research Therapy 1999 Jan; 37(1):25-37.
17. Bagatini A. Anestesia venosa total para procedimentos ambulatoriais. In: Cavalcanti IL, Cantinho FAF, Assad A. (eds.) Medicina perioperatória. 1. ed. Rio de Janeiro: Sociedade de Anestesiologia do Estado do Rio de Janeiro, 2006.
18. Gualandro DM, Yu PC, Calderaro D et al. II Diretriz de Avaliação Perioperatória da Sociedade Brasileira de Cardiologia. Arq Bras Cardiol 2011; 96(3 supl.1):1-68.
19. Cangiani LM. Anestesia ambulatorial. 1. ed. São Paulo: Atheneu, 2001.
20. Young T, Palta M, Dempsey J et al. The occurrence of sleep-disordered breathing among middle-aged adults. N Engl J Med 1993 Apr29; 328(17):1230-5.
21. Ferreira A. Sedação em endoscopia digestiva: uma perspectiva do anestesista. J Port Gastroenterol 2002; 9:19-25.
22. Stierer TL, Wright C, George A et al. Risk assessment of obstructive sleep apnea in a population of patients undergoing ambulatory surgery. J Clin Sleep Med 2010 Oct 15; 6(5): 467-72.
23. Byrd HS, Barton FE, Orenstein HH et al. Safety and efficacy in an accredited outpatient plastic surgery facility: a review of 5316 consecutive cases. Plast Reconstr Surg 2003; 112(2):636-41 [discussion: 42-6].
24. Vila Jr H, Soto R, Cantor AB et al. Comparative outcomes analysis of procedures performed in physician offices and ambulatory surgery centers. Arch Surg 2003; 138(9):991-5.
25. Hoefflin SM, Bornstein JB, Gordon M. General anesthesia in an office-based plastic surgical facility: a report on more than 23,000 consecutive office-based procedures under general anesthesia with no significant anesthetic complications. Plast Reconstr Surg 2001; 107(1):243-51 [discussion: 52-7].
26. Egbert LD, Battttit GE, Turndorf H et al. The value of the preoperative visit by the anesthetist. JAMA 185:553, 196.
27. Rampil IJ. A primer for EEG signal processing in anesthesia. Anesthesiology 1998 Oct; 89(4):980-1002.
28. Warner MA, Feldman M, Pasternak R, Paul S. Morbidity and mortality after ambulatory surgery. JAMA 1994; 271(11):823.
29. Coldiron BM, Healy C, Bene NI. Office surgery incidents: what seven years of Florida data show us. Dermatol Surg 2008; 34(3):285-91 [discussion: 91-2].
30. Soltani AM, Keyes GR, Singer R et al. Outpatient surgery and sequelae: an analysis of the AAAASF Internet-based quality assurance and peer review database. Clin Plast Surg 2013; 40(3):465-73.
31. Perrott DH, Yuen JP, Andresen RV et al. Office-based ambulatory anesthesia: outcomes of clinical practice of oral and maxillofacial surgeons. J Oral Maxillofac Surg 2003; 61(9:983-95 [discussion: 95-6].
32. Failey C, Aburto J, De La Portilla HG et al. Office-based outpatient plastic surgery utilizing total intravenous anesthesia. Aesthet Surg J 2013; 33(2):270-4.
33. Bare LC, Dundes L. Strategies for combating dental anxiety. Journal of Dental Education 2010; 68(11):1172-7.
34. D'Eramo EM, Bontempi WJ, Howard JB. Anesthesia morbidity and mortality experience among Massachusetts's oral and maxillofacial surgeons. J Oral Maxillofac Surg 2008; 66:2421.
35. Dionne RA, Yagiela JA, Cote CJ. Balancing efficacy and safety in the use of oral sedation in dental outpatients. J Am Dent Assoc 2006; 137:502.
36. Osborn TM, Sandler NA. The effects of preoperative anxiety on intravenous sedation. Anesth Prog 2004; 51:46.
37. Caputo AC. Providing deep sedation and general anesthesia for patients with special needs in the dental office-based setting. Spec Care Dentist 2009; 29:26.
38. Cillo Jr JE, Finn R. Moderate intravenous sedation for office based full face laser resurfacing using a continuous infusion propofol pump. J Oral Maxillofac Surg 2005; 63:903.
39. Wakita R, Kohase H, Fukayama H. A comparison of Dexmedetomidine sedation with and without midazolam for dental implant surgery. Anesthesia Progress 2008; 59(2):62-8.
40. Devasya A, Sarpangala M. Dexmedetomidine: a review of a newer sedative in dentistry. J Clin Ped Dent 2015; 39(5):401-9.
41. Riker RR, Fraser GL, Simonns LE, Wilkins ML. Validating the sedation-agitation scale with the bispectral index and visual analog scale in adult ICU patients after cardiac surgery. Intensive Care Med 2001; 27(5):853-8.
42. Liu J, Singh H, White PF. Electroencephalographic bispectral index correlates with intraoperative recall and depth of propofol-induced sedation. Anesth Analg 1997 Jan; 84(1):185-9.
43. Yang N, Yue Y, Pan JZ et al. Changes in the Bispectral Index in response to loss of consciousness and no somatic movement to nociceptive stimuli in elderly patients. Chin Med J Engl 2016 Feb; 129(4):410-6.
44. Ekman A, Lindholm ML, Lennmarken C et al. Reduction in the incidence of awareness using BIS monitoring. Acta Anaesth Scand 2004 Jan; 48(1):20-6.
45. Myles PS, Leslie K, Mcneil J et al. Bispectral index monitoring to prevent awareness during anaesthesia: the B-Aware randomised controlled trial. Lancet 2004; 29;363(9423):1757-63.
46. Sandler NA, Sparks BS. The use of bispectral analysis in patients undergoing intravenous sedation for third molar extractions. J Oral Maxillofac Surg 2000 Apr; 58(4):364-8; discussion 369.

Índice Remissivo

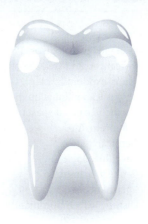

A

Ácido hialurônico, 6
Agressões microbianas dos tecidos peri-implantados, 175
- alterações em resposta ás agressões, 175
- aspectos histofisiopatológicos, 176
- microbiota peri-implantar, 181
- patogênese da doença peri-implantar, 177
- prevalência, 181
- tratamento das doenças peri-implantares, 182
- - antimicrobiana e antisséptica, 182
- - fotodinâmica antimicrobiana, 183
- - mecânico, 182
Ajuste oclusal da dentição decídua, 56
Analgesia inalatória, 259
- considerações, 268
- contraindicações, 262
- efeitos tóxicos em razão da exposição crônica, 262
- equipamentos necessários e obrigatórios, 260
- legislação, 259
- óxido nitroso, características, 262
- sinais e sintomas, 262
- técnicas para uso, 263
- vantagens, 262
Anestesia endovenosa em procedimentos odontológicos ambulatoriais, 357
- caso clínico, 362
- considerações, 376
- consultório odontológico, 268, 368
- desvantagens, 364
- exames pré-operatórios, 366
- indicações e contraindicações para sedação, 361
- metas para a sedação, 361
- monitoração da consciência - BIS, 374
- níveis de sedação, 360
- os quatro P (place, procedure, personnel e patient), 357
- sedação, 358
- seleção de pacientes, 365
- técnica de sedação, 369
- vantagens, 364
Anomalias na ortodontia (plano)
- coronal, 44
- sagital, 48
- transversal, 42
Atresia transversal da maxila com mordida aberta anterior, 9
Ausência dentária e estética facial, 13
- alterações ósseas e musculares da face, 15, 16
- efeitos psicológicos, 17
- processo de reabsorção óssea alveolar pós-exodontia, 14
Avaliação clínica oclusal, 105
- dimensão vertical, 109
- estabilidade oclusal, 110
- facetas de desgastes coincidentes, 108
- guia anterior, 107
- relação cêntrica, 105
- trincas verticais generalizadas, 108
Avulsão, 235
- aspectos clínicos, 236
- processo de regeneração, 236
- prognóstico, 243
- tratamento, 236

B

Biomateriais em implantodontia, 187
- enxertos
- - aloplásticos, 196
- - homólogos ou alógenos, 202
- - xenógenos, 187
- - proteínas ósseas morfogenéticas, 200
- - terapia celular aplicada à regeneração óssea, 205
Bochechos para controle da halitose, 5

C

Cirurgia
- ortognática, 29
- - aparelho ortodôntico, 29
- - dentes sisos, 29
- - encaminhamento do ortodontista para o cirurgião, 30
- - harmonia entre os profissionais, 30
- - planejamento, 29
- - preparação ortodôntica, 63-81
- - - cirurgia bimaxilar, caso clínico, 67, 71
- - - cirurgia de avanço maxilar, 69, 73
- - - contenção, 66
- - - ortodontia após cirurgia, 66
- - - primeira consulta, 64
- - preparo psicológico, 30
- traumatologia bucomaxilofacial - CTBMF, 145
- - relação com implantodontia, 145
Cirurgião-dentista, 63
Colaboração Cochrane, 1

D

Deformidade
- dentoesquelética e estética facial, 28
- - classificação, 28
- - complicações, 28
- - - defeito estético, 28
- - - deficiência na mastigação, 28
- - - dores de cabeça, 28
- - - dores musculares, 28
- - - perda dos dentes, 28
- - - sistema digestivo, 28
- - - prognatismo mandibular, 28
- - - retrognatismo mandibular, 28
- - - tratamento, 30
- dentofaciais, 152
Dentes
- ausência e estética facial, 13
- - alterações, 15, 16

379

- - efeitos psicológicos, 17
- - reabsorção óssea alveolar pós-exodontia, 14
- escovação manual ou motorizada, 5
- mancha e uso de pasta dental com fluoreto, 6

Dentição
- decídua, 35
- - ajuste oclusal, 56
- permanente, 35

Disfunções temporomandibulares, 247
- anamnese, 249
- exame clínico, 249
- sistemas de classificação, 248

Doenças peri-implantares, tratamento, 182
- antimicrobiano e antisséptico, 182
- fatodinâmico antimicrobiana, 183
- mecânico, 182

Dores, 247
- neuropáticas, 249

E

Elevação do soalho do seio maxilar, 187
Enxertos, 21
- aloplásticos, 196
- - preenchimento simultâneo à colocação de implantes em alvéolos pós-extração, 196
- homólogos ou alógenos, 202
- xenógenos, 187
- - elevação do soalho do seio maxilar, 187
- - expansão cirúrgica do rebordo split e instalação imediata de implantes, 192
- - preenchimento alveolar pós-extração, 190

Escovação
- manual, 5
- motorizada, 5

Espiral de Fibonacci, 11
Estabilidade dentária estética e funcional, 10
Estética
- em implantes unitários anteriores, 113
- - implante, 116, 117
- - preservação da arquitetura do osso alveolar, 113
- - tecido gengival, 116
- - tempo, prazo e pressa, 119
- facial e odontologia, 9-33
- - ausência dentária, 13
- - considerações, 33
- - deformidade dentoesquelética, 28
- - enxertos ósseos, 18
- - implantodontia, 17
- - proporção áurea, 10

Estomatologia - bases do diagnóstico integral, 293
- considerações, 316

- diagnóstico, 311
- exames
- - complementares, 304
- - objetivos geral e especial, 299
- ficha clínica, 294
- planejamento integral, 311
- prognóstico, 311

Evidência científica, 1
Exame articular, 104
Exodontias atraumáticas, 114
Expansão cirúrgica do rebordo split e instalação imediata de implantes, 192

F

Fratura do processo alveolar, 226
- aspectos clínicos, 226
- prognóstico, 226
- tratamento, 226

G

Grandezas dosimétricas, laserterapia, 322

H

Halitose, bochechos para controle, 5
Hipoplasia de esmalte, 10
Homem vitruviano, 11

I

Implantes, 117
- antes da cirurgia ortognática, 152
- conexão, 117
- desenho, 117
- plataforma, 117
- posição, 118
- reabilitação estética, 21

Implantodontia, 17, 144
Infecções odontogênicas, 281
- complicações, 289
- condicionantes
- - microbiológicos, 283
- - paciente, 282
- diagnóstico, 284
- exames de imagem, 285
- sinais e sintomas, 284
- tratamento, 287

Intercepção, ortodontia, 39
Interdisciplinidade, 143
Intrusão, 230
- aspectos clínicos, 230
- prognóstico, 235
- tratamento, 234, 235

L

Laminados cerâmicos ultraconservadores, 83-92
Laserterapia na odontologia, 319
- alta intensidade, 328
- aplicabilidade clínica, 323
- baixa intensidade, 320
- considerações, 333

- grandezas dosimétricas, 322
- normas de segurança, 333
- terapia fotodinâmica antimicrobiana, 327

Limpeza dos dentes, escovação motorizada versus manual, 5
Luxação lateral, 230
- aspectos clínicos, 230
- tratamento, 230

M

Manchas nos dentes e uso de pasta dental com fluoreto, 6
Maxilares
- ortopedia funcional, 53
Microbiota peri-implantar, 181

N

Normas de segurança, laserterapia, 333

O

Oclusão em implantodontia, 103
- princípios oclusais para diagnóstico e plano de tratamento, 104
- - avaliação clínica oclusal, 105
- - exame articular, 104

Odontologia
- baseada em evidências (OBE), 1-8
- - características, 1
- - colaboração Cochrane, 1
- - considerações finais, 7
- - intervenções terapêuticas e preventivas, 5
- - revisão sistemática, 3
- brasileira em Portugal, 337
- estética facial, 9-3
- - ausência dentária, 13
- - considerações, 33
- - deformidade dentoesquelética, 28
- - enxertos ósseos, 18
- - implantodontia, 17
- - proporção áurea, 10

Ortodontia em crianças, 35-50
- anomalias no plano
- - coronal, 44
- - sagital, 48
- - transversal, 42
- dentição decídua até a permanente, 35
- intercepção, 39
- prevenir, interceptar ou corrigir, 39

Ortopedia, 53
- funcional dos maxilares, 53-61
- - ajuste oclusal da dentição decídua, 56
- - aparatologia, 56
- - diagnóstico, métodos, 55
- - em que consiste, 53
- - estímulos, 54
- - órgãos efetores, 54
- - proprioceptores, 54

Ossos
- autógeno, 20
- heterógeno, 20
- homógeno, 20

P

Pasta dental com fluoreto e manchas nos dentes, 6
Perfil harmonioso da face, 10
Peri-implantite, 175
Preenchimento
- alveolar pós-extração, 190
- simultâneo à colocação de implantes em alvéolos pós-extração, 196
Previsibilidade estética da restauração adesiva cerâmica utilizando o planejamento digital do sorriso, 93
Prognatismo mandibular, 28, 33
Proporção áurea, 10
- análise matemática, 12
- falanges, 10
- odontologia, 12
- Parthenon, 11
- sequência de Fibonacci, 11
Proprioceptores, 54
Proteínas ósseas morfogenéticas, 200
Prótese total
- ausência de proporção áurea, 12
- seguindo os princípios básicos de estética e função, 12

R

Reabilitação estética e funcional com enxertos e implantes, 21
Reabsorção óssea alveolar pós-exodontia, 14

Remoção de pino
- fibra, 277, 279
- metálico, 277
Retratamento endodôntico, 271
- convencional, 272
- remoção do pino
- - fibra, 277, 279
- - metálico, 277
- técnica microsonic, 274
Retrognatismo mandibular, 28, 31
Rizogênese
- completa, 235
- incompleta, 234

S

Sedação, 358
- analgesia, 359
- anestesia
- - dissociativa, 359
- - geral, 359
- contraindicações, 361
- controlada pelo paciente, 359
- cuidados monitorados pelo anestesiologista, 359
- dexmedetomidina, 373
- indicações, 361
- metas, 361
- mínima, 359
- moderada, 359
- níveis, 360
- opioides, 372
- profunda, 359
- propofol, 371
- quetamina, 373
- sedoanalgesia, 359
- técnica, 369

T

Tecido
- gengival, 116
- peri-implantares, alterações em resposta às agressões microbianas, 175
Terapia
- celular aplicada à regeneração óssea, 205
- fotodinâmica em resposta às agressões microbianas dos tecidos peri-implantares, 175
Transplante ósseo, 17
- homógeno na reconstrução de rebordos alveolares atróficos, 211
- - arquitetura óssea, 212
- - considerações, 221
- - cuidados pós-operatórios e manejo das complicações, 216
- - exames de imagem e biomodelos prototipados, 213
- - técnica cirúrgica, 214
Transplante ósseo, 18
Traumatismos dentários, 114, 145, 223-244
- avulsão, 235
- classificação, 225
- exame inicial do paciente, 224
- fatores etiológicos e predisponentes, 223
- fratura do processo alveolar, 226
- frequência, 223
- incidência, 223
- intrusão, 230
- lesões do ligamento periodontal, 225
- luxação lateral, 230